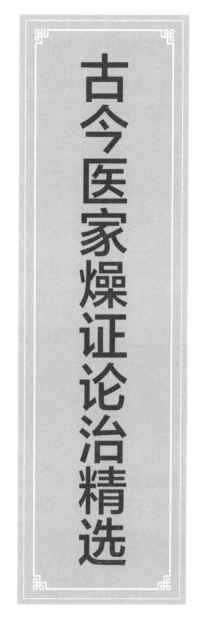

古今医家燥证论治精选

主编 李松伟 李 桓

郑州大学出版社

U0338679

图书在版编目（CIP）数据

古今医家燥证论治精选／李松伟，李桓主编. -- 郑州：郑州大学出版社，2024.6
ISBN 978-7-5773-0373-4

Ⅰ.①古⋯　Ⅱ.①李⋯②李⋯　Ⅲ.①干燥综合征－中医治疗法　Ⅳ.①R259.932

中国国家版本馆 CIP 数据核字（2024）第 102170 号

古今医家燥证论治精选
GUJIN YIJIA ZAOZHENG LUNZHI JINGXUAN

策划编辑	李龙传		封面设计	苏永生
责任编辑	吕笑娟		版式设计	苏永生
责任校对	张　楠　张馨文		责任监制	李瑞卿

出版发行	郑州大学出版社		地　　址	郑州市大学路 40 号（450052）
出版人	孙保营		网　　址	http://www.zzup.cn
经　销	全国新华书店		发行电话	0371-66966070
印　刷	河南龙华印务有限公司			
开　本	787 mm×1 092 mm　1 / 16			
印　张	17.75		字　　数	423 千字
版　次	2024 年 6 月第 1 版		印　　次	2024 年 6 月第 1 次印刷

书　号	ISBN 978-7-5773-0373-4		定　价	89.00 元

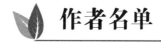# 作者名单

主　编　李松伟　李　桓

副主编　胡文盈　王慧莲　杨仕蕊
　　　　　王荷珺　陈一鸣　杜萌萌

编　委　（以姓氏笔画为序）
　　　　　王炳森　孔一兰　石煜瑶　邢清桦
　　　　　杜彩平　李　品　李　秦　李析濛
　　　　　张欣妍　张素婷　陆超群　武上雯
　　　　　周雪琴　赵志娜　郭耀佳　龚晓红
　　　　　彭新月　鲁善为

前　言

　　中医药学是中华民族在长期的医疗实践中逐步形成的一门传统医学学科，它具有独特的理论体系和丰富的临床应用经验。燥证是中医学中的一个重要病症，对人体健康有着深远的影响。古今医家们通过长期的临床实践，不断探索和总结燥证的治疗方法，积累了丰富的经验。《古今医家燥证论治精选》汇聚了古今医家的智慧结晶，是对燥证论治研究的一次全面梳理和深入探讨。

　　博极医源，精勤不倦，本书编写团队倾注了大量心血，精心筛选了众多经典案例和名家论述，以确保内容的权威性和实用性。书中不仅收录了古代医籍中的经典论述，还囊括了现代医家的临床研究实践经验，展现了中医燥证论治的传承与发展。

　　本书凸显了古今医家对燥证论治的独特见解，读者可以深入了解燥证的本质及其演变规律，掌握多种有效的治疗方法。同时，本书也为临床医生提供了丰富的诊疗思路和方药参考，有助于我们紧跟时代的步伐，不断开拓创新，提高临床疗效。

　　需要说明的是，因古今医家的病案时间跨度较大，各药方中对同种药材的称呼各有不同，为尽可能还原治疗过程，本书未对药材名称进行统一。本书的出版，旨在传承中医药文化精髓，促进中医药事业的发展与创新。希望读者们能从中汲取精华，为攻克燥证这一难题贡献自己的力量，共同推动中医药事业迈向新的高峰。

编　者

2024 年 5 月

目 录

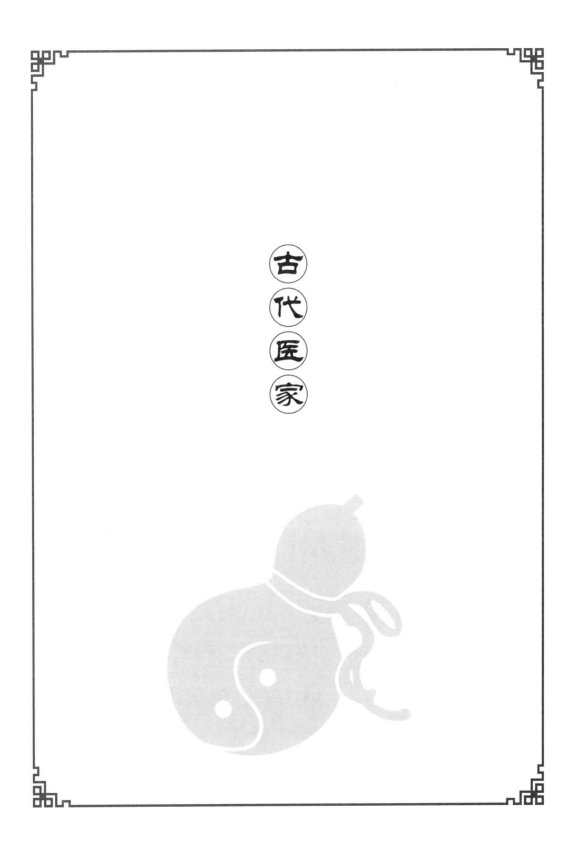

古代医家

王九峰

王九峰,清代名医,名之政,字献廷,九峰乃其号。生于1753年,大概卒于1819至1822年间,江苏省丹徒人,为乾隆嘉庆年间名医,自少颖悟,得家传岐黄术,经人激励后,又刻苦攻读,学成出而问世,诊务繁忙。家居每日病者踵门百十人,于中堂设座,旁坐弟子辈,每诊一病者,舌耕指画,由弟子书方,名噪海内。从学者甚众,后皆有成就。乾隆时召为御医,故人又称其为"王征君"。曾授太医院院监,名重公卿间,延聘者叠至。为医无分贫富,不辞劳苦,所活甚众。某年,传其曾为江宁某将军女诊病,王未知其尚为室女,脉之断为怀孕,将军闻公言,怒入内室,须臾握血胎出。公震恐,耳因之聋,后时人又以"王聋子"呼之。

· 辨证论治 ·

其论治能把握病变关键,运用脏腑五行生克制化,阐述病机,洞中窥要;其处方用药,颇重扶正补肾,滋阴降火等法,俾沉寒痼疾,达到津液输布、枢机运转目的。王氏认为燥痹根本病机在于阴阳失交,津枯液涸。肾乃一身阴阳之根,若因久病缠绵、房事过度、七情不节等耗伤肾阴,阴液亏竭于下,不能上奉则脉络干涸,气血源流不畅,故肌肤枯涩、脏器损害。其在燥痹的治疗上提出"法当补坎补离,冀其水火既济""壮水济火,补阴潜阳"。临床中重视滋阴补肾,方选六味地黄丸、虎潜丸等,常以熟地、山茱萸等大补真阴,麦冬、玉竹、桑叶等清火润燥,两相引而自两相和也。

曾有人说,王氏一生治病经验,反映清代乾嘉年间承平时期江南士民们发病、证型及当时医者治疗用药之面貌。由于其疗效卓越,其学术思想遍及大江南北(镇江地区),为医者所推崇,且影响所及,为后来孟河学派之滥觞。

· 病案举隅 ·

病案1

脉来虚数,肝肾两亏,酒色内伤,腰痛肋胀。延今两腿麻木,步履无力,口干便结。少腹作坠,谨防下痿。

六味地黄丸加巴戟天、苁蓉、党参,每日服虎潜丸。

按语 《本草纲目》有云酒性温,味辛而苦甘,温能驱寒,辛能发散,行气和血。然不可过食,过食使热邪发散于上则动火。又《素问·上古天真论》曰:醉以入房,以欲竭其精,以耗散其真。病者因酒色过度,不藏于精,阴伤气耗。津者,精之散于周身者也。故精与津原属一而二,二而一之物。阴液受损,津液不能上承于口,下润肠道,则病者口舌干燥,大便硬结。诊其脉可知其气血已亏,不能荣于周身,则腰痛肋胀。肝主筋,肾主骨,肝藏血,血养筋,肝肾两亏,筋骨失于濡养,故两腿麻木,步履无力。见其少腹作坠,乃气虚升提不足。应重于补肾滋阴填精,以防真精耗竭,气血生化无权,而致下痿。嘱其服六味地黄丸填精益髓,滋阴补肾,加巴戟天补肝肾、强筋骨,苁蓉益精血,通便润肠,精血充则津液自生,口干便结解,益以黄芪补气。又嘱每日服虎潜丸以滋阴降火,强壮筋骨,防其下痿。

病案2

心火、肝火,扰动阳明之火,眼边红烂,食不甘味,清心和肝,兼和阳明。肾虚不能养肝,心肝不宁,目疾之候。目干、舌干,常时梦泄,目疾时发时愈,目珠作痛,视物模糊。壮水以镇阳光。

生熟地、车前、谷精草、茯苓、蕤仁、黑芝麻、桑叶、冬瓜仁、石决明、川柏共为末,加石斛、玉竹、麦冬,熬膏为丸。

按语 目虽肝窍,《黄帝内经》以五脏六腑之精气,皆上注于目而为之精。精之案为眼,骨之精为瞳子,筋之精为黑眼,血之精为络,气之精为白眼,肌肉之精为约束。此案心肝火旺,燔煸四周,耗损津液,甚则使阳明之火循经上扰,故目干、舌干,眼边红烂,食不甘味。然溯其根源为肾水下亏,不能涵木,木燥生火。心火亢盛、肾水不足,水火不能相济,则扰动精室,常时梦泄。《灵枢·决气》:营气者,泌其津液,注之于脉,化以为血。津液灼伤,无以生血,气血亏虚失和,目睛失养,故目珠作痛,视物模糊。治宜壮水生木,升阳散火,重用熟地以滋阴补血、益精填髓,加车前、冬瓜仁、川柏等清心、肝及阳明之热,桑叶、石决明以清肝明目,其火热炽盛,兼用石斛、玉竹、麦冬此滋润养阴之药,旨在壮水以镇阳光。

参考文献

王九峰,王之政,江一平,等.王九峰医案[M].中国中医药出版社,2007.

王孟英

王孟英,清代医家(1808—1868),名士雄,字梦英,号梦隐(一作梦影),又号潜斋、半痴山人、随息居士、睡乡散人、华胥小隐。1808年生于浙江钱塘(今杭州市)。他的远祖系安化(今甘肃省庆阳市)人,后移居浙江盐官(今属海宁市),乾隆年间迁钱塘定居。王士雄曾祖王学权是一位名医,著有《医学随笔》二卷,祖父也精通医学,曾对该书作过补充和校注。王士雄14岁时,父重病不起,临终前曾嘱咐他:"人生天地之间,必期有用于世,汝识斯言,吾无憾矣。"父亲死后,他遵家训钻研医学,但终因家境贫困,厨无宿舂,无法度日。为了生计,于同年冬去婺州(今浙江金华市)孝顺街佐理盐务。白天工作,谋食养家,晚上"披览医书,焚膏继晷,乐此不疲"。王士雄虽身处逆境,但决不因此影响学业,反而激起了发奋图强的精神,学医之志愈坚。平时苦心攻读,手不释卷,上自《黄帝内经》《难经》,下迄明清诸先贤著作,无不深究极研,并能博采众长,融会贯通,打下了坚实的中医理论基础。

辨证论治

他深研有关温病的理论,又深研其前代及同时代有关温病的各家学说,包括叶桂、薛雪之说。其著作甚丰,重要者有《温热经纬》《霍乱论》等。其《温热经纬》是温病学派中重要著作,经纬意指以《黄帝内经》《伤寒论》等为经,叶、薛诸家之说为纬,而以伏邪、新感为两大辨证纲领;其《随身居重订霍乱论》则是以当时流行之霍乱症为背景,详辨时疫之霍乱及非时疫霍乱,提出时疫霍乱与环境中三毒邪有关。此外,又撰《随息居饮食谱》一卷、《归砚录》四卷、《重庆堂随笔》,还有《潜斋简效方》等。其中,《随息居饮食谱》系营养及食疗方面专书,在这方面颇有影响;《重庆堂随笔》《归砚录》等为平时临证之心得,其间或采西说以议论,亦多医案报告。

病案举隅

病案1

高某,患两膝筋络酸痛,略不红肿。卧则痛不可当彻夜危坐。孟英切脉虚细,苔色黄腻,咽燥溺赤。予知、斛、栀、楝、牛膝、豆卷、桑枝、竹沥为方,送虎潜丸。旬日而瘳。

按语 本例患者辨证为阴虚挟热证。《黄帝内经》:"有所劳倦,形气衰少,谷气不盛,上焦不行,下脘不通,胃气热,热气熏于胸中,故内热。"热则表现有苔色黄腻、咽燥溺赤,予石斛滋阴清热,配知母、栀子增方清热之力;两膝筋络酸痛,乃气血不能濡养经脉,方中配伍牛膝引血下行,同服虎潜丸滋阴降火,强筋壮骨。

病案2

顾云萝妻久患脚气,屡治屡发。驯致周身筋掣,上及于巅,龈痛齿麻,腰酸目眩,口干食少,夜不能眠。孟英察其脉,芤而弦数,真阴大亏。腿虽痛,从无赤肿之形。脚气药岂徒无益。予二地、二冬、二至、知、柏、桑菊、栀、楝、蒿、薇、龟板、鳖甲、藕等药。服之各恙渐减。盖因平素带下太甚,阴液漏泄而筋骨失其濡养也。故治病须澄源以洁流(大熟地八钱,干生地一两,明天冬切六钱,花麦冬四钱,女贞杆五钱,旱莲草四钱,酒炒知母三钱,酒炒川黄柏一钱,鲜青蒿一钱半,酒炒白薇一钱,醋炙血鳖甲二两,醋炙血龟板一两,同先煨八钟,藕二两切先)。秋间以海螵蛸粉、鱼胶、黄柏、阿胶为丸,服之全愈(海螵蛸粉二两,炒川黄柏八两,线鱼胶一两,阿胶四两,合溶搓丸梧子大。晚膳前稀米汤下四钱)。

按语 此案患者真阴大亏,除有口干,还有腰酸目眩,"腰为肾之府",腰部的疾病有时和肾有关。《景岳全书》有载:"凡病人问其渴否,则曰口渴。问其欲汤水否,则曰不欲。盖其内无邪火,所以不欲汤水,真阴内亏,所以口无津液,此口干也,非口渴也。"肾主一身之阴,阴液不足则阴阳失衡,女性属阴,阴液漏泄是此患者真阴大亏的根本原因,若只顾脚气之标而不寻其本,则疾病缠绵。澄源原为治崩三法之一,指辩证求因,审因论治。这样方得疗效。阴液亏损则补其阴,用大补阴丸合二至丸,补益肝肾,滋阴止带,则其病愈。

病案3

姚某年未三旬,烟瘾甚大,吸受温邪。胁痛筋掣,气逆痰多,热壮神昏,茎缩自汗。孟英诊之。脉见芤数,舌绛无津。有阴虚阳越,热炽液枯之险。况初发即尔,其根蒂之不坚可知。予犀、羚、元参、知母壮水息风,苁蓉、楝实、鼠矢、石英潜阳镇逆,沙参、麦冬、石斛、葳蕤益气充津,花粉、栀子、银花丝、瓜络蠲痰清热。一剂知,四剂安。随以大剂养阴而愈。

按语 患者素体不坚,喜爱抽烟,加受暑邪侵袭。暑热之邪,易伤元气,耗上津液,内外交加,发病即见壮热、神昏、茎缩之危候。舌绛无津,乃"火邪动营"。初病舌绛而干加神昏者,叶天士谓"此内匮矣,不可救药"。再参阳越之脉芤数,痰阻肝络之胁肋筋掣,气逆痰多,其病情之重可知。故王老断其为"阴虚阳越,热炽液枯"之险证。其本虚标实,病机交错,治疗非易事。本案所见诸证,似属《伤寒论》之"厥阴本证"范围。真阴素虚者,以阳亢为本。此证本水不足而火有余,阴虚、火热皆能生风,风火交煽,炼津为痰,形成风、火、痰相互交杂。治疗上犀角、羚羊角、元参、知母壮火息风为主,辅以沙参、麦冬、石斛、葳蕤益气生津。水足津充,暑热易退而风亦息。以苁蓉、楝实、鼠矢、石英潜阳镇逆;花粉、栀子、银花丝、瓜络化痰清络。此方标本兼治,挽危局于顷刻,后再以大剂养阴以善后。

病案4

乙巳秋拙荆年三十二岁,忽患四肢痠痛,早晚尤甚,初谓其平素劳瘁所致,已而日剧。延医治之,以为痛风,服药不效。单方针灸,无不遍试,至冬令渐难行走。次年春,山阴俞某作虚风治,用参、术、熟地、桂、附等药。(文)恐太热,减去附子服十余帖,遂手足拘挛,不能屈伸,日夜号痛,如受炮烙,眠食皆废,痰韧如石,皮肤燥裂,鳞起如松。至夏更加两腋肿核,阴户疮糜,痛不可支。业师顾听泉先生,荆人之舅氏也,求其援手。云:两脉弦数,舌绛无津,况汛断半年,破脱肉。经言九候虽调,犹属不治,危殆若此,不能过夏至矣。因请孟英先生救之。先生来视曰:营分素亏,阴液尽烁,幸病在经络,犹可图治,第恐成废耳!授以西洋参、元参、生地、天冬、麦冬、知母、花粉、银花、甘草、葳蕤、石斛、丝瓜络等药,出入为剂。用竹沥、梨、蔗诸汁和服。酷暑之时,则加生石膏、西瓜汁。文遵方恪服,计烧沥之竹四五十竿,榨浆之蔗七八十枝,捣汁之梨五六十斤,绞汁之瓜三四十枚。果痛渐以减,疮渐以平,肤渐以蜕,食渐以增。仍溉以凉润生津,兼佐熟地、枸杞、归身之类。服至两载,月事乃行。又半年,肌肉渐充。手足亦能舒展,闻者无不惊异。今则形神如昔,步履虽未能如常,已可坐轿出门。是证也,不遇先生,必致夭柱。既铭诸心,复录之以为后人鉴。

按语 此案是王老用药物辅以食疗而使患者痊愈的案例。"食疗"是指运用平时常用食物,以达到治疗疾病目的的方法。王老认为"药极简易,性最平和,味不恶劣,易办易服"。本案患者因热邪深入营分、消灼营阴而导致血中津液亏损,则有皮肤燥裂、鳞起如松等表现,结合舌脉及其他症状可知患者尚在热灼营阴阶段未及心包,若进一步发展,势必导致津亏液涸,甚则真阴耗损,亡阴脱液。治以清营透热,养阴生津,方中西洋参、元参补气养阴、清热生津,天冬、麦冬滋阴润燥,生地养阴清热。大量频进梨、蔗、西瓜等果汁甘凉充液,可达救津养液之效。梨汁"甘凉润肺",名"天生甘露饮",用于救津尤佳;甘蔗"甘凉、清热、充液……榨浆,名天生复脉汤"。然甘味太重,生津之力有余,凉性甚微,荡热之功不足,则配西瓜汁,"甘寒、清肺胃",清热与生津相得益彰。

病案5

段春木秋杪患发热(外感温邪),而腰腿痛如刀割(真阴内损),孟英视之,略不红肿,脉至细数(热伤少阴),苔色黑燥,溺赤便黑。与西洋参、麦冬、生地、犀角、银花、楝实、石斛、知母、甘草、竹沥、蔗汁,为大剂投之。热渐退,痛渐已,惟舌绛无津(阴亏也),仍与甘凉濡润为方。数日后忽舌绛倍加,燥及咽膈,水饮不能下咽。孟英曰:真阴涸竭,药难奏绩矣。然窃疑其何以小愈之后,骤尔阴枯,或者背予而服别药乎?继其契友来询云:段死而舌出,此曷故与?孟英闻之,爽然大悟,因撷伤寒女劳复之文示之。其人顿足云:良然。彼于小愈后,曾宿于外,次日归即转剧。苟直陈不讳:或尚可治?孟英曰:未必然也。烧裈散、鼠矢汤,皆从足少阴以逐邪。不过热邪袭入此经,所谓阴阳易是也。今少腹无绞痛之苦,原非他人之病易于我。真是女劳之复,以致真阴枯涸,更将何药以骤复其真阴哉?然从此而女劳复与阴阳易,一虚一实有定论,不致混同而谈治矣。

按语 此案患者初起发热,热耗阴液,伤及营卫,营卫失调,真阴内损,则腰痛如刀割。再根据患者苔色黑燥、小便赤、大便黑及脉细数可知热已伤及少阴。王老用大剂量西洋参、麦冬、生地、犀角、银花、楝实、石斛、知母、甘草、竹沥、蔗汁养阴清热,患者身热渐退、腰腿痛渐停,但其舌绛无津表明其阴亏未补足,所以王老继予甘凉濡润方药为治;然数日之后,患者病情未有继续好转之意,却有加重趋势,后究其病因为房劳之事所伤。《伤寒总病论》云:病新瘥后,气血津液衰耗,慎勿为诸劳动事。凡言语思虑,劳神梳沐,澡劳力,则生热而复病如初也。又新瘥后,精髓枯燥,切不可为房事,犯房事劳复必死。魏督顾子献病瘥后,华嘱之,慎勿为劳事,余劳尚可,女劳即死。此是女劳复,非阴阳易也。可知后期治疗要从女劳复出发,分清虚实,弄清本因,才可治其病。

病案6

秋抄山妻怀孕已七月,又患疟,医从清解不应。半月后,转为间作。时余卧病省垣,家人恐添忧虑,初不我闻。延至匝月,病渐濒危,钱君意山、管君芝山,放棹迎余,扶病归来。诊脉软滑,而尺带虚弦。凡疟至一时之先,必大渴,背麻脘闷,既热则头疼腿足肿胀。寒不过一时,而热有七八时之久,骨瘦如柴,肌肤甲错,便坚溲涩,心悸无眠,目不见人,苔光无液。乃真阴素亏,水不涵木,风阳内炽,耗血伤津,兼挟劳伤,而吸秋热。热茗频啜,米饭恶沾,腰痛而胎动不安,势已十分险恶。遂与西洋参、元参、知、薇、蒿、菊、菖、麦、栀、甘、桑叶、竹沥,两剂。嗽痰甚多,渴闷稍减,去桑、菊、栀、蒿,加橘红八分,苏叶五分,葱白两茎。又两剂,疟止,吐痰更多,舌色渐润,去元参、知、薇,加冬瓜子、茯苓、蛤壳,一剂。嗽虽减,而左胁时疼,乃用北沙参、熟地、麦冬、蒌仁、楝实、石菖蒲、丝瓜络、十大功劳、藕,养阴柔木,而清痰热,服之甚妥。然目虽能视,而早晨必昏卧如迷,遂增熟地,加白薇、归身,一帖。寒热陡作,面赤气冲。或咎补早,疟复。余曰:非也。此不耐归身之窜动耳。即去此一味,加葱白、蒲桃干,服之果愈。随去葱白,加甘草、石斛,两帖。嗽大减,胃渐和,更衣较润,惟手心如烙,两足不温。乃易沙参以西洋参,去蒌、楝,而加生牡蛎一两,盐水炒橘红一钱,二帖。足渐温,痰渐浓,而腰痛胁痛未已,又加酒炒知母一钱,两帖。痰出极多,昏卧始减,惟纳食如噎,火降即饥,舌辣腭干,小溲尚热。改用西洋参、二地、二冬、二至、知、柏、牡蛎、十大功劳,少佐砂仁为剂。服六帖,各恙皆已,能起榻,而腿软腭干,神犹贸贸。即以此方加白芍、木瓜、石菖蒲,熬膏。服至冬至后,神气始爽而痊。

按语 此案患者本为妊娠期,继患疟疾,又因病程日久,肾水不足,不能涵养肝木,导致肝阴不足,肝肾阴虚,阴不制阳,进而导致肝阳偏亢。则有大渴脘闷、大便坚硬、小便溲赤等,加之劳伤血气,纳食差,及妊娠将摄失宜,胎动不安,腹痛下坠,病势险恶。王老先以西洋参、元参、知、薇、蒿、菊、菖、麦、栀、甘、桑叶清热补益,加入竹沥开窍醒神,防止其陷入昏迷。两剂后疟止,但是痰多,遂去元参、知、薇,加冬瓜子、茯苓、蛤壳以清热化痰;而后又用北沙参、熟地、麦冬、蒌仁、楝实、石菖蒲、丝瓜络以养阴柔肝及清痰热。后症状明显好转,但晨起昏迷,又加熟地、白薇、归身滋养肝阴;再有疟疾反复,据其症状先用葱白发汗,后又滋阴清热等使之痊愈。

病案7

盛泽王,西泉丈仲郎巽斋刑部夫人,年未四旬,而十八年前,诞子之后,汛即不行。医以为虚,频年温补,略无小效。董味青茂才,嘱就余诊,脉弦滑而体甚丰。乃气郁生热,热烁津液以成痰。痰复阻其气道,不能化血以流行,以致行度愆期,腹形胀痛,肢背不舒,骨疼寐惕,渴不欲饮,间或吐酸,二便不宣,苔黄口苦。皆风阳浮动,治节横斜之故也。与沙参、蛤粉各四钱,丝瓜络、石菖蒲各一钱,紫菀、仙夏、旋覆、蕤藜各一钱五分,茯苓三钱,丹参二钱,黄连四分,海四两、兔丝一两。服十余剂,来转方云:胀痛蠲而腹背皆舒,夜寐安而二便亦畅,酸水不吐,痰出已松。是肝已渐柔。惟食少无味,骨节酸疼右甚,乃阳明虚无以束骨利机关也。拟通养法,参须、石菖蒲各一钱,茯神、络石各三钱,薏苡四钱,仙夏、竹茹各一钱五分,木瓜八分,姜汁炒黄连三分,十大功劳一两,仲冬招余往游复视,则诸恙皆安,惟右腿尚疼耳。即于通养方内,加黄柏、仙灵脾服之,遂愈。

按语 《丹溪心法》云:气血冲和,百病不生,一有怫郁,百病生焉。其因有六:曰气,曰湿,曰热,曰痰,曰血,曰食。气郁则生湿,湿郁则成热,热郁则成痰,痰郁则血不行,血郁则食不化,六者相因为病也。本案患者因气机郁滞,气化失常,津液输布不利积而为痰;郁而化热,伤及津液,津液稠浊,结而成痰。痰饮流注于经络,则致经络气机阻滞,气血运行不畅,出现月经愆期、腹胀腹痛、肢体屈伸不利;痰饮阻滞,水液代谢障碍,则有渴不欲饮。王老以沙参、蛤粉、丝瓜络、石菖蒲、紫菀、仙夏、旋覆、蒺藜、茯苓等,化痰与行气同治,待症状好转后又以通养之法治疗阳虚,使得骨节疼痛得缓。后又加黄柏清余热、仙灵脾补阳,患者病愈。

病案8

何氏妇年未四旬,于庚戌冬患腹胀善呕。或云寒凝气滞,宜吸鸦片烟以温运之。及烟瘾既成,而病如故。或云冷积也,莫妙于蒜罨。往夏遂以蒜杵如泥遍涂脊骨,名曰水灸。灸后起疱痛溃,骨蒸减餐,其胀反加,经乃渐断。招越医庄某治之,云劳损也,进以温补,病乃日甚。复邀张凤喈、包次桥、姚益斋诸人视之,佥云劳损已成。或补阴,或补阳,服之冬令,便泻不饥,骨立形消,卧床不起。今春请神方于各乩坛,皆云不治。其夫因蒲艾田荐于许信臣学使,随任广东,家无主意,束手待毙而已。蒲闻而怜之,为屈孟英一诊,以决危期之迟速,初无求愈之心也。切其脉弦细数,循其尺索刺粗,舌绛无津,饮而不食,两腿肿痛,挛不能伸,痰多善怒,腹胀坚高,上肤黄粗,循之戚戚然。昼夜殿屎,愁容黎瘁,小溲短涩而如沸,大便日泻十余行。脉色相参,万分棘手。惟目光炯炯,音朗神清,是精气神之本实未拨。病虽造于极中之极,却非虚损之末传也。殆由木土相凌,为呕为胀。洋烟提涩其气,益令疏泄无权。蒜灸劫耗其阴,更使郁攸内烁。进以温补,徒为壮火竖帜而涸其津。溉以滋填,反致运化无权而酿为泻。固之涩之,煞费苦心。余谓赖有此泻,尚堪消受许多补剂。纵临证心粗,不询其泻出之热而且腻,岂有肾虚脾败之泻,可以久不安谷而延之至今乎?夫人气以成形耳。法天行健,本无一息之停。而性主疏泄者肝也,职司敷布者肺也,权衡出纳者胃也,运化精微者脾也,咸以气为用者也。肝气不疏,则郁而为火;肺气不肃,则津结成痰;胃气不通,则废其容纳;脾气不达,则滞其枢机。一气偶愆,即能成病。推诸外感,理亦相同。如酷暑严寒,人所共受,而有病有不病者,不尽关乎老少强弱也。以身中之气有愆有不愆也,愆则邪留著而为病,不愆则气默运而潜消。调其愆而使之不愆,治外感内伤诸病无余蕴矣。今气愆其道,津液不行,血无化源,人日枯瘁。率投补药,更阻气机,是不调其愆而反锢其疾也。疾日锢,腹愈胀,气日愆,血愈枯。或以为干血劳,或以为单腹胀。然汛断于腹胀半年之后,是气愆而致血无以化,非血病而成胀矣。既胀而驯致腿肿筋挛,不可谓之单胀矣。肿处裂有血纹,坚如鳞甲,显为热壅,不属虚寒。借箸而筹,气行则热自泄。首重调愆,展以轻清,忌投刚燥。热泄则液自生,佐以养血。须避滋腻,宜取流通。徐洄溪所谓"病去则虚者亦生,病留则实者亦死",勿以药太平淡,而疑其不足以去病也。艾田云:薛一瓢谓"人须修到半个神仙身份,才可当得名医二字,聆君妙论,不愧名医"。于是以沙参、竹茹、丝瓜络、银花、楝实、枇杷叶、冬瓜皮、黄柏、当归、麦冬、枸杞、白芍出入为方,用水露煮苇茎、藕汤煎药。服四剂,脉柔溲畅,泻减餐加。乃参以西洋参、生地、黄连、花粉、薏苡、栀子之类,又六剂,舌色渐淡,腿肿渐消。服至匝月,忽然周身汗出溱溱,而肿胀皆退,舌亦津润,皮肤渐蜕,肌肉渐生,足亦能伸,便溺有节。并不另授峻补,两月后,可策杖而行矣。天时渐热,服药已久,以虎潜丸方熬为膏,用藕粉溲捣成丸。因丸剂皆药之渣质,脾运殊艰。孟英凡治阴虚须滋补者,悉熬取其精华,而以可为佐使者和之为丸。不但药力较优,亦且饵之易化。如法服至长夏,健步经通,遂以康复。艾田云:此证人不能治,神亦不能治,君竟能肉白骨而生之,不仅半个神仙,殆人而仙者耶? 抑仙而降为人者耶?(水露,以甜水贮甑,蒸取其露。宜临时蒸用。取其有升降之机而养津液也。一名甑汗水。停久则失性矣。)

按语 王老认为本案患者症本由木土相凌,为呕为胀,皆因误治,洋烟提涩其气,令疏泄无权;蒜灸劫耗其阴;温补涸津,更阻气机;滋填使运化无权、枢机不利;率投补药,更阻气机,是不调其愆而反锢其疾。终致气愆其道,津液不行,血化无源,人日枯瘁。故在治疗上宜用轻清之品,忌投刚燥,使热得泄则津液自生;佐以养血,同时注意滋腻之药,宜取流通。以沙参、竹茹、丝瓜络、银花、楝实、枇杷叶、冬瓜皮、黄柏、当归、麦冬、枸杞、白芍等出入为方,用水煮苇茎、藕汤煎药。本案病证繁杂,阴阳气血、五脏六腑,无不涉及,王老以"气"为辨证关键,以宣通气机为治疗原则,全用平淡轻清之剂,贵在流通。王老临床辨证注重气机,对于各脏腑与气的关系论述说:"性主疏泄者肝也,职司敷布者肺也,权衡出纳者胃也,运化精微者脾也,咸以气为用者也。"肝、肺、胃、脾虽所司不同,功能各异,但均"以气为用"。病理状态下,"肝气不疏,则郁而为火;肺气不肃,则津结成痰;胃气不通,则废其容纳;脾气不达,则滞其枢机;一气偶愆,即能成病"。

病案 9

董晓书令正,素患脘痛,甚至晕厥。今秋病腰疼腿木,胸闷气逆,不能卧,胡某进温补药而喘汗欲脱,杳不思谷。孟英切脉,虚细中兼有弦滑,舌绛而渴,乃阴虚挟痰耳。与沙参、苁蓉、木瓜、石斛、蛤壳、蒺藜、石英、茯苓、紫菀、杏仁、楝实、首乌、牛膝诸药(滋阴调肝而不腻,祛饮利痰而不燥,此孟英独得之秘),旬日而安,继加熟地黄服之全愈。

按语 此案患者初用温补药后症状加重,因其证不对,王老认为用药贵在对证,曾言:"投之得当,硝、黄即是补药,投而不当,参、术皆为毒药。"患者有脘部疼痛,甚则昏厥及胸闷气逆、不能卧等虚证表现,但其舌脉又为虚细中兼有弦滑及舌绛而渴,所以温补药物以热助火,使阴虚更重,犹如火上浇油,则患者有喘汗欲脱、不欲饮食等胃气欲消之征象。王老用沙参、苁蓉、木瓜、石斛、蛤壳、蒺藜、石英、茯苓、紫菀、杏仁、楝实、首乌、牛膝等滋阴养液不助邪,化痰祛湿不伤正。

病案 10

朱远士令正,怀妊八月,脘痛便溏,跗肿腰疼,频吐绿水,温补不效。孟英诊之,脉软而弦,舌绛无液,口干少寐,形瘦神疲。木土相乘,阴液大耗。虽宜培养,燥烈禁施。以参、连、归、斛、杜仲、灵脾、冬虫夏草、柏、橘、茹、英为剂,果各恙递安,脘舒泻止。加以熟地,舌渐生津而愈。

按语 此案患者病因木土相乘,指的是肝气郁结,影响脾胃的运化功能,从而出现胸胁苦满、脘腹胀痛、泛酸、泄泻、呕吐等表现。本案患者就有脾胃运化失常的表现。女子以肝为先天,更易出现肝气郁结,而妊娠期的女性激素水平的变化,使得肝气郁结、疏泄失职,进而影响其他脏器功能,进而有舌绛无液,口干少寐,形瘦神疲等表现。王老用方以温、甘为主,人参补气补患者虚损,石斛、当归、杜仲、橘皮等补脾同时归肝经,全方在调肝、护脾、补益上相得益彰。脾胃功能正常则腹泻止,后再加熟地补血滋阴,使得津液得补,症状进一步好转。

病案11

金愿谷中翰,患便秘,广服润剂,粪黑而坚如弹丸,必旬余始一更衣,极其艰涩。孟英诊脉迟软,舌润不渴,小溲甚多。乃久患痹证,坐卧不安,健运迁迟。法宜补气,俾液濡布。所谓中气足,则便溺如常矣。非凉润药所能治也。予大剂参、术、橘、半,加旋覆花以旋转中枢,鸡膍胵以宣通大肠之气,鸡不溺而粪易下也。更仿《金匮要略》谷实之例,佐血余、苁蓉,俾为流通腑气之先导。如法服之,数日即解,且较畅润。至三十剂,其病若失。

按语 喻昌《大气论》言:"诸气之中,统摄营卫、脏腑、经络,而令充周无间,环流不息,通体节节皆灵,全赖胸中大气为之主持。"王老十分注重通达胸中之气,胸为气海,肺为气主,凡出入呼吸,统摄调节,皆属于肺,故用药注重通达肺气。在此案中王老认为法宜补气,待中气充足,津液得以濡布,则便溺如常,绝非凉润药所能治。予大剂人参、白术、橘皮、半夏,加旋覆花以旋转中枢,鸡膍胵以宣通大肠之气,佐血余炭、肉苁蓉,为流通腑气之先导。如法服之,数日即解,且较畅润,至三十剂其病宛若消失。本案患者气虚而滞,虽曰补气为主,治法却重在运转枢机。用药更是注重宣通流畅,除参、术温补,亦有他药各有所司,均以行、通、导为特点。

参考文献

[1]王孟英.王孟英医案[M].上海:上海浦江教育出版社,2013.

[2]徐悦,沈劼.王孟英辨治狂证经验撷萃[J].中国中医急症,2022,31(9):1453-1454.

[3]曹志远,李琳荣,宋业红.基于医案探讨王孟英辨治温热病处方用药规律[J].世界科学技术-中医药现代化,2021,23(12):4791-4798.

[4]石楠,宋素花.从医案探讨王孟英辨识体质论治温病的经验[J].山东中医杂志,2021,40(11):1192-1197.

[5]卢俊鹏,邹汶珊,王军.王孟英保津养阴思想的临床应用特色[J].上海中医药杂志,2019,53(12):39-41.

王泰林

王泰林,字旭高,晚号退思居士,江苏无锡人,生于清代嘉庆三年(1798年),卒于同治元年(1862年),享年65岁。王氏颇为聪明,从其舅,当时疡科名医高锦庭习医,尽得其传。后又精研医经,尤注重《伤寒论》之研习,颇有心得。故后来转而究心内科诸证,不泥于古人,颇有发明,化裁古方,其著作甚丰,初期有《西溪书屋夜话录》《环溪草堂医案》及《王旭高临证医案》。王氏对肝脾诸证有深入研究,如以肝火、肝风、肝气为纲,列治肝证计三十法;于脾胃证之治法,亦颇有见地;而有温病之湿温、风温等证,论述也堪称详尽。其门人于其卒后又集有《王旭高医书六种》,包括《退思集类方歌注》《医方证治类汇编歌括》《医方歌括》及《西溪书屋夜话》《增订医方歌括》,连同《薛氏湿热论歌括》编成,现有上海千顷堂书局石印本。

╾╾╾┤ 辨证论治 ├╾╾╾

王氏对于燥痹主要从温邪伏体与肝风化火两方面为基本病机来论治。

1.温邪伏体,津劫化燥,法当存津

对于燥湿之间的论治,先从温病感邪性质角度分析,再根据症状通过卫气营血辨证和六经辨证两大辨证方向进行诊断。王氏认为津劫化燥,痞满结硬,阳明腑实,救阴通腑应当与治温邪同样重要。下法也有不同,即在于"温邪可下宜速,伏暑可下宜缓",认为温邪为火,属阳病,发病急进展快。保存胃气是其证治的要点。其多用两种方式保存津液,一为生津润燥,善用参类药物,如人参、玄参、西洋参等,此外沙参、麦冬、石斛、鲜生地、生甘草等药物生津;二为用下法泻阳明热结,急下存阴,如用生大黄、知母、黄芩等苦寒润下的药物。

2.从肝论之,肝气、肝风、肝火同出而异名

王氏强调燥痹与肝的关系,提出"内风多火出,气有余便是火,余故曰肝气、肝风、肝火三者同出异名,但为病不同,治法亦异耳"。肝气、肝风、肝火均为肝用太过,气有余便是火,火极动风,风热化燥,而成燥痹。除燥火上攻头面外,还可累及他脏,则见"乘脾刑肺""冲心耗肾"诸变。

3.补虚泄实,兼以外散,当明脉症

然症状虽杂,概要有三,一曰虚火,二曰实火,三曰郁火,治疗上宜补虚泻实,兼以外散。实火之症,脉来滑数,坚实弦劲,搏指有力。实火之治,可直接清轻散热曰泻肝,可泻心火以达泻肝火之效曰泻子,可当清润肺金曰清金制肝。虚火之症,脉当弦细而数,重按

无力或寸关弦数,尺部细小。实火之治,虚火盛者,清之不应,当益肾水,此曰补母。力;郁火之脉,郁闷不扬,或伏或匿,乍大乍小,轻手不见,重按乃得,寸部多和,尺中则盛。郁火之治,多柔润之凉药滋肝阴,以柔克刚,则郁者舒也,火者化也。

病案举隅

病案 1

严病后元气未复,温邪乘虚窃发。初起即便壮热神糊,舌干,肩膊胁肋疼痛。今方二日,邪未宣达,已见津涸之象,其为重候可知。当此论治,是宜达邪以解其表。然叶氏云:初起舌即干,神略糊者,宜急养正,微加透邪之药。若昏愦而后救里,有措手不及之虞矣。

北沙参(一两)、牛蒡(三钱)、杏仁(三钱)、焦曲(三钱)、黑山栀(钱半)、豆豉(三钱)、连翘(三钱)、竺黄(一钱)、枳壳(一钱)、茅根(一两)、鲜薄荷根(五钱)。

按语 邪气内伏,病自里发,里热炽盛,易动风动血,耗伤阴液,则身壮热,口干;郁热内炽,易伤血络,迫血妄行,阻闭心窍,引动肝风,气机逆乱,则神智不清;其阴血耗伤,肝络失养,故见肩膊胁肋疼痛;又病人元气未复,虚人气血必是两亏,若遇伏邪乘空横扰,正气难以抵御,任邪鸱张,直犯胞络,神智为之不明;今病邪初起,邪气尚未宣达,即见舌干、神糊等津涸之象,可知其危重,当急养正救阴。须于本症方中,加扶正之品,始得载邪以出,若使正虚邪陷,未免有奄奄之虑。故于方中重用养阴清润之北沙参以存正复阴,加牛蒡、豆豉、连翘、鲜薄荷根等辛散透邪之品以疏风泄热,使邪气外出;热盛血分,恐耗血动血,直须凉血散血,用黑山栀、茅根、竺黄以清热凉血;肝胃之气以下降为顺,需加杏仁、焦曲、枳壳以理气和中。

病案 2

尤症交十二日,目赤耳聋,舌白烦渴,脉洪大而汗出。当辛凉以彻气分之热邪,甘凉以救肺胃之津液。

北沙参、麦冬、知母、竺黄、元参、生石膏(薄荷同打)、滑石、竹叶、芦根。

按语 观其脉证特点,可见阳明气分热盛之象,伤寒化热、内传阳明之经,温病邪传气分,皆可见此证。热灼肺胃,津液损伤,而见烦渴引饮;内热迫津外越,故汗出;脉洪大有力,为热盛于经所致;肺阴不足,肺金失于清肃而致木火上炎,煎熬真阴,则可见目赤耳聋。因其病变为里热实证,邪既离表,故不可发汗;里热炽盛,尚未致腑实便秘,又不宜攻下;热盛伤津,又不能苦寒直折,免致伤津化燥,愈伤其阴。又肝火上炎,清之不已,当制肝,乃清金以制木火之亢逆也。当以清热生津为法。方中生石膏,味辛甘,性大寒,善能清热,以制阳明内盛之热,并能止渴除烦;而知母味苦,性寒质润,助石膏以清热生津。石膏与知母相须为用,加强清热生津之功。竹叶、竺黄、芦根清热除烦;元参益气;麦冬、北沙参补肺胃之阴;滑石通九窍六腑津液,除烦渴。诸药配伍,共成清热生津、止渴除烦之剂,使其热清烦除,津生渴止,由邪热内盛所致之诸症自解。

病案 3

某茹素精枯液涸,更兼便血伤阴。去冬骨骺疼酸,今又心悬如坠,时或口不能言,心中恐怖,必大声惊叫而后醒。此风阳内扰,震动君主,火溢冲激也。病出于肝,关于心,乘于脾,故又腹胀也。拟养阴柔肝而熄风阳,佐安神和中。久病宜缓调,又宜常服膏滋方。

大生地(八两)、茯神(三两)、陈皮(一两五钱)、炙甘草(一两)、归身(二两,炒)、天冬(二两,去心)、柏子仁(三两,炒研)、沙苑子(三两)、龙齿(三两,煅)、枣仁(三两,炒研)、洋参(三两)、枸杞子(三两)、石决明(六两,煅)、焦六曲(三两)、红枣(四两)、桂圆肉(四两)、五味子(一两五钱,炒,研)、牡蛎(三两,煅)。上药煎浓汁,用川贝末二两,莲心粉二两,白蜜四两,收膏。朝暮开水冲服一羹杓。

按语 真精亏损,肾水不温。肾主骨生髓,故冬日骨骺疼酸;今又兼便血损伤阴液,肝阴不足,虚阳上亢,阳盛化火,风痰上扰清窍,肝火扰心,则心悬如坠不得宁,时或口不能言;肝气横逆于心,心为君主之官,藏神主神志,惊则神伤,恐则精怯,神因精怯以无依,精为神伤而不化,是以神摇于上,精陷于下,阴阳不交,终宵不寐,故夜寐不安,心中恐怖,常常惊叫后醒;又肝木克伐脾胃,此木旺乘土,故病者腹胀。治当以养阴柔肝,息风潜阳,佐安神和中为法,方中以生地、洋参、枸杞子滋补肝肾,养阴生津;龙齿、石决明、牡蛎平肝潜阳,镇惊安神;佐当归、枣仁、红枣、桂圆肉以补血活血,养心安神;再加陈皮理气化痰,川贝、莲心粉以清心安神。正如《素问·脏气法时论》曰:"肝苦急,急食甘以缓之",这里的甘,是指甘以健脾,故方中加炙甘草,焦六曲和中健脾。膏方者,盖煎熬药汁成脂液,而所以营养五脏六腑之枯燥虚弱者也,故为久病之人所宜。

病案4

孔病由肝气横逆,营血不调,腹中结瘕,脘胁攻痛,渐致食减内热,咳嗽痰多,当脐动跳,心悸少寐,口干肠燥,而显虚劳血痹之象。极难医治,姑仿仲景法。

党参、茯苓、枣仁、乳香、没药、桃仁、当归、川贝、香附、白蜜、地鳖虫(酒炙)。

按语 病者肝气横逆,气满于腹,上攻脘邪,则脘邪攻痛。肝疏泄失职,营血不调,瘀结于腹中而成结瘕,久瘀必生热,瘀血留滞则内热渐生。肝经有热循经上逆犯肺,使肺金失于清肃,木火刑金,则咳嗽痰多;冲脉属肝,肝有伏热或肝气横逆者,每可见此当脐筑筑。朱丹溪于《金匮钩玄·卷一·火》中言:气有余便是火。肝气郁结,郁而化火,心乃肝之子脏,肝火旺则心火必旺,故可见病者心悸少寐;动者气,病者血,气无形,血有形,其病日久,内热熏灼,耗气伤血,阴液枯涸,则见口干肠燥等虚劳血痹之象。故当以养营化瘀为治法,重用党参以补脾益肺生津,茯苓、枣仁以健脾宁心,养心安神;加乳香、没药、桃仁、土鳖虫以活血祛瘀;佐当归以补血活血,调经止痛,川贝以清热润肺,散结消痈,以白蜜调之取其缓急止痛之效。

病案5

孙营阴素亏之体,感受温邪,病起肢麻寒热,旋即便泄神糊。今交七日,脉数而洪,舌燥齿干,必荡气促。阳明之火方炽,少阴之阴已涸。又腹硬痛,大便三日不通。积聚于中不下,气火尽浮于上。似宜通降为先。然阴津大涸,不得不先养其津。姑拟一方备商。

鲜生地(一两四钱)、北沙参(二两)、磨苏梗(五分,冲)、杏仁(三钱)、天竺黄(钱半)、茯神(三钱)、麦冬(五钱)、川贝(三钱)、雪梨汁(一杯,冲)、枇杷叶(三片)。

按语 病者本为阴虚之体,初感温邪,外邪走表,则恶寒发热;阴虚动风,则肢体麻木,继而外邪入侵肠胃则便泻,肝风上扰,心神不守,则神志模糊。七日后,诊其脉洪数,可知温邪入里,阳明热盛,煎灼阴液,伤津耗气,故见舌燥齿干,气息喘促;邪热内盛阳明之里,与肠中糟粕相搏,燥屎内结,故见其大便不通,腹硬痛。积聚停滞,中焦气机不通,枢机不利,则火热之气尽浮于上焦,却不可擅用攻下苦寒之剂,恐再伤其阴液,故先养其津,以养阴清热为法。方中鲜生地、北沙参、麦冬以养阴生津;加磨苏梗以解表邪,杏仁以润肠通便,茯神以安神宁心;天竺黄、川贝、枇杷叶以清上焦肺热;雪梨汁一杯冲服以清肺胃热,益胃生津。诸药合用,以期其阴津复而热自解。

病案 6

目之乌珠属肝。瞳神属肾。病因经行后。腰痛口干。乌珠起白翳。怕日羞明。瞳神散大。此肝肾之阴不足,而相火上炎也。补阴之药极是。再稍参清泄相火之品。

女贞子、旱莲草、生地、枸杞子(黄柏三分煎汁炒)、沙苑、谷精草、丹皮、元参、桑椹子、黑芝麻,另磁朱丸。

按语 《灵枢·大惑论》曰:"五脏六腑之精气,皆上注于目而为之精。精之窠为眼,骨之精为瞳子,筋之精为黑眼,血之精为络,其窠气之精为白眼,肌肉之精为约束。"肝主筋,筋之精即为肝之精,肝之精气升腾结聚为目乌珠;肾主骨生髓,骨之精即为肾之精,肾中精气集聚而为瞳子,瞳神内应于肾。病者乌珠起白翳,怕日羞明,瞳神散大,此肝肾之阴不足,不能上荣于目也,目精失养所致;肾精亏损,腰府失其濡养则腰痛;阴精亏损,不能涵养相火,妄动于上而成邪火,煎灼津液则口干。故治当以滋补肝肾,兼清肝泻热为法。方中女贞子、旱莲草、黑芝麻以滋补肝肾;生地、桑椹子养阴生津;沙苑、谷精草以养肝明目退翳;丹皮、元参以清肝泄热。再另服用磁朱丸以摄纳浮阳,镇心明目,以治其目疾。

病案 7

伏热留于肺胃。胃热,则消谷易饥。肺热,则躄痿难行。热气熏于胸中,故内热不已。延年半载。节届春分,天气暴热,病加不寐。据述先前舌苔黄黑,今则舌心干红。其阴更伤。仿仲景意用,甘寒法。

生地(三钱)、知母(一钱五分)、茯神(三钱)、枣仁(一钱五分)、麦冬(二钱)、滑石(三钱)、夜合花(五分)、沙参(三钱)、百合(一两),泉水煎服。

按语 病者热邪深伏于内,气阴亏损,冒受热邪,蕴于肺胃,灼伤阴津,上焦热盛,郁滞胸膈,则内热不能解;胃热炽盛,则消谷善饥;肺热津伤,津液不布感受温热毒邪,伤津耗气,皆令"肺热叶焦"。《素问·痿论》曰:五脏使人痿何也? 岐伯对曰:肺主身之皮毛,心主身之血脉,肝主身之筋膜,脾主身之肌肉,肾主身之骨髓。故肺热叶焦,则皮毛虚弱,急薄,着则生痿躄也。疑病于冬时受寒邪侵扰,伏热未清,至春分之时气温骤升,内外俱热,故烦躁不能解,夜不能寐。观其舌象变化,先前舌象黄黑,示其热毒已入脏腑,是为热极之象,今又加舌尖干红,其胃火炽盛,复伤其真阴,故仿仲景甘寒养阴法,方中生地甘重于苦,质润甘滋,苦寒清泻,知母性味苦寒而不燥,上能清肺,中能凉胃,两者相配而用以养阴生津,清热润燥;麦冬、沙参、百合以养阴润肺,益胃生津;茯神、枣仁宁心安神;滑石以清热泻火;夜合花以解郁安神,理气和中。

病案8

营阴虚,则气火易升。肝木横,则脾土受侮。腹满头晕,肝脾之病。耳鸣喉燥,虚火之愆。阴虚生内热。肾虚故腰痛。拟补阴潜阳,扶土抑木法。

生地(砂仁炒四两)、茯苓(烘三两)、山药(炒三两)、萸肉(酒炒三两)、丹皮(酒炒二两)、泽泻(炒三两)、龟板(炙三两)、沙苑(盐水炒三两)、党参(炒三两)、杜仲(盐水炒三两)、归身(酒炒三两)、白芍(炒二两)、石决明(煅四两)。

按语 观其脉证可知,其基本病机为肝肾阴虚,肝阳上亢,克伐脾土。病者素体营阴亏虚,阴不涵阳,以致肝阳升动太过,肝气横逆,克伐脾胃,则脾土失运。《灵枢·口问》已有记载"耳者,宗脉之所聚也。故胃中空则宗脉虚,虚则下溜,脉有所竭者故耳鸣……上气不足,脑为之不满,耳为之苦鸣",《素问·通评虚实论》亦载"头痛耳鸣,九窍不利,肠胃之所生也"。脾土不足不能将水谷精微上输于耳、脑,脾不升清,则出现腹满头晕、耳鸣之症,又因虚火内热积聚于上焦,故喉燥;肾阴不足,腰府失于濡养则腰痛,故治疗当以补阴潜阳,扶土抑木为法。方中生地、萸肉、杜仲以滋补肝肾;茯苓、山药、砂仁以健脾补肾;龟板、石决明以平肝潜阳;丹皮、泽泻以清泄内热;党参、当归以养阴生津;酸以和肝,并助酸甘化阴,缓肝之急,并缓肝病传脾,故再加白芍以培土泻木。

病案9

荣血枯肤燥,内风暗动,加以汗液之湿,留于肤腠,风湿相搏,遍体发瘰搔痒,此必凉血润燥,祛风化湿,久久服之,缓缓图之乃效,殊非旦夕间事也。

细生地(八钱)、炒丹皮(一钱五分)、秦艽(一钱半)、刺蒺藜(三钱炒)、防风(一钱酒炒)、茯苓(二钱)、防己(一钱酒炒)、稻豆衣(三钱)、甘草(三分)、黑芝麻(三钱)、桑叶(一钱)。

二诊皮肤之风湿略平,而脏腑之营阴究弱,是以头眩心嘈,喉腭时痒,亦虚风挟心阳上煽所致也。

大生地(四钱)、女贞子(三钱盐水炒)、白芍(一钱半)、川贝母(三钱)、稻豆衣(三钱)、石决明(五钱打)、甘菊炭(一钱)、枣仁(三钱炒)、刺蒺藜(三钱炒)、黑芝麻(三钱)、玫瑰花(二朵)、红枣(二个)、野蔷薇花(三朵)。

三诊营阴内亏,肝风久动,皮肤枯燥成风。投以养血熄风,原得小效,而不能了了者,操持劳碌,血未能充长故也。耐心久服,当必有验。

大生地、石决明、白芍、女贞子、川贝母、稻豆衣、枣仁、防风(酒炒)、淡芩(酒炒)、玫瑰花、野蔷薇花。

按语 阴血亏虚,而阳气动变,气有余便是火,火极动风,故"内风多从火出"。病者精血亏少,肌肤失养,生风化燥,又因其内热汗出,风与湿邪相互搏结于皮肤腠理,则遍体瘙痒。湿性黏滞,易阻气机,气不行则湿不化,其体胶着难解,故起病隐缓,病程较长,缠绵难愈,故治疗并非旦夕之事,须缓缓图之。当以凉血润燥,祛风化湿为治法,方中细生地清热凉血,养阴生津;丹皮、刺蒺藜以息风凉肝和阳;秦艽、防风、防己以祛风清热燥湿;稻豆衣、黑芝麻以滋阴养血,平肝益肾;茯苓利水湿,桑叶疏风热、平肝阳,甘草调和诸药。二诊时湿邪已去,但仍肝肾阴亏,肝风上扰于心,直冒巅顶则头眩心嘈,喉腭时痒,故治疗当以滋肝熄风,养心补血,再拟一方。方中以大生地、川贝母、稆豆衣滋阴清热;女贞子、黑芝以麻滋补肝肾,白芍养血柔肝;刺蒺藜、石决明平肝熄风,镇心潜阳;甘菊炭清热平肝,玫瑰花、野蔷薇花以养血活血;枣仁以养心安神。三诊时已有小效,继而巩固滋阴为固本之大法,佐以平肝熄风,去上方清热之甘菊炭、刺蒺藜,加防风、淡芩。

病案 10

冯病延半载,骨蒸不已,鼻血时流,周身骨痛。营阴大亏,虚火内亢。脉沉搏数,口燥渴饮。劳损根深,入夏防剧。拟滋少阴,清阳明。

大生地、知母、玄参、地骨皮、鳖甲、石膏、胡黄连、党参、炙甘草、麦冬、佩兰叶。

按语 肾者,主藏精,若其精耗竭,则可致劳;肾为元阴、元阳所藏之所,而脾者,后天之本,可养形体。患者病延已久,肾阴亏损,阴气不足,阳必凑之,则虚火内生;血气不荣,骨髓枯竭,肾主于骨,以其先从骨热,故病者骨蒸不已,鼻血时流,周身骨痛;阴虚内热,燔烁蒸炎,则出现口燥渴饮,其脉沉搏数。五味者,由胃入也,后各从所喜之脏而归之,而后化生津液,输于肾中,若其中一味失其所节,则其相应之脏有余也,如此则其胜克难平,其祸自起,宜宗补其不足、泻其有余之法,调其阴阳,故应以补肾养阴,清胃泻火为法。方中大生地、知母、玄参滋阴清热,润燥生津;地骨皮、胡黄连、知母均入阴分,而清伏热于里;石膏以清泄胃火;党参以补脾益气,麦冬以益胃生津,佩兰以醒脾开胃;更以鳖甲滋阴潜阳,补益肝肾,又引诸药入里;甘草调和脾胃,以免寒凉滋腻之味损伤脾胃之气。配合成方,共奏清骨退蒸、滋阴潜阳之功。

病案 11

某血枯肝风走络,左臂酸痛,时作时止,法当养血通络。

制首乌、当归、秦艽、生苡仁、桑枝、丹参、刺蒺藜、茯苓、稆豆衣、杞子、红枣。

按语 《素问·痿论》谓:“肝主全身之筋膜。”张景岳在《类经·疾病类·痿证》中提到:“膜,犹幕也,凡肉理脏腑之间,其成片联络之薄筋,皆谓之膜,所以屏障血气者也。凡筋膜所在之处,脉络必分,血气必聚。”肝藏血的功能得益于筋膜,将血液约束于脉内,使之能正常运行。肝血充盈,肝气得疏以充分濡养筋脉。若肝血不足,筋脉失于濡养,不荣则痛,关节僵硬疼痛、屈伸不利。另外肝主藏血,血虚而生内风,内生之风与外受风邪相互引动,可致筋脉拘急进一步加重,导致痹证迁延不愈,故当以养血通络为法。方中以制首乌补肝肾、益精血;当归、红枣以补血活血;秦艽、桑枝以祛风除湿,通利关节;生苡仁、茯苓除湿止痹;刺蒺藜、稆豆衣以息风凉肝;丹参以活血通经;杞子以滋肾补肝。

参考文献

[1]杨剑,范薇,赵书刚.王泰林“肝气、肝风、肝火”证治探要[J].四川中医,2002(4):1-3.

[2]程斌,张志国,张保伟.王泰林治疗虚劳病特色浅析[J].光明中医,2009,24(8):1440-1441.

叶天士

叶天士(1667—1747),清代名医,名桂,字天士,号香岩,别号南阳先生,晚号上津老人,江苏吴县(今苏州市)人士。四大温病学家之一,与薛雪等齐名。出身于医学世家,祖父叶时、父亲叶朝采是当地名医。叶天士自幼广泛阅读医书,一生勤勉用功,善于博采众家之所长,共拜师 17 人,"师门深广",在长期的从医生涯中积攒了大量的经验。

辨证论治

叶天士最大的成就在于对温病理论的发展,确立了卫气营血辨证,《温热论》一书反映了他的学术见解,所谓温邪由口鼻侵入人体,辨证施治纲领为"卫之后,方言气,营之后,方言血""在卫汗之可也,到气才可清气,入营犹可透热转气,入血就恐耗血动血,直须凉血散血"。在脾胃学说方面,提出"脾胃有心之脾胃、肺之脾胃、肝之脾胃、肾之脾胃"的原理,主张"认清门路,寒热温凉以治之,未可但言火能生土而用热药",他对胃阴的理解,补充了李杲脾胃论的不足。叶氏治燥主以"上燥治气,下燥治血"。他善抓主证,用药极精,对今天的医学工作者仍具有重要的参考价值。

叶天士一生忙于诊务,无暇著述。逝世之后,其学生和门人顾景文、华岫云、周仲升整理其文稿、医案,汇编而成《温热论》《临证指南医案》《叶氏医案存真》等书。

病案举隅

病案 1

吴。辛泄太过,肺胃津伤,咽喉干涸,出纳气阻。盖肺为出气之脏,姑进滋养上焦,以充化源。

生鸡子白、玉竹、麦冬、甜杏仁、生甘草。

按语 《温热经纬》云:"辛泄太过,即可变而为热。"本案由辛泄太过导致肺胃津伤,阴津亏损,肺燥失润,气机升降失司。胃喜润而恶燥,胃津伤则无津液生,土不生金,亦伤肺阴。《类聚》曰:"燥者肺金之本,燥金受热化以成燥涩……燥于上则咽鼻干焦",故有咽喉干涸。肺为娇脏,燥邪首先犯肺,肺主气、司呼吸,燥伤肺阴,影响气机的宣发肃降故出纳气阻,此为肺胃津伤兼肺气不宣者,故使用滋养之药,使津液得以复生,肺气得以宣降输布。如辛凉甘润之甜杏仁,滋肺益胃之玉竹,养阴生津、润肺养阴之麦冬,清热调和之生甘草等。叶天士在《临证指南医案》中论："精血竭而为患者,必藉血肉之滋填",故使用生鸡子白为血肉有形之品滋填,正所谓"久必增精"。

病案 2

患风三月,周身流走作肿,手不能握,足不能履。诊其脉,浮大而数。发热口干。此阴虚生内热,热胜则风生,况风性善行,火热得之,愈增其势。伤于筋脉,则纵缓不收。逆于肉理,则攻肿为楚也。

生地、黄芩、黄连、红花、羌活。

按语 《素问·风论》曰："风者,善行而数变……风者,百病之长也",风善走窜且致病广泛。患者为受风邪三月之久,风邪外袭,肺卫失宣,水湿泛滥肌肤,周身流走作肿,此为风水相搏之象,故手不能握,足不能履。《临证指南医案》曰："内风乃身中阳气之变动。"本案由于湿邪阻络,津液无以输布,难以滋养周身,呈现出阴津不足,内生湿热之象,故发热口干;变生内风,火得风助,更长其势,火热内生则愈演愈烈,难以收放自如,机体运行失常,筋脉失润而致纵缓不收,其脉象为阴虚风动之象。方中以生地滋阴熄风,清热去燥,阴生则热自去,用黄芩、黄连清热祛湿以降燥,使其不灼于筋脉,佐以羌活、红花活血通络、祛风搜络、通脉祛湿,使津液得布,阴火自消。

病案 3

温邪有升无降,经腑气机交逆,营卫失其常度,为寒热。津液日耗,渴饮不饥。阳气独行,则头痛面赤。是皆冬春骤暖,天地失藏,人身应之,患此者最多。考古人治温病忌表,误投即为劫津,逆传心包,最怕神昏谵语妄狂。治病以辛甘凉润为主,盖伤寒入足经,温邪入手经也。上润则肺降,不致膹郁,胃热下移,知饥渴解矣。

嫩竹叶、桑叶、杏仁、蔗汁、麦冬、生甘草、石膏。

按语 叶天士曰："温邪上受,首先犯肺,逆传心包。"本案外感温邪,化燥伤阴,肺胃阴虚,经腑气机交逆,气逆在肺在胃,津液损耗,气血营卫失和而致寒热错杂,多渴欲饮水不欲食。《金匮要略》云："厥阳独行……此为有阳无阴,故称厥阳",气逆失调,因阳气偏胜,阴分不能维系而孤阳上越,出现头痛面赤。在温病的发生发展过程中,叶天士根据卫气营血病机演变,提出不同阶段的治疗原则:"在卫汗之可也,到气才可清气,入营犹可透热转气,……入血就恐耗血动血直须凉血散血。"治疗温病首以"祛邪为主",故有治温病忌表一言,若使用发汗解表药物则劫其阴津,不经肺卫而逆传心包,有神昏谵语、妄狂等神志异常等表现,治病应求其本,以辛凉甘润药物以清气分而除卫分之邪。以嫩竹叶、麦冬、生甘草、石膏清热生津,益气养阴;用桑叶、杏仁、蔗汁降气清火、清肺润燥,辛凉甘润,散温燥而不伤津,凉润肺金而不滋腻。《至真要大论》云："诸气膹郁,皆属于肺。"上焦得润则肺气可宣降,胃热得凉润自可降。全方配伍严谨得当、中规中矩而又不失灵动飘逸。

病案 4

高年液涸风动,酒湿气蒸,足趾曾经腐疡。经年来或麻痹、或牵掣,不能转侧,已成筋骨之痿。兼之火升眩晕,头面清窍,常似不爽。大便艰涩,四五日始一更衣。阳气不能潜伏,阴液日就枯槁。老来痿躄,原无复元之法。诊得脉数动疾。温燥之补,无益反害。仿丹溪虎潜之制,稍为加减,冀得津液少存,亦安闲永年之算,非攻病也。

大生地、淡天冬、肉苁蓉、淮牛膝、生白芍、虎骨胶、柏子仁、肥知母、川黄柏。

按语 金·刘完素《素问病机气宜保命集》:"诸涩枯涸,干劲皴揭,皆属于燥。涩枯者,水液气衰少……"本案患者盖因年事已高,肝肾亏损,筋骨失养;体虚久病,精血耗伤,本已阴津受损,又喜食肥甘厚味。《黄帝内经》云"高粱之变,足生大丁",出现足趾溃烂生疮,正气虚于内,气血亏虚,肝肾不足,在阴伤的基础上,由于饮食刺激继发湿热症状的产生,进而出现多年肢体麻痹、转侧困难等筋脉失养之痹病。阴伤不能敛阳致虚火上升而有所头晕,《素问·阴阳应象大论篇》指出"燥胜则干"。阴津耗伤则水液代谢失常,引起肠道干涩而大便干涩,阴伤不能制阳,蒸动津液外泄同时合并饮食刺激而致足趾溃疡,阴伤阳亢无制,故脉疾,阴伤虚热内生则脉细数,故见脉数动疾。津亏日久,肢体筋脉失去濡养,日久成痿。本例疾病发生根源在于阴伤,兼湿热为害,此治疗的核心在于滋阴,同时辅以祛湿热的药物。用大生地、淡天冬、肉苁蓉、白芍、虎骨胶、怀牛膝以滋补肝肾,养血滋液,使阴液得复,同时根据本症稍作加减,用肥知母、川黄柏以祛湿热,阴液得补,湿热得祛则阴阳相合,诸症自然消之。

病案5

脉搏劲,舌干赤,嗳气不展,状如呃忒,缘频吐胃伤。诸经之气上逆,填胸聚脘,出入机逆,周行脉痹,肌肉著席而痛转加。平昔辛香燥药不受,先议治肺经,以肺主一身之气化耳。

枇杷叶汁、杏仁、桔梗、枳实。

按语 《临证指南医案》云:"上焦不行、下脘不通,周身气机皆阻。"本案病机为肺气郁闭,宣肃失司,治节不行。《素问·经脉别论》曰:"饮入于胃,游溢精气,上输于脾,脾气散精,上归于肺,通调水道,下输膀胱,水精四布,五经并行。"本案患者频吐伤阴,胃气大伤,津液水谷不得输布。脉搏劲,嗳气不展,提示肝失疏泄,肺气郁闭,宣肃失司,诸经之气上逆,填胸聚脘,气郁上焦而生热,故舌干赤。肺主气功能受限,气机升降出入有碍,周身经脉气行不畅,四肢肌肉不得濡养疼痛加剧。枇杷叶归属肺胃经,清肺和胃,煮汁饮,主渴疾,治肺气热嗽;桔梗既升又降,以升为主,杏仁辛散苦降,以降为主,长于宣通肺气,润燥下气,二药伍用,一升一降,升降调和,起提壶揭盖之效;佐以枳实破气消积,疏通上焦,开肺气之郁闭,降逆胃气,输布津液。

病案6

郁,三十八岁。秋暑暴热,烁津损液,消渴再灼,阴不承载于上。金水同乃子母生。

人参、鲜生地、麦冬、柏子仁、知母、青甘蔗汁。

按语 《素问·阴阳应象大论篇》指出"燥胜则干"。本案病机总属阴亏阳亢、津涸热淫。患者由于感受秋暑之邪而暴热,热邪耗津伤液,又因消渴病而致阴液失损严重,津液难以输布,无法上承于上。肺为水之上源属金,金水相生,肺脏功能失调则水液代谢失常。在肺当先清肺,故以麦冬、鲜生地、人参润肺养阴、益胃生津;知母清热泻火,生津润燥;盖脾胃为气血津液生化之源,柏子仁养心安神,用药以酸甘养胃阴,并多配药物绞榨鲜汁服用,以顾护胃阴、养阴润燥;用青甘蔗汁取其性甘平、甘凉濡润之功。叶天士在诊治时取药汁轻灵以顾护胃阴、养阴润燥。药汁具有易吸收、性较缓和、不易滋腻碍胃、保护胃气、和胃醒脾、养阴润燥等功效,以为今用。

病案7

风温入太阴,气郁热聚。咳喘,口渴。营卫失和,周身掣痛。脉右搏,防失血。

苏梗、桑叶、郁金、杏仁、栀皮、米仁。

按语 《温热论》言"温邪上受,首先犯肺",本病案病患感受风温之邪,侵袭太阴肺经,温热邪气上入于口鼻,令卫气失宣,肺气郁热。上焦宣肃失常,热蒸于上而致咳喘,口渴。《眉寿堂方案选存》云:"温邪有升无降,经肺气机交逆,营卫失其常度为寒热。"营气者,泌其津液,注之于脉,化以为血,以荣四末,内注五藏六府,以应刻数焉。卫气者,出其悍气之慓疾,而先行于四末、分肉、皮肤之间,而不休者也。营卫失和,周身失养,加之热邪灼伤阴液,出现不荣则痛。《临证指南医案》言:"若药气味重浊,直入中下,非宣肺方法矣",后世吴鞠通总结"治上焦如羽非轻不举"。故叶天士多选用辛凉轻清微苦之药,以桑叶之甘苦祛风清热,治以风温发热;用苏梗、杏仁、桑叶等药,辛凉宣肺透邪,微苦降气,得邪去郁开,肺气宣降得以恢复;栀皮善于达表而去肌肤之热;郁金凉血解郁;米仁补肺清热,土润则肺降,不致郁,营卫自和。

病案8

久热五液全耗,阴伤非谬,频渴安受梨蔗。晡起寒热,倏然而至,验及舌色绛赤,显然由脏络之空隙,致阴反交恋其阳。按经义从不交合,难易速功,肝肾病必累及跷、维所致。

人参、茯神、女贞子、天冬肉、炙草、知母、鹿角胶、元武板、旱莲草、炒枸杞、炒当归。

按语 《素问·宣明五气篇》曰:"五脏化液,心为汗,肺为涕,肝为泪,脾为涎,肾为唾,是为五液。"本案病人久患温热之病,以致津液亏损,真阴耗伤,症见频繁口渴,喜饮梨汁、甘蔗汁。日晡寒热交作,忽冷忽热;然其舌色红绛,可见正阴已虚而热机犹在。《叶天士医案精华》:"皆阳乘于阴,然阳气有余。益见阴弱,无以交恋其阳。"案中"由脏络之空隙,致阴反交恋其阳",提示刻下残热之邪与已虚正阴仍胶着斗争。《临证指南医案》曰:"肝肾怯不固,八脉咸失职司。""按经义从不交合,难易速功,肝肾病必累及跷、维所致",提示残热本应渐去,正阴本应缓补,两者缓图而不相交合,而今残热与虚阴交合斗争,病属坏证。叶氏认为奇经八脉与肝肾关系密切,肝肾阴亏日久累及阴阳跷、维脉,阴阳失衡故可见寒热交作之症。治病求本,故应滋阴扶正,清除余热。《难经》曰:"阳维病苦寒热,阴维病苦心痛,治在中焦。"故以人参、茯神、炙草、炒当归等益气养血、扶正安神。"阳跷为病阴缓而阳急,阴跷为病阳缓而阴急。治在肝肾。"故以鹿角胶、元武板、旱莲草、炒枸杞滋补肝肾、填精固本。配以知母、天冬肉等清热生津、除烦止渴,共奏扶正固本之功。

病案9

脉细数舌绛,烦渴时热,病九日,邪气稍衰,正气已亏,不宜再作有余治。

鲜生地、阿胶、元参、麦冬、知母、麻仁。

按语 《临证指南医案》中云:"脉细而数,细为脏阴之亏,数为营阴之耗。"《温热经纬·外香岩外感温热篇》云:"再论其热入营,舌色必绛。绛,深红色也。"本案中患者脉细数,舌绛烦渴,其为热已入营分,脏阴与营阴已经亏损。患者热病九日,邪气稍稍衰落,正气已然亏,此时治疗应当以顾护正气以抗邪,养阴生津以祛燥,不可再用其他方法治疗。由此观之,本案为邪气少衰,正气已亏,此用凉血养阴法之所以合拍也。此乃手足少阴经之药。鲜生地甘寒以凉血;阿胶甘平以补阴元参苦咸微寒,滋阴降火;麦冬甘苦微寒,强阴益精;知母辛苦气寒能泻火补水;麻仁甘平滑利,能润燥滋阴。精足阴充,则正气自复,火平燥润,则余邪自清。

病案 10

脉虚数,喉干舌燥欲咳,乃阴亏于下,燥烁于上,非客病也。

生地、熟地、天冬、麦冬、扁豆。

按语 阴虚于下,故脉见虚数。《医述》云:"燥在上,必乘肺经,故上逆而咳。"燥烁于上,故见喉干舌燥欲咳。因足少阴之脉循喉咙,夹舌本。今肾之真阴虚衰,虚火上炽,故脉虚数而喉干舌燥;因足少阴之脉从肾上贯膈入肺中。今虚火上炽以灼肺,故欲咳。既云非客病,则苦寒之药宜忌。因恐苦寒化燥,更伤真阴,以致阳愈浮躁。故用补阴配阳之法,则刚为柔克,虚火降而阳归乎阴矣。王冰云:"壮水之主以制阳光。"本案治法,正合此语。此乃手太阴、手足少阴经之药。《四圣心源·阴虚》:"阴盛于下而生于上,火中之液,是曰阴根。"熟地甘温补阴;生地甘寒凉血;天冬甘苦,泻肺火而补肾阴;麦冬甘平,润肺燥而清心热。肾阴得补,则真阴不虚于下。心肺火清,则燥热不烁于上。再用甘温之扁豆,调脾暖胃,通利三焦。则方内之二地、二冬,虽补而不得于胃矣。此用于阴虚于下,燥烁于上,脉虚数,喉干舌燥欲咳之证,诚有益无弊也。

病案 11

俞天音脉左大,舌干白苔,肿痛流走四肢,此行痹。喘急不食二十日外矣。

羚羊角、木防己、白芍、桂枝、杏仁、姜黄。

按语 《万病至简论》云:"左手侯阴血,右手侯阳气。"本案中患者左脉大,反映患者阳气不足,则苔白,阳虚不能化津上润,气津两伤,气虚则无以化津,津少无以润舌故舌干。《杂病证治准绳》:"风痹者,游行上下,随其虚邪与血气相搏,聚于关节,筋脉弛纵而不收。"本案患者卫阳不足,又内燥化风,患者四肢肿痛不定,四处流走,是为行痹。方中以桂枝散风寒以通经,羚羊角清内热以熄风,杏仁、白芍化湿而不伤阴,木防己、姜黄祛风通痹而利关节。《圣济总录》:"肺气喘急者,肺肾气虚,因中寒湿至阴之气所为也。"是以杏仁降气平喘,待风湿之邪去,则喘自停。

病案 12

肝主筋,肾主骨,阴器者,宗筋之所聚。男子天癸未至,强通其精,异时必有难名之病。今患腰膝痠疼,宗筋短缩,大便结涩,小便淋沥,足腿消烁,筋肉拘挛,无非肝亏肾损所致。按脉沉细而兼微数,乃精不营筋,又有伏火。《黄帝内经》所谓:发为筋痿,及为白淫者是也。治宜滋肾舒肝,使精血渐充,则筋骨亦渐和柔,但幻症日久,非一朝一夕之功,幸弗期速效。

熟地、归身、牛膝、肉桂、黄柏、线鱼胶、续断、钩藤。

按语 此病案辨证为肝肾亏损,阴津亏虚。肝主筋,肾主骨,阴器者,宗筋之所聚,肝肾亏虚不得濡养筋骨,故腰膝痠疼,宗筋短缩,足跟筋骨痛,不能履地;下焦阴亏致肠道干涩故大便结涩;肾气虚而不得固,故小便淋沥。刘河间在《黄帝内经》中论述:"诸涩枯涸,干劲皴揭,皆属于燥。"患者脉沉细而兼微数,脉象示以气血津液亏虚,方以"大营煎"加减。《素问》云:"肾生骨髓,髓生肝",表明肾和肝的关系是"水生木"的母子关系,肾为肝之化源,肝受肾精的滋养,才能维持其正常功能,正如《医原》中所云"肾中真阴之气,即因肾阳蒸运,上通各脏腑之阴。阳助阴升,以养肝木,则木气敷荣,血充而气畅矣"。肾为肝之母,肝木赖水以涵之,故肝之阴血受伤,必借资于肾水,正如张景岳所言"补肝之阴血莫如滋肾水,肾者木之母也,母旺则子强,是以当滋化源",水亏不能滋养肝木,阴血必伤而生火热,故治宜壮水之主,滋水涵木,养阴退热。方中熟地、续断、当归,补血,滋养肝肾;肉桂扶阳散寒;牛膝通经活血;黄柏清热泻火。全方配伍,达养血温经、扶阳散寒之功效。

病案 13

未交四九,天癸先绝,今年五十有二,初冬脊骨痛连腰胯,膝跗无力,动则气喘,立则伛偻,耳鸣头晕,上热下冷,呼吸必经脉闪痛,时有寒热,谷食日减少味,溺短便艰枯涩。此奇经脉病,渐成痿痹废弃之疴。夫督脉行于身后;带脉横束于腰;维、蹻主一身之纲维。今气血索然,八脉失养。经谓:阳维为病,苦寒热,而诸脉隶肝肾,阳明之间,故所患不专一所。交冬大地气藏,天气主降,为失藏失固,反现泄越之象。治病当法古人。如云:痛则不通,痛无补法。此论邪壅气血之谓,今以络脉失养,是用补方中宣通八脉为正。冬至小寒,阳当生复,病势反加,调之得宜,天暖温煦,可冀痛止。然阳药若桂、附刚猛,风药若灵仙、狗脊之走窜,总皆劫夺耗散,用柔阳辛润通补方妥。

鹿茸、鹿角胶、淡苁蓉、当归、枸杞、生杜仲、牛膝、蒺藜、炒鹿角霜。

按语 此病案病机为肝肾亏损,八脉失养。患者先天不足,四九则天癸已绝,肾精亏虚,肝血不生。肾为肝之化源,肝失于肾精的滋养,则血液生化无源。肾精又依赖于肝血的补充,肾精不足以上荣清窍四肢,故本患出现膝足无力,耳鸣头晕。肾阴能涵养肝阴,使肝阳不致上亢,肝阴又可资助肾阴的再生,肝失藏血则疏泄不行,本已精血亏虚,津液又无以生化疏布,而成燥,出现小便短大便燥结难出。《素问·骨空论》载"督脉为病,脊强反折",督脉贯穿于脊柱之中,总督一身阳气,若督脉经气失调,清阳之气不升,则脊背强直而反张。叶天士认为奇经八脉与肝肾关系密切,"八脉隶乎肝肾""肝肾怯不固,八脉咸失职司""肝肾精气受戕,致奇经八脉中乏运用之力""肝肾损伤,八脉无气""下元亏损,必累八脉",所以肝肾久损,必然累及奇经。叶天士在运用奇经八脉辨证治疗疾病时,冲、任、督、带,各有一味主药,且督脉为病,用鹿角以为温煦;带脉为病,用当归以为宣补。本案治疗中,叶天士以温壮督脉为主,选以鹿茸、鹿角胶、鹿角霜、淡苁蓉等,并主张用血肉有情之品温补督脉,曰:"鹿茸壮督脉之阳,鹿霜通督脉之气,鹿胶补督脉之血。"《素问·脉要精微论》云:"背者胸中之府,背曲肩随,府将坏矣。腰者肾之府,转摇不能,肾将惫矣;膝者筋之府,屈伸不能,行则偻附,筋将惫矣。"叶氏认为,肾以精血为基,藏元阴元阳,奇经汇集于此而得荣养。若精血亏损,元阴元阳无以资生,不但腰肾失养,出现腰背疼痛、遗泄频泄、毛发失荣、耳鸣目眩、瘕泄不固等,而且八脉亦为之失养。其治法"议温通柔润剂,从下焦虚损主治""此阴中之阳伤矣,法宜柔温养之",虽然肾之性恶燥,理当以柔润之补,但其水火之宅,过于柔腻则反有滋壅之弊。所以叶氏于柔润之中佐温通,以达"柔剂温通补下"之功。此案中以温柔益肾法,用治肾阴亏虚而阳亦衰微,八脉失养之证。本案中药用鹿茸、鹿角胶、鹿角霜味甘咸温,以通补督脉、补肾益精,淡苁蓉咸温质润温肾益精,上四药补阳而不刚燥,故谓之"柔阳",伍以当归辛润入络,枸杞子甘温以补益肝肾精血、补血活血,并佐生杜仲辛甘温、牛膝酸咸平以补肝肾。

病案 14

上燥治气,下燥治血,此为定论。今阳明胃汁之虚,因久痛呕逆,投以香燥破气,津液劫伤,胃气不主下行,肠中传送开合,皆失其职司。经云:六腑以通为补。岂徒理燥而已,仍议清补胃阴为法。

鲜生地、甜梨肉、天冬肉、人参、生白蜜。

按语 叶天士在《临证指南医案·卷五·燥》中首创"上燥治气,下燥治血"。本案患者为胃阴不足之胃脘痛,叶桂言"燥为干涩不通之疾",本当以理气润燥,辛凉甘润以祛上焦燥邪,却以香燥之品破气,更劫胃阴。《灵枢·平人绝谷》云:"胃满则肠虚,肠满则胃虚,更虚更满,故气得上下。"阳明胃气以下行为顺,脾主升清胃主降浊,胃气不降,则肠腑传送开合作用失司。《黄帝内经》云:"六腑以通为补。"叶天士认为:"太阴湿土,得阳始运,阳明燥土,得阴自安,以脾喜刚燥,胃喜柔润也",不能只祛燥破气而应取药性甘润之品以清补胃阴。方取生地,以药性柔静,意在养阴补血润燥,天冬润泽寒凉,润燥滋阴,土燥水枯者,甚为相宜。加梨肉入肺胃经生津化燥,人参固护胃气,养血生津,辅以白蜜补中润燥,补胃阴,复胃气,使气机升降得通,肠腑功能各司其职,病自去。

病案 15

王。脉虚数倦,寒热口渴思饮,营卫失和,阳明津损,初因必挟温邪,不受姜、桂辛温。有年衰体,宜保胃口,攻伐非养老汤液也。

沙参、花粉、玉竹、甘草、桑叶、甜杏仁、元米。

按语 此案病机为营卫失和、津枯液涸,初起感受风热邪气,又夹杂温热之邪,燥性干涩,易伤津液,可致津液亏虚,脾主运化,脾失健运,运化水液功能失司。李东垣在《脾胃论·脾胃盛衰论》中提到:"百病皆由脾胃衰而生也。"脾主运化,津液的生成有赖于脾胃及相关脏腑对饮食水谷的运化及吸收,脾将胃腐熟的饮食水谷转化为水谷精微津液,津液的运化依赖脾脏将其转输到全身脏腑,以营养五脏六腑、四肢百骸,从而发挥正常生理功能。脾在液为涎,涎为口津,具有保护口腔黏膜、濡润口腔的作用,若脾失健运致使水液代谢异常,津液不能上承于口,则口渴思饮,脉象虚数。叶天士在辨证同时参照个人体质因素,以老年等阴亏胃弱者,宜养胃阴而不应攻伐,燥热日久,伤及肺胃阴液,需清燥热、养阴液,遂使用清轻濡润的沙参麦冬汤。方中沙参、玉竹、花粉、甘草清养肺胃,生津润燥;桑叶疏散风热,清肺润燥;甜杏仁生津止渴;元米益气健脾,共奏清养润燥之功。

病案 16

汪(三十三岁)肝血内乏,则阴虚于下,阳愈上冒,变风化燥。凡脚气筋挛骨痛,无脂液濡养,春夏阳浮举发,最是阳不入交于阴,必上及诸清窍,目痛头苓坐不得寐。治宜润燥养津,引阳下降。

鲜生地、淡天冬、清阿胶、大麻仁、柏子仁、肥知母。

按语 本案为肝血虚生风化燥证,肝藏血,以血为体,血主濡之,血旺能滋脏腑,荣筋脉,濡肌肤,润毛发。肝血亏虚失荣,脏腑筋脉失养,以致内风动越,且易化燥伤津。血虚生风,症见肢体筋脉拘急,或搐搦,骨节疼痛。肝风内动以阳气为根本,病多阴阳失调,以阳亢而阴虚为常见。《黄帝内经·灵枢·太惑论》:"卫气不得入于阴,常留于阳,留于阳则阳气满,阳气满则阳跷盛,不得入于阴则阴气虚。"春夏阳气升发之际,更易呈现阳盛不入阴而阴阳失调之象,阳亢逆无制,气血上冲,则眩晕耳鸣,头目胀痛。阳不入阴,心失所养,神不得安,故多不寐。引阳下降,两得之矣。用鲜生地、清阿胶、大麻仁、柏子仁等药滋阴养血,润燥养津;淡天冬、肥知母等滋阴苦降,养液药中佐以苦降,所以引阳下归也。此人胃气尚存,故能进此等甘寒之药。

病案 17

左脉数,渴饮晡热,脏阴失守,阳浮外泄,虚损致此,最不相宜。恐夏天泄越,阴愈耗也。

熟地、真阿胶、元武板、天冬、鸡子黄、女贞子。血虚身痛。当归、浙菊花、霜桑叶、茯苓、巨胜子、柏子仁。气阻脘痹不饥。枳壳、炒麦芽、半夏曲、橘红、老苏梗、白茯苓。肝胃同治颇应。但脉数。耳鸣梦泄。当填补下焦。

磁石、六味加湘莲、芡实、远志、龟板。左脉数。渴饮晡热。脏阴失守。阳浮外泄。虚损致此。最不相宜。恐夏气泄越。阴愈耗也。

熟地、真阿胶、元武版、天冬、鸡子黄、女贞子。脉数无序。色萎。形瘦身热。脏阴损矣。急急防维。勿忽视之。

按语 此案为真阴不足,浮阳外越而致的阴虚阳亢之证。夏季有暑之酷烈之性,易伤津液,暑为阳邪,其性炎热,暑性升散,伤津耗气,而化生为燥,燥性干涩,则口渴引饮。巢元方在《诸病源候论·卷之二十一·脾胃病诸候》中云:"今阴气虚,阳气实故身体五藏皆生热。"阴气衰少不能制阳,阳气相对亢盛而成阴虚阳亢之证。《经方例释》曰:"阳有余以苦治之……阴不足以甘补之是也。"故用鸡子黄、阿胶之甘以补血,益入熟地、天冬、元武板、女贞子等滋阴之味,合成纯甘壮水之剂,以聚敛真阴,内充根本。

病案 18

阴亏气热,渴饮。

竹叶心、石膏、麦冬、鲜生地、知母、灯心。

按语 本案患者阴津亏损,燥热偏盛,灼伤肺阴。肺主气为水之上源,敷布津液。肺被燥热所伤,则津液不能敷布,肺不布津则口渴多饮。本案方用石膏、麦冬、鲜生地、知母,滋阴清热,除烦止渴,清肺气之热养上焦之阴;用灯心、竹叶心,除烦利尿,津液来复,土自生金,肺旺则藩篱固,职司宜降,客邪不能为祟矣。

病案 19

脉数无序。上焦肺气燥矣。胸臆隐隐痹痛。怕其咳吐痰血。

枇杷叶、蒌皮、杏仁、北梨汁、苏子、川贝。

按语 本案肺燥津伤之证。肺喜润恶燥,职司清肃,燥热袭肺,易伤肺津,肺失滋润,清肃失职。病在上焦,伤及肺络,经气不利则有胸肺隐隐作痛,肺络受损见痰中带血。燥邪入里,迅速化火,灼伤津血,故脉数而无序。当用药轻灵润泽。若久嗽不已,劳伤阴虚,则治以贞元、都气之类,补肾摄纳为主,盖俱属燥病。方中用枇杷叶、蒌皮、杏仁、苏子、川贝等药清热润肺,化痰止咳,下气平喘,具有滋补润燥、清热祛邪两顾的作用。佐以北梨汁,生津润燥,主治肺燥。

病案20

阴液枯槁。奇经无涵。身痛舌干。

生地、天门冬、桂元肉、枸杞子。

按语 本案病患阴液枯槁,古人喻十二正经为江河,奇经八脉为湖泊,江河满溢则积伫于湖泊,今正经阴涸,故奇经无涵。阴液已涸,则经脉失养,肢体筋脉拘急疼痛,亦不能上布于舌,故而出现舌干。治阴枯无涵,取法唐宋润泽,方以生地入肺、肝经,养阴生津,促精血津液之复;取天门冬甘寒之性养阴清热,入肺、肾经,使虚火不灼新生之津液;桂元肉益气血,健脾胃,入心、脾、胃与生地相配,使气血生化有源;枸杞子入肝、肾经,药性平甘,滋补肝肾,益精补虚。叶氏认为,肾以精血为基,藏元阴元阳,"八脉隶乎肝肾",奇经汇集于此而得荣养。本方以养血生津,去燥降火,补益肝肾,经脉荣濡得源。历古养阴方治,叶桂养阴则兼收并蓄焉,博大精深。

病案21

久嗽。肺气燥劫。食下不降。得饮则适。有年致此。恐噎格之患。

枇杷叶膏。

按语 叶桂认为燥证有上燥、下燥,在气、在血之别。其中上燥在气,为实邪阻滞不通;下燥在血,为内伤干涩不荣;上焦燥邪可由气分深入阴血,下燥日久亦可损及上焦,继而产生诸多变证。本案患者外感燥气,或兼夹风、温热诸邪,上伐肺气,宣降失司,发为上燥。遵循"上燥治气""先安未受邪之地"原则,以祛邪为第一要务,主以辛凉清肺燥、兼甘润养胃阴。故予枇杷叶膏清燥润肺,方中枇杷叶清肺理气为君药,正如《重庆堂随笔》记载:"枇杷叶,凡风温,温热、暑、燥诸邪在肺者,皆可用以保柔金而肃治节;香而不燥,凡湿温、疫疠、秽毒之邪在胃者,皆可用以澄浊气而廓中州。"川贝、元参、生地滋阴润燥;麦冬、天冬、红枣甘润养胃阴,扶正祛邪;予莲子、红枣补气健脾润肺的同时顾护脾胃,使得津液生化有源。

病案22

下焦阴亏,心阳上炎,神烦舌干,当益阴潜阳。

生地、小人参、枣仁、灯心、天冬、赤麦冬、茯神、川连。

按语 下焦阴亏,肾水不能上济心火,阴不制阳,阳亢化火,证见神烦舌干。法当益阴潜阳。心体阴而用阳,阴虚体亏则阳亢用动,予二冬滋养心阴,益阴清热,滋清制亢,且天冬并能入肾,滋肾水以上济于心,填下而实上。又配伍甘寒之生地,入心能养血,入肾能滋阴,故能滋阴养血,壮水以制虚火;枣仁、人参、茯神养心安神;灯心、川连清心除烦,淡渗利窍,导心火下行。观其意似为天王补心丹、导赤散合方。诸药奏益阴潜阳之功。

病案23

脚气古称南地,多因湿热,医用苦辛宣通开气,渗湿久进,病未祛除,而血液反耗。心热气冲,目黄呕涎,烦躁头痛昏厥,四肢筋纵瘈疭,大便艰涩。显然肝血衰涸,内风掀越,此风乃阳气之化,非外来八风,同例而治。分经辨治,病在肝藏,扰动胃络,由气分湿热延中,血中枯燥,静摄小安,焦烦必甚。盖内伤情怀,草木难解,斯为沉痼。

石决明、稆豆皮、天冬、生地、茺蔚子、阿胶。

丸方:地白芍、天冬、桂圆肉、丹参、杞子、阿胶、麦冬、知母、茺蔚子、稆豆皮。

骨鸡煮烂杵丸。

按语 脚气病是以腿足酸楚、麻木、软弱无力为主要症状的疾病,因其症状先从脚起,故称脚气。脚气病分为湿脚气与干脚气两种。前者足胫浮肿,后者则足胫不肿,却因津伤液耗导致机体日渐消瘦,下肢麻木酸疼,大便干结。根据症状分析,本案应为干脚气。对干脚气应以润燥养血为主,而"医用苦辛宣通,开气渗湿",显然是针对湿脚气的。由于治疗错误,不仅"久进病未祛除,而血液反耗",病情迅速加重,出现所谓"脚气冲心"之严重证候。其中"心热气冲",乃心中烦躁不安,心悸气短,胸脘满闷,气逆上冲之感,此阴血大亏,肝气热上冲于心胸之象。"目黄呕涎",乃肝热化风,迫胃气上逆。"烦躁头痛,昏厥",皆肝阳化风,冲激于上,上扰清空所致。故治以平肝熄风兼以滋阴润燥。方中石决明、稆豆皮、茺蔚子平肝潜阳;天冬、生地、阿胶润燥生血。因本病迁延日久,已成沉疴痼疾,又用滋阴润燥之品为丸以巩固疗效。

病案 24

瘅疟邪在肺,口渴,骨节烦疼。

桂枝白虎汤。

按语 《素问·五常政大论》云:"寒热燥湿,不同其化也……太阴在泉,燥毒不生,其味咸,其气热,其治甘咸。"本案患者燥毒致病,或外邪入里化热,煎熬津液抑或脏腑功能失调,使津液生成不足或流通障碍或大量亡失,从而引起口渴、骨节烦疼等症。治以滋阴清热,通络止痛。予桂枝白虎汤。方中用石膏为君,取其辛甘大寒,以制阳明气分内盛之热;知母为臣,其性苦寒质润,既可润燥以滋阴,又可助石膏清肺胃之热;用甘草、粳米为佐使之药,既能益胃生津,又可防止大寒伤中之偏。四药合而为白虎汤,具清热生津之功。加桂枝以解肌通络止痛。

病案 25

夜来咳嗽略稀,即得假寐目瞑。夫温邪内热,津液被劫,已属化燥。而秋令天气下降,草木改色;肺位最高,上焦先受。大凡湿由地升,燥从天降,乃定理也。今皮肤甲错,肌肉消烁,无有速于是也。兹论气分主治,以上焦主气也。议用喻氏方,减去血药,以清燥专理上焦。

经霜桑叶、玉竹、甜杏仁、枇杷叶、甜梨皮、花粉(滤入生石膏末二钱)。

按语 《黄帝内经》云:"其在天为燥,在地为金,在体为皮毛,在气为成,在脏为肺。"指出肺为娇脏,易为燥邪所伤。叶天士《三时伏气外感篇》:"燥自上伤,肺气受病。"同样认为燥邪侵袭人体,为自上而受,先伤于肺。本案患者外燥侵袭,或卫气不足以抗邪,或燥邪过于亢盛,则病邪可由表及里,循经入络,邪在于络,肌肤不仁,表现出"皮肤甲错,肌肉消烁"的症状。治疗上以辛凉甘润肺胃为先。方中用经霜桑叶轻清宣泄肺中燥热,并可止咳；以石膏清肺经之热，调肺经之燥，宣中有清，清中有润，主在清宣燥热，有以宣为清之妙；甜杏仁、枇杷叶利肺气，使肺气肃降有权；并配伍玉竹、甜梨皮、花粉滋阴生津。诸药相合，燥邪得宣，肺热得清，气阴得复，共奏清燥救肺之功。

病案26

形脉俱虚，不饥不食。积劳虚人，得深秋凉气外侵，引动宿邪，内蒸而为烦渴，已非柴、芩、半夏之症。急救津液，以清伏邪。

竹叶、生地、梨汁、连翘、麦冬、蔗汁。

按语 《素问·气交变大论》云："岁金太过，燥气流行，肝木受邪，民病两胁下少腹痛，目赤痛眦疡，耳无所闻。"《医学入门·燥分内外》也记载："外因，时值阳明燥令，久晴不雨，黄埃蔽空，令人狂惑，皮肤干枯屑起。"由此可见燥气可侵入人体而致病。本案时值深秋，燥金主令，加之患者素体虚弱，邪气入里，煎灼津液，故出现"烦渴"等症状，此时单纯使用解表药不能奏效，应润燥生津，祛除燥邪。方中连翘、竹叶清热解毒，轻清透泄，使入里燥邪有外达之机，促其透出气分而解，此即"入营犹可透热转气"之具体应用；生地、麦冬，味甘性寒，功擅养阴清热，生津润燥；佐以甘寒之蔗汁、梨汁。诸药相合，撤热存津的同时又可祛除燥邪。

病案27

酒客湿热内蕴，长夏湿热外加。医不晓客邪兼有宿病，发散消导，胃汁大伤，先利黏腻，继而吐血。今两跗麻痹，膝中逆冷，阴液枯涸，脉络少气，舌绛烦渴，溺赤短涩，热未尽，本先夺，倭废之象，恐不能免。

滑石、生石膏、寒水石、白芍、川柏、麦冬、鲜生地、阿胶、炙草、麻仁。

按语 患者过量饮酒外加长夏湿热侵扰，扇风动血，体内蕴热内生，耗伤津液，导致津液内亏。《备急千金要方》言明"凡积久饮酒，未有不成消渴……三焦猛热，五脏干燥，木石犹且焦枯，在人何能不渴"。或房事不节，"肾中虚燥""肾气虚竭"，肾精亏损，精血同源，遂至脾胃受损，后天之本亏虚则无以助机体抗御外邪，燥邪扰动则营卫不守，正邪斗争则人体易倦易乏，燥邪长驱直入，引起机体一系列干燥症状。患者正气不存，一则脾气不足则气不化津，津液生成不足，脾气亦不能布散脾经上溢于口而化涎，故见"舌绛烦渴，溺赤短涩"；再则脾气亏虚，津液无力输布濡养脉络，故见"脉络少气"；终而水湿内生，湿盛则阻滞气机，津液输布受阻，本就亏虚之津液更不得布散周身，关节肌肉失养，出现"两跗麻痹"。方中鲜生地、阿胶、麦冬滋阴养血补心，因"津血同源"，以除燥证；炙草、麻仁健脾养阴补虚；川柏清热燥湿；配合滑石、生石膏、寒水石增强清利湿热作用。因此，本方以滋阴润燥、清热利湿为主，兼以顾护脾胃，标本兼治。

病案28

热久阴伤，津液不承，咳呛，舌红罩黑，不饥不食，肌肤甲错，渴饮不休，当滋胃汁以供肺，惟甘寒为宜。

麦冬、桑叶、蔗汁、花粉、梨汁。

按语 肺胃经气相通；肺属燥金，胃属燥土，同气相求；肺所主之皮毛与胃所主之肌肉为相邻之体。叶氏在《幼科要略》中云："先上继中。"肺阴可继发胃阴伤而成肺胃阴伤。本案患者热久伤阴,延及肺脏,肺为水之上源,主通调水道,肺脏受损,则津液敷布失调,脉络不仁而出现"肌肤甲错,渴饮不休"等症。叶天士《临证指南医案》中云"阳明阳土得阴自安""胃喜柔润也""胃宜降则和",用药"不过甘平,甘凉濡润以养胃阴,则津液来复,使之通降而已矣",主张"甘寒生津"。方中桑叶入肺经,可清肺润燥;花粉、麦冬清养肺胃;并加梨、甘蔗绞汁入药,以药物汁液之柔润濡养胃阴。旨在滋润清养,使胃得其润,肺得以滋,诸证随之而愈。

病案 29

寒热后津伤,舌上黑胎,口干不知味,食不易饥,大便不爽,宜进滋养阴液法。

麦冬、知母、橘红、人参、川石斛、乌梅肉。

按语 此案患者或感六淫之邪,或受时疫之毒侵入,日久则化热伤津,消烁胃阴,《素问·五脏别论》曰:"胃者,水谷之海,六腑之大源也。五味入口,藏于胃以养五脏气。"胃阴不足,可导致其他脏腑之阴失去濡养,故"食不易饥,大便不爽"。《伤寒论本旨》云"舌苔由胃中生气所化",《形色外诊简摩》云"苔乃胃气之所熏蒸",胃阴亏耗,胃气无法正常升发,则见苔焦黑干燥。此时叶天士认为治宜滋养阴液,其在《临证指南医案》曰:"所谓胃宜降则和者,非用辛开苦降,亦非苦寒下夺,以损胃气,不过甘平或甘凉濡润,以养胃阴,则津液来复,使之通降而已矣。"故予麦冬、知母、川石斛滋阴润燥;乌梅肉敛阴生津;人参益气补虚,治病求本。诸药有甘凉濡润、甘缓益胃、甘酸济阴之功。

病案 30

冬温为病,乃正气不能固藏,热气自里而发。齿板舌干唇燥,目渐红,面油亮,语言不爽,呼吸似喘。邪伏少阴,病发三焦皆受。仲景谓:发热而渴者为温病,明示后人,寒外郁则不渴,热内发斯必渴耳。治法以清热存阴,勿令邪气焚劫津液,致瘛疭痉厥、神昏谵狂诸患。故仲景复伸治疗,若非一逆尚引日,再逆促命期,且忌汗下、忌温针,可考。九日不解,议清膈上之热。

竹叶、杏仁、花粉、淡黄芩、连翘、橘红、滑石、郁金汁。

按语 冬温是冬月感受非时之暖而即发的温病,因冬令太温,阳气失去潜藏机会,以致人体正气泻散而无含蓄,更易受到外邪侵袭。本案因外感温邪伏于少阴,内蕴邪热,热聚胸膈,津液耗伤,故症见齿板舌干唇燥;燥热不从下泄,化火上冲,因有目渐红、面油亮;邪气扰肺,影响肺气之宣降,故呼吸似喘。若病情延续可致危重。叶天士主张应用清热存阴之法。方中连翘轻清透散,长于清热,可透散上焦之热;淡黄芩清胸膈郁热;竹叶轻清疏散,以解热于上,寓"火郁发之"之意;滑石性寒,寒能清热,滑能利窍,故其可清膈上之热;橘红、杏仁、郁金入肺经,可宣肺平喘,理气降逆;花粉清热生津,养阴润肺。

病案 31

温邪水亏热入,脉细数,口渴舌绛,不知饥饿,皮肤干涸甲错。热劫津液,务以存阴为先,不当以苦寒反令化热。

复脉汤。

按语 此案患者感受温邪,久稽营分,营阴耗伤,水液暗伤,脏腑功能失调,气血阴阳失和,从而"口渴""不知饥饿""皮肤干涸甲错",此时应以养阴存津为要,切勿运用苦寒药以免加重病情。而复脉汤是《伤寒论》中治疗"心动悸,脉结代"的主方,柯韵伯谓"此开来学滋阴一路也"。叶天士在《临证指南医案》中所言"理阳气当推建中,顾阴液须投复脉",认为此方为滋阴的基本方,方中人参、炙甘草、大枣甘温益气;麦冬、生地黄、阿胶滋阴养血;麻仁甘润补血;桂枝通阳;生姜温胃。具补血益气、滋阴和阳的效用。

病案 32

风温不解,早凉晚热,舌绛口渴,热邪未清,阴液衰也。胃汁耗则不知饥。宜生津和阳以苏胃。

淡黄芩、乌梅、青蒿、生白芍、橘红、鳖甲。

按语 风温为病,肺卫之邪郁遏于卫表不得宣发,晨起阳气动而不能透达于外,暮时未透之阳气蛰伏而潜藏于内,故早凉晚热;温热病邪入于营血,伤津耗液,故舌绛口渴;胃为阳明燥土,失于阴液濡润则不能和降,故不知饥。治疗当生津和阳以养胃气。乌梅清虚热而生津,淡黄芩、青蒿苦降退热,清肝肾之虚热,生白芍敛肝肾之阴,橘红宽中理气以和降胃气,鳖甲重镇滋阴潜阳清虚热。全方共六味药,从滋阴清热的角度治疗风温不解而不思饮食的症状,生津润燥,调和阴阳,以恢复脾胃功能。

病案 33

马。少阴伏邪,津液不腾,喉燥舌黑,不喜饮水。法当清解血中伏气,莫使液涸。

犀角、生地、丹皮、竹叶、元参、连翘。

按语 《重订广温热论》述:"伏气温热,皆是伏火。"外感之邪虽有寒热之别,但皆可内伏,并于体内蕴酿蒸变,逾时转化为伏火,日益灼耗津液。本案患者少阴伏邪化火,热入营分,日益灼耗津液,津不上承,则呈现"喉燥舌黑"等一派干燥之象;营分之热熏蒸营阴,蒸腾营阴中的津液上承于口,故"不喜饮水"。法当"清解血中伏气,莫使液涸"。方中犀角、生地清营凉血;连翘、竹叶清热解毒,并透热于外,使入营之邪透出气分而解;热壅血瘀,故少配丹皮活血消瘀以散热;邪热伤阴,故用元参养阴生津。全方配伍以清营润燥为主,兼以养阴透热,使入营之邪热透出气分而解。

病案 34

吴。湿邪中伤之后,脾胃不醒,不饥口渴。议清养胃津为稳。

鲜省头草、知母、川斛、苡仁、炒麦冬。

按语 叶氏认为暑温、湿温后期,余邪未尽,胃阴胃气不复,或平素阴虚有火,又感湿邪而阴虚夹湿,当选用甘平清润以养胃阴,配微辛芳香开肺醒胃,佐用淡渗之品利膀胱以祛湿。正如华岫云在《临证指南医案》所讲:"肺金清肃之气下降,膀胱之气化通调,自无湿火、湿热、暑湿诸症。"本案患者素体阴亏有火,又湿邪中伤,以致口渴不饥,故用省头草、苡仁祛除湿邪,知母、川斛、炒麦冬清火养阴。在养阴生津的同时投以祛邪之药,养阴而不碍湿,化湿而不伤阴,共奏清养醒胃之功。

病案 35

张。脉数虚,舌红口渴,上颚干涸,腹热不饥。此津液被劫,阴不上承,心下温温液液。用炙甘草汤。

炙甘草、阿胶、生地、麦冬、人参、麻仁。

按语 叶天士认为"凡元气有伤,当与甘药之例,阴虚者用复脉汤"。此案热劫阴液,已成干涸之危,但余热未尽,使得阴液不足,不能济上纳下,出现上颚干涸;然阳亢有余,故脉虚而数;阴不和阳,故心下郁而不舒,泛泛欲吐。用炙甘草汤,去大枣、桂枝、生姜等温药,以生地、阿胶咸寒,补肾阴,润肺燥。麦冬甘寒,清心润肺胃,金旺生水,水亦能滋金,肺清一身肃化得行,且与人参共用,共补中上焦之气阴,平火逆之气。以甘草之甘,甘守还津。如王孟英言:此胃燥气伤也,滋润药中加甘草,令甘守津还之意。麻仁甘平,滑利,润燥,舒缓郁气,平腑气之逆。

病案 36

某(女)交夏潮热口渴,肌肤甲错。此属骨蒸潮热。

生鳖甲、柴胡、青蒿、黄芩、丹皮、知母。

按语 患者女性,女子以血为贵,感受外邪,外邪入里化热,热入血室,则易与血相结。如仲景所言:"妇人中风,七八日续来寒热,发作有时,经水适断,此为热入血室,其血必结,故使如疟状,发作有时。"本案病在交夏,风火之交,天之温热直接入里,引发血热发跃,则见潮热口渴;患者血结日久,久而入络,络脉不任,肌肤甲错。叶天士选用青蒿鳖甲汤的加减,方中青蒿和鳖甲退热除蒸,透阴中之邪,配合银柴胡来透骨中之热,三药为主要的药物。丹皮清热养阴,知母泻火养阴,考虑的是阴虚出现的口渴。使用黄芩一方面是考虑中消的情况,清胃火;另一方面是考虑病在少阳,以泻相火。诸药合用养阴退热除蒸。

病案 37

沈年岁壮盛。脘有气瘕,嗳噫震动,气降乃平。流痰未愈,睾丸肿硬。今入夜将寐,少腹气冲至心,竟夕但寤不寐。头眩目花,耳内风雷,四肢麻痹,肌腠如刺如虫行,此属操持怒劳,内损乎肝,致少阳上聚为瘕,厥阴下结为疝,冲脉不静,脉中气逆混扰。气燥热化,风阳交动,营液日耗,变乱种种,总是肝风之害。非攻消温补能治,惟以静养,勿加怒劳,半年可望有成。(怒劳伤肝结疝瘕。)

阿胶、细生地、天冬、茯神、陈小麦、南枣肉。

按语 患者操持、劳怒过度,内伤肝胆,肝气犯胃导致胃脘气聚成瘕;肝气郁结不舒则见"厥阴下结为疝";阴不敛阳所致故"但寤不寐";肝风上扰清窍,故"头眩目花,耳内风雷,四肢麻痹"。究其原因乃肝风内动,损伤营液,机体失于濡养,产生一派燥象所致。对此,叶天士主张静养,并配合甘酸之品以滋阴养肝熄风。方中细生地、阿胶大补阴液以养肝熄风,再配合天冬加强养阴,同时还有清心火的作用,正合母实泻子的观念。陈小麦疏肝理气,行气散结,配合茯神、南枣肉,养心补血安神,又可以疏肝解郁。诸药可安神解郁,滋阴润燥。

病案 38

顾(妪)。阳明脉大,环跳尻骨筋掣而痛,痛甚足筋皆缩,大便燥艰常秘。此老年血枯,内燥风生,由春升上僭,下失滋养。昔喻氏上燥治肺,下燥治肝。盖肝风木横,胃土必衰,阳明诸脉,不主束筋骨,流利机关也。用微咸微苦以入阴方法。

按语 本案患者年老肝肾不足,阴虚风动,肠腑失润,治宜潜阳固阴,润肠通便。肝为风木之藏,主动主升,体阴而用阳,依靠肾水肝阴之涵养,肝藏刚劲之质,方为柔和之体,而不至于亢逆,肝阴不足则见足筋痛缩,血虚肠燥则大便干结。肝木犯胃,胃气失和致阳明胃经束骨利关节之功能异常,则见环跳尻骨筋掣而痛。叶天士反复强调肝体刚而肾恶燥,认为肝血肾液久伤则阳不潜伏,此为血燥风生,频年不愈则延及肠腑,导致便秘,多表现为排便间隔时间延长,称之为"阳升风秘"。叶天士认为,治疗风秘患者,不可直攻其病,而应以"阴药和阳",又强调此"阴药"非呆滞补涩之味,而为微咸微苦之属,如龟甲、阿胶、猪脊筋、白芍、生地、天冬等。《素问·藏气法时论》指出"辛散、酸收、甘缓、苦坚、咸软""苦能泄、能燥、能坚",即具有清泄火热、泄降气逆、通泄大便、燥湿、坚阴(泻火存阴)等作用。"咸能下、能软",即具有泻下通便、软坚散结的作用。微咸微苦之品既可潜阳固阴,又可润肠通便(血虚便秘)。

病案 39

吴。冬月伏邪,入春病自里发。里邪原无发散之理,更误于禁绝水谷,徒以芩连枳朴,希图清火消食,以退其热,殊不知胃汁再劫。肝风掀动,变幻痉厥危病。诊视舌绛,鼻窍黑煤,肌肤甲错干燥,渴欲饮水,心中疼热。何一非肝肾阴液之尽,引水自救,风阳内烁,躁乱如狂。皆缘医者未曾晓得温邪从阴,里热为病,清热必以存阴为务耳。今延及一月,五液告涸,病情未为稳当,所恃童真,食谷多岁,钱氏谓幼科易虚易实,望其尚有生机而已。(热邪伤阴肝风动。)

阿胶、生地、天冬、川石斛、鸡子黄、元参心。

按语 本案为小儿风温误治所致的病邪入里化热,热盛引动肝风,热炽灼伤阴液,引起动风、动血、闭窍的病机演变过程。俗医误于禁绝水谷,气血生化乏源,误用清火消食,劫伤胃津。舌绛为其热传营,肌肤甲错干燥、渴欲饮水为肝肾营阴受损。《素问·阴阳应象大论》曰:"精化为气。"阴液是构成人体和维持人体生命活动的基本物质。阴液伤则往往导致阴阳失衡,轻则调之可复,重则往往导致"阴阳离决,精气乃绝。"故治疗温病应以保存阴液为要。叶天士重视存津液、养胃气,清热存阴法贯穿始终,随证加减,取得佳效。叶氏认为误治致邪气深入则易耗伤胃阴,甚至劫伤肾阴,以致变生他病,病情危重,可出现外脱、痉厥、昏闭、热痰或蓄血等症。温病后期余热邪久羁,真阴被灼,水不涵木,肝木失养,虚风内动,症见手指蠕动,甚则时时欲脱,形消神倦。叶天士说:"津液内劫,肝风鼓动,是发痉之原。议以养胃阴,息肝风,务在存阴尔。"养胃阴必用甘润之药,胃阴充足,肾阴可复,肝木得养则风息。酌加咸寒之品滋阴潜阳,故本案用阿胶鸡子黄汤加减以滋阴潜阳息风。

病案 40

万。脉濡弱,右大,心热、烦渴。两足膝腰髀伸缩不得自如。此乃下焦阴虚,热烁筋骨而为痿躄。(下焦阴虚)生虎潜去龟广锁加元参。

按语 本案因久病劳伤、温热病邪久羁或情绪内伤等导致肝肾阴虚。《素问·脉要精微论》曰:"腰者,肾之府;……膝者,筋之府。"肾藏精,肝藏血,精血虚损,不能灌注腿足,濡润筋骨,故腿足瘦削,步履艰难,两足膝腰髀伸缩不得。阴虚则生内热,以致心热、烦渴。方用虎潜丸,重用黄柏苦寒,清热降火坚阴,为主药。知母苦寒,滋阴降火润燥,与主药相须为用,滋阴降火,有金水相生之妙;熟地甘微温,滋阴养血,填精益髓,龟板咸甘平,滋阴潜阳,益肾壮骨;白芍苦酸微寒,益阴养血,柔肝养筋,配合主药,则泻火而不致伤阴,以上共为辅药。佐以虎骨辛温,强筋壮骨;惟恐滋腻之品,凝滞难化,故加入陈皮辛苦而温,理气健脾,以助运化;又防大量黄柏苦寒伤胃,反佐以少量干姜辛热温中,立方用意极为周到。诸药合用,共奏滋阴降火、强筋壮骨之效。

病案 41

吴(氏)。风湿化热,蒸于经络,周身痹痛,舌干咽燥。津液不得升降,营卫不肯宣通,怕延中痿。

生石膏、杏仁、川桂枝、苡仁、木防己。

又石膏、杏仁、木防己、炒半夏、橘红、黑山栀、姜汁、竹沥。

按语 从来痹证,每以风寒湿三气杂感主治,号差之不同。即痹证"不越乎风寒湿三气,然四时之令,皆能为邪,五脏之气,各能受病"。此医案所论病机关键为风湿邪气在表,故营卫不通,日久气郁化热,周身之营卫不得宣通则出现周身痹痛;热邪伤津耗气出现舌干咽燥症状。治疗以辛温宣通为主,兼以清热调气祛湿。叶天士以川桂枝宣通脉络、调和营卫,石膏辛寒清热,辅佐桂枝宣通,杏仁合石膏宣肺气以畅达气血营卫,木防己、苡仁祛风除湿,全方共奏宣通经气、清热祛湿之效。叶天士继承仲景寒热同调思想,深得仲景寒热并用治则核心。采用辛温宣通,合以养阴清热祛湿法治疗湿热痹,以使"清阳流行不息,肢节脉络舒通"。随着后人对痹症病因病机更深入、细致的认识,叶天士用药也更加考究、灵活,不拘泥于仲景用药,守其法而变其药。叶天士治疗湿热痹多用桂枝、肉桂等辛温之药以宣通舒络,石膏、羚羊角等辛寒之药以清解热邪,天花粉、生地黄、天冬、玄参等甘寒之药以养阴清热,以达寒热同调之效。

病案 42

石。脉数右大,温渐化热,灼及经络,气血交阻,而为痹痛。阳邪主动,自为游走,阳动化风,肉膝浮肿。俗谚称为白虎历节之谓。

川桂枝、木防己、杏仁、生石膏、花粉、郁金。

又照前方去郁金加寒水石、晚蚕、砂通草

又脉大已减,右数象未平。痛缓十七,肌肤甲错,发痒,腹微满,大便不通。阳明之气未化,热未尽去,阴已先虚,不可过剂。

麻仁、鲜生地、川斛、丹皮、寒水石、钩藤。

按语 本案病机为"热痹",热为阳邪,常挟风挟湿;或寒湿之邪壅滞经络,络道不利,郁久化热而发为"热痹"。治疗当清热通络,用石膏清热通络,杏仁宣肺,花粉、郁金清热凉血,川桂枝、木防己祛风除湿。"又脉大已减。右数象未平",大热已去,余热未清,仍腹微满,大便不通。但此时肌肤甲错、发痒皆提示阴血不足,此时用药不可过于寒凉,用麻仁、鲜生地、川斛滋阴之品,丹皮、寒水石、钩藤清利余邪。叶天士认为痹病的致病因素,外因多由感受风、寒、湿、热等邪气所致,内因多责之脾虚,痹证论治多以"通"字立法,根据证候寒热,宣通法可分为温阳利湿、清热利湿和甘寒和阳三法。对于热痹,叶氏常用石膏、寒水石、防己、桑枝、丹皮、生地、玄参等，根据病情适当配伍祛风化湿宣肺之"风湿发热，以经脉，肿痛游走"。以石膏清热通络，配以桂枝、羌活祛风化湿，杏仁宣肺。

病案43

程。脉沉，喘咳浮肿，鼻窍黑，唇舌赤，渴饮则胀急，大便解而不爽。此秋风燥化，上伤肺气，气壅不降，水谷汤饮之湿痹阻经隧，最多坐不得卧之虑。法宜开通太阳之里，用仲景越婢小青龙合方。若畏产后久虚，以补温暖。斯客气散漫，三焦皆累，闭塞告危矣。（燥伤肺气水气痹阻）

桂枝木杏仁、生白芍、石膏、茯苓、炙草、干姜、五味。

按语 本案病属燥伤肺气，肺失宣降，水气停滞，日久化热。"肺主通调水道"，肺脏受损，通调水道功能异常，致饮邪内停于肺，饮为阴邪，以至"饮泛气逆、浮肿喘咳"。燥邪本伤津，又水湿内停故出现鼻窍黑、唇舌赤表现。体内津液输布失常，渴饮而不能运化，则饮后胀急。华岫云按曰："仲景五饮互异，其要言不繁，当以温药和之……大意外饮宜治脾，内饮治肾，是规矩准绳矣。"叶天士治疗饮邪，在继承"温药和之"治疗大法的基础上，提出了"外饮治脾，内饮治肾"的治疗原则。本医案用仲景越婢小青龙合方，温肺化饮，恢复水液运行。

病案44

苏（三九）。脉左坚，冬令失血，能食而咳，脊痛腰酸。乃肾脏不固少纳，肾脉虚馁，五液不承，寐则口干喉燥。宜固阴益气。固本丸加阿胶芡实莲肉丸。

按语 本案为肾气亏虚不纳阴血，造成吐血；肾脉虚馁，筋骨失养，腰脊疼痛，五液不承，口干喉燥。叶天士认为外感热邪易损伤人体阴液而造成吐血，他说："失血一症……阳邪为多，盖犯是症者，阴分先虚，易受天之风热燥火也，至阴邪不过其中一二尔"，内因角度叶天士认为肝阳之妄动，肾阳之腾越皆会化火，从而引动阴血而造成吐血。治疗宜固阴益气养血，用固本丸加阿胶补血养血、芡实止渴益肾。孟诜曰：莲肉主五脏不足，伤中气绝，利益十二经脉血气，故用固本丸加阿胶芡实莲肉以固阴益气，藏阴血。

病案45

石（三四）。先有骨痛鼓栗，每至旬日，必吐血碗许，自冬入夏皆然。近仅可仰卧，着右则咳逆不已。据说因怒劳致病，都是阳气过动，而消渴舌黧，仍纳谷如昔。姑以两和厥阴阳明之阳，非徒泛泛见血见嗽为治。（怒劳血痹。）

石膏、熟地、麦冬、知母、牛膝。

又石膏、生地、知母、丹皮、大黄、桃仁、牛膝。

按语 本案怒劳所致气郁化火，火热耗伤肝肾之阴。叶天士指出："若夫内因起见，不出乎嗔怒郁勃之激伤肝脏，劳形苦志而耗损心脾，及恣情纵欲以贼肾脏之真阴真阳也。""少阴不足则阳明有余"，阳明之火迫血妄行出现吐血，上灼肺络则咳逆不已；灼伤津液则消渴舌黧，故治以玉女煎，清胃热，滋肾阴。方中石膏辛甘大寒以清泄胃火，为君药。熟地黄甘温以滋肾补阴，为臣药。二药合用，清火而滋水，虚实兼顾。知母助石膏清胃火；麦冬助熟地黄滋肾阴，共为佐药。牛膝引血热下行，兼补肝肾，为佐使药。本方能清能补，标本兼顾，以清为主，使胃热得清，肾阴得补，则诸证自除。

病案46

张(十七)。入夏嗽缓,神倦食减,渴饮,此温邪延久,津液受伤。夏令暴暖泄气,胃汁暗亏,筋骨不束,两足酸痛。法以甘缓,益胃中之阴,仿金匮麦门冬汤制膏。

参须(二两)、北沙参(一两)、生甘草(五钱)、生扁豆(二两)、麦冬(二两)、南枣(二两)熬膏。

按语 本案由温热邪气久羁,灼伤肺胃阴液所致。脾胃为后天之本,气血生化之源,是肺金之母,若母虚不能养子,则可以导致久嗽不愈。正如叶氏所云:"从来久病,后天脾胃为要,咳嗽久非客症,治脾胃者,土旺以生金,不必穷究其嗽。"乃咳嗽日久肺气受损,子盗母气,脾肺之气更虚,使咳嗽迁延不愈。气虚日久阳损及阴,导致气阴两虚。气阴两虚则见神倦食减,渴饮;"阳明者,五脏六腑之海也,主润宗筋。宗筋者,束肉骨而利机关",阳明气血不足,故筋骨不束,两足酸痛。治以补益肺脾,益气生津。用金匮麦门冬汤,方中人参甘温大补五脏气,尤为补益肺脾要药,生扁豆益气健脾、燥湿利水,麦冬滋阴生津。本方温而不燥,补而不峻,有气阴双补之功。

病案47

吴。舌白干涸,脘不知饥,两足膝跗筋掣牵痛。虽有宿病,近日痛发,必挟时序温热湿蒸之气,阻其流行之隧,理进宣通,莫以风药(膝腿足痛)。

飞滑石、石膏、寒水石、杏仁、防己、苡仁、威灵仙。

按语 本案湿邪阻碍气机,气机运行障碍,则气不布津,津失输布,故舌白干涸;湿邪中阻,脘不知饥;痹阻于关节导致两足膝跗筋掣牵痛,湿邪郁久化热。治以清热祛湿,通络止痛。祛除湿邪,使气机恢复通畅,津液得以正常输布。风药辛散,而"辛以通其气,散以致其津,升以发其阳,行以去其闭",风药善于疏风散邪。叶天士以三石汤为基础方,处以飞滑石、石膏、寒水石、杏仁、防己、苡仁等药清热除湿;威灵仙祛风除湿,通络止痛。

病案48

程(四八)。诊脉动而虚,左部小弱,左胁疼痛,痛势上引,得食稍安。此皆操持太甚,损及营络,五志之阳,动扰不息,嗌干、舌燥、心悸,久痛津液致伤也。症固属虚,但参术归芪补方,未能治及络病。内经肝病,不越三法,辛散以理肝,酸泄以体肝,甘缓以益。肝宣辛甘润温之补,盖肝为刚脏必柔以济之,自臻效验耳。

炒桃仁、柏子仁、新绛归尾、橘红、琥珀。

痛缓时用丸方。

真阿胶、小生地、枸杞子、柏子仁、天冬、刺蒺藜、茯神、黄菊花四两丸。

按语 本案患者为操持太过暗耗营血阴液,"经主气,络主血""气为血之帅,血为气之母",阴血不足,加上气虚无力推动血液运行。叶天士认为"久病入络",日久出现血液运行凝滞,出现左胁疼痛。血液瘀滞,影响气血津液运行,进一步加重阴血亏虚,出现嗌干舌燥心悸。病性属本虚标实,用参术归芪补方单纯补虚药物未能治及络病。"瘀血不祛,新血不生",故先治以活血化瘀,恢复气血运行,津液方可正常生成输布。"肝主疏泄",治疗肝病不外乎从肝体阴而用阳的特点出发,疏肝理气,调畅全身气机运行。酸能生津,阴血不足者辅以味酸药物,甘味药物和中缓急。故先用活血化瘀之品逐瘀,新血方可生成,《本草纲目》云桃仁行血,宜连皮、尖生用。阴血不足常见虚烦心悸、肠燥便秘症状,用柏子仁养心安神,润肠通便,琥珀镇静安神。当归为血中气药,活血兼能行气。李杲曰:当归梢,主癥癖,破恶血,并产后恶血上冲,去诸疮疡肿结,治金疮恶血,温中润燥止痛。《药品化义》云:橘红,辛能横行散结,苦能直行下降,为利气要药。用橘红破气行滞,推动气血运行。疼痛渐缓,瘀滞渐消,此时适宜滋阴补血之品。

参考文献

[1] 蔡峰.叶天士燥证论治探析[J].辽宁中医杂志,2010,37(7):1233-1234.

[2] 郑齐.薛雪诊治四时温病特点探析[J].中国中医基础医学杂志,2015,21(3):249-250-253.

[3] 马天明.滋阴祛湿热法治疗阴伤湿热型湿疹的文献及临床辨治思路研究[D].哈尔滨:黑龙江中医药大学,2012.

[4] 苏博超,贾冬冬,刘英锋.从《临证指南医案》探析叶天士辨治肺痹的特色[J].环球中医药,2023,16(6):1163-1165.

[5] 赵家有,许莉莉,李怡,等.《叶氏医案存真》中"痹"典型医案解析[J].中国中医基础医学杂志,2022,28(5):807-809.

[6] 王帅虎,陆翔.叶桂辨治消渴经验探析[J].安徽中医药大学学报,2021,40(6):8-11.

[7] 陈燕萍.叶天士治肾法研究[D].南昌:江西中医药大学,2023.

[8] 冯皓,周腊梅,廖华军.汪悦教授治疗强直性脊柱炎经验分析[J].中国民族民间医药,2010,19(14):30,34.

[9] 李洪波,姚大芳,司秀红,等.辨证论治强直性脊柱炎31例[J].中医药学报,2000(2):23-24.

[10] 郭永胜.叶天士气味理论研究[D].济南:山东中医药大学,2020.

[11] 王邦才.叶天士运用柔法经验探讨[J].中医杂志,1983(12):6-9.

[12] 何加乐,周新尧,李达,等.基于叶桂"上燥治气,下燥治血"理论探讨干燥综合征的发病与辨治[J].中医杂志,2023,64(23):2401-2406.

[13] 张瑜.古代名家胃脘痛医案的文献整理和数据挖掘研究[D].杭州:浙江中医药大学,2019.

[14] 张向群.沙参麦冬汤的古今文献研究[D].北京:北京中医药大学,2008.

[15] 潘华信.未刻本叶天士医案发微[M].上海:上海中医学院出版社,1990.

[16] 彭宪彰.彭宪彰叶氏医案存真疏注[M].北京:中国中医药出版社,2016.

[17] 王荣.叶天士治疗温病的辨证及组方配伍规律研究[D].哈尔滨:黑龙江中医药大学,2008.

[18] 田文熙.论养阴法在温病治疗中的运用[D].南京:南京中医药大学,2010.

[19] 孙晓光.从《临证指南医案》看叶天士对仲景学说的继承和发展[D].北京:北京中医药大学,2011.

[20] 李克成.燥证之研究[D].南京:南京中医药大学,2009.

［21］陈禹霖.《温病条辨》对《伤寒论》"存津液"的传承发展［D］.成都:成都中医药大学,2014.

［22］戴鸁.叶天士《临证指南医案》外感温热类温病养阴学术思想及用药规律研究［D］.昆明:云南中医学院,2012.

［23］燕少恒.中医学燥症相关理论及其临证应用研究［D］.南京:南京中医药大学,2013.

［24］邵学鸿.对温病保津养阴治则的探讨［J］.中医杂志,1997(9):520-522.

［25］周方成,方铁根,李成年.叶天士与唐容川辨治吐血异同探析［J］.环球中医药,2023,16(4):724-726.

［26］王炜,王荃.新安医家叶天士《临证指南医案》吐血学术思想浅探［J］.江西中医药大学学报,2018,30(4):10-11.

孙一奎

　　孙一奎,明代名医,字文垣,号东宿,别号生生子,取万物生生不息之意。安徽休宁县人,为明嘉靖至万历年间名医。其自幼聪颖,随其父习儒,学《易经》稍加点拨,便可领会其深意。后因其父业儒却屡试不第,积郁成疾,心生"事亲者不可不知医,何得究竟秘奥,稗葆和吾亲无恙乎"的念头,转而精研医术,攻读轩岐遗书及诸大家医籍,专心求索。先师从汪石山之弟子黄古潭,后赴远历湘籍江浙等地,所到之处,遇有所长。经30余年勤求博采,励学敦行,学验俱丰,医名赫于一时。先后著有《赤水玄珠》《医旨绪余》《孙文垣医案》,后被合称为《赤水玄珠全集》,为医界后学者所推崇。

辨证论治

　　孙一奎于医理之处造诣颇高,其论治以"明证"为首务,曰"是书专以明证为主,盖医难于认证,不难于用药"。孙氏作为新安医学奠基人汪机的再传弟子,继承和发展了汪机的温补培元思想,首倡"命门动气学说",认为命门动气是人体生生不息之根,为五脏六腑之本,遣方用药多以培固先天肾之元气为根本,以培补后天脾之元气为切入点。又因汪机私塾朱丹溪之学,故其在病机和辨证上常采用朱丹溪的"百病皆由痰作祟"和"怪病多痰"理论。认为气化能行,津液得布,则官窍得养,皮肤润泽;若气化不利,津液不布,或致水饮内停,津布受阻,则四肢百骸失于濡养,口干、眼干、肤干等燥象丛生。《丹溪心法》曰:"痰滞碍血可致血瘀,血瘀湿滞则致痰凝,必知痰水之壅,由瘀血使然,痰病亦可化为瘀。"痰浊、瘀血交结,相互为患,既是"干"之果,同时又成为新的致病因素。痰浊壅盛,阻气碍血,布津不利,同时蕴而化热,消烁阴津,使水液代谢异常,故此燥象多缠绵难愈,多从痰瘀论治,喜用二陈化裁。

病案举隅

病案1

　　大京兆姚画老夫人,年几七十,右手疼不能上头。医者皆以痛风治,不效,益加口渴烦躁,请予诊之。右手脉浮滑,左平。予谓此湿痰生热,热生风也。治宜化痰清热,兼流动经络可瘳也。

　　二陈汤倍加威灵仙、酒芩、白僵蚕、秦艽,四剂而病去如脱。

按语 本案中患者年事已高，见右上肢疼痛活动受限。前医以"伤于风者，上先受之"从风论治，不效而益加口渴烦躁。孙氏查其脉证——右手脉浮滑，左平，因右脉主肺、脾、肾三脏，滑主痰湿，浮主表也主里热，故言其年老脾虚而湿聚生痰，痰饮久郁化热，热壅经络，伤其营卫，又热极引动肝风，风性善动，善行而数变，阻滞经络，发为疼痛。口渴烦躁提示患者此时津液已伤，故不可单纯再用辛温发散治风之品。二陈汤功善化痰，兼有理气和中之效，兼有健脾之功。《医旨绪余·论痰为津液脾湿》指出："盖半夏燥脾湿，陈皮利肺气，茯苓入手太阴，利水下行，甘草调和诸性，入脾为使，三味皆燥湿刚悍之剂，使水行、气下、湿去、土燥，痰斯殄矣，脾斯健矣。"孙氏从其本，药用二陈汤倍加威灵仙、酒芩、白僵蚕、秦艽等化痰清热兼疏通经络之品，四剂后病愈。

病案2

吴西源令眷因未有子，多郁，多思，肌肉渐瘦，皮肤燥揭，遍身生疮，体如火燎，胸膈胀痛而应于背，咳嗽不住口。医治十越月，金以为瘵疾不可治。知予在程方塘宅中，乃迁予治，诊得右寸关俱滑大有力，左弦数。

予以栝蒌仁四钱，萝卜子、贝母、枳壳调气化痰开郁为君，桑白皮、葶苈子、黄芩泻肺火为臣，甘草、前胡为使，三十帖瘥愈，仍以千金化痰丸调理。

按语 此案病者过于忧思，气郁痰阻，郁久化火而病。气机郁滞，而生内火，内火积滞不得清泄，渐而形成火郁，则见肌瘦肤燥。《医学入门》云："惟七情火炎伤肺，闭塞清道，以致上焦不纳，中焦不运，下焦不渗，气浊火盛，熏蒸津液成痰，痰郁成积。"火热之邪既熏蒸津液成痰，阻于肺络，则胸膈胀痛、咳嗽不止。几经误治，又使病情加重。肝郁脾虚，肝郁则气滞，脾虚则生痰湿。《医旨绪余》云："气郁生痰，则必先利气，令利其气，使郁结开而气道畅，抑何痰饮之有。"孙氏凭脉辨证，加其肌瘦肤燥，咳嗽不止，知为肺燥，胸膈胀痛，气阻痰壅，故以润燥化痰、开郁泻肺、利气宽胸之法，予栝蒌仁宽胸散结，萝卜子、贝母、枳壳以化痰行气，桑白皮、葶苈子、黄芩以清泻肺火，甘草、前胡止咳，服三十帖瘥愈。后另予千金化痰丸清化痰热以巩固疗效。

病案3

许少峰，胃中有痰，肝胆经有郁火，心血不足，面色黑而枯燥，肢节疼痛，健忘，精神恍惚，内热，将有中风之兆。左寸细数，关弦数，右关重按滑，两尺弱。治宜清肝胆之郁火而养心神，消胃中之痰涎而生气血。使神帅气，气帅血，气血周流，经络无壅，则诸疾不期愈而自愈矣。何中风之有哉！

用石菖蒲、黄连、白茯苓、半夏、酸枣仁、天麻、橘红各一两，牛胆南星二两，白僵蚕、青黛、木香各五钱，柴胡七钱五分，竹沥、生姜汁打神曲糊为丸，绿豆大，每食后及夜，茶汤任下二钱，一日二三次。服完神气大健，肢节皆舒，面色开而手足轻健，种种皆瘳。

按语 此为胃中痰浊与肝胆郁火相合为患，阻滞气血，流窜经络，故见肢节疼痛；气血不运，津液不布，痰浊不化，故见面黑而燥；痰火上行，神明为之闭塞，脑中气机不得续接，故见精神恍惚。故治以清泻肝胆之郁火，消磨胃中之痰涎，再以行气开窍通达气机。《赤水玄珠·胁痛门》曰："木气实者，以柴胡、川芎、青皮、苍术疏之……痰饮流注者，以南星、半夏、苍术、川芎豁之。"故用药选白茯苓、半夏、牛胆南星等化痰之品，加石菖蒲、酸枣仁等开窍养心神,木香、柴胡、天麻、僵蚕以行气通络,青黛、黄连以清热,竹沥、生姜调神曲为丸以固护胃气兼化痰,诸药合用,集化痰、清热、开窍、行气为一方,服后果然神气大健。

参考文献

[1]韩学杰,张印生.孙一奎医学全书[M].北京:中国中医药出版社,2015.

[2]王乐匋.新安医籍考[M].合肥:安徽科学技术出版社,1999.01.

[3]潘桂娟.中医历代名家学术研究丛书　孙一奎[M].北京:中国中医药出版社,2017.

孙采邻

孙采邻,字亮揆,一字竹亭,清代名医,祖籍崇川,江苏苏州人。父廷问,字雨香,号我舟,有医名,著有《寸心知医案》。采邻早年随父习医,后行医于苏州。门人程定治、金传勋与侄孙兰生、孙庆生以及男孙鹤生、孙凤生,均继其业。采邻精理内外大小各科,尤于妇人科为特长,著有《竹亭医案》,成书于清宣统三年(1911),因作者将历年积累的病案似珍珠般地串连一起,故又名《缀珠编》。《竹亭医案》共九卷,涉及的病种颇为广泛,其中内科杂病(包括少量外科病例)六卷,共列医案四百七十一则,于伤寒、时病、疹痘、杂症均有所涉;女科三卷,载案二百八十二则,除经、带、胎、产外,杂症亦列其中。凡感冒咽痛、湿毒暑热、凛病癌痘、霍乱吐泻等,无不详录在案,且多为复诊医案,医案上列圈数,以区别症之轻重危急,使读者对病案的发生、发展与转归,有一个较完整的认识。案中的议论与按语也时有神来之笔,具有画龙点睛的作用。孙氏善用经方,处方用药体现江南医家平正的特色,基本上不用峻烈之品,即使必须使用攻逐之剂,嗣后仍图补脾和胃,深得中医调理之三味,亦常用灸法以补药力之不逮。此外,"治病必求其本"也是孙氏的一大特色。

病案举隅

病案 1

湖州程锦堂室人经行腹痛、腰疼等症治验。

程锦堂乃室,家居湖州,买舟就治,年四十一岁。素体肥胖,贪凉恶热,喜冷饮,向有痔症,此脾虚挟湿,肝虚血少。夜热口干,经行腹痛,腰腿痠疼,四肢虚浮,腹块有年,小溲短赤,种种见证,皆肝脾为患。况右脉虚小,左脉虚数,又显有明征耶,盍早图之。

西党参(三钱)、制首乌(三钱)、炙鳖甲(三钱)、香附(三钱)、稽豆皮(三钱,盐水炒)、赤茯苓(二钱)、炒麦冬(一钱半)、秦艽(二钱)、怀牛膝(二钱)、杜仲(四钱,炒)、川木通(一钱),加橘络八分。服两剂,诸恙渐减,惟四肢之浮及手指刺痛未减耳。(壬申四月初六日)又,初八日方:西党参(三钱)、苡仁(四钱,炒)、制首乌(三钱)、炙鳖甲(四钱)、青蒿梗(一钱半)、归身(一钱半)、香附(制,三钱)、川续断(二钱,炒)、怀牛膝(二钱)、木瓜(一钱半)、赤茯苓(二钱)、杜仲(三钱,炒),加阳春砂仁三分,研冲。两剂,夜热口干更减,手指刺痛亦缓,且稍可弯曲,其腹块之疼、腰腿之痛、小溲之赤亦俱减半。

再用六君子汤加首乌、鳖甲、青蒿、女贞子、益智仁、吴茱萸三分。五剂,诸证向安。

后以八珍汤加制香附、广木香,调经而健。

按语 患者形体肥胖,属痰湿体质,脾为生痰之源,脾虚脾胃运化失职,湿性趋下,贪凉恶热,喜冷饮,知其内热,湿热相合流注肛肠故见痔证,湿流四肢,故见四肢虚浮,腿部酸痛。素有痔证不愈,精血久耗,肝主筋,肝又主藏血,女子以肝为先天,经行则血少,血少则肝虚,肝气不敛,疏泄失调,乘克脾土,故见经行腹痛。经行不畅,瘀血留着下焦,故腹部有块多年不消。肝肾乙癸同源,久病及肾,"腰为肾之府",腰府失于肾精濡养,故见腰腿酸痛;脾胃亏虚,津血同源,生化不足,左右脉虚,脉虚主气血两虚,数则为热,热则耗气,津血亏虚,则虚热内生,故见小便短赤,夜热口干。党参益气健脾生津,麦冬养阴生津。《何首乌录》载何首乌"主五痔,益气力",《药品化义》载何首乌"益肝,敛血,滋阴",主治腰膝软弱,筋骨酸痛。《神农本草经》载鳖甲"主心腹癥痕坚积、寒热,去痞、息肉、阴蚀,痔(核)、恶肉"。《药性论》载鳖甲"主宿食、癥块、痃癖气、冷痕、劳瘦,下气,除骨热,骨节间劳热,结实壅塞。治妇人漏下五色赢瘦者"。鳖甲养阴清热,消解腹部积块,同何首乌兼治痔疮。香附归肝脾经,疏肝理气,调解经行腹痛。稆豆皮为黑豆衣,甘平入肝肾经,养血平肝,除虚热。鳖甲、怀牛膝、杜仲、稆豆皮、秦艽调补肝肾,肝肾乙癸同源,补养肝肾养阴精,化生血液,滋阴清热;鳖甲和牛膝,软坚散结,活血化瘀;橘络调理胃气;赤茯苓、木通、利水祛湿。复诊前方见效,四肢之浮及手指刺痛未减,病重药轻故,血虚湿重,增党参、鳖甲用量,加用青蒿梗增强清解虚热之力,稆豆皮调为当归补血,与木瓜增强活血化瘀功效,四肢虚浮,湿气在表,苡仁、木瓜、砂仁增强利水渗湿的功效,砂仁兼制何首乌滋腻碍胃,表湿里湿同调,诸证悉减,治病必求于本,调理脾胃以之本,补肝肾以收功。

病案2

周氏女风疹屡发,骨节疼痛,风化为热治验。

周女,年十三岁,嘉庆己卯五月七日。身中不避风邪,风疹屡发。发则内热口干,骨节疼痛,脉左浮数。风化为热,治在清散。

防风(一钱半)、钩藤钩(五钱,后入)、黑山栀(一钱半)、秦艽(一钱半)、连翘(一钱半,去心)、炒荆芥(一钱半)、生甘草(六分),加鲜浮萍草五钱,洗净。服两帖而安。

按语 小儿"稚阴稚阳"之体,又为"纯阳之体",风为阳邪,两阳相劫,极易化热。浮则为风,数则为热,热盛则伤津动血,迫血妄行,溢于脉外。肝主筋,肾主骨,风邪扰动肝肾经脉,故见骨节疼痛,治用散风清热法,"诸痛痒疮,皆属于心",心主血脉,风邪化热,热扰心经,风邪善行数变,风疹屡发。风邪袭表,用药宜轻,宜疏宜散,药量过重则不走表和上焦。荆芥入肝肺经,《本草纲目》载其"散风热,消疮肿",《长沙药解》载防风可"行经络,逐湿淫,通关节,止疼痛",荆芥防风合用疏风解表;《神农本草经》载浮萍"主暴热身痒",配以辛寒浮萍,疏散风热,解表透疹;栀子、连翘清心泻火;秦艽辛散苦泄,润而不燥,为风药润剂,疏风清热不伤正,通络止痛;钩藤钩入心肝经,性凉,《本草纲目》载钩藤可"除心热,小儿内钩腹痛,发斑疹",清解肝经风热;生甘草清热解毒,调和诸药。

病案3

文学张敬斋室人调经兼论诸证。

嘉定文学张敬斋乃室,年逾三旬,癸酉仲冬延诊。色脉合参,见证多端。冲为血海,任主胞胎,二经俱虚,无怪乎经前之趱前,而生育之维艰也。时而肝火内动,不耐烦劳。

一眩晕而眼底模糊，恍如倦鸟翻云之后。一恼怒而胸中跳跃，宛似游鱼脱水之初。十指觉麻，腰背痛而身如刺，百脉兼疼，肢节疲而筋似抽。他如口干唇燥，肌肤索泽。或有时而外寒，或有时而内热。种种情事皆卫阳虚，而营阴不足也，为之固表以扶阳，和里以益阴，则气血充而阴平阳秘矣，何必枝枝节节而求之。

西党参（五两）、炙黄芪（二两）、焦冬术（二两）、防风（一两半）、大熟地（八两，捣入）、陈阿胶（三两，敲碎炒珠）、当归身（一两半）、白芍（一两半，炒）、女贞子（四两）、制香附（四两）、青蒿子（三两）、甘菊（二两）、地骨皮（二两）、巴旦杏（四两，去皮尖，炒）、炙甘草（一两半）、白薇（二两，酒洗）。

上药如常法煎膏，稍加炼白蜜和，收放磁器内，隔水浸一昼夜退火气。每晨空心用五六钱，白滚汤化服。自定煎膏加蜜法附后。

煎膏加蜜成规：凡药一两，煎膏三钱。每膏一两，加白蜜二钱。此成规也，如少煎膏薄则药味不及，多煎则太过。蜜加或多或少又非所宜，取中和之道，庶与病相符。方内倘有现成胶（如阿胶、龟胶之类），不在此数内算之（嘉庆十八年癸酉岁竹亭定）。

按语 患者正气耗伤，阴阳两虚，卫阳不足，营阴暗耗。女子以肝为先天，冲为血海，任主胞胎，冲任血虚，肝血不足，肝气不敛，疏泄失职，故月经提前；"肝为罢极之本""烦劳阳气则张"，肝阳上亢，虚火上扰清空，肝在志为怒，肝经气血上逆，肝木侮肺金，故头目昏眩，胸中气冲；"诸风掉眩，皆属于肝"，肝血不足，肝风内动，四肢百骸肌肤失于濡养，故肢体麻木震颤，筋脉似抽肌肤失于润泽；营卫宣发于肺，营主血，营阴暗耗，津液宣发乏源，故口干唇燥；气血互根，气不摄血，经期提前，气虚血瘀，腰背刺痛。卫主气，主表，卫阳不足，卫阳虚则外寒，营主里，营阴虚则内热。诸证百端，起于营卫，营卫出自脾胃，方药治从健运中焦、补气生血着手，养血柔肝，慢病缓治，以防虚不受补。党参、炙黄芪、焦冬术、炙甘草健脾补气，益气生津摄血，炙黄芪合防风益气固表；大熟地、阿胶、当归、白芍养血柔肝，活血止痛；女贞子补益肝肾，养肝明目；香附疏肝理气调经，巴旦杏润肺生津，青蒿子、甘菊清肝明目；《本草述》载地骨皮主治"诸见血证、鼻衄、咳血、咳嗽、喘、消瘅、中风、眩晕、痉痫、腰痛"，《要药分剂》载白薇可清虚火，除血热，二药相合凉血清虚热。虚热清，津自生。诸病百端，不出营卫阴阳，方用膏剂，慢病缓治，徐徐图之，以防虚不受补。

病案4

金德升女，年逾二旬。于道光六年两足小腿疼痛而起，已后举发无时，甚至痛剧难忍，小腿细小肉削，证名干脚气。渐至大小腹痛而且胀，以致食减。今于九年己丑岁六月十九求治于余，据云于四月生产，迄今两月，而脚气又发，疼痛如锥，大小腹仍然痛胀，食少，大便干结如栗，脉息细奚而涩。知其血燥筋枯，足能屈而不能伸。水不滋木，木强乘土，此大小腹之所以痛且胀也。议养水滋木以舒筋，俾其痛胀平而筋自舒，得谷乃昌。服后方三剂，而诸证全瘳矣。

制首乌（五钱）、炙鳖甲（四钱）、女贞子（三钱）、当归身（一钱半）、宣木瓜（一钱半）、香附汁（七分，开水磨冲）、淡茱萸（二分）、木香（六分，切片）、柏子仁（三钱，去油）、九香虫（一钱半，焙），加荔枝核四钱，打碎炒黄。

按语 水不涵木，木强乘土，阴虚内热，湿毒下流，耗伤营血，筋脉失养。肝主筋，肾主骨，脾主肌肉，肾水不及，肝木失养，脾土受乘，肝脾肾失调，脾胃运化失职，气血津液生化不足,"不荣则痛",则肢体血虚失荣,肢挛急痛,腹胀痛食少。阴精生化不足,虚热内生,则大便干结。治从滋水涵木,舒肝理脾,制首乌、炙鳖甲、女贞子、当归补益肝肾,滋阴养血,养肝舒筋。干脚气必有湿邪为患,《神农本草经》载柏子仁"主惊悸,安五藏,益气,除湿痹",润肠通便。《日用本草》载木瓜"治脚气上攻,腿膝疼痛",《雷公炮炙论》载其调营卫,助谷气。《日华子本草》载淡茱萸可健脾通关节,治腹痛、肾气、脚气、水肿、下产后余血。宣木瓜合淡茱萸润肝燥脾,理气燥湿。香附汁、九香虫、荔枝核、木香疏肝理气,破胸腹结气,理气止痛。治病求本,兼以固护先天。

病案5

张乙庭乃室,道光九年三月二十七日诊。素体阴亏,内热汗多,忽增忽减。淹缠日久,体倦肌瘦,食少口干,百节疼而背胁如刺也,夜梦纷纭,心中摇荡。皆荣血亏而卫气弱,心为胃母,肾为肺子。心荣、肺卫两亏,无怪乎内热如蒸、汗出如洗也。深恐涸津而转涉虚损之门,前案已论。再议东垣益气养荣法合《圣济》大建中汤加味治之。

圣济八味大建中方:人参(冲)、黄芪(炙)、归身、白芍、炙草、龙骨、远志、泽泻八味,河水煎服。

人参(五分,冲)、炙黄芪(一钱半)、沙参(三钱)、归身(一钱半)、白芍(一钱半,炒)、炙甘草(六分)、龙骨(五钱)、远志(一钱,炒)、泽泻(一钱半)、地骨皮(二钱)、丹皮(一钱,炒)、麦冬(一钱半,去心),加生谷芽五钱同煎服。

按语 素体阴亏,内热汗多,此为病起营卫,营虚则内热,卫虚则汗多。营卫出自脾胃,起于中焦,"脾气散精,上输于肺""毛脉合精""奉心化赤",营卫调和。心在液为汗,主藏神,津血互根,过汗则伤心血,心不藏神,故见夜梦纷纭;"阴在内,阳之守也;阳在外,阴之使也"。卫阳营阴失和,阴损及阳,病久不愈。营卫主于心肺,心荣、肺卫两亏,心属火,心火生脾土,肺属金,肺金生肾水,母子相生,母病及子,故见体倦肌瘦,食少口干;血虚失荣,气血亏虚,无力行血,久病多瘀,故见肢节疼痛,背胁刺痛。母子相及,培土以生金,泄肾水以养肺金,兼制肾中相火,治从东垣益气养荣。人参、炙黄芪、沙参、炙甘草健脾益气生津,培土生金固表止汗;当归、白芍养血活血,养心血敛阴止汗;龙骨收敛止汗;远志养心安神;泽泻、地骨皮、丹皮、麦冬清泻肾火,清虚热除骨蒸,养阴津;生谷芽健脾开胃,以助生化。营卫和,津自生,顾护脾胃为要。

病案6

盛泽王江泾李餐竹,年逾五旬,一妻三妾,酒色过度,阳事不甚举。就治于土医,皆以为阳不足,概以兴阳助火之剂。如桂、附、鹿茸、蛤蚧、楮实、破故纸、淫羊藿、巴戟天辈备尝之矣。间有知为阳不足而侑以养阴者,其阴药较所用之阳药不过十之三,何济其事。是以阳事虽举,据述交媾时并无精出,徒劳空阵。即此,知其身中之元阴、元阳皆大亏矣,而尚欲兴阳助火之剂以图战,何自轻命若斯哉。而医者亦不究水火阴阳之偏盛,惟附会其情而竟妄施兴阳之法,谁之咎欤?无怪乎遍体不疏,肢节痠疼,腰膝无力,口燥喉干,一身难以鸣状也。皆为妄投药饵所误,亦自取之也。于乙亥秋七月,买舟来郡,寓于虎丘我与山居,友人钱上舍荐治于余。诊其脉,右寸关虚细,尺虚而小数。左寸虚小,关弦,尺软如绵。知其气虚而血弱,火少而水亏。盖坎离交济宜平而不宜偏,经云"阴平阳秘,精神乃治"。阴以阳为主，阳以阴为基也。老子云："知其雄，守其雌""知其白，守其黑"。人能知雄之有雌，白之有黑，则阴阳水火之不可偏盛者明矣。不于此而求治，而妄投壮火兴阳之剂，吾何忍哉，因制丸剂以善其后。

高丽参(二两，另研极细筛和)、大熟地(八两，砂仁一两同捣)、元武胶(二两，熔化)、归身(一两半)、鹿角胶(二两，熔化)、菟丝饼(一两半)、枸杞子(三两，焙)、茯苓(二两)、女贞子(三两)、山萸肉(一两半)、炙鳖甲(三两)、续断(一两半，炒)、益智仁(一两半)、怀牛膝(一两半，酒拌蒸)、羊腰子(四对，用杜仲末一两半铺甑底，以羊腰子摆上同蒸同捣)、羊外肾(两对，用马料豆一两半拌和蒸熟同捣入药)。

上为细末，同熟地、龟、鹿胶等熔化捣和。外用生黄芪三两、枳椇子五两煎膏代蜜为丸，桐子大。如膏不足，稍加炼白蜜同丸。每服五钱，清晨桂圆汤送下(乙亥七月二十七日秋季，九方第一次)。

按语　年过四十，阴气自半，何况年过五旬，不节房事，肾精虚耗。医家不辨阴阳虚实，妄投兴阳壮火之药，以投其所好，前医之咎。王冰注《素问·生气通天论》："阳根于阴，阴根于阳，无阳则阴无以生，无阴则阳无以化。"阴精竭绝，阳无以生，故阳事不举。肾为一身阴阳之本，元阴元阳大亏，精血互生，乙癸同源，腰为肾之府，膝为筋之府，肾精不足，肝经血虚失荣，故见腰膝无力，肢节疼痛。《素问·生气通天论》中记载："阴平阳秘，精神乃治，阴阳离决，精气乃绝。"心五行属火为阳，肾五行属水为阴，水火既济，阴阳调和，肾水上济心火，阳得阴助，奉心化赤生化不息。肾精大亏，虚火上炎，煎灼气血，寸主心，故见双寸脉虚。"弦应东方肝胆经"，肝血虚则肝气妄动，故见左关脉弦，兼见右关虚细，土虚木乘之象。尺脉主肾，肾精虚衰，故见两尺虚数，虚热内扰。脾胃生化之本，高丽参健脾益气养血；方中多用滋腻之品，久服有碍胃助湿之虞，合茯苓健脾祛湿。熟地、鳖甲、枸杞子、女贞子补肝肾填精，滋阴清热；龟甲入肝肾心经，滋阴补血，合当归同调心神精血；益智仁温补脾肾，固涩肾精，补益元气；黄芪益气健脾，补气生血，气血同调；菟丝子平补肾阴肾阳；怀牛膝、续断、杜仲补肝肾强筋骨。《名医别录》记载羊腰子可补肾气，益精髓，《日华子本草》记载"补虚耳聋，阴弱，壮阳益胃，止小便。治虚损盗汗"，《随息居饮食谱》记载羊外肾"功同内肾而更优。治下部虚寒，遗精淋带，症瘕疝气，房劳内伤，阳痿阴寒，诸般隐疾"。枳椇子入心脾两经，《世医得效方·枳椇子丸》载"治饮酒多发积，为酷热蒸熏，五脏津液枯燥"。患者平素为酒色所伤，疗养酒积。诸证杂见，前方用药补肾养肝，养血补心，不离脾胃，为孙氏一大特点。

病案7

詹鸣玉白珠色红、干涩无泪治验。

詹鸣玉，年三旬。白珠色红，朝轻暮重，干涩无泪。火郁肺肝，宜于清疏。

蔓荆子(一钱半)、荆芥穗(一钱半)、甘菊花(一钱半)、甘草(六分)、淡黄芩(一钱半，酒浸炒)、赤芍药(一钱半，酒炒)、当归头(一钱半)、桑皮(一钱半)、地骨皮(一钱半)、夏枯草(一钱半)、细生地(三钱)，加鹅儿不食草一钱半。

服此两帖，目中流泪，流泪者风自火出也，故觉目珠松爽，而白珠之红究未退也。诊脉右寸浮数，左关弦数。白珠属于肺，目窍开于肝，肝肺火未清也。风火内郁，服此得泪渐松，即"火郁发之"之义也。

仍用原方去地骨皮、夏枯草、鹅不食草、生甘草四味,加酒炒丹皮、钩藤钩、知母、川芎,煎好去渣,投薄荷八分,泡盖须臾服。

服两剂,白珠之红全退,夜看灯光不散大矣。

清而兼散,白珠之红全退矣。

按语 有形诸内必行诸外。《灵枢·大惑论》曰:"五脏六腑之精气,皆上注于目而为之精。精之窠为眼,骨之精为瞳子,筋之精为黑眼,血之精为络,其窠气之精为白眼,肌肉之精为约束。"两眦血络属心,称为血轮;白睛属肺,称为气轮;眼睑属脾,称为肉轮。眼白属肺,血络属心,眼目干涩无泪,肝肺郁火实证,清热疏解。《日华子本草》载蔓荆子可利关节,治赤眼,蔓荆子引药上行头目,合甘菊花、夏枯草清泻肝火,清利头目;荆芥疏风解表;《滇南本草》载黄芩"上行泻肺火,下行泻膀胱火",黄芩入肺经,泻肺火,清解实热;当归养血柔肝;赤芍性微寒主入肝经,合生地清热凉血;《本草纲目》载桑白皮可"泻肺,降气,散血",桑白皮、地骨皮清解肝肺虚热;石胡荽又名鹅儿不食草,《本草纲目》记载其可解毒,明目,散目赤肿;甘草调和诸药。火热生风,风盛则干。二诊目赤未退,肝开窍于目,肝经风火为主,诊脉右寸浮数,右寸主肺,数则为热,浮在上焦,左关弦数,左关主肝,弦脉主郁中焦,数亦为热,"火郁当发",故去苦寒直折地骨皮、夏枯草、鹅不食草,亦去甘草以利药性直入肝经,川芎上行头目,钩藤、丹皮清肝凉血息风,知母滋阴降火,清泄肺经火热。薄荷入肝肺二经,性辛凉,泡服,合荆芥入上焦走表,增强疏解之力。虽然孙氏用药重视脾胃,多见虚损证候,于实证撤去调和药,使药力精专,不可拘泥。

参考文献

[1]李经纬.中医人物词典[M].上海:上海辞书出版社,1988.

[2]尤虎,苏克雷,熊兴江.历代名医经方一剂起疴录[M].北京:中国中医药出版社,2016.

[3]裘沛然.中国医籍大辞典[M].上海:上海科学技术出版社,2002.

吴鞠通

吴鞠通,清代温病学家,名瑭,字配珩,号鞠通。生于乾隆二十三年(1758),享年79岁,卒于道光十六年(1836)。淮安府山阳县(今淮安市淮安区)人,清代杰出的中医温病学家,清代山阳医派的创始人。

吴鞠通历取诸贤之精妙,考之《黄帝内经》,参以心得,而作《温病条辨》。《温病条辨》被后世尊为与汉代的《黄帝内经》《伤寒论》和《神农本草经》并列的中医必读的"四大经典"医著。《吴鞠通医案》以实践证实理论,与《温病条辨》相辅相证。还有《医医病书》一书是着眼于诊治医生诊治中的弊病的著作,亦堪称医著瑰宝。吴鞠通是精于一域而博通百家的医学大家,除温病学外,对儿科、妇科、内科杂症、针灸及心理疗法都颇有造诣,在中医史上是和医圣张仲景比肩而立的中医药大家,有"伤寒宗仲景,温病有鞠通"之誉。

辨证论治

《温病条辨》中并非对燥痹有描述,但该书关于"燥"的论述不少,其中对秋燥进行了详尽的描述。就病因病机而言,吴鞠通继承并发扬先贤观点,认为燥属次寒,多为外感,有云"殊不知燥病属凉,谓之次寒"。天之六气,在邪气太过或者人体正气低下的时候可侵袭人体,即为六淫,燥邪既可外感,又有内伤。六淫外感之燥入侵人体引起机体功能失常,此为外感之燥;若因汗吐下太过或久不进食水、病气消耗等导致津血干枯,无以滋养脏腑经络、周身皮毛,则皮肤黏膜干燥,甚则瘪陷,此为内燥。如《温病条辨·下焦篇》:"或由外感邪气久羁……或不由外感而内伤致燥。"根据燥邪侵袭人体引起的症状不同,如发热、燥烈,痰少而黏,舌红苔黄,脉数大则为温燥;若寒象明显、脉弦劲者则为凉燥。

吴氏认为运气学说对秋燥发病非常重要,由于金在天为燥,在脏为肺,故每年秋季气候变化燥气变化较大,在人体肺气变化为著,肺病较多为其特点。然金运有平气、太过、不及之分,金之平气称审平之纪,其病咳嗽,因肺合皮毛,故其病宜在皮毛;金运太过,肺金偏盛,金胜克木,肝脏受邪,故两胁少腹疼痛、目赤肿痛;若金胜木衰,火气来复,则现咳嗽喘促,呼吸困难,肩背痛,及尻、阴、股、膝、髀、腨、箭、足等处均感疼痛之候;金运不及,则所胜之气流行,主客气大行致病。火气流行,金衰不能制木,木气旺盛,则病见肩背闷重、鼻塞流涕、喷嚏、大便下血、泄泻急剧等病;金气被制,水气来复,寒气偏盛,阴气厥逆而格拒,则现脑户痛延及头项、身体发热、口疮、心痛等。无论太过或不及,均有本气、胜气、复气的关系,其发病除影响本脏外,根据五行生克制化的关系,可波及所胜、所不胜的脏腑。

燥在气分的病机变化,分三种情况:一是耗伤肺津胃液,出现肺胃阴分见证,全身热不甚、口舌干燥、干咳、舌红少苔或无苔、脉细等,吴氏采集叶氏《临证指南医案·燥》"夏热秋燥致伤,都因阴分不足。冬桑叶、玉竹、生甘草、白沙参、生扁豆、地骨皮、麦冬、花粉"医案,制定沙参麦冬汤方滋养肺胃,润燥生津。全方沙参、麦冬、天花粉、玉竹滋养肺胃中阴液为主,合甘草取"甘守津还"之意。二是中焦燥热灼伤胃阴,咳嗽、低热曰渴、烦躁纳差、肉消肌枯,或兼自汗盗汗等为主症,吴氏根据《临证指南医案·燥》陈案"陈,秋燥复伤,宿恙再发,未可补涩,姑与甘药养胃"。麦冬、玉竹、北沙参、生甘草、茯神、糯稻根须",整理制定玉竹麦口冬汤方,北沙参、麦冬、玉竹、生甘草为基本药甘寒滋阴生津;或用吴氏所创五汁饮(梨汁、荸荠汁、藕汁、麦冬汁、鲜芦根汁)治之,亦是甘寒立法,促胃阴恢复。三是因肺与大肠相表里,系肺为燥伤,失于宣降,气阻津亏,而肠道失润,传导失司形成肺燥肠闭证,症见喘逆干咳、大便秘结等,吴氏直接宗仲景之意,用承气汤之类苦寒攻下,急下存阴。

燥邪久羁,深入下焦,耗伤肝肾精血,而致肝肾真阴亏虚甚至虚风内动的病机,症属肝肾阴亏,水不涵木,巧风内动的干咳或久咳不愈、身热面赤、口干舌燥,甚则齿黑唇裂、手足心热甚于手足背、舌质干绛、脉虚大、痉厥等表现,吴氏强调"温病深入下焦劫,必救阴为急务""凡热病深入下焦,消烁真阴,必复阴为主",投加减复脉汤或三甲复脉汤。

随着吴氏临床经验的不断丰富和积累,对燥气的理论认识逐渐的加深,故在是书中又著《补秋燥胜气论》一篇,依据《黄帝内经》胜气复气、正化对化、从本从标之理提出燥邪性质是"秋燥之气,轻则为燥,重则为寒,化气为湿,复气为火"。针对燥邪属性,分摄凉温二法治疗。依于燥之复气、标证,提出"三焦篇所序之燥气,皆言化热伤津之证,治以辛甘微凉(金必克木,木受克,则子为母复仇,火来胜复矣)",所用诸方如桑杏汤、桑菊饮、翘荷汤、清燥救肺汤、沙参麦冬汤、五汁饮、玉竹麦门冬汤、牛乳饮、三甲复脉汤、定风珠等;依于燥之胜气、正化、本病者,认为"燥气寒化,乃燥气之正",提出"殊不知燥病属凉,谓之次寒,病与感寒同类……此但燥淫所胜,平以苦温,乃外用苦温辛温解表,与冬月寒令而用麻、桂、姜、附,其法不同。其和中攻里则一"。治以杏苏散、桂枝汤、大黄附子细辛汤、天台乌药散、复亨丹、霹雳散、化癥回生丹等。

病案举隅

病案1

热伤津液,便燥,微有潮热,干咳舌赤,用甘润法。

元参(六钱)、知母(二钱炒)、阿胶(二钱)、沙参(三钱)、麻仁(三钱)、细生地(五钱)、麦冬(六钱)、郁李仁(二钱)、梨汁(一杯冲)、地果汁(一酒杯,冲)。

按语 吴鞠通认为"长夏盛暑,气壮者不受也;稍弱者但头晕片刻,或半日而已;次则即病;其不即病而内舍于骨髓,外舍于分肉之间,气虚者也。盖气虚不能传送暑邪外出,必待秋凉金气相搏而后出也,金气本所以退烦暑,金欲退之,而暑无所藏,故伏暑病发也。"热伤津液,则大便燥结,吴鞠通用其所创增液汤以增水行舟,加麻仁、郁李仁以润肠通便。热病久羁,耗上阴液,故而微有潮热,予知母养阴清热;热灼肺金,病家干咳,予梨汁、地栗汁、沙参、麦冬甘凉滋阴润燥。病者受伏暑之邪日久,阴精耗散,气血津液不足,故加血肉有情之品之阿胶以滋阴养血。《得配本草》云:"阿胶,壮生血之源,补坎中之液,润燥降痰。"全方甘润生津,则诸症可除。

病案 2

张女十五岁燥金之气,直中入里,六脉全无,僵卧如死,四肢逆冷,已过肘膝,髋痛转筋,与通脉四逆汤加川椒、吴萸、丁香一大剂。厥回脉出,一昼夜,次日以食粥太早,复中如前,脉复厥,体又死去矣。仍用前方,重加温药一剂,厥回其半。又二帖而无活,后以补阳收功。

按语 吴鞠通认为"秋燥之气,轻则为燥,重则为寒""燥气寒化,乃燥气之正",故其称"燥属阴邪,乃小寒"。本案中燥邪直中于里,致无脉、肢冷,且过四关,此乃寒邪直中于里,真寒盛于内之征象。四肢为阳,燥邪属阴,今中燥邪,则阳衰不能温四肢,故逆冷,且逆冷现已过肘膝,则阴寒极矣,宜大温之。故用通脉四逆汤破阴回阳,加川椒、吴萸、丁香,一则散阴寒,二则温阳。服药后脉出厥回,转危为安,但一日后复如前,病重药轻,故而又加一剂,厥回其半,药力不足,继服二贴而平稳,后温补其阳,缓缓收功。

病案 3

赵三十八岁,七月二十四日感受燥金之气,腹痛甚,大呕不止,中有蓄水,误食水果。

公丁香(三钱)、半夏(一两)、茯苓皮(五钱)、生姜(一两)、川椒炭(六钱)、乌梅肉(三钱)、吴萸(四钱)、陈皮(五钱)、高良姜(四钱)、枳实(三钱)。

水五碗,煎二碗,渣再煎一碗。另以生姜一两,煎汤一碗。候药稍凉,先服姜汤一口,接服汤药一口,少停半刻,俟不吐再服第二口。如上法,以呕止痛定为度。

二十五日燥气腹痛虽止,当脐仍坚,按之微痛,舌苔微黄而滑,周身筋骨痛,脉缓,阳明之上中见太阳,当与阳明从中治例。

桂枝(六钱)、川椒炭(二钱)、生姜(三钱)、白芍(三钱,炒)、公丁香(一钱)、防己(三钱)、苡仁(五钱)、茯苓(六钱)、半夏(五钱)。

煮三杯,分三次服,服此身痛止。

按语 吴鞠通认为燥属阴邪。病家感受燥金之气,金来克木,木受病,未有不克土者。腹痛甚,此乃燥金寒水之气相搏也。因水果属阴,此乃寒湿之品。内食寒湿之品,外有燥邪直入,故而腹痛、呕吐。急当温脾胃,保阳气,重用芳香,急驱秽浊。为防药吐出,以生姜为引,徐徐服药,防峻猛之药入体内,发生抗拒。服药腹痛止,但脐坚,按之微痛,此乃寒中其中,此水湿之邪仍盛,故去吴萸、高良姜之温燥,加苡仁、茯苓之平淡,阳明从中治也。

参考文献

王秋月,毕岩,岳冬辉.吴鞠通《温病条辨》治燥思想探析[J].中国中医基础医杂志,2023,29(12):1986-1989.

张千里

张千里,名重,字千里、广文,号梦庐,祖籍嘉兴,后徙桐乡乌镇之后珠村。生于乾隆甲辰,卒于道光己亥年(1784—1839)。先生儒而精医,善诗能文,擅长书法,学术造诣甚深,时与越林上人、吴芹被誉为"西吴三杰""浙西三大家"。长于时病之诊治,医案宏富,有《珠村草堂医案》《四时感证制治》《外科医案》等专本流传,部分医案被选入秦伯未所编《清代名医医案精华》。

辨证论治

张氏在临床上博采众长,取舍有度,故能胆识过人,变通古法。其治时令病,虽以《温疫论》《温热论》为依据,但处方选药又不尽相同,择善而施。他还善于吸收他人之长。如宗喻氏"激囊法",治平湖高某"水饮内蓄案",以洋参、麦冬、沙参、石斛通养胃阴,实师法叶天士也。临证注重时时顾护胃气,如论孙宫保肿胀案,主张停药以俟胃气来复,嘱病人澄心静虑,惟进糜粥以养其胃,俟其胃中冲和之气稍稍来复,灌溉周身,濡养百脉,充满然后流动,将必有不期肿之退而自退,不期溲之利而自利者。此等议论实发前人所未发。

张氏采集民间单方、验方,并经过自己临床实践,辑录成册。其在临床上用"榧子肉"治疗痰饮,用"棉花核"治疗妇人带下,用"生莱菔子"治疗风寒,用"谷精草"治疗中暑等,均是取材于民间。

病案举隅

病案1

湖州周妇向有偏头风痛,甚则或有眩呕。今烦劳伤阳,阳虚风动,旋扰清空,络脉弛懈,陡觉右肢痛而左肢不用,是风中在左也。迄今五日呕吐痰饮已止,右额微肿而痛,食少便结,脉虚涩,此腑络兼中之症。痰为虚痰,风为内风,宜清养阳明,柔息厥阴,冀其渐愈。曾有便血,当此燥令,尤须远刚用柔。

西洋参(二钱)、陈皮(一钱五分)、胡麻仁(二钱)、钩藤钩(二钱)、羚羊角(一钱五分)、茯苓(二钱)、杭茶菊(二钱)、桑叶(一钱五分)、驴皮胶(二钱)、丹皮(一钱五分)、稆豆衣(三钱)、丝瓜络(三钱)。

按语 素有偏头风痛,甚则发为眩晕、呕吐。而今动则耗损阳气,阳气虚损引动内风,《金匮要略·中风历节病脉证治第五》曰:"或左或右,邪气反缓,正气即急,正气引邪,喎僻不遂……邪在于经,即重不胜。"故风邪伤于经脉,而现右肢痛而左肢不用之症,左肢不用,即可知风邪伤于左。右额乃阳明经所行之处,右额微肿而痛,阳明受邪也。呕吐痰饮五日,加之曾患便血,体内素有阴伤,而食少便结,又补充不足,使阴伤更甚。故用清养阳明,柔息厥阴之法。《本草从新》言:"西洋参,补肺降火,生津液,除烦倦。虚而有火者相宜。"故方药选用西洋参补气养阴,清热生津;驴皮胶血肉有情之品补血滋阴,润燥止血;钩藤、羚羊角平肝息风;茯苓、陈皮健脾逐水,生津导气;牡丹皮、杭茶菊清热凉血;配以桑叶、丝瓜络祛风外出;胡麻仁润燥通便,养血祛风;稆豆衣养血平肝。诸药合用,共奏平肝息风、养阴生津之功。素有体虚,故此方无峻猛之药,皆徐徐补之,徐徐清之。

病案 2

九里汇陆,向有跗肿,或大小足指痛不能行,每发必纠缠累月。近因心境动扰,先觉脚痛,继以齿痛,延及左半头、额、颧、颊,甚至身热,左耳流脓。迄今两旬,耳脓及额俱痛,而彻夜不能成寐,烦躁益增,咽腭干燥,耳鸣,口干,咯有凝血,食少便难,脉两关见弦。素体操劳忧郁,由来久矣。心脾营虚是其质,近来复感,风燥之火上烁肺金,金不制木,肝阳化风化火,上扰清空,肺胃津液皆为消烁,是以现症种种,虚实混淆,宜先用甘凉濡润,以存津液,以化虚燥。

鲜生地(三钱)、知母(一钱五分)、胡麻仁(二钱)、夏枯草(一钱五分)、茅根(四钱)、驴皮胶(二钱)、麦冬(一钱五分)、杭黄菊(二钱)、西洋参(二钱)、桑叶(一钱五分)、石决明(三钱)、枣仁(二钱)、川芎(七分)、川贝母(二钱)。

按语 《素问·阴阳应象大论》曰:"忧伤肺,思伤脾。"素体操劳忧郁,本易心脾营虚。盖燥为虚邪,而素虚之体易受燥邪,其平素面跗庞然,两足易痛,原属阳明津虚,络脉久失濡润,故燥气加临,愈觉冲逆。而近心境动扰,加之复感等诸多因素,此乃风燥之邪侵袭人体,首伤及肺。《素问·太阴阳明论》曰:"故伤于风者,上先受之。"而金受伤而致,金不制木,木亢表现为肝胆两经循行之处有邪流经,故向有跗肿转为脚痛、齿痛,甚则连及左半头、额、颧、颊。现咽腭干燥,耳鸣,口干一派津伤之症。今拟滋养肺胃,充润津液,肺金清中则肝木自平,胃气充和,则夜寐自安矣。方药选用甘寒养阴法,用鲜生地、西洋参清热生津,知母、驴皮胶、麦冬滋阴润燥。《本草经疏》曰:"劳伤虚羸,必内热,茅根甘能补脾,甘则虽寒而不犯胃。"茅根以甘寒滋虚热。夏枯草、杭黄菊、桑叶、石决明清肝热,川芎祛风,川贝母清热润肺。再辅以枣仁养心安神,胡麻仁润燥通便。诸药合用,使阴液足,虚燥除,共奏甘寒养阴、清热平肝之功。

病案 3

桐乡曾,八月初寒热似疟,是新凉外迫、伏暑内动之感证。奈挟食挟怒而脘痛,呕逆吐蛔特甚。客反胜主,治法不免暄宾夺主矣。脏病宜通,得濡润而痛减,得溏泄而痛竟暂止。感症之流,连肺胃者每每如此。纠缠一月,病未了了,寒热又作,顿加咳嗽面浮,则又病中体虚,复加一层秋燥之邪,肺气益痹,以致腹痛作,而龈齿干燥也。脘痛连及胸背,动辄气逆,肺之筋郁极矣。耳鸣汗出,剂颈而还,则病邪伤阳也。腹痛便瘀,溺色似血,病邪伤阴也。体之阴阳虽皆受伤,而秋燥之邪大队尚聚在胸膈之间,脉右虚凝,左小弦数。顾正但须养胃存津,化邪但宜宣肺化燥。眼光但照大局,未可偏执一隅,枝枝节节为之矣。至于病机之危,何须再说。

西洋参(一钱五分)、川贝母(二钱)、茯苓(二钱)、金石斛(三钱)、麦冬(一钱五分)、驴皮胶(二钱)、丹皮(一钱五分)、炙甘草(四分)、杏仁(二钱)、橘红(一钱五分)、紫菀(一钱五分)、霜桑叶(一钱五分)。

按语 八月初感新凉外迫、伏暑内动之证,再加之饮食不节、情绪因素而致胃脘部疼痛,现呕逆吐蛔之症。此时呕逆吐蛔症状虽看似为主症,其新凉外迫、伏暑内动仍为主要病机,此时应通脏润脏,脏通溏泄而痛自止。迁延一月余,正值秋燥当令,最宜伤及肺脏,气阴两伤,失其清肃润降之常,故现咳嗽面浮;燥邪伤津,故现龈齿干燥。《素问·六节藏象论》曰:"肺者,气之本。"肺主气,肺气不降,胸膈满闷,甚则胁痛。阴损及阳,阴液不固,耳鸣汗出,剂颈而还。燥邪伤阴,血脉瘀滞,腹痛便瘀,溺色似血。体内阴阳皆虚,燥邪郁积胸膈之处,为本虚标实之态,治疗应宣肺化燥,养胃生津。方药选用喻氏清燥救肺汤加减。方中重用桑叶,质轻性寒,轻宣肺燥,透邪外出。燥邪犯肺,温者属热宜清,燥胜则干宜润,故以麦冬甘寒,养阴润肺;西洋参、金石斛补气养阴,合甘草以培土生金;驴皮胶助麦冬养阴润肺,肺得滋润,则治节有权;杏仁苦降肺气;川贝母、橘红、紫菀消痰止咳;茯苓益脾逐水,生津导气;炙甘草能调和诸药。诸药合用,共奏宣肺化燥、养胃生津之功。

病案4

又秋仲伏气发病,迄今三月余,犹然身热畏风,胃钝,舌刺苔黄,口燥,脉弦,溺黄,便溏不爽。总属湿酿为痰,痰气与肝气相搏,阻遏于胆胃之间,所以左膂结肿,按之觉有酸疼也。积久不清,竟能成痞,宜清肝胆、化湿痰、理气络法。

西洋参(一钱五分)、陈皮(一钱五分)、茵陈草(一钱五分)、泽泻(一钱五分)、炒山栀(一钱五分)、茯苓(二钱)、川贝母(三钱)、桑叶(一钱五分)、小川连(四分)、蛤壳(三钱)、白蒺藜(二钱)。

按语 秋仲伏气发病,便溏不爽,体内湿气偏盛,但总属已三月余,湿已酿为痰,再观其弦脉,知不但肝胆火升,痰气上阻,且有秋燥之邪乘虚而入。再观舌刺苔黄,口燥,溺黄,此乃燥火劫金,痰气胶结愈甚。而日久无形之痰渐至有形,滞于左膂,故出现左膂结肿,按之觉有酸疼。痰热相搏,积久不清,竟化成痞。此时,宜清利肝胆,燥化湿痰之药。方中西洋参清热生津;《本草经疏》曰:"苦寒能燥湿除热,湿热去,则诸症自退矣。除湿散热结之要药也。"茵陈草苦泄下降,善能清热利湿;炒山栀清热降火,通利三焦,助茵陈引湿热从小便而去;川贝母、蛤壳清热润肺,化痰止咳;茯苓、陈皮健脾逐水,生津导气;泽泻利水渗湿;小川连、白蒺藜疏肝行气;桑叶祛风清热。诸药合用,共奏清利肝胆,燥化湿痰,濡润通和之效。

病案5

泗安李,前年冬,陡觉面浮气急,延至肢体皆肿。此因风水为病,奈体素湿胜,肺既上痹,腑亦下滞,以致迁延反覆。迄今,仍然偏体皆肿,便溺赤涩,不能平卧,舌光干燥,脉沉郁。欲疏腑必先理气,欲理气必先宣肺,盖肿极最虑喘也。

蜜炙麻黄(三分)、杏仁(二钱)、甘遂末(五分)、茯苓皮(四钱)、煨石膏(二钱五分)、干姜捣、五味(十粒)、西洋参(一钱五分)、大枣(两枚)、炙甘草(四分)、甜葶苈(四分)。

按语 《灵枢·水胀》指出:"水之始起也,目窠上微肿,如新卧起之状。"此乃面浮气急,即风水初起之,眼胞浮肿,有色泽鲜明的特点。素体湿胜,中焦气化失司,运化无权,水液运化受阻。《素问·水热穴论》曰:"肺者,太阳也,少阴者,冬脉也,故其本在肾,其末在肺,皆积水也。"盖水肿责之于肺肾两脏。肺郁,而现呼吸困难,不能平卧。水液代谢失司,遍身肿胀;水液无法上呈,现舌光干燥之症,同时"肾主水",肾气被滞,而致水液排泄失司,故现便溺赤涩。《素问·汤液醪醴论》篇提出了水肿的治疗大法"平治于权衡,去宛陈莝……开鬼门,洁净府"。此时,宜宣肺理气,发表利水。方药选用麻杏石甘汤加味,所以方用麻黄,取其宣肺发表,利水消肿。但其性温,故配伍辛甘大寒之石膏,使宣肺而不助热,清肺而不留邪,肺气肃降有权,喘急可平,是相制为用。杏仁降肺气,止咳平喘。《本草经集注》:"甘遂,主治大腹疝瘕,腹满,面目浮肿。"甘遂泻水逐饮,消肿散结。茯苓皮、甜葶苈利水消肿。干姜温中逐寒,五味子、太子参以益气,鼓动阳气以化水。炙甘草、大枣益气和中,调和营卫。诸药合用,共奏宣肺理气、发表利水之效。

病案6

嘉兴莫,初因便坚下血,血燥生风,风阳内扰,左胁痛连肩背,数发不已,蒸痰酿浊,弥漫清空,堵塞隧络,是以有呕逆、痞满、头重、肢痹也,脉沉郁右甚,舌心黄,宜滋液息风清气化痰法缓调,久病不可以峻剂劫之。

归须(一钱五分)、海石粉(二钱)、白芍(一钱五分)、代赭石(二钱)、米仁(三钱)、胡麻仁(二钱)、旋覆花(一钱五分)、冬桑叶(一钱五分)、蛤壳(三钱)、制首乌(二钱)、丹皮(一钱五分)。

按语 初因便坚下血,下血而致阴血亏虚,血燥而正气亏虚,脏腑失常,运化失司,则内风易动。风为阳邪,易袭阳位,故发左胁痛连肩背。而血燥生风,风邪阻滞气机,气郁生痰,木郁化火,痰与气搏,痰气流窜,无处不在,故现呕逆、痞满、头重、肢痹等症。风邪不定,游走泛发,遇寒湿而驻风化火、化燥伤阴,久病不可以峻剂。此时,宜滋液息风,清气化痰。《日华子本草》载"当归,治一切风,一切血,补一切劳",当归补血活血,润肠通便;《本草纲目》载"浮石……故入肺除上焦痰热",故用海石粉、蛤壳、旋覆花之属清肺化痰下气,软坚散结;白芍、代赭石合用可平抑肝阳、息风镇逆;米仁利水渗湿,健脾止泻,除痹;胡麻仁润燥通便,养血祛风以防便难再次下血;丹皮可清热凉血;《日华子本草》曰"桑叶,利五脏,通关节,下气",故桑叶可祛风清热,通利关节;患者久病必伤及肾,故用制首乌补肝肾,益精血,徐徐补之。诸药合用,共奏滋液息风、清气化痰之效。

病案7

荻江倪,胸背络痛,由夏秋外感发热而来,则为痰气阻络明矣。至今,然后咳逆,是痰气郁极而欲达也。然气痹久则津燥,津燥则痰凝,痰凝则络益痛,舌白、口干、脉沉,全属气机壅塞矣。

西洋参(一钱五分)、旋覆花(一钱五分)、苡米(三钱)、海石粉(二钱)、小川连(三分)、瓜蒌皮(二钱)、苏子(一钱五分)、竹茹(七分)、杏仁(二钱)、橘红(一钱五分)、枳壳(八分)、芦根(八寸)。

按语 《临证指南医案》曰:"凡吸入之邪。首先犯肺。发热咳喘。口鼻均入之邪。先上继中。咳喘必兼呕逆膜胀。虽因外邪。亦是表中之里。"夏秋季外感必先伤及肺卫,"肺为水之上源""肺主行水",肺失宣降,则津液输布失常,痰从中生。痰气四处流窜,痰气阻络,不通则痛,胸背部疼痛。而至今仍有咳逆,此痰气被郁日久,欲生发,而表现为咳逆之症。"气能生津",气痹日久,则津液化生亦受到影响,故有舌干之象。津液化生不足,痰气日渐胶着,滞于胸背部则疼痛愈显。此时,宜宣肺化痰,滋阴降气。方药中西洋参补气养阴,清热生津;旋覆花、海石粉清肺化痰下气,软坚散结;瓜蒌皮、苏子、竹茹、橘红之属清热化痰,降气化痰;苡米利水渗湿,健脾止泻,以助脾胃生化有源;小川连清热燥湿,泻火解毒;杏仁降气止咳平喘;枳壳理气宽中以助气机;芦根生津止渴。诸药合用,使气得运,津得生,痰得化。

病案 8

荻江吴妇,腰脊痛自下及于中椎,甚则转侧不便,肢体渐惰,舌黄口燥,胃钝心悸,头眩耳鸣,火升汗泄。患经半年余,脉象濡弦,右关沉滑,此属肝郁气滞挟痰阻络,由少阳渐及太阳、阳明,络病宜通,腻补益滞矣。

旋覆花(一钱五分)、米仁(三钱)、木防己(一钱五分)、石决明(三钱)、归须(一钱五分)、白蒺藜(二钱)、茯苓(二钱)、丝瓜络(三钱)、白芥子(三钱)、陈皮(一钱五分)、蛤壳(三钱)。

按语 观其脉证,腰脊痛自下及于中椎,甚则转侧不便,此乃邪气逐渐深入。《素问·痿论》载:"阳明者……主润宗筋,宗筋主束骨而利机关也……阳明总宗筋之会。"肢体渐惰,此乃邪气渐入阳明,中焦脾胃虚损,则现胃钝心悸之症。头眩加之脉象濡弦,此肝气郁滞之象;耳鸣加之右关沉滑,此痰湿肾虚之象。此乃实实之证,切勿补益太过使气更滞也。宜疏肝行气,清热化痰。方药中旋覆花、蛤壳、丝瓜络之属清肺化痰下气。《本草经疏》曰:"石决明,乃足厥阴经药也。"石决明平肝潜阳;白蒺藜疏肝行气;木防己祛风止痛,利水消肿;茯苓、米仁利水渗湿,健脾和胃;当归补血活血;白芥子、陈皮理气健脾,燥湿化痰。诸药合用,使肝得疏,气得畅,痰得化。

病案 9

又肠枯血燥,胃滞痰凝,以致阳明络脉皆为阻遏。今左膝肿痛,肩项肘背皆痹,急宣润燥化痰,通络宣痹,虽难速效,尚不致废。

归须(一钱五分)、米仁(三钱)、木防己(二钱)、煨石膏(三钱)、竹沥(一茶匙)、姜汁和、川牛膝(二钱)、防风(八分)、片姜黄(五分)、鲜生地(三钱)、豨莶草(二钱)、炒荆芥(一钱五分)。

按语 《灵枢·痈疽》曰:中焦出气则津液损,而胃气凝滞使痰气壅于体内。而左膝肿痛,肩项肘背皆痹,此乃阳明所经之处皆被邪气流经,痰气阻于阳明脉。此为突发急症,"急则治其标",此时应润燥化痰,通络宣痹,以达其效。《本草经集注》:"川牛膝,主治寒湿痿痹,四肢拘挛,膝痛不可屈伸。"方药中用川牛膝通利关节;豨莶草祛风湿,通经络;《本草衍义》曰:"竹沥行痰,通达上下百骸毛窍诸处。"竹沥可滑痰利窍,使痰得散;木防己祛风止痛,利水消肿;茯苓、米仁利水渗湿,健脾和胃;姜黄破血行气,通经止痛,气行则痰散;归须补血活血;防风、荆芥祛风解表,使邪气泄有出路;血燥痰胜而易内生火热,伤及津液,故用石膏清热泻火,除烦止渴;鲜生地清热生津。诸药合用,共奏润燥化痰、通络宣痹之效。

病案10

嘉兴陆妇,左脘右膝痛肿,甚于他处痛。属风肿、属湿、属热,未可执定,前贤风寒湿三至成痹论治也。体肥必多湿,必畏热。当此湿热郁蒸之时,稍感风邪则痹痛作矣。迄今两旬,投羌、桂辄作咽痛而胃钝便溏,身动则痛剧,驯致头痛、肢体发热、口干、舌燥有裂纹、苔黄、气粗、惊惕、少寐,兼有错语,自觉神思不清,脉右滑大而数、左弦数,其为阳明热痹,痹在脉络,不在筋骨明矣。痹既在络脉,则躯壳之病虽重无碍,今热灼阳明、内逼心胃,则高年岂可轻视? 右滑大,显属湿酿成痰,胃热及肺。急宜滋肺胃、养心营,以化热化痰为要。因症施治,不致痰热内蒙则吉。

西洋参(二钱)、鲜生地(三钱)、米仁(三钱)、霜桑叶(两片)、木防己(一钱五分)、羚羊角(一钱五分)、丹皮(一钱五分)、芦根(一尺)、煅石膏(二钱)、天竺黄(二钱)、川贝(一钱五分)。

按语 先贤论痹多谓风寒湿三气杂合,而陆妇左脘右膝痛肿,甚于他处痛,是谓属风肿、属湿、属热,未可执定。素体肥胖,肥人多痰湿,加之处于湿热郁蒸之时,稍感风邪,风湿合而致痹则痛难耐。两旬内,投以羌活、桂枝之解表温阳药物反作咽痛,此乃反投药物矣。故热胜则肢体发热、苔黄、气粗、惊惕;热扰神明,卧不安,现少寐之症;观其脉证,脉右滑大而数、左弦数,此阳明里热炽盛,阳明热痹损及脉络,非筋骨也。阳明热炽也可现错语,自觉神思不清之症。里热伤及津液,而口干、舌燥有裂纹。肺喜润而恶燥,胃热易蒸腾,体内处于一派燥热之象,最易损及肺脏。此时,宜滋阴益胃,清热化痰。《药性论》曰:"羚羊角,能治一切热毒风攻注,中恶毒风卒死,昏乱不识人。"用羚羊角之咸寒之品清大热。丹皮、石膏、桑叶以助清热之功。西洋参、鲜生地、芦根之属清热生津。米仁、防己止痹痛,利水消肿。《雷公炮制药性解》曰:"天竺黄,味甘,性寒,无毒,入心经。主清心明目,除惊解烦,驱邪逐痰。"天竺黄可养心营,清热豁痰。川贝清热化痰。诸药合用,共奏滋阴益胃、清热化痰之效。

参考文献

[1]关新军,王娅玲.张千里医案赏析[J].中华中医药学刊,2010,28(8):1664-1665.
[2]毕丽娟.张千里生平及验案举隅[J].中医文献杂志,2013,31(5):48-51.

张聿青

张聿青,名乃修,晚年号且休馆主,聿青乃其字。生于清道光二十四年(1844),卒于清光绪三十一年(1905)。江苏常州人,清末著名医家。张聿青少承家学,精研《黄帝内经》,更私淑于张仲景、刘完素、李东垣、朱丹溪、薛生白等诸家;一生博阅经史,行医于无锡、沪上,医声翕然;平生论述甚多,惜大多散佚,仅存有医论治案若干卷待刊,由其门人吴玉纯整理编次为《张聿青医案》。张聿青精通古今医学典籍,其杂糅诸家之说,形成了独具特色的学术思想。其医术高明,临证擅长内、外、妇、儿诸科,治愈了许多疑难苛疾。

辨证论治

1. 年迈正虚,治重补益,精心调养

张老认为,高年气血亏损,精血亏虚,肝肾日衰,五液皆涸,因而认为属正不胜邪,图治不易,胜负之数,难以预决,所以对高年久病,难求速效,宜长期调治,精心调补。

2. 补益调养,尤重肝肾,滋护胃气

张老所治老年病案,补肝肾之法尤为多用,血肉有情之品较为常选,在张老的病案中,主要强调补肝肾益精血为治。在调和阴阳之中,尤其注重养阴,除滋肾阴、养肝阴外,尚十分注重胃阴,在治疗方法上,多用滋胃阴、护胃气、生津养胃之法。

3. 扶正祛邪,兼顾标本,重舌脉诊

张老重视扶正祛邪,或标本、主次、先后、缓急有所侧重或者兼顾之法治疗,在临床上常常获得较好疗效。临床中很多医家在诊断时重视脉枕者多,往往忽视舌诊。张老不仅重视脉诊,遇到情况复杂的时候,他往往能从舌诊中求得真相,将舌诊置于脉枕并重的地位,合参舌脉,以作全面的诊断辨证。

病案举隅

病案 1

右潜阳宁神,轰热盗汗犹然不退,手指带肿,口燥欲饮。适在经前,乳房作痛。脉数而弦。阳气不收。再育阴泻火固表。

当归六黄丸:生于术、柏子仁、煅牡蛎、麻黄根(四分)、法半夏、炙五味、炒枣仁、北沙参、浮小麦(一两煎汤代水)。

按语 本方以当归六黄汤化裁,当归六黄汤主治阴虚火旺所致的盗汗。吴谦《医宗金鉴·删补名医方论》:"寤而汗出曰自汗,寐而汗出曰盗汗。阴盛则阳虚不能外固,故自汗;阳盛则阴虚不能中守,故盗汗。若阴阳平和之人,卫气昼则行阳而寤,夜则行阴而寐,阴阳既济,病安从来。惟阴虚有火之人,寐则卫气行阴,阴虚不能济阳,阴火因盛而争于阴,故阴液失守外走而汗出;寤则卫气复行出于表,阴得以静,故汗止矣……"肾阴亏虚不能于心火,虚火伏于阴分,助长阴分伏火,迫使阴液失守而盗汗火耗阴津,乃见口干唇燥,盗汗犹然不退,加麻黄根止汗。

病案2

又温化湿痰,呕吐不定,频吐频渴,想吃甘甜,自汗恶风。右脉转大而觉濡软。良由频吐损伤胃阴,湿寒成燥。再甘凉以和胃阴。

方用大有耆(一钱五分,与防风七分同炒)、盐水炒半夏曲(二钱)、甜杏仁(三钱)、金石斛(四钱)、甘杞子(三钱)、土炒白芍(一钱五分)、白蒺藜(三钱)、钩钩(三钱)、淮小麦(一钱五分)、黑大枣(四枚)。

按语 本方以玉屏风散加减。《古方选注》:"黄芪畏防风,畏者,受彼之制也。然其气皆柔,皆主乎表,故虽畏而仍可相使。不过黄芪性钝,防风性利,钝者受利者之制耳;惟其受制,乃能随防风以周卫于身而固护表气,故曰玉屏风。"方中加入半夏曲及杏仁化痰,石斛滋胃阴。

病案3

经(右)遍体经络作痛,头旋掉眩,鼻流清涕,脉细弦而数。时辄不寐。血虚肝风袭入络隧,热气上冲,逼液为涕。拟养血荣经。全当归(二钱)、柏子霜(三钱)、苍耳子(三钱)、阿胶珠(三钱)、大天冬(三钱)、粉前胡(一钱五分)、生熟甘草(各二分)、滁菊花(二钱)、川贝母(二钱)、酒炒杭白芍(一钱五分)。

二诊节骱仍然作痛,头旋掉眩,少寐多涕,频渴欲饮。脉象细弦。皆由营血不足,肝风袭入经络。拟养血化风。酒炒全当归(二钱)、苍耳子(三钱)、酒炒杭白芍(一钱五分)、酒炒桑寄生(三钱)、木防己(一钱五分)、左秦艽(一钱五分)、海风藤(二钱)、阿胶珠(二钱)、辛夷(一钱五分)、酒炒丝瓜络(二钱)。

三诊节骱作痛,痛有休止,音声有时雌喑,口渴欲饮。血虚不能营养经络,胆火上逆,气热肺燥。宜泄胆木而清气养津,益营血而祛风宣络。酒炒全当归(二钱)、秦艽(一钱五分)、麦冬(三钱)、酒炒白芍(一钱五分)、生扁豆衣(三钱)、甘杞子(三钱)、独活(一钱)、丹皮(二钱)、炒木瓜(一钱五分)、桑寄生(三钱)、桑叶(一钱)。

按语 《黄帝内经》曰:"诸风掉眩,皆属于肝"。凡是由风邪引起的头晕目眩之证,都与肝脏有关。肝在五行中属木,主疏泄而藏血,气机失调则病生。从初诊到三诊以当归建中汤化裁,此方温补气血,缓急止痛。用当归、芍药养血滋阴,令营血不亏则经脉得濡,经脉得濡则肝木柔和。当归又能活血,如果血滞而早刺痛,本品亦可兼顾。用甘味的甘草、大枣协助归芍缓解经脉挛急,体现了"肝苦急,急食甘以缓之"的治则。二诊、三诊中加入秦艽、海风藤及独活,辅以通络止痛。

病案4

胡云台方伯年逾花甲,阴液已亏,加以肝气不和,乘于胃土,胃中之阳气不能转旋。

食入哽阻,甚则涎沫上涌。脉两关俱弦。噎膈根源,未可与寻常并论。姑转旋胃阳,略参疏风,以清新感。竹沥半夏(一钱五分)、炒竹茹(一钱)、川雅连(五分)、淡黄芩(一钱五分)、淡干姜(三分)、白茯苓(三钱)、桑叶(一钱)、池菊花(一钱五分)、白蒺藜(一钱五分)、白檀香(一钱劈)。

二诊辛开苦降,噎塞稍轻然。左臂作痛,寐醒辄觉燥渴。脉细关弦,舌红苔黄心剥。人身脾为阴土,胃为阳土,阴土喜燥,阳土喜润譬诸平人,稍一不慎,饮食噎塞,则饮汤以润之,噎塞立止,此即胃喜柔润之明证。今高年五液皆虚,加以肝火内燃,致胃阴亏损,不能柔润,所以胃口干涩,食不得入矣。然胃既干涩痰从何来。不知津液凝滞,悉酿为痰,痰愈多则津液愈耗。再拟条达肝木,而泄气火,泄气火即所以保津液也。然否即请正之。香豆豉、光杏仁、郁金、炒蒌皮、桔梗、竹茹、川雅连(干姜六分煎汁收入)、枇杷叶、黑山栀、白檀香。

按语 《医学摘粹》言:"噎膈者,阳衰土湿,上下之窍闭也。盖脾主升清,胃主降浊,清气升则下窍豁达而莫壅,浊气降则上窍清空而无碍,一自中气虚败,湿土堙塞,脾陷则清气不升,是以下窍涩结而不出,胃逆则浊气不降,是以上窍郁塞而不纳。且脾陷则肝木无疏泄之权,故便溺艰涩而水瘀不行。胃逆则胆火有浮升之势,故痰涎滞塞而食噎不下。"本案患者年老体弱,阴液亏虚,阴损及阳,胃脘枯槁,痰、气、淤互结则食入哽阻,甚则涎沫上涌。方用半夏干姜散为基础,干姜温胃散寒;半夏化痰;黄连黄芩清热燥湿;茯苓利水湿。全方配伍精简且疗效明显。二诊用药辛开苦降,重在养胃阴,胃中津液充足则气血生化正常。

参考文献

[1]张乃修,国华.张聿青医案[M].北京:中国医药科技出版社,2014.

[2]过忆,彭健,陶国水.《张聿青医案》治肝用药规律研究[J].中医药临床杂志,2021,33(12):2355-2359.

[3]黄进.《张聿青医案》学术思想及临证治疗特色[J].陕西中医药大学学报,2017,40(6):115-117.

陈修园

陈修园(1766—1833),字修园,号慎修,福建长乐人,清代著名医家。其言出《黄帝内经》,法从仲景,博古通今,启迪后学陈念祖。陈氏对当时医生专尚唐宋金元诸家方书,而弃《内经》《难经》《本草》、仲景之学不顾的风气颇为不满,因此潜心经典,手不释卷。曾治愈刑部郎中伊云林的中风证而名声大噪。陈氏一生著述颇丰,主要有《时方歌括》《景岳新方贬》《神农本草经读》《时方妙用》《医学三字经》《长沙方歌括》《医学从众录》《金匮要略浅注》《伤寒医诀串解》《南雅堂医案》等。陈修园为一代名医,现今流传著作版本参差驳杂,尚需更多专家学者考证研究,以为其正名。其一生诊疗经验丰富,撰著医籍余部,学术造诣深厚。陈修园博览群书,喜用经方,师古而不泥古,以继承、发扬祖国医学为己任,博采众长、兼收并蓄、融汇新知,并融合个人经验,自成一家。

辨证论治

根据陈修园主要学术思想,任应秋教授对陈修园的评价是:"维护旧论,分经审证。"这表明陈修园既学习古人经验,又能做出创新。陈修园主张维护旧本《伤寒论》,认为没有必要调整旧本的结构以及引申义。他晚年所著的《伤寒医诀串解》是其一生对《伤寒论》研究的精华所在,他独创分经审证一法,如他首将太阳病分经、腑、变三证,经证以头痛项强、发热恶寒为典型症状,但要区分虚实;腑证为表邪不去、循经而入膀胱者,有蓄水和蓄血之不同;变证多由汗下失宜而来,有从阴阳之异;并有各自的代表方剂,阳明、少阳病又各分经证和腑证;太阴病分阴化、阳化两个方面;少阴病分从水化为寒,从火化为热二端;厥阴为两阴交尽,宜无热证,然厥阴主肝,而胆藏于内,胆火内发,故从热化者反多,寒化者则少。陈修园对六经辨证的纲领、演变规律、方药运用的原则等进行了系统归纳,病邪侵入人体的方式及其本身的性质都各不相同,所以要仔细鉴别。陈修园在六经辨证方面的继承与创新,后世很少有人能超过他。

陈修园以脾胃为重点,深谙《黄帝内经》脾脏的生理特性,以"存津液"为其辩要之重,书中云:余每用理中丸汤倍白术加瓜蒌根,神效。陈氏认为津液乃人真身之水,水不自生,一由气化,二由火致。黄芪六一汤取气化为水之义,崔氏八味丸取火能致水之义也,因此陈修园始终以津液为核心,处处以存津液、生津液为要诀,治疗重视脾胃,以肾为急,强调水火同调,阴阳相济,深刻影响了临床。

陈修园临床经验经验总结有三:其一,尊崇经方。如用小建中汤治疗虚劳咳嗽,大建中汤治疗心胸大寒痛。其二,不弃时方。陈氏否定了不少当时的方剂,却盛赞防风通圣散,说这个方剂是难得一见的好方,认为"表证未解,里证又急,必用此散以两解之"(《医学实在易》),在他一生的著作中都可以看到对防风通圣散的赞扬。其三,他创制了很多新方剂,如午时茶、雪梨膏,午时茶源于《陈修园医书全集》,不可考;雪梨膏源于《医学从众录》虚瘦方治,治咯血吐血,痛嗽久不止。《陈修园医学全书》重在解释经典原文,将珍贵的中医基础资源以通俗易懂的方式传授给初学者,这非常有益于中医的传承,同时还对中医在民间的流传起到了一定推动作用。

病案举隅

病案1

热邪伤阴,风阳内炽,宜清热存阴为主。

大生地(四钱)、麦门冬(三钱)、生白芍(二钱)、玄参(二钱)、粉牡丹皮(二钱),竹叶心(三钱)。

按语 热邪伤阴,津液所致,阴虚不敛阳,风阳内盛。阴液乃一切生理能活动的物质基础,如热伤上焦,伤及肺胃,胃阴不足,津不上承,则致口干、眼干、皮肤干燥。临床所见舌红少苔,脉沉细,乃一派阴虚液伤之象,故选用大生地、麦冬、玄参等甘寒养阴增液之品,以补阴液之不足。若热邪伤及肺阴,必累及肾阴,故以白芍和之;热盛伤阴入营血,以牡丹皮清热凉血;以竹叶心清热透邪。诚如何廉臣言:"邪伏既九,血气必伤……故灵其血气,清其血热,为治伏邪第一要义。"

病案2

脉来稍静,神气略清,但风阳未息,五液早已耗伤,宜育阴滋液以救内焚,拟主以甘寒之剂,冀得津液来复,始有转机之望。

鲜生地(三钱)、川石斛(三钱)、阿胶(二钱)、人参(二钱)、天门冬(三钱)、左牡蛎(三钱)。

按语 阴虚则水不涵木,风火蠢动,阳虚则龙火不藏,虚阳外越,若风阳未息,以致虚火不静。古人云:"治风先治血,血行风自灭。"以阿胶、人参补血养阴;石斛性寒,以益气养阴;生津降火,以甘寒之剂降之,如当归、天门冬之属;因相火旺伤阴所致的虚火用甘寒之剂,如"若肾水受伤,其阴失守,无根之火,为虚之病,以壮水之剂制之,如生地黄之属";《素问·藏气法时论》云:"心苦缓,急食酸以收之",用以牡蛎。泻热补气,非甘寒不可,若以苦寒泻其土,使脾土愈虚,火邪愈甚矣,故医案中用甘寒之剂泻热。

病案3

内损已久,继以暴邪,加以厥阴误进刚剂,津液被劫尤甚,阳气内风益炽,真阴已竭,症属难治。

大熟地(四钱,焙成炭)、生白芍(二钱)、白茯神(三钱)、远志(二钱)、灵磁石(三钱)、宣木瓜(二钱)。

按语 论病有正治,有反佐。正治者,治寒以热,治热以寒;反佐者,治寒病以凉药为向导,治热病以温药为先锋。若温病则正治可,反佐不可,误治更不可。治阳邪以阴胜,则真阴不伤。若泥于古法,或任意反佐,真阴受伤,终归必败。《景岳全书·杂证谟》指出："诸痹者,皆在阴分,亦总由真阴衰弱,精血亏损,故三气得以乘之,而为诸证。"阴虚耗津日久,加之感受外邪、误服用厥阴的药,致使津液耗损严重,而此时阳气内盛,充斥机体,故予茯神、远志、磁石平肝潜阳以缓肝之急以熄风,同时滋肾之液以驱热,故以熟地黄滋阴补血,共奏润肝血熄风。盖真阴已竭,唯有大剂滋填,速与灌输,方可生机洋溢,故与熟地滋阴、补血;白芍养血、补血、养阴平肝。

病案 4

深秋风热过盛,偏亢之邪,伤及气分,法以辛凉甘润为主。

枇杷叶(二钱)、玉竹(二钱)、麦门冬(三钱)、薄荷(八分)、冬桑叶(一钱五分)、生甘草(一钱)、沙参(二钱)。

按语 秋季发病成为伏气温病的比较多见,而由当令之气致病者比较少见;或者因伏气致病的病情重,而因当令之气致病的病情轻。这种由当令之气致病的秋燥证,初起病邪必犯肺卫。《温病条辨》中"燥伤肺胃阴分,或热或咳者,沙参麦冬汤主之"。本方证为燥伤肺胃阴津,尤以胃阴损伤为甚所致,胃津伤则咽干口渴,肺津伤则干咳不已而少痰。沙参麦冬汤以沙参、麦冬、玉竹滋肺胃津液,合甘草取"甘守津还之意",以加强复阴。另外,仿喻昌清燥救肺汤法配用桑叶,其轻清疏散,一可凉透燥热而外出,二可宣降肺气以布津,三可凉肝以防肝火风阳之升动;辅以枇杷叶清肺和胃,降气化痰;深秋风热过剩,阳气偏亢,与薄荷以疏散风热。全方以滋阴为主,兼以清热化痰、宣展肺气,可谓是通滋胃阴法的代表方。

病案 5

气分燥热,脉形右大兼数,拟用辛凉清上。

冬桑叶(二钱)、象贝母(三钱)、杏仁(二钱)、香豉(一钱)、沙参(一钱五分)、山栀皮(一钱五分,炒黑)。

按语 《素问·至真要大论》说:"燥者濡之。"初起邪在肺卫,中期,病在气分。叶天士云:"气病有不传血分而留邪三焦。"燥热炽盛,津液已伤,宜清、养并举,在根据不同病位施以各种清泄气热法的同时,注意滋润津液。方中桑叶能清宣温燥,透邪外出;杏仁能够宣利肺气,润肺止咳,共为君药;香豉透表散邪,助桑叶轻宣透热;象贝母能够清热化痰,助杏仁化痰止咳;沙参能够养阴生津,凉润肺金,共为臣药;栀子皮能清泄上焦肺热,共为佐使药。全方配伍,外能轻宣燥热,内能凉润肺金,能够使燥热除而肺津复,从而达到治疗疾病的目的。

病案 6

津液被劫,阴不上承,口渴而不知饥,心中烦热,脉形虚数,舌红,宜用炙甘草汤,去桂。

炙甘草(二钱)、麦门冬(二钱)、阿胶(二钱)、人参(一钱)、生地(八钱)、麻仁(大枣四枚)。

按语 本案为秋燥后期邪热羁留不退,耗伤肝血、肾阴。"津液被劫,阴不上承",而致邪少虚多之症。肝肾亏则水不制火,虚火内生,故见"腹热不饥,心下温温液液";肾水不能上承,故见口渴,上腭干涸;阴血亏虚,故见舌红,脉虚数。根据"上燥治气、中燥增液、下燥治血"的治则,叶氏选用《伤寒论》中滋阴养血之炙甘草汤去生姜、桂枝、大枣为方。方中以炙甘草、人参补益化生气血之源的中气,并能生津止渴;再以生地黄、麦冬、阿胶补益肝肾之阴;麻仁润燥。诸药合用长于救阴,兼退虚热,以滋填肝肾精血,共治温热病邪深入下焦,肝肾阴伤之症。

病案7

厥回脉续,两足筋渐舒,晨指上螺纹亦还,邪势略已减轻,然四肢尚觉微冷,恶热,口渴不止,呕泻时作,热毒邪势犹盛,必得肢和呕平庶可无虑。

飞滑石(三钱)、西瓜翠衣(一两)、白茯苓(三钱)、陈皮(八分,去白)、大腹皮(三钱)、川石斛(五钱)、猪苓(二钱)、泽泻(二钱)、淡竹茹(一两)、枇杷叶(五片,拭去毛)、川连(六分,吴茱萸拌炒)。

按语 药误者,乃少阴误清,以致转入厥阴,如生命之火,日益浇漓,故张仲景曰:"厥阴热病多厥少者生,厥多热少者死,厥回脉徐出者生,脉暴出者死。"现厥脉回,两脚渐渐舒展,手指螺纹显现,表明邪以渐渐褪去,然而其四肢仍自觉发凉、怕冷、上吐下泻不止,表明热毒邪势未去,邪热扰内,故见恶热、口渴不止,故以猪苓、白茯苓、泽泻、飞滑石、大腹皮五药利水渗湿邪热,让湿热从小便排出;佐以石斛养阴生津,热毒伤元气;兼挟湿邪,损伤脾胃,故以西瓜翠衣清热养阴止渴;陈皮以燥湿健脾和胃;其呕吐不止,故以枇杷叶缓解胃热呕吐,以川连清热燥湿,吴茱萸温脾止泻、降逆止呕,三药共奏止呕止泻之功,待药服用后,以患者肢温呕止为佳。

病案8

口干烦渴不止,小便黄赤,内热未清,法宜利小便,拟用四苓导赤合剂。

生地(二钱)、麦门冬(二钱)、人参(二钱)、泽泻(三钱)、猪苓(二钱)、炒白术(二钱)、赤茯苓(二钱)、木通(一钱)、甘草(一钱)。

按语 若热伤肺阴,则津液干枯,多饮而口干烦渴不止。四苓汤出自《医宗金鉴·幼科心法要诀》,由茯苓、猪苓、泽泻、白术组成。茯苓气平,味甘淡,气味俱薄,除湿之圣药也(《药鉴》);猪苓味苦、甘、淡,气平,功专于行水,凡水湿在肠胃、膀胱、肢体、皮肤者,必须猪苓以利之(《本草新编》);而泽泻"最善渗泄水道,专能通行小便"(《本草正义》),此三药均可发挥淡渗利湿之功效。其口干而烦躁,佐以麦门冬以清心除烦、益胃生津。《小儿药证直诀》载"赤者心热,导赤散主之",下焦有热,小便黄赤,清之利之,皆属于内热仍在,以健脾渗湿、清热凉血为主。《本草经疏》言生地黄为补肾之要药,益阴血之上品;《药性赋》则认为生地黄能凉心火之血热,除五心之烦热。《神农本草经》谓木通能通利九窍,李时珍言其上能通心清肺,下能泄湿热,泻诸经之火从小水下降。因为木通的肾毒性风险,甘草取生用,能泻火解毒为佐药。诸药相合共奏清心凉血、泻火除烦之效。

参考文献

[1]陈修园.南雅堂医案[M].上海:上海群学书社,1929.

[2]张忠礼.《陈修园医书全集》版本鉴别及真伪考证[J].编辑之友,2012(7):115-116.

[3]姜春华,姜光华.历代中医学家评析[M].上海:上海科学技术出版社,2010.

费绳甫

费绳甫（1851—1914），名承祖，清末江苏武进县孟河镇人，为费伯雄之长孙、马培之外甥。幼承庭训，少随祖父费伯雄录方，及长，同室诊病。诊脉精细，辨证明确，用药醇精，深得费伯雄学术之奥秘。中年移居上海，每日求诊者以百计，以善治危、大、奇、急诸病而医名大振，医术闻名于大江南北，远近往诊者，接踵而至。费氏治学主张师古不泥古，既不拘执古人成法，也不趋奇立异，立论以和缓、平正为宗，治法以清润、平稳为主，并善通变化裁前人方剂。晚年著有《临证便览》及医案医论若干，合为《费绳甫医话医案》，收于《孟河四家医集》中。该书说理透彻，要而不简，论述详尽，多而不繁，既有理论，又有临床实例，理论和实践紧密结合，为后世所珍。

辨证论治

费绳甫克绍箕裘，传承发扬了祖父费伯雄"归醇纠偏"学术思想和擅治虚劳疑难杂证之临床特色，善治内科杂病，尤以虚劳、调理最具心得，每有独到之处。治虚劳，主清润平稳；养胃阴，则主气味甘淡，独树一帜，以善治危、大、奇、急诸病享誉于时。兼取东垣、丹溪两家之长，认为东垣补阳、丹溪补阴是治病两大法门，然东垣未尝偏废阴面，丹溪也多顾及阳分，故吸取两家之长，宗其法而不泥其方。例如对于虚劳的诊治，虽宗丹溪"阳常有余，阴常不足"之说，但苦寒之品则尽量避免，恐伤阳也；遇脾胃弱者，则着重脾胃而用培土生金之法，实宗东垣学说。但除宗气下陷者外，升提之品不可用，燥烈之品更当禁忌，恐伤阴也。两者兼筹并顾，有相得益彰之美。费绳甫认为，东垣虽重脾胃，但偏于阳，近代吴澄《不居集》的补脾阴法，实补东垣之未备；丹溪之补阴，尤着重于肾阴，但弊在苦寒滋腻。故主张脾虚补脾，肾虚补肾，并宜兼事调和胃气。若胃气不和，则滋补肾阴，徒令凝滞；温补脾阳，则反动胃阴，以致饮食日减，虚何由能复。胃为水谷之海，五脏六腑之大源，足见一生气血皆从胃中水谷生化而来，所以不论何脏虚而关系于胃，必从胃治。倘胃气有权，则五脏之虚皆可恢复。因此胃之关系于一身，实在是最重要的，其治疗原则是：胃阴虚者，当养胃阴；胃阴、胃气并虚者，当养胃阴而兼胃气。

病案举隅

病案 1

《经》谓"肝主筋",肝阳升腾之势渐平。筋络酸痛、内热口干较前已减,尚未尽退,呛咳日久,头眩眼花,肺阴久虚,清肃无权,脉来弦细。治宜清肃肺气,兼治肝阳。

北沙参(四钱)、女贞子(三钱)、生白芍(一钱半)、生甘草(五分)、生杜仲(三钱)、川贝母(三钱)、鲜竹茹(一钱)、生谷芽(三钱)、甜杏仁(三钱)、桑枝(三尺)。

按语 《素问·刺禁论》曰:"肝生于左,肺藏于右,心布于表,肾治于里,脾之为使,胃之为市……"人体和谐之气,阳从左升,阴从右降,肝属木,位居东方,应春,为阳生之始,主生主升;肺属金,应秋,位居西方,为阴藏之初,主杀主降。左阳升,右即阴降,肝居右,其气自左升;肺居膈上,其气自右而降,既而肝升肺降,升降得宜,脏腑气机升降有序,则合乎天地自然,气机舒展血气条畅,焉能为病?若肝肺气机升降失宜,则全身阴阳、气血、津液的升降运行失调、紊乱。或"木火刑金",即肝郁化火,耗伤肺阴,肺失肃降,肺失治节,左升太过,右降无权,津液耗伤为痰,阴津失宣失布而为痰;或"金不制木",即肺燥阴亏,肝升太过,右金不克肝木,则肺肃降受阻,气机津血不能输调布散而致病;或"金亢制木",即肺气燥热,肺金清肃乏权,肝气受遏,疏泄失司,津液耗伤,阴津不疏为患;或肝气不疏,情志不调,肺气郁闭,肝肺气机不能升发,则津液气血停滞。本案患者肝阳上亢,肺失肃降,致而左升太过,右降无权,津液失于宣发布散,则症见筋络酸痛、口干、头晕眼花诸证。故予川贝母、鲜竹茹、甜杏仁润肺止咳平喘;予生白芍平抑肝阳;予北沙参、女贞子、生谷芽滋阴润燥,健脾和胃,生津止渴;生予杜仲、桑枝舒筋活络。诸药合用,调理肝肺气机升降,平和气血津液输布。

病案 2

阴血久虚,肝阳升腾无制,上灼胃阴,胃失降令。脘闷腹痛,内热口干,头眩且痛,肢节酸痛,腰酸带下,脉来弦细而数。治宜养血清肝、兼和胃气。

大白芍(一钱半)、左牡蛎(四钱)、川楝肉(一钱半)、宣木瓜(一钱半)、生熟谷芽(各四钱)、大麦冬(三钱)、西洋参(一钱半)、川石斛(三钱)、杭菊花(三钱)、鲜竹茹(一钱)、瓜蒌根(三钱)、薄橘红(五分)、生杜仲(三钱)、冬瓜子(四钱)、银杏肉(十粒)。

按语 肝主疏泄,疏即疏通,泄即发泄、升发。肝为刚脏,主升、主动,能够调畅全身气机。气机,即气的升降出入运动。机体的脏腑、经络、器官等的活动,全赖于气的升降出入运动,津液的输布代谢也同样有赖于气的升降出入运动。气机调畅则全身血脉调和,津液输布调畅;气机郁结,则气血津液运行失调。本案患者肝阳上亢,煎灼胃阴,使得气机闭阻,津液代谢失常,敷布障碍,从而出现脘闷腹痛、内热口干、头眩且痛、肢节酸痛等症状。故予大白芍、川楝肉、杭菊花、牡蛎平肝潜阳;予大麦冬、西洋参、川石斛、瓜蒌根滋阴生津止渴;予宣木瓜、银杏肉活血舒筋活络;予生杜仲强筋骨;予鲜竹茹、薄橘红、冬瓜子化痰;予生熟谷芽补胃气。诸药共奏养血清肝,兼和胃气之功。

病案3

肝阳上亢之势已平，肺气下降，呛咳、鼻塞、痰多、口干皆退，肢节作痛较前大减，尚未全止。湿痰入络，荣卫交阻。脉来沉滑。宜宗前法进治。

甜川贝(三钱)、瓜蒌皮(三钱)、生苡仁(三钱)、川萆薢(三钱)、光杏仁(三钱)、南沙参(四钱)、杭甘菊(三钱)、生甘草(五分)、地肤子(三钱)、鲜竹茹(二钱)、川石斛(三钱)、茯苓皮(三钱)、甜瓜子(三钱)、丝瓜络(三钱)、橘络(二钱)、桑枝(一尺)。

按语 《医原》言："外感之燥，津液结于上而为患者，结者必使之开解，非辛润流利气机不可。"强调了畅达肺气的重要性。《医述》云："欲救全体之燥，须从木令之升，但使五脏各有升令之奉，则土能生金，金能生水，水能制火。虽其间有补有泻，皆可以此一字为循环法，所谓少阳为枢者此也。"强调了疏肝理气在治燥中的关键地位。本案患者经调肝理肺治疗后症状明显缓解。加之水湿不运，阻碍气机，郁而化热而炼液为痰，治宜调肝理肺，清化痰湿。故予川萆薢、生苡仁、地肤子、茯苓皮、甜瓜子利水渗湿；予瓜蒌皮、橘络、鲜竹茹化痰；予南沙参、川石斛生津止渴；予光杏仁、甜川贝宣通肺气；予杭甘菊平抑肝阳；予桑枝、丝瓜络通利关节，舒筋活络；生甘草调和诸药。

病案4

肺金清肃之令下行，呛咳口干、咯血内热、苔黄耳鸣皆退。惟神昏发厥，肢节抽掣，肾阴久虚，水不涵木，肝阳化火，挟痰热上阻包络，神明无主，脉来弦滑。治宜益肾清肝，兼化痰热。

北沙参(四钱)、大麦冬(二钱)、黑料豆(三钱)、甜川贝(三钱)、钩钩(二钱)、云茯神(三钱)、花龙齿(二钱)、川石斛(二钱)、鲜竹茹(一钱)、青铅(一两)、生枳壳(一钱)、炙僵蚕(二钱)、生牡蛎(四钱)、上沉香(二分)。

按语 本案患者初因肺失肃降，则出现呛咳口干诸证。李中梓说："肺主气，气调则脏腑诸官听其节制，无所不治。"经肃肺之后，症状缓解。唯有神昏、抽掣尚未减轻。只因病程日久，耗伤肾阴。肾主水液，主一身之津液和一身之阴，肾气实则津液充足，肾气虚则全身津液衰，且五液的化生亦全赖于肾阴的涵养。肾为先天之本，主藏精化血，为生殖之源，又为水火之脏，并与肝有水木相生、精血互化的同源关系。一旦失源，水不涵木，肝火过旺，上扰心火，耗伤津液，酿液成痰，痹阻经络，故神昏发厥，肢节抽掣不能缓解。治宜益肾清肝，兼化痰热。予北沙参、大麦冬、川石斛生津止渴；予黑料豆补肾养阴；予青铅、花龙齿、生牡蛎、云茯神、钩钩、炙僵蚕定惊安神；予生枳壳、上沉香疏肝行气；予甜川贝、鲜竹茹清热化痰。

病案5

腰为肾府，肾虚腰痛，头痛眼花，内热口干，腿足阴酸，木少水涵，肝阳上亢，挟痰销铄肺阴，清肃无权，间或呛咳，脉来沉弦而滑。治宜益肾清肝，兼化湿痰(服廿帖，四月廿九日)。

黑料豆(三钱)、女贞子(三钱)、生杜仲(三钱)、生白芍(一钱半)、生甘草(五分)、北沙参(四钱)、杭菊花(一钱半)、甜川贝(三钱)、川石斛(三钱)、瓜蒌根(三钱)、冬瓜子(四钱)、广皮白(八分)、桑枝(三钱)。

按语 《石室秘录》曰:"肝为木脏,木生于水,其源从癸。"肝肾母子相生,水涵木荣。若肝肾不调,则母病及子或子盗母气,肾阴亏耗,水不涵木;肝阳上亢,下劫肾阴,如此则阴液亏损,故则症见腰痛、口干、头痛眼花等。又因津液失于敷布,阻于上焦则灼津为痰而出现呛咳。故予黑料豆、女贞子、生杜仲、北沙参、川石斛滋阴补肾;予生白芍、杭菊花平抑肝阳;予甜川贝滋补肺阴,止咳平喘;予瓜蒌根、冬瓜子、广皮白化痰除湿;予桑枝通利关节;予生甘草调和诸药。

参考文献

费承祖.费绳甫先生医案[M].上海:上海科学技术出版社,2004.

钱 艺

钱艺,清末太仓名医,字兰陔,晚号隐谷老人,膝下三子皆从父授业行医,秉承家学,悬壶济世,闲暇之余将临证经验编著成册,著有《证治要旨》《念初居笔记》等。阐述医理通达透彻,上溯内难根源,下引唐宋支脉,重温病之学,又博采众长,临证用药机圆法活,屡起沉疴,其学术价值颇丰。

辨证论治

《慎五堂治验录》是其临证经验的重要体现,是娄东中医学术流派的代表著作之一,强调医者须"学、问、思、辨、行"五者俱备而得名,警示后人学医需慎学、审问、慎思、明辨、笃行。医案医话记录详细,病种多样,内涵丰富,辨证经典,用药考究,具有典型的世医家范,不失为指导临床辨证施治的参考。故挖掘其学术价值和文化内涵,对丰富娄东中医学术流派具有重大意义。

病案举隅

病案1

陆颂臣夫人,壬午。背疼目胀,经来百节烦疼,目花耳鸣,作血枯气竭肝伤,用岐伯血枯方得效,膏剂仍宗原法增味。

乌贼骨(四两)、熟地(三两)、麦冬(一两半)、茯神(三两)、茜根炭(一两)、杞子(一两半)、黄芪(二两)、西洋参(二两)、线鱼胶(一两)、归身(一两半)、苁蓉(一两半)、沙苑子(一两半)、黄雀卵(十二枚)、香附(二两)、白芍(一两半)、紫石英(一两半)、湖杜仲(五两)。

煎膏出火气,每日用橘叶或砂仁汤送下五六钱。甲申八月已怀麟五六月矣。

按语 《素问》云:"徇蒙招尤,目冥耳聋,下实上虚,过在足少阳厥阴,甚则入肝。"病患血气乏源,血虚肝伤,上不能荣于耳目,亦不能荣于四肢百骸故经来百节烦疼,目花耳鸣。《素问·腹中论》:"岐伯曰:病名血枯。此得之年少时,有所大脱血;若醉入房中,气竭肝伤,故月事衰少不来也。"醉后行房,血盛而热,因而纵肆,则阴精尽泄,精去则气去,故中气竭也。夫肾主闭,肝主疏泄,不惟伤肾,而且伤肝。综合之四味药温补肝肾,益精生血,通经脉,下瘀血,调理冲、任,治疗经闭。故《临证指南医案》云:"以乌贼骨四分,取其味咸走肾,性温达肝,配以芦茹一分,取其辛散内风,温去恶血,二物并合专攻破宿生新,丸以雀卵,取其温补助阳,能调子脏精血。"加味熟地、麦冬、茯神、黄芪、西洋参等药辅以滋阴益气,养血改善目花耳鸣之症。制以膏剂更添滋补之功,缓缓图之。

病案2

童生南,钱门塘。真阴亏于下,伏暑盛于内,寒热经久不已,则阴愈涸而阳愈炽矣。证则齿枯舌燥,苔黑唇焦且裂,大便闭而身热,神迷谵语,手指蠕动,脉形洪数。仿古人正虚邪盛合治,用咸寒甘苦之法。

生牡蛎(一两半)、生鳖甲(七钱)、桑枝(一两)、蔗汁(一杯)、犀角(七分,磨冲)、咸苁蓉(三钱)、桑叶(四钱)、梨汁(一杯)、羚羊角(三钱)、元参心(四钱)、鲜生地(一两)、炒滁菊花(四钱)。

进泄热救阴数剂,更衣未畅,余热未清,夜间神识尚迷,两手蠕动已定,脉洪数,左甚于右,舌红欠泽,剽抚兼与,可收全绩。

细生地(五钱)、西洋参(一钱半)、鲜霍石斛(五钱)、鲜生地(五钱)、生牡蛎(一两)、二生稻叶(二两)、鲜首乌(五钱)、陈阿胶(一钱半)、经霜桑叶(十张)、淡肉苁蓉(三钱)。

膏方:西洋参(三两)、淡天冬(一两半)、生地(四两)、白芍(三钱)、甘杞子(四两)、肉苁蓉(一两半)、茯神(四两)、香附(三两)、五味子(五钱)、生牡蛎(五两)、鳖甲(一两半)、阿胶(三两)、仙灵脾(一两半)、湘莲子(四两)、龟甲(三两)、海参(二两)、银贡(三两)。

上药用河水煎浓,去渣再熬,以阿胶收膏。每晨淡盐汤下五六匙。

按语 此案病患真阴亏虚,又伏暑胜于体内不得解,证见齿枯舌燥,苔黑唇焦且裂,大便闭而身热,神迷谵语。患者手指蠕动,脉形洪数,示以体内阴液亏虚至极,阴虚风动之势。《景岳全书·虚火论》:"凡虚火证即假热证也……虚火之病源有二……一曰阴虚者能发热,此以真阴亏损,水不制火也。二曰阳虚者亦能发热……"。当治以潜阳归阴、引热下行,润下行水、清热生津、解渴除烦。《素问·至真要大论》云:"热淫于内,治以咸寒,佐以甘苦。"故先以咸寒甘苦之法解体内之热邪,是为泻热救阴。以生牡蛎、生鳖甲、蔗汁、犀角,多以清热滋阴,咸寒润下。鳖甲配伍生牡蛎、鲜生地、阿胶等可滋阴潜阳,治热病后期,阴伤虚风内动,脉沉数,舌干齿黑,手指蠕动,甚则痉厥等证。服药毕,夜间神识尚迷,两手蠕动已定,左脉甚于右脉,舌红欠泽,此伏邪已去而余热未清,津液未复,无肾水以制心火,虚火仍存,阴津不足,不能上布于舌,故复用细生地、西洋参、生牡蛎、经霜桑叶以救阴清热,缓补真阴,得君相安位。救阴与清热兼顾,调和阴阳。预后以膏剂,西洋参、淡天冬、生地、甘杞子、鳖甲、龟甲等滋阴潜阳,生津益血。以阿胶收膏,本品甘平质黏,归肺、肝、肾经。入肝以调血,入肺肾以滋阴养血,而为补血养阴良药。

病案3

吴,右,丁亥八月,网船。遍体攻痛,皮肤燥裂色赤,四肢麻木,眩晕腹痛。营分大亏,风邪内盛,养血驱风为治。

明天麻(一钱半,煨)、东白芍(三钱)、嫩甘草(五分,炙)、豨莶草(三钱)、桑枝(一两)叶(三钱)、净归身(一钱半)、川桂枝(三分)、干首乌(四钱)、黑芝麻(三钱)、甜菊花(三钱)、料豆衣(三钱)。

按语 《素问·风论》曰:"风者,善行而数变……风者,百病之长也。"风善走窜且致病广泛,故患者会出现遍身疼痛;血虚不能濡养肢体则四肢麻木,不荣则痛,腹部疼痛。营气的功能是化生血液,并营养周身,营血亏虚,则皮肤失去濡养致燥裂色赤。《素问·太阴阳明论》曰:"伤于风者,上先受之。"风为阳邪,其性开泄,易袭阳位,风邪侵袭脑窍,扰乱神明则见眩晕。故本病的病机为风邪内盛,血虚失养,以养血驱风为治则。明天麻祛风通络、息风止痛;东白芍养血敛阴,与川桂枝合用可调和阴阳、温通经脉;豨莶草、桑枝祛风湿,通经络,治疗患者周身麻木症状;净归身补血活血;干首乌、黑芝麻补肝肾、益精血;甜菊花润燥止渴;叶即桑叶疏散风热、平肝;料豆衣滋阴养血、平肝益肾。诸药合用,共奏养血驱风之功。

病案4

沈心斋室,丁亥十月初三,南码头。膏子方。种种病状前案中说已著,无庸再赘。询知病由十年前血崩而起,调理多经名手,未奏寸功。淹缠至今,日以加剧。思癸水必诸路之血,贮于血海而下,其不致崩决淋漓者,任脉为之担任,带脉为之约束,二维二跷之护卫,督脉以总督其统摄,肝肾位下以拥固之。今者但以冲脉之伤而血下,诸脉咸失其职司,证果是虚,日饵补品不应,未达奇经之理耳。考诸《内经》训,"阴虚阳搏谓之崩""阴络伤则血内溢",血乃"水谷之精气,和调于五脏,洒陈于六腑",源源而来,生化于心,统藏于脾,藏摄于肝,宣布于肺,施泄于肾,灌溉一身,所在皆是。上为乳汁,下为月水,上以应月,月以三十日而一盈,癸事三旬而一至,应月满则亏,亏极则病,血亏无以配阳,阳盛则搏阴络,络伤则血妄行,血去则气随以病,气血交病,阴阳偏胜,五脏相互克制,二气莫得其平。驯致肝阳勃动,眩晕耳鸣;横凌中土,气触脘痛;心无血养,心悸火升;肾虚水不生肝,腹中热灼,喉嗌干痛;阳动则风随,筋瘛抽痛,大骨酸疼,肌肉聂,肢尖麻木。至于癥瘕聚气,乃络痛而气聚也。兹拟膏方,理宜扼要肝经,女子以肝为先天也;肾次之,以肾水能生肝木也;脾胃又次之,以为生化之源也;肺心又次之,以治节行而气不逆,主明则下安也。方用玉横先生一贯煎加味,使肾水以生之,血液以濡之,肺金清肃之,令以平之,中宫坤顺之土气以植之,土气健而生化旺,气血盛则骨正筋强。然必须怡悦情志,省力安闲,添以节饮食,慎寒温,经年善调,可望有成。戊子季春,此病又发,用定风合青松药酒,又效。

甘杞子、西洋参、乌贼鱼骨、南沙参、大白芍、淡肉苁蓉、细生地、石决明、沙苑、蒺藜、麦门冬、淡银贡、煨明天麻、秦归身、川楝子、鲜丝瓜藤、大甘草、川石斛、真番桃干、贡山药、老莲子、大红枣子。

上用雨水浸桑柴文火熬浓,去渣,收入鲜竹沥、陈阿胶成膏,米饮下。如气愤用苏梗摩汁冲服。

按语 《内经》云:"阴虚阳搏谓之崩。"崩漏是由"阴虚阳搏"导致的,即阴气虚弱而阳气过盛,阴阳失调。同时,"阴络伤则血内溢",说明崩漏也与阴络受损有关。血是水谷之精气,需要和调于五脏,洒陈于六腑。女子以肝为先天,与任督冲带奇经密切相关。本证因夙病血崩而起,络伤而大量失血,阴血不足,无以制约阳气,肝阳上升眩晕耳鸣;肾阴虚亏则不生肝,腹中热灼,喉嗌干痛;阳动则风随,筋瘛抽痛,大骨酸疼,四肢麻木。脾胃为气血生化之源。因此治疗应当调肝养血,调补中焦,阴阳并补。方中西洋参、南沙参、川石斛、麦门冬养阴生津,淡肉苁蓉、沙苑、蒺藜补肾助阳,川楝子、石决明、乌贼鱼骨、煨明天麻等行气疏肝,细生地、大白芍、秦归身滋养肝血,大甘草、贡山药、大红枣子、甘杞子、老莲子等调补中焦,鲜丝瓜藤通经络。淡银贡和真番桃干用于膏方调理,取其久病难以速去,需缓缓图之,并增强培补中焦之力。

病案5

族叔诚德,年四十许。始起三疟,且兼跌河,衣裳皆湿,吸入河水数口,归家即凛寒不汗,泄泻如注,脉细苔白。急予泄表重剂加扁豆衣以止泻,一帖泻止,汗仍不出,身痛逢节益甚,不能举动,牵引肘膝,微见红肿,知其邪从阳化,即伤寒表强之谓。奈脉细如丝,苔糙少津,不饥不食,鼻血点滴,齿枯唇燥,元津欲竭,邪势方张,改以甘寒救津,辛凉泄表,一剂似有转机,三疟从兹亦止。手足不能屈伸,舌光色红,纳谷略思,作胃液不足,不克渗灌溪谷而利筋骨,治用沙参、蒌根、甘、地、丝、斛、麦、胶、交、谷、菊、桑之类,或佐竹茹、苇根以安中,不十剂而愈。此病若不量体裁衣,法随时变,鲜不遗人夭枉矣。

按语 《伤寒论》对于变证的治疗,当"观其脉症,知犯何逆,随证治之"。本案初起因病疟落水而出现凛寒不汗、泄泻如注的症状,其病机为内有脾弱、外感寒湿,治当解表兼顾和里,方以解表重剂以解表,加扁豆衣止泻。治后泻止而汗不出,而身痛逢节益甚,不能举动,牵引肘膝,微见红肿,可见已有湿热相合,邪袭筋脉之机,病位仍靠近于表;而脉细如丝,苔糙少津,不饥不食,鼻血点滴,齿枯唇燥,元津欲竭,邪势方张,即热盛已然伤津耗液。治疗宜甘寒生津,辛凉泄表,使阴津得复,湿热从表而解。治后病现转机,其疟亦止,然手足不能屈伸,舌光色红,纳谷略思,医家思,其邪大除而胃液不足,仍有余邪,不克渗灌溪谷而利筋骨,故治用沙参、蒌根、甘、地、丝、斛、麦、胶、交、谷、菊、桑之类以养阴生津,兼除余邪,又佐竹茹、苇根以安中、微除余热。本案医者在整个治疗过程中,对于疾病不同的变化辨证论治,因机立法,随法处方,随证治之,治多效验,可见辨治思路严谨。

参考文献

[1] 钱艺.慎五堂治验录[M].杨杏林,点校.上海:上海科学技术出版社,2004.

[2] 田代华整理.黄帝内经素问[M].北京:人民卫生出版社,2005.

曹仁伯

曹仁伯(1768—1833),名存心,号乐山,清代名医,今江苏省常熟市福山镇人。幼年师从同里许廷诰先生,矢志攻读。后因不愿科举应试,遂从吴门薛性天习医。刻苦钻研医术,主张学医要虚心,并相信人力可以攻克疑难重症。其学成之际,邑境血吸虫病流行。曹氏用健脾化湿,分利三焦法治疗晚期患者,得心应手,疗效显著。钻研《黄帝内经》《伤寒论》等古典医著,对金、元、明、清医家注述,亦有心得,有弟子数十人。曹存心的医名继叶天士、薛生白而起,被誉为"德被吴中,名驰海外"第一人。

· 辨证论治 ·

曹氏毕生行医,地域以江南苏、常、昆一带为主,从其各门医案记载,以感受湿邪,或脾病湿郁为热者,最为多见,如内伤杂病、痉痹、神志、失血、痰饮、咳喘、呕哕、湿病、脘腹痛、肿胀、大便、虫病等,均有湿邪、湿热而致的病例。而其症候表现,每虚中夹实,实中藏虚,病情错综复杂,曹氏皆能审病程久,暂察治疗转变,候三部脉象,辨邪正盛衰,随机立法,恰到好处。

撰有《琉球百问》,为回答其琉球弟子占风仪所提问题的记录整理而成,论述临床立法处方,旁及针灸、本草等,对拟方用药,医理阐述,均有发挥。《继志堂医案》(约撰于19世纪中叶),为其临证心得和经验的记录,其治内科杂症,善于剖析病情,推论病源,对湿热夹阴虚等复杂病症尤有经验,每能据病程之火暂,辨邪正盛衰,随机立法,对脾胃说,颇有体会,并善于化裁古方。清代柳宝诒评论曹氏医案,称其"审证的确,用药精当,有以匙勘钥之妙"。

· 病案举隅 ·

病案1

风寒湿三气杂至,合而为痹。本宜温药和之,无如痹日经久,三气之邪亦已郁热,正在"经热则疼,络热则痹"之时,又与风寒湿初起见症甚不相同,所以脉象弦数、口舌干腻、小溲带黄继之于后也。拟蠲痹法加减。

黄芪、赤芍、姜黄、桑枝、当归、羌活、黑栀、竹沥、白蒺藜、芦根。

按语 虽初始之时风寒湿邪内侵,但痹症日久,日久郁而化热,已为风湿热邪之象。

痹症日久不愈,病家心中郁结,脉多弦数;日久热伤津液,故口舌干腻,而小便黄尽显一派热象。用蠲痹法加减以祛风化湿清热、蠲痹止痛。痹症日久,气血俱损。经曰:营血虚则不仁,故用当归以养营。又曰:卫气虚则不用,故用黄芪以益卫;用赤芍、姜黄者,活其湿伤之血;黑栀清热、竹沥利尿通淋;白蒺藜疏风;芦根生津止渴。郁热清,津液充足,则口舌干腻可消。

病案 2

病经旬日,恶寒身热而起,本多头痛,现尚体疼,红疹难发,未能透达,少汗多烦,牙关紧闭,舌强难言,苔色灰白,唇干齿燥,胸闷脘痞,小便常转矢气,曾经厥逆,至今气塞,诊得脉象皆数,右寸关部弦而且滑。此系燥风外感,引动伏暑,已经化热,且兼痰食中结,互相为患也。结而不开,往往津液暗伤,变为实在痉厥矣。速以凉膈法,清其无形之邪火,导其有质之痰食,以使三焦通利为要。

凉膈散、川郁金。

按语 病家日久,以身热而起,热伤津液,现已少汗多烦,舌强难言,唇干齿燥,一派津亏液少之象,且右寸关部弦且滑,为痰食阻滞之之象。脉象皆数,急需釜底抽薪,方用凉膈散清泄三焦之火,泄热通便。方中连翘清心热。黄芩、栀子清热解毒,增强连翘之功,且栀子利尿,能引热从小便排出。大黄、芒硝、甘草并用,组成调胃承气汤,通腑泻热,釜底抽薪,取“以泻代清”之意。既然通过清热泻下,可引中上二焦之热从大小便排出,使热毒得解。热聚胸膈,其火上炎。丹溪云:“轻者可降,重者则从其性而升之”。若郁热不散,火毒难以彻底清除,故配伍辛凉透散的薄荷、竹叶以增强连翘的清散透热作用,使郁热散出而解。调服时加入白蜜,可和中护胃,防止连翘、栀子、硝黄等寒凉伤胃,并缓和药性。

病案 3

水流湿火就燥,湿不与燥为邻,燥遍逼湿为火,火势炎上,则水之润下失常无怪乎,求救外水渴而能消,消则仍渴,转展不已也。前进许氏法仅能小效,制大其方正在此时。

大竹叶、石膏、党参、炙草、大生地、半夏、当归、白芍、绵黄芪、麦冬。

按语 燥者天之气,湿者地之气。《素问·阴阳应象大论》曰:“燥胜则干”“燥胜湿”。燥气太盛便为火。燥伤津液,正如《黄内内经》云:“燥邪伤津之甚,可损及阴液”。燥伤津耗液,津液无法润泽口腔,故口渴。虽外水可解近渴,但体内一片燥热之象,旋即又渴。用大竹叶生津止渴,石膏清热,大生地、麦冬养阴润燥生津,当归、白芍养血。燥热日久,必伤津耗气,党参不齐,绵黄芪固表。然方中滋腻药物过多,有碍脾胃,故加半夏燥湿健脾。全方共奏生津止渴、清热润燥之功。

病案 4

素患鼻衄。入夏又发。下体酸软无力,咳嗽口干,溺黄肤热。想是鼻衄屡发。上焦阴液久耗,而胃中湿热之邪,熏蒸于肺。肺热叶焦,则生痿躄也。

清燥汤(参、芪、草、术、归、橘、柴、麻、羌、地、连、猪、茯、麦、味、苍、柏、泻)去术、升柴,加白芍、茅花、枇杷叶。

按语 鼻衄多为热而致。其中《诸病源候论》中有详尽的描述:“肝藏血,肺主气,开窍于鼻。血之与气,相随而行,内荣腑脏,外循经络。腑脏有热,热乘血气,血性得热即流溢妄行,发于鼻者为鼻衄"。素患鼻衄,阴血已伤,入夏又发,阴血又伤,病者体质虚弱,阴血大亏,渐生虚热。本肺热,且阴血伤,故为痿躄,正如《素问·痿论》云:"五脏因肺热叶焦,发为痿躄"。《顾氏医镜》言五脏之痿,皆因于肺气之热,致五脏之阴俱不足而为痿躄。方用清燥汤。肺属辛金,主气;大肠为庚金,主津。燥金受湿热之邪,则寒水生化源绝,而痿喘渴诸症作矣。参、芪、苓、陈、草补土以生金,麦、味、枇、茅保金而生水,连、柏、归、地泻火滋阴,猪、泻清湿热之邪,芍以养血,则燥金整肃,水出高原,而诸病平矣。

病案5

劳倦而招风湿。右脉濡小。左脉浮弦。舌苔薄白。溺赤便溏。肢体酸楚。神倦嗜卧。少纳口干。

升阳益胃汤(参、术、芪、草、夏、陈、苓、泽、羌、独、防、柴、连、芍、姜、枣)加川朴青皮。

按语 《素问·刺法论》有言"正气存内,邪不可干""邪之所凑,其气必虚"。病者因劳倦而致内外腠理不固,风湿之邪趁机侵袭机体。湿入机体,体倦肢劳,脉因濡小。但此非单纯风湿一病,乃脾虚加风湿。脾胃虚弱则神倦嗜卧,纳食不佳。土克水,脾土虚弱不能克湿,故肢体酸楚;不能运化精微,故口干;中气既弱,传化失宜,故溺赤便溏。是方半夏、白术能燥湿;茯苓、泽泻渗之;二活、防风、柴胡能升举清阳之气;黄连疗湿热;陈皮平胃气;厚朴、青皮理气;参、芪、甘草以益胃;白芍酸收用以和营,而协羌活、柴胡辛散之性,盖古人用辛散必用酸收,所以防其竣厉,犹兵家之节制也。

病案6

阳络伤,血外溢,溢之后,脉宜静。此乃脉细而数,数则为热,细则阴亏。所以气息短促,胸臆隐痛,面色痿黄,语言无力,小水清白,大便漆黑,心悸少寐,气逆或闷。动则火升,倦则阳举,无一而非虚阳上扰,阴血下虚,气不归源之象。气有余便是火,气不足即是寒,不足之气反见有余,此非真火,乃是虚寒。阴不恋阳,血难配气。欲降其气,必须补阴,不言而喻。拟方请政。

人参、五味子、燕窝、枇杷叶、苡米、橘红、石决明、玉竹、冬瓜子、川贝母、麦冬、茯苓。

又诊:胸胁闷痛,比之午间大减。良以上焦瘀血渐从活动而清,所进养阴利肺法似属合宜。然气息之短促未长,火升心悸,口燥颧红,脉细,仍数阳气外露,阴血内亏。若能呼吸调和,即是其旋元吉。请政。

人参、五味子、麦冬、白芍、苡米、橘红、石决明、茯苓、玉竹、冬瓜子、阿胶、丝瓜络。

接服方:大生地、麦冬、北沙参、茯苓、甘草、枇杷叶、阿胶、石决明、百合、败龟板、燕窝、白芍、骨皮、玉竹、茯神。

按语 阳络伤,血外溢,此阴阳俱伤,脉应静,然则脉细而数,数则为热,细则阴亏,此乃阴不制阳,治当大补其阴。病家乃是上焦络伤大出血后出现的诸症,治当大补元气,养阴利肺。故以人参大补元气,复脉固脱;以燕窝、枇杷叶、玉竹、川贝母、麦冬养阴润肺,阴气足,气自降,诸症可解。又诊,病家瘀血渐除而闷痛大减。然血属阴难成易亏,补血养血非一日一时之功,故仍有阴血不足之征象。阴血亏虚则口燥颧红;脉细乃血不充盈之象;阴不敛阳,阳气外露。故在上方基础上加阿胶,《长沙药解》云"养阴荣木,补血滋肝"。又加丝瓜络以通经活络,除上焦瘀血。阴液足,口燥颧红即消。然病家肝肾亏虚、阴虚内热之征象明显,遂在后方中加入补真阴、除骨蒸、退虚热之品,以治其根。

病案 7

惊悸起因,传为颤振,继以寤寐不宁,左脉细软,右关弦数,数则为火,弦则为痰,细软又主乎虚。虚在肝肾,兼以痰火,结在脾胃,所以肢体软弱,口燥身疼也。连日固本,既属安适,可无更张。惟痰火内胜,不以十味温胆法加减佐之,以为标本兼顾之计,俾得虚不再虚,未知是否? 同石盘竹香先生议。

人参、大熟地(浮石拌炒)、枣仁、归身、天冬、大生地、茯苓、橘红、竹茹、川贝、柏仁、龙齿、石决明。

按语 惊悸者,《诸病源候论·虚劳病诸候》曰:"虚劳损伤血脉,致令心气不足,因为邪气所乘,则使惊悸不定。"虚而生内风,阴痰随之逆出,故发颤振。心虚胆怯,痰火内扰,寤寐不宁。痰火伤在脾胃,脾主肌肉四肢,脾废则肢体痿废不用也。脾胃乃气血津液生化之源,脾胃受损,生化不足,失于濡养,加之痰火内胜,故口燥身疼。用十味温胆法加减以滋阴补血,化痰宁心安神。大生地、大熟地、天冬大补津液,补肝肾之阴,则口燥可减;茯苓、橘红、竹茹、川贝清热化痰,痰火消,脾胃恢复,气血津液化生充足,则身疼可愈;枣仁、当归、柏仁宁心养血安神;龙齿可安心神、定魂魄;石决明平肝清肝。服之则惊悸即安,寤寐得宁。

病案 8

徐(太仓)肾者主蛰,封藏之本,精之处也。精乃无梦而遗,肾失封藏之本,未有不用蛰方。蛰者,蛰其精也,然精之所遗,已有三年之久,阴分暗虚,虚者热从内起,蒸之于卫,则肌肤灼热;郁之于营,则手足心热。现在手足之心独热,口干多饮,脉来细数,甚至气不宣通,背脊疼,少腹不和,肢体无力,病势有加无已,窃恐夏至之一阴不生,而有多将熇熇,不可救药之叹。拟四物二连合清骨饮法,先化其热,后继之以补阴封髓,循循有序,则庶几焉。

四物二连清骨饮去青蒿,加韭子藕汁。

又:进前方,背脊之瘘痛,随即向愈,而内热之蒸蒸,尚与前日相同,此如不罢,势必津液重伤,早以甘露法参入用之,未始非防微杜渐之一术也。

四物去芎,加二连、淡芩、骨皮、川斛、大生地、麦冬、天冬、枇杷露、藕汁。

按语 遗精一症,何因得之?《政治汇补》云:"遗精之主宰在心,精之藏制在肾,凡人酒色过度,思虑无穷,致真元下渗,虚火流行,精气滑脱。"徐公遗精已有三年之久,无梦而遗,阴水耗竭,壮火独炎,虚热从内而盛起,日久必枯脂消肉,骨立筋痿,恐成不救之疾也。热伤阴液,热不除,阴液难复。当前以清虚热为首要,以四物二连汤养血清虚热合清骨散清气营之热,又补肾滋阴。服后背脊酸痛之感立除,然蒸蒸内热与前同,知虚热尚未除尽,真阴不足,津液亏虚。故治疗时仍清虚热,补阴液。

病案 9

王(太仓)产后感冒风邪,肤热形瘦,口干腰痛,褥劳根也。

四物汤加猪腰子、葱白,合泻白散加二母、紫苏。

按语 褥,草荐也。产妇坐草艰难,以致过劳心力,故曰褥劳。此即产后劳倦也。新产妇人,劳伤血气,五脏俱虚,荣卫不足,腠理虚,为风邪所乘,继而出现发热、口干、腰痛。王妇人本瘦,瘦人多火,治当清热。然新产妇人,气血俱伤,以四物汤合猪腰子、葱白补气血,滋肾水。其中猪腰一则为血肉有情之品,二则取其"以形补形"之义,用猪腰以补肾水,益脾胃,治腰痛,有奇效。又合泻白散加二母、紫苏以清肺润肺,退虚热,而紫苏辛温以祛风邪。补气血,清虚热,滋肾水,祛风邪,诸症可解。

病案 10

周(平湖)女子以肝为先天,先天不足,月事不来,两目干涩,左关脉息弦而且数且浮。肝经气火,少降多升也。

生地、归身、白芍、桑叶、芝麻、牛膝、甘菊、川贝、丹皮、香附、女贞、石决明。

按语 盖女子以肝为先天,肝藏血,肝血充足,冲任通盛,则月事以时下。现肝血不足,血海偏枯,则冲任不充,月事难下。《黄帝内经》有言:"目受血而能视物。"血虚津乏,双目失于濡养,则两目干涩。叶天士在《临证指南医案》中提出"因女子以肝为先天,阴性凝结,易于拂郁,郁则气滞血亦滞",肝气多郁,治之多疏肝柔肝。予生地、归身、白芍养血柔肝,桑叶、甘菊清气,石决明平气,三者共同制约过亢之气;浙贝润燥,芝麻、牛膝、女贞补不足;丹皮、香附理气活血。此方集清补润三者于一体,共同发挥补不足,消有余,疏肝柔肝之功。

病案 11

秦(东山)疟中之风湿痰邪窜入经络,以致右肢痠痛,筋脉不舒,渐及于左,一手偏热,口中干苦,脉象弦数,肩背亦有不和之象,此名痹症。

牛蒡子散合蠲痹去防,加茯苓、炙草、羚羊角、桑枝。

按语 《黄帝内经》云:"风寒湿三气杂至,合而为痹也。"此风湿痰邪留着经络,遂而成痹。风湿痰邪趁机侵袭机体,经络不通,故而所袭之处肢体酸痛,屈伸不利。正如《金匮要略·中风历节病脉证并治第五》中所说:"夫风之为病,当半身不遂;或但臂不遂者,此为痹。脉微而数,中风使然"。然人身乃是一个整体,局部气机阻滞不同,日久必影响全身之气机。故而左侧肢体日渐不利,然痹症日久,郁而化热,经络不通,仅一侧肢体偏热;郁而化热日久,渐次伤阴,口中干苦。用牛蒡子散合蠲痹去防以疏风清热,疏经通络除湿,蠲痹止痛。加羚羊角以平肝熄风。正如朱丹溪曰:"羚羊属木,宜入厥阴,木得其平,而风火诸证无能乘也。"加茯苓以健脾利湿,桑枝通经活络作用于上肢,炙甘草调和诸药。热除则津液自足,肝平则口苦自消。全方共奏疏风清热、祛痰化湿、蠲痹止痛、平肝息风之功。

参考文献

江一平,姜达歧,蔡丽乔.曹仁伯治杂病经验偶谈[J].中医杂志,1981(3):4-6.

薛　己

薛己(1487—1559),明代医学家,字新甫,号立斋,吴县(今江苏苏州)人。自幼从其父业医得之真传,于内、外、妇、儿、骨伤诸科均有建树,博学多识,治学严谨。其"以岐黄业医,旁通诸家,微词颐旨,靡不究竟",勤求古训但尊古不泥古,广采百家然择善而从之,融会贯通,通达诸科终立一家之言。薛氏著有《内科摘要》《外科发挥》《女科撮要》《正体内要》等经典医书,还校订了《小儿药证直诀》《妇人大全良方》《外科精要》等著述。

辨证论治

薛己生活在明朝上升期,国家统一、政治安定、经济繁荣为医学研究创造了稳定环境,当时金元四大家的学术思想有相当大的影响力。薛己受李东垣"内伤脾胃,百病由生"思想的影响,提出"人以脾胃为本,纳五谷,化精液,其清者入营,浊者入胃,阴阳得此"的见解,指出中土受损则易变生诸症,并吸取当时名家刘完素"攻下论"而致滥用苦寒伤脾伐肾的教训,力纠时弊主张温补脾胃与肾命。薛氏认为燥痹大多由脾虚、肾虚或脾肾两虚所致。故治疗燥痹时强调脾肾同调,注重辨证,培护脾土与温补肾命兼顾,如此相得益彰,增益疗效,彰显"治病求本"之真谛。临床上多使用六君子汤、补中益气汤等理中补脾,再用八味丸脾肾同补。

病案举隅

病案1

锦衣杨永奥,形体丰厚,筋骨软痛,痰盛作渴,喜饮冷水,或用愈风汤、天麻丸等痰热益甚,服牛黄清心丸,更加肢体麻痹,余以为脾肾俱虚,用补中益气汤、加减八味丸,三月余而瘥。以后连生七子,寿逾七旬。《外科精要》云:凡人久服加减八味丸,必肥健而多子。信哉。

按语　夫形体丰厚、痰盛,此乃脾气不能运也。而喜饮冷水,乃阳明实热也。阳明主津液,阳明实热津液不运,故痰虽盛仍喜冷水也。《素问·痿论》曰:"阳明者,五脏六腑之海,主闰宗筋。宗筋主束骨而利关节也。"而阳明实热致使不能束筋骨、利关节,故出现筋骨软痛之症。此非血虚风邪、风湿痹阻、痰蒙心窍之证,遂用愈风汤养血祛风、天麻丸祛风除湿、通络止痛,牛黄清心丸清心化痰,镇惊祛风之属,皆为只顾病之症,并未辨其证。

缪希雍言"脾胃受纳水谷,必藉肾间真阳之气熏蒸鼓动,然后能腐熟而消化之",脾胃之阳有赖于肾阳温煦。病情迁延亦反用方药致痰热更盛,而现肢体麻痹之症,皆为久病及肾,而肾阳亏虚亦使脾阳运化之功愈衰,如此陷脾肾俱虚之境。故薛氏选用补中益气汤补益中焦脾胃之气,合用加减八味丸益肾补脾,补脾气的同时兼补肾气,以防肾病传脾,又可脾肾同治,先后天气足则诸症自愈。病后多子且长寿,盖久服加减八味丸补益肾气乎。清代江涵暾《笔花医镜·肾部》言:"肾者,天一之水,先天之本也……肾水充足,自多诞育,享大寿。"先天之精为人体正常生长发育、生殖的根本,肾中先天之精充足,故有生育能力,并由于先天之精的不断充养,而形体不坏,得享天年。

病案2

先母七十有五,遍身作痛,筋骨尤甚,不能伸屈,口干目赤,头晕痰壅,胸膈不利,小便短赤,夜间殊甚,满身作痒如虫行,以六味地黄丸加山栀、柴胡治之,诸症悉愈。

按语 夫年逾七十有五,遍身作痛,而筋骨尤甚,不能伸屈。《素问·六节脏象论》曰:"肝者……其充在筋""肾者……其充在骨。"此筋骨作痛,由年高而肝肾阴虚所致。《素问·五脏生成篇》记载"肝受血而能视",而口干目赤、小便短赤,此乃一派肝火炽盛之症,肝火炽盛而致肝失疏泄,致使血化生受阻而致血虚,故现满身作痒如虫行。《黄帝内经·素问·集注》言:"木乃水中之生阳,故肝主疏泄水液。"肝失疏泄可致气机津液输布失常,故现头晕痰壅、胸膈不利等症。病症皆为夜间殊甚,示以肾阴虚为主。故此病乃肾阴虚加之肝火炽盛,薛氏遂用六味地黄丸滋阴补肾、填精益髓,加之山栀、柴胡清肝火。

病案3

大尹徐克明,因饮食失宜,日晡发热,口干体倦,小便赤涩,两腿酸痛,头眩目赤,耳鸣唇燥,寒热痰涌,大便热痛,小便赤涩。又用四物、芩、连、枳实之类,胸膈痞满,饮食少思,汗出如水,再用二陈、芩、连、黄柏、知母、麦冬、五味,言语谵妄,两手举拂,屡治反甚,复求余治。用参、芪各五钱,归、术各三钱,远志、茯神、酸枣仁、炙草各一钱,服之熟睡良久,四剂稍安。又用八珍汤调补而愈。夫阴虚乃脾虚也,脾为至阴,因脾虚而致前症,盖脾禀于胃,故用甘温之剂以生发胃中元气,而除大热。胡为反用苦寒,复伤脾血耶?若前症果属肾经阴虚,亦因肾经阳虚不能生阴耳。经云:无阳则阴无以生,无阴则阳无以化。又云:虚则补其母,当用补中益气、六味地黄以补其母;又不宜用苦寒之药,世以脾虚误为肾虚,辄用黄柏、知母之类,反伤胃中生气,害人多矣。大凡足三阴虚,多因饮食劳役,以致肾不能生肝,肝不能生火,而害脾土不能滋化,但补脾土,则金旺水生,木得平而自相生矣。

按语 此案因饮食失宜所致,而日晡发热乃阴虚发热矣。故口干体倦,两腿酸痛,头眩目赤,耳鸣唇燥,非血虚火盛之症;大便热痛,小便赤涩非湿热下注之症。遂用四物汤补调血,芩、连、枳实之类燥湿皆无功,且补血太过致胸膈痞满难耐,饮食少思。再用二陈、芩、连、黄柏、知母之属,见痰祛痰,见热清热,欲清反热,反现言语谵妄,两手举拂之热盛症。肾在液为唾,上承润燥,若肾因病耗伤则现口干、唇燥等津液亏虚之象。《灵枢·海论篇》:"髓海不足,则脑转耳鸣。"由于肾主骨生髓,所谓"髓海不足"意即指肾精不足,故现头眩、耳鸣之症。故此病非肾经阴虚,若为肾经阴虚,当于六味地黄滋肾阴之妙方,且亦曰阳虚不能化阴而致,加之补中益气汤补气升阳,阳化阴。此乃饮食所伤脾胃,致使脾胃阴虚,加以薛氏遂用甘温之剂归脾汤加减补脾土,脾胃之气升,心神之养,故服之即可熟睡良久。后用八珍汤增益气补血之功,遂愈。

病案4

薛立斋治一妇人,盗汗自汗,遍身酸疼,五心发热,夜间益甚,或咳嗽咽干,月经两三月一至,用加味逍遥散、六味地黄丸兼服,临卧又服陈术丸(陈皮、白术)。三月余,诸症悉愈。其经乃两月一至,又服两月而痊。

按语 此案妇人盗汗,加之五心发热,尤以夜间益甚,皆为阴虚之症。遍身酸痛,乃肝肾阴虚之症。肾水不足于下,虚火上炎而现咳嗽咽干。《丹溪心法·自汗》曰:"自汗属气虚、血虚、湿、阳虚、痰。"自汗出,为气虚不固耳。《傅青主女科》谓:"经水出诸肾。"《临证指南医案》言:"肝为女子之先天。"月经两三月一至,乃肾虚血亏,肝郁血虚疏泄不利,血海不能按时满溢,而致经不能如期而潮。此病病机乃肝肾阴虚,薛氏遂用加味逍遥散调肝脾、畅气机,用六味地黄丸滋肾水,临卧又服陈皮理气健脾、白术健脾益气,气机畅则五脏和。

参考文献

[1]万小曼,吴松.薛己学术思想探析[J].湖南中医杂志,2021,37(10):126-128.

[2]王富莉,杜雪源,王磊,等.薛己活用补中益气汤浅析[J].光明中医,2015,30(7):1403-1404.

[3]李沛蔚,魏洪玉,王泽颖.基于《内科摘要》探讨薛己对八味丸的应用[J].浙江中医杂志,2022,57(10):710-712.

薛雪

薛雪（1861—1770），字生白，带一瓢，江苏苏州人，为清代著名的温病四大家之一。少时因其母多病而醉心于医学，博览群书，精于医术，尤以治疗温热病见长。薛雪虽然在温热病方面有自己独特的建树，但因其不屑医名，故世上少有其著作。其所著《湿热条辨》，后世多宗其说。另有《薛生白医案》《扫叶庄医案》等传世，录入大都为时病、内科杂病及外科、妇科、儿科诸症医案。

· 辨证论治 ·

薛雪研习医术，博学多通。自明朝以来，医者大都沉醉于前人之说，沿用薛己、张介宾的温补之法。薛雪上承《灵枢》《素问》《难经》，中兼金元四家，下取吴又可等人的医学论断，不为一家所拘泥，博采众长，择善而从，很快便远近闻名。他和叶天士当时齐名，两人共同发展了温病学说，总结了湿热病辨证论治的规律，使得温病学理论逐渐形成体系。

· 病案举隅 ·

病案1

脉虚，舌色灰白，暮夜渴饮，阴亏劳倦，津液受伤，当与甘药。

沙参、麦冬、竹叶、生甘草、鲜生地。

按语 本案病机为阴津亏虚，"燥胜则干"，见暮夜渴饮；阴液不足，不能充养血脉故见脉虚，当治以甘寒之品滋阴润燥。清·吴鞠通《温病条辨》云："燥伤肺胃阴分，或热或咳者，沙参麦冬汤主之。"本方由沙参麦冬汤为加减而来，方中沙参、麦冬主治燥伤肺胃阴津，有甘寒养阴、清热润燥之功，为君药；竹叶养阴清热，使补虚而不留邪；同时佐鲜生地滋阴润燥，增强养阴润燥功效；胃液既耗，脾的运化必受影响，故用生甘草健脾胃而助运化。诸药相配，使肺胃之阴得复，燥热之气得除，清不过寒，润不呆滞，共奏清养肺胃、育阴生津之效。

病案2

伏暑伤津，口渴，当生胃津。

竹叶、川贝、知母、生甘草、蔗浆、麦冬。

按语 本案为暑热病邪耗伤中焦阴津引起的一系列表现。《温病条辨》卷一："长夏受暑,过夏而发者,名曰伏暑。霜未降而发者少轻,霜既降而发者则重,冬日发者尤重,子、午、丑、未之年为多也。"暑热病邪是在炎夏盛暑的高温气候条件下所形成的一种致病温邪,具有强烈的火热性质,入里化热为暑温,挟湿则转变为湿温。初起多由新感引动,头痛身热,与风热表症类似,入里可化热或挟湿,其治热偏重者,按暑温治疗;湿偏重者,按湿温治疗。温邪有升无降,经肺气机交逆,营卫失其常度为寒热,胃津日耗,渴饮不饥,治法以辛甘凉泄肺胃,盖伤寒入足经,温邪入手经也。土润则肺降,胃热下移,知饥渴解矣。方用竹叶清热养阴利水,使暑邪从下而出;川贝养阴润肺;配伍甘寒性润不腻之品,麦冬润燥生津,蔗浆生津下气润燥。《本草纲目》有云:肾苦燥,宜食辛以润之。知母之辛苦寒凉,下则润肾燥而滋阴,上则清肺金泻火,乃二经气分药也,方用知母既能下滋肾阴,又清肺生津。诸药合用,共筑滋阴清热之功。

病案3

午后微热口渴,用玉女煎。

竹叶、鲜生地、知母、白芍、生甘草、生石膏。

按语 本案病机为温病后期阴津不足,热邪留恋。《黄帝内经》有云:冬伤于寒,春必病温,春温特点为起病即见里热之证。对于本病的治疗,薛雪借鉴叶天士在《温热论》中厘定的卫气营血辨治方法,施用于该病发展过程中自气至血各个阶段。本医案为气分证,"少阴不足,阳明有余",胃热有余,日久胃津日耗,见午后身热、渴饮不饥等,方用生石膏、知母清阳明有余之火,为君;鲜生地补少阴不足之水,为臣;竹叶清热养阴利水,使邪有出路;白芍养阴柔筋,生甘草顾护脾胃。诸药合用,共奏清胃热,滋肾阴之功。

病案4

额准痛,齿缝出血,口苦舌干盗汗,或表散,或饮酒,更助阳泄,愈加不安。皆阴虚阳浮,当以静药益阴和阳。

熟地、龟板、秋石、茯苓、牛膝、萸肉、阿胶、五味。

按语 本医案为真阴亏虚,虚阳浮越之证,常用熟地、萸肉滋阴填髓,龟板、阿胶等血肉有情之品益精填髓,牛膝引火下行,茯苓健脾以助后天生化之源。《本经逢原》谓:秋石能滋阴降火而不伤胃,补益下元真火,散瘀血,助阴精,降邪火,归真阳,止虚热嗽血,骨蒸劳瘵。诸药合用,共奏益精填髓之功。

虚劳病,久虚不复谓之损,损极不复谓之劳,虚、损、劳三者相继而成,由轻到重。而其致病之由原非一种,所现之候,难以缕析。观薛雪医案中便知,其致虚之由有因于先天禀赋不足者,有因于劳力者,有因于劳心者,有因于房劳者;其表现有身寒热者,有心悸失眠者,有遗溺者,有不孕育者,种种不同。薛雪治疗虚劳病以顺应天时、重视地利、尤赖人事为三纲,尤以人事为贵,人事之中以又可分为医患两方,患者当重静摄、悦情志、避形劳;医者当参体质、护脾胃、养奇经、重守方、调营卫、固络脉等。

病案5

暑热伤气,秋燥上加,亦令伤气,舌干咽痒欲呛,胃气不充,肌肤已曾失血,兼保阴液为宜,拟用喻西昌清燥汤减人参。

按语 本案病机为暑热邪气耗气伤阴，又恰逢秋季燥邪进一步伤津，导致气阴两伤之证。"燥易伤肺""暑邪伤津耗气"，肺合皮毛主表，燥热伤肺，故见咽痒、舌干、肌肤失血。肺为燥热所袭，肺气失其清肃，加之燥热伤肺以致气阴两伤，故见呛咳。燥热损伤阴津，则见咽喉干燥、鼻燥、心烦口渴。

桑叶经霜而柔润不凋者，得秋之全气，秉清肃之性，质轻辛凉，可除燥热，故重用为君，前人所谓"物之与是气俱生者，夫固必使有用于是气也"（《读药书漫记》）。石膏辛甘大寒，善清气分热邪又不伤津，与麦冬之甘寒养阴生津配伍，可助桑叶清除温燥，并兼顾损伤之津液，共为臣药。原方中石膏用煅，且用量较桑叶为轻，究其方义，乃从肺为娇脏，清肺不可过于寒凉着眼。煅石膏清热敛肺，既能清泄肺之燥热，又可敛降肺气，具有清中寓敛之妙。其余杏仁、枇杷叶、阿胶、胡麻与甘草诸药，均为佐药。杏仁、枇杷叶味苦而善肃降肺气，以止咳平喘，即《素问·藏气法时论》所谓"肺苦气上逆，急食苦以泄之"。阿胶与胡麻皆能益阴润燥，进一步加强麦冬的作用。甘草皆为补中益气之品，喻昌谓人参"生胃之津，养肺之气"，甘草"和胃生金"，说明此二药不仅可补既亏之气，更能培补中土以生肺金，亦即《难经·第十四难》所谓"损其肺者益其气"之意。甘草甘平，善和诸药，则又具使药之意。诸药合用，使燥热得清，气阴得复，逆气得降，而肺复行其治节，则诸症自愈。本方的配伍特点，吴瑭称是"辛凉甘润法"（《温病条辨》卷一），可谓要语不繁。恐人参性微温进一步耗伤阴津，盖方用清燥汤减去人参，以辛凉清泄温燥（桑叶、石膏）为主，辅以甘寒甘润（麦冬、甘草）。全方结构严谨，主次井然，清热而不重浊，润燥而不滋腻。

病案 6

舌干黄，经脉软弱，脘中不爽，热伤津液，阴不上承，清热不应，以甘寒生津。

鲜生地、麦门冬、柏子仁、茯神、人参（冷冲）。

按语 春温是由温热病邪内伏而发的急性热病，其特点为起病即见里热证候，严重者可见神昏、痉厥、斑疹等，本病多发生在春季或冬春之交或春夏之际。其有发于气分、营分、血分之别，如《温热逢源》详注《难经》伏气发温诸条说："治伏气温病，当步步顾其阴液。"热在气分，宜清热养阴；热在营分，应清营透热；热盛动血，须凉血清热；热极动风，应凉肝熄风；肝肾阴虚，宜滋肾养肝；如兼表证，则清里解表。《叶香岩三时伏气外感篇》说："春温一证……苦寒直清里热，热伏于阴，苦味坚阴，乃正治也……若因外邪先受，引动在里伏热，必先辛凉以解新邪，继进苦寒，以清里热。"医案中春温此时为气分热盛、伤及营阴阶段，故见舌干黄、经脉软弱，此应治以甘寒之品，如鲜生地、麦门冬。"热扰心神"，方用柏子仁、茯神养心安神；"热邪耗气伤津"，用人参益气生津。诸药合用以滋阴清热，养心安神。

病案 7

体盛之人气必弱，寒热乍起，即现小便短数，头项嗫动，舌干齿燥，气促，脉左弦右弱，渴不欲饮，皆元不胜邪之象。恐其乘津液之衰，遽尔内陷，宜谨慎斟酌，缘化时正当燥令故耳。

天花粉、卷竹叶、厚橘红、青蒿梗、麦冬、六一散。

按语 本案为湿温邪气流窜体内,邪正交争见寒热乍起;小便短数,舌干齿燥,头项嘱动,气促,皆是邪气偏盛之象。邪气内陷,其为热多湿少明矣。热必伤阴,故立法以救阴为主。方用天花粉、卷竹叶、麦冬等甘寒养阴之品配伍上滑石苦寒清热利水之品,用厚橘红理气燥湿化痰,湿邪易郁热,用青蒿梗以清退虚热。诸药合用,共奏清热滋阴,利水生津功效。湿温病是一种常见的湿热类外感病,薛雪认为其在病机演变上有"蒙""流""壅""闭""阻"的特点,致使三焦气机受阻。湿热久羁易耗伤阴血,此时湿热和阴虚两类具有矛盾性的病机共存一处,处理起来更加棘手。处理这类证候关键在于清热、燥湿、养阴三种治法的比例与各自切入时机的把握,另外对具有这三类功效的药物也需要认真选择。清热多以甘寒养阴之品或苦寒配以甘寒,一般少用淡渗水湿,多以燥湿之品应对湿邪;养阴尽量使用味薄不腻之品,避免助湿。

参考文献

[1]李朝峰,杨文华.名医薛雪[J].家庭中医药,2015,11:14-15.

[2]侯森泷,张福利.薛雪《湿热条辨》舌诊辨证及用药探析[J].环球中医药,2022,15(8):1377-1380.

[3]曲永龙,郭玉红,刘清泉.薛雪虚劳病论治要点探析[J].北京中医药,2021,40(2):164-167.

[4]郑齐.薛雪诊治四时温病特点探析[J].中国中医基础医学杂志,2015,21(3):249-250,253.

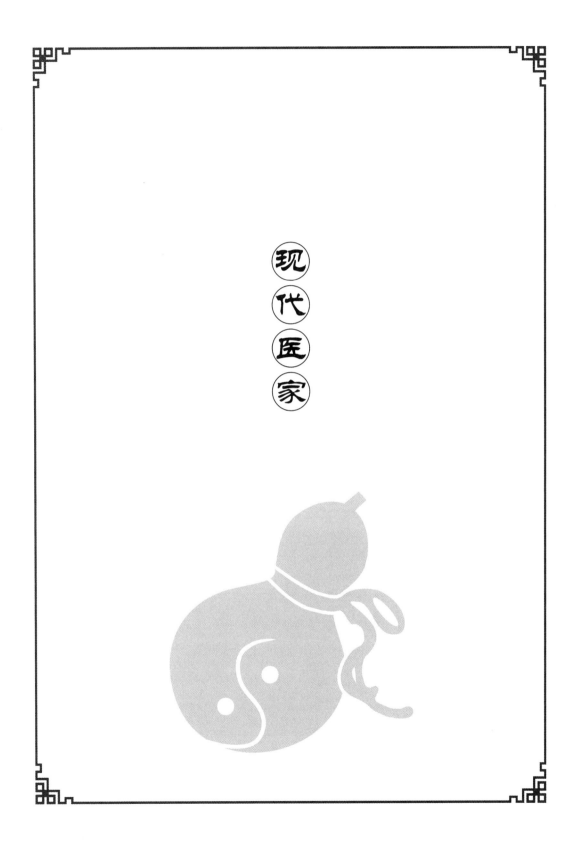

现代医家

王长洪

　　王长洪(1944—),男,原沈阳军区总医院中医科主任医师、博士生导师。王长洪教授毕业于第四军医大学,1973年由于工作的需要又改学了中医,从此和中医结下了不解之缘。1977年,他又开始师从中国工程院院士、著名中医学家董建华。王长洪教授苦读医书,不但看古医书,而且也看现代医书,以便及时了解掌握医学技术的最新发展,"博采众家,考古酌今",系统整理研究了董建华的通降理论、胃热学说、气机理论,撰写相关论文30余篇。在阅读过程中他对中医知识的掌握达到了博极医源的程度。因此,他绝不固守一家之言,也不遵一派之偏。

病案举隅

病案1

　　毕某,女,59岁,2010年2月10日初诊。主诉:口干、眼干5年。现病史:5年前无明显诱因出现口干,咽干、眼干、无泪,在外院诊断为干燥综合征,其间间断治疗,症状时好时坏。刻诊:口眼干燥,无眼泪,咽干,唾液少,吃馒头等固体食物感觉费力,纳可,眠欠安,二便调,关节、肌肉无明显疼痛;舌红少津,脉细。诊断:干燥综合征(肺胃阴虚证)。治则:滋阴和胃。处方:生地黄20 g,北沙参20 g,麦冬20 g,石斛10 g,玉竹10 g,当归15 g,枸杞子20 g,黄精10 g,百合10 g,乌药10 g,五味子10 g,乌梅10 g,甘草10 g。7剂,日1剂,水煎,早晚温服。

　　二诊:口干、咽干症状减轻,吞咽不畅,纳可,眠欠安,二便调;舌红少津,苔薄白,脉细。处方:生地黄20 g,北沙参20 g,麦冬20 g,石斛10 g,玉竹10 g,当归15 g,枸杞子20 g,黄精10 g,百合10 g,乌药10 g,五味子10 g,乌梅10 g,天冬20 g,佛手10 g,香橼10 g,甘草6 g。14剂,日1剂,水煎,早晚温服。

　　三诊:患者无明显口干,吞咽顺畅;舌淡红,苔白,脉细有力。处方:生地黄20 g,北沙参20 g,麦冬20 g,石斛10 g,玉竹15 g,当归10 g,枸杞子10 g,黄精10 g,百合10 g,乌药10 g,五味子10 g,乌梅10 g,天冬10 g,佛手10 g,香橼10 g,甘草6 g。14剂,日1剂,水煎,早晚温服。

　　四诊:病情稳定,偶有口干,饮食正常;舌淡红,苔薄白,脉弦。处方:玄参20 g,北沙参20 g,麦冬20 g,石斛10 g,玉竹15 g,枸杞子10 g,黄精10 g,百合20 g,乌药10 g,五味子10 g,天冬10 g,佛手10 g,香橼10 g,甘草6 g。14剂,日1剂,水煎,早晚温服。

　　按语　患者以口干、眼干为主症,故可辨病为燥痹。参以舌苔、脉象,中医辨证为肺胃阴虚,胃失和降。胃为水谷之海,十二经皆禀气于胃,胃阴复则气降能食。治宜甘凉生津,养阴益胃为法。一诊以益胃汤、百合乌药散加减,重在养阴,润降胃气。益胃汤重用生地黄、麦冬为君,味甘性寒,功擅养阴清热,生津润燥,为甘凉益胃之上品;北沙参、玉竹为臣,养阴生津,加强生地、麦冬益胃养阴之力。百合乌药散出自陈修园的《时方歌括》,原名"百合汤",组成为"百合一两,乌药三钱,水二杯煎七分服",治"心口痛,服诸热药不效者,亦属气痛",这个心口即是胃脘部位。重用百合轻清之品滋阴,乌药为臣药以行气,不仅能滋阴润胃、理气止痛,还有安神作用,治疗失眠、焦虑症状。诸药相配,共奏滋阴清热、行气生津之功。二诊加用天冬增强滋肺润肾的功效,另加入理气药佛手、香橼,防止过燥伤阴。三诊患者病情好转,减当归、枸杞子、天冬剂量。四诊干燥症状稳定,滋阴药剂量不变,增加百合剂量以养心安神。

病案2

刘某,女,56岁。主诉:口干、咽干8年,加重1个月。现病史:8年前无明显诱因出现口干、咽干,在外院诊断为干燥综合征,曾服用激素治疗,症状好转后停用。刻诊:近1个月口干,关节疼痛,纳可,眠欠安,二便调,舌红少津,脉细。诊断:干燥综合征(肝肾阴虚,脉络瘀阻证)。治则:滋补肝肾,活血通络。处方:西洋参10 g,生地黄10 g,北沙参10 g,麦冬20 g,知母10 g,黄柏10 g,当归10 g,枸杞子20 g,黄精10 g,桑枝10 g,木瓜10 g,白芍20 g,秦艽10 g,豨莶草10 g,地龙10 g,生甘草10 g。

二诊:服14剂,口干好转,关节仍疼痛;舌红,苔薄黄,脉细。处方:西洋参10 g,生地黄10 g,北沙参10 g,麦冬20 g,知母10 g,黄柏10 g,当归10 g,枸杞子20 g,黄精10 g,桑枝10 g,木瓜10 g,白芍20 g,秦艽10 g,豨莶草10 g,地龙10 g,熟地黄10 g,川芎10 g,生甘草10 g。

三诊:服14剂,关节疼痛明显好转,仍口干;舌红,苔薄黄,脉细弦。处方:西洋参10 g,生地黄10 g,北沙参10 g,麦冬20 g,知母10 g,黄柏10 g,当归10 g,枸杞子20 g,黄精10 g,桑枝10 g,木瓜10 g,白芍20 g,秦艽10 g,豨莶草10 g,地龙10 g,熟地黄10 g,川芎10 g,女贞子10 g,墨旱莲10 g,生甘草10 g。

四诊:服14剂,关节疼痛缓解,时有口干;舌红,苔薄白。处方:生地黄10 g,北沙参10 g,麦冬30 g,石斛10 g,玉竹10 g,天冬10 g,黄精15 g,女贞子10 g,墨旱莲10 g,桑枝10 g,知母10 g,生甘草6 g。

五诊:上方加减续服3个月,偶有口干,无关节痛。化验红细胞沉降率(血沉):40 mm/h。

按语 患者以口干、咽干为主症,故可辨病为燥痹。干燥综合征除口干、眼干、吞咽困难等症状外,也有患者伴有关节疼痛。该患关节疼痛不属于风寒湿痹,患者口干、眼干,舌红少津,关节疼痛,应属于血痹虚劳范畴,故治疗上滋补肝肾,清热和营,化瘀通络。患者为中老年人,肝肾渐亏,气阴不足,失于濡养,故见口干、咽干;气阴不足,脏腑、形体失养,日久脉络瘀阻,故见关节疼痛。舌红少津,脉细亦为肝肾阴虚之征。干燥综合征病程缠绵,王长洪教授以生脉散、益胃汤、二至丸组合,加黄柏、知母、桑枝、木瓜,用药甘凉濡润,通络和营,治疗长达半年之久,同本缓图。

病案 3

李某,女,54 岁,2007 年 8 月 22 日初诊。主诉:口干、眼干 3 年。现病史:患者 3 年前因口干、眼干,食固体食物受阻,在当地三甲医院诊断为干燥综合征,既往具体治疗方案不详。刻诊:咽干,吞咽费力,眼干;舌红,呈镜面舌,脉细。诊断:干燥综合征(肝肾阴虚证)。治法:滋补肝肾。处方:西洋参 5 g,北沙参 20 g,麦冬 30 g,玉竹 10 g,天花粉 10 g,天冬 20 g,女贞子 10 g,墨旱莲 10 g,生地黄 10 g,石斛 10 g,佛手 10 g,香橼 10 g,黄精 15 g,甘草 10 g。10 剂,日 1 剂,水煎,早晚温服。

二诊:症状同前;镜面舌,有裂纹,脉细弦。处方:西洋参 10 g,北沙参 30 g,麦冬 30 g,天冬 10 g,天花粉 10 g,玉竹 10 g,女贞子 10 g,生地黄 10 g,黄精 15 g,玄参 15 g,知母 10 g,石斛 20 g,甘草 10 g。

三诊:患者口干、眼干好转,吞咽较前顺畅;舌质红,少津,脉弦。处方:生地黄 10 g,北沙参 20 g,麦冬 30 g,石斛 10 g,玉竹 10 g,天冬 10 g,黄精 15 g,女贞子 10 g,墨旱莲 10 g,知母 10 g,百合 10 g,乌药 10 g,甘草 10 g。

四诊:患者无口干,饮食基本正常;舌红有裂纹,脉细。处方:生地黄 10 g,北沙参 20 g,麦冬 30 g,石斛 10 g,玉竹 10 g,天冬 10 g,佛手 10 g,香橼 10 g,黄精 15 g,女贞子 10 g,墨旱莲 10 g,百合 10 g,乌药 10 g,甘草 10 g。上方加减服用 3 个月,口干、眼干症状基本缓解,仍间断口服中药治疗。

按语 燥痹的病因分内因、外因。内因为先天禀赋不足,肝肾阴精亏虚,后天脾胃受损,气血精液不足,导致阴津亏耗,不能濡润脏腑、四肢百骸;外因为反复感受燥邪,或嗜食辛香炙爆、膏粱厚味,或过多服用燥热药物,积热酿毒,灼伤津液,化燥而成。总以气阴两虚为本,燥热瘀血互结为标。治疗上王长洪教授强调养阴、益气、通络,首诊所用方剂是王长洪教授治疗干燥综合征的基本方,益胃汤加黄精、女贞子、墨旱莲等滋补肝肾药物,甘凉濡润而不苦寒;二诊患者病情改善不明显,加大西洋参、北沙参、石斛剂量;阴虚症状较重,去佛手、香橼,加用玄参滋阴解毒;三诊、四诊加用百合、乌药润降胃气,善治干燥综合征伴有吞咽不顺者,为王长洪教授所喜用。

参考文献

吕冠华.王长洪脾胃学术思想撷要[J].辽宁中医杂志,2011,38(5):834-835.

王庆国

王庆国(1952—),河北沧州人。1988年8月—1997年10月任教于北京中医药大学基础医学院;1997年10月—2000年12月任北京中医药大学基础医学院院长;2000年12月—2013年12月任北京中医药大学副校长;2014年1月获评为北京中医药大学中药学院终身教授;2022年当选为中国中医科学院学部委员,3月获评为第四届"国医大师"。

辨证论治

王教授认为气血不通、阴液亏虚是干燥综合征的主要病机,本病以阴虚津亏为本,以燥、热、瘀、毒为标,属本虚标实之候。王教授在临证时,不一味固守"燥者濡之"的常法,而遵《素问病机气宜保命集》中"宜开通道路,养阴退阳,凉药调之,荣血通流,麻木不仁、涩涸、干劲、皴揭皆得其所"之论,以气血阴阳为本,提出燥证治疗总则为通调气血、养阴退阳,使津道通而不结,阴液生而不枯,气血利而不涩,则病日已矣。患者虽以"燥"为表现,但常非无水之源,实乃脉道涩滞,津液无以正常输布所致。气血壅滞脉道,致使津液无以濡润孔窍肌肤脏腑。令气血不通者有实有虚。实者如寒邪凝滞,气血痹阻筋脉,腠理闭密而无津;或痰湿内阻,气机壅滞,津液不布。本病后期,痰瘀搏结成毒,阻滞津道而迁延难愈,认为"久病入络",燥证日久,暗耗阴津,必生瘀血。王教授辨证后将本病具体分为如下五型。

1. 湿热阴虚证

患者素体阳盛,素有蕴热,若遇风寒湿气客之,热为寒郁,气不得通,久之寒亦阳化为湿热。湿则郁滞,气血不通,津液失布;热则津伤,灼阴耗气,则见诸燥证。湿热痹阻于肢体关节,见关节红肿热痛,舌红,苔黄腻,脉滑数或沉滑。治以利湿通络、滋阴清热,方选白虎加桂枝汤合六味地黄丸加减。王教授强调,若单予滋阴,则助痰湿;若纯予祛湿,则伤阴更甚,需使润燥合宜。滋阴药宜选用生地黄、麦冬、石斛、玉竹、天花粉等清润之品,避开熟地黄、黄精等血肉厚重之品,以防留湿助热;祛湿热药物宜选茯苓、薏苡仁、车前子等甘淡之品以避燥湿伤阴;清热药物宜选用甘寒之味而慎用苦寒之剂。同时湿热缠绵,难以速去,必须重用生石膏,一般在40 g以上。

2. 瘀毒伤阴证

若湿热日久,邪气搏结成瘀,脉络痹阻,气血不通,久而化毒,耗损阴液。燥瘀搏结,燥盛成毒,使燥、瘀、毒互结为患,或阻于经络关节,或伏于五脏六腑,暗伤阴津。血液衰少而血行涩滞,虚实夹杂,缠绵难愈。临床除干燥症状外常出现腮腺肿痛,或关节刺痛、肿胀变形,溲赤便秘,舌红苔黄,脉滑数等。治以活血解毒、养阴润燥,方选身痛逐瘀汤合五味消毒饮酌加生地黄、沙参、麦冬等药。解毒祛瘀则津道自通。《临证指南医案》记载:"愈苦助燥,必增他变,当以辛凉甘润之方,气燥自平而愈。"王教授多选用凉润之清热解毒药物,如金银花、白花蛇舌草、蒲公英,少用枯燥伤阴的药物,如苦参、龙胆草等。

3. 阳虚失温证

患者若素体阳虚,机体失温,或阴凝而燥化,津液为邪所困,气化功能受阻,气不行血亦不化津。肾阴喜静,需肾阳推动,若肾阳虚衰,则肾阴不行,失于濡养。如此可见口干、目干、手指、关节苍白发绀、疼痛,手足冷,舌淡苔白,脉沉等。治以温阳散寒、养血通脉,方用麻黄附子细辛汤合当归四逆汤加减。《素问·至真要大论》言:"燥淫于内,治以苦温,佐以甘辛,以苦下之。"阳气得升,燥邪自除。故王教授重视辛以润之、以辛治燥法的应用,用辛味发散,通行气机,输布津液,从而润泽干燥。若寒邪甚者,关节痛甚,酌加小活络丹散寒祛湿止痛。阳复则助气化津,祛邪则津液自和。

4. 气阴两虚证

患者平素阳虚,火不暖土,脾失健运则气血生化乏源。如此日久,血涩气凝,耗气伤阴,脏腑筋脉不得濡养而成燥。临床常见口渴多汗,气短倦怠,肢体麻木,舌干少苔,脉虚数诸症。治以补气益阴,方选生脉散加减。正所谓李梴于《医学入门》中所言:"然积液固能生气,积气亦能生液。常用气虚者琼玉膏,津虚者单五味子膏,血虚者地黄膏。"此乃气液相生法。临证时见偏于肺胃阴伤者,王教授以甘凉养阴为主,合用沙参麦冬汤、益胃汤等;见偏于肝肾阴虚者,多以补肾填精为主,合用杞菊地黄丸、一贯煎等。

5. 阴阳失和证

患者病程日久,正气亏虚,有碍营卫化生,使阳不守外,阴不守内,终至脏腑失衡,阴阳失和,寒热并现。临床可见口干口渴,腹胀,乏力,大便稀溏,舌淡红少津,苔白,脉弦等症。治当平衡阴阳、调和营卫,予以柴胡桂枝汤同调营卫气血阴阳。王教授认为,人有脾胃上下之枢和少阳表里之枢,小柴胡汤可和解少阳、调理三焦,三焦畅则津液通。桂枝汤有调和营卫气血阴阳之功,阴阳和则病自愈。

▶ 病案举隅 ◀

病案1

患者,女,71岁,2015年10月21日初诊。主诉:口干、鼻干、眼干反复发作7年。现病史:患者7年前无明显诱因出现口干、鼻干、眼干,于北京安贞医院诊断为干燥综合征,予以甲氨蝶呤、强的松等西药治疗后症状有所缓解,但常反复发作,遂来门诊就诊。刻诊:口干,尤以夜间明显,夏轻冬重,常需频频饮水方可稍有缓解,眼睛干涩,鼻腔干燥易出血,全身皮肤干燥,无明显关节疼痛,纳可,寐欠安,二便可;舌质黯,苔薄干裂,脉沉弦略细。实验室检查:唇腺活检示多个淋巴细胞浸润灶,抗SSA抗体阳性,抗SSB抗体阳性,抗核抗体1∶3200,类风湿因子34.7 IU/mL。诊断:干燥综合征(气阴两虚、虚火上炎证)。治则:滋阴清热,生津润肺。处方:生地黄40 g,当归10 g,白芍20 g,生地榆15 g,北沙参 10 g，麦冬 20 g，太子参 10 g，党参 15 g，炙麻黄 8 g，细辛 4 g，炮附子 6 g，茯苓 20，荆芥 10 g，生石膏 20 g，桑叶 15 g。

2015 年 11 月 20 日二诊：上述症状较前好转，但进食干硬食物仍需用水送服方能顺利下咽，偶有鼻腔出血，纳可，寐欠安；舌质淡红略黯，脉沉滑，苔薄少津。前方加炒酸枣仁 20 g。

2016 年 1 月 13 日三诊：口干、眼干明显好转，自觉口中偶有少许唾液，可进食少许干硬食物，鼻腔出血未发；舌淡红苔薄，脉滑。原方继服。实验室检查：类风湿因子 82 IU/mL，抗核抗体 1∶100。

按语 本案患者症见口干、眼干、鼻干，需频频饮水，为阴液亏虚之征；口干症状夏轻冬重，为内有阳虚之象；易鼻腔出血，为阴虚火热邪气上炎所致。结合患者舌脉，辨为气阴两虚兼虚火上炎之证。内经有云"衰者补之"，治疗时应谨遵"燥者润之"之旨意，"实其阴而补不足"，用以甘养脾胃之药，养阴生津润燥，使脾胃升降机能得复，气行则津行，从而阴液得以充养而燥解。方选益胃汤加味，重用生地黄，以其甘寒性味养脾胃之阴，与白芍、北沙参、麦冬合用意在加强养阴之功，与当归、太子参、党参合用则能增调节脏腑气血之效。合麻黄附子细辛汤加味，兼以温阳，以达行气化津之效。益胃汤源自《温病条辨》"阳明温病，下后汗出，当复其阴，益胃汤主之"，方用一派养阴之品，具有养阴益胃之功，以治病求本。二诊症见患者睡眠较差，遂于原方加炒酸枣仁用以安神。三诊见诸证好转，故原方继服，以巩固疗效。方中用荆芥、桑叶与生石膏相合而用，意在取荆芥辛温之性宣透火热邪气，进而借桑叶能入肺经，从而助生石膏清除上炎之虚火，以解患者鼻腔出血之症。王教授强调桑叶小剂量使用功效主在升发，常用量 10～15 g，因而于本案中加入桑叶 15 g，可助生石膏到达病所发挥清除阴虚火热邪气的作用。方中所用生石膏，其意有三，一则防止麻黄附子细辛汤过于温燥，伤及人体气阴，以免进而影响脾胃运化；二则生石膏性寒，能入肺经，用与荆芥、桑叶合用，增强清除虚火之效；三则用以小剂量 20 g，以防过于寒凉伤人脾胃，使得全方寒温配伍得当，从而护卫人体正气，诸证皆愈。诸药配伍，重在养阴益气，同时不忘气血同调，祛邪用药寒温适宜，从而脾胃气阴得以恢复，脏腑气血调和正常，诸燥之症得以缓解。

王庆国教授临床善用辛温之品温阳化气行津，正如《素问·脏气法时论》载"肾苦燥，急食辛以润之"，《素问·至真要大论》言"寒淫于内，治以甘热，佐以苦辛，以咸泻之，以辛润之"。临证中选用辛温药物发挥润燥功效，辛以润之，究其原因有三方面。其一，辛温药物擅长宣通、走散，能宣通肺卫、布散津液，从而脏腑得以濡养。其二，也能借其辛温之性助阳以行气化津，推动津液布散全身官窍、筋骨关节。其三，意在借其辛温能通行血脉，《素问·调经论》载"血气者，喜温而恶寒，寒则涩而不能流，温则消而去之"，经脉血液得温而行，因而选用辛温药可祛除病程日久所生瘀血，正如《血证论》有云"瘀去则不渴矣"，同时也是扶助正虚、兼顾祛邪之意。

王教授根据患者阳虚症状的轻重程度选用药物，轻者可用羌活、独活、防风等药，《赤水玄珠·卷十五》也有将羌活用于润燥的相关记载，"风结者诸药中加羌活、防风之类。此二味虽是风药，然味辛，所以润燥也"。重者可用麻黄、附子等药，介于轻、重程度之间者可选用细辛，《黄帝内经》有云"干姜、细辛、半夏之辛，以行水气而润肾"，细辛一般用至3~10 g。王教授同时强调，因辛味药物具温燥之性，因此临证时应注意灵活选用此类药物，以免伤津耗液加重病情。

病案2

患者，女，72岁，2017年3月1日初诊。主诉：口干、眼干反复发作5年。现病史：患者5年前出现口干、眼干，于当地西医院诊断为干燥综合征，未规律服用西药。刻诊：口干，吞咽干食需饮水，夜间口干加重，眼睛干涩，疲乏明显，双手关节疼痛且畏凉，纳可，眠差，易早醒，大便不成形；舌质红无苔，脉细数无力。实验室检查：抗SSA抗体、抗SSB抗体、抗核抗体阳性，IgG 213.5 g/L。诊断：干燥综合征（气阴两虚，燥毒痹阻证）。治则：益气养阴，通络解毒。处方：生黄芪30 g，党参10 g，北沙参10 g，太子参10 g，麦冬30 g，石斛15 g，熟地黄25 g，生地黄15 g，穿山龙30 g，青风藤20 g，忍冬藤20 g，当归15 g，连翘20 g，金银花10 g，白茅根20 g，炙甘草30 g，五味子6 g，柏子仁30 g。

2017年3月20日二诊：口干、眼干症状改善不明显，关节疼痛较前有所减轻，仍畏凉，疲乏感见轻，伴见面肿，寐欠安；舌质淡红，无苔，脉沉细。前方加炙麻黄10 g，木防己10 g，茯苓30 g，大腹皮10 g。

2017年4月25日三诊：诸症好转，吞咽干食饮水量减少，无明显关节疼痛，偶有疲乏，面肿已消，纳可，眠安，二便调；舌质淡红，少苔，脉细。前方继进，巩固疗效。

按语 本案患者因阴津亏虚。气机失常为本，阴虚则易生虚火；阴虚日久可见瘀血、燥毒。阴虚火热邪气，痹阻关节出现关节疼痛。《医门法律》载"燥胜则干……有干于外而皮肤皲揭者，有干于内而精血枯涸者，有干于津液而营卫气衰。肉烁而皮著于骨者，随其大经小络，所属上下中外前后，各为病所"，津液耗竭，肌肤失养则易出现皮肤干燥，燥毒痹阻于关节则骨节疼痛。本案患者症见疲乏明显，由津液亏损，脾脏气血生成不足所致。遂于方中重用生黄芪大补脾胃之气，既能恢复脾脏气血生化之源，配以当归，效仿当归补血汤之意补气生血；又能养肺，因燥之为病，易伤肺脏，脾肺同时兼顾。生黄芪与党参、北沙参、太子参、麦冬、石斛、生地黄、熟地黄合用，意为增强全方益气养阴之功。同时选用穿山龙、青风藤、忍冬藤止关节疼痛，并兼顾燥邪伤肺所生热邪，用连翘、金银花、白茅根祛除肺热邪气。二诊症减不显，伴畏凉、面肿，故予原方加炙麻黄温阳，茯苓、大腹皮利水消肿。所加木防己，一则增止关节疼痛功效，二则与茯苓、大腹皮合用利水消肿。三诊见患者前症改善明显，予前方继进以巩固疗效。

王庆国教授临证善滋阴益气，甘养脾胃之气阴，重用益气养阴之药。《素问·灵兰秘典论》曰"脾胃者，仓廪之官"，《脾胃论》载"内伤脾胃，百病由生"，温病学家经过长期临床实践总结出"存得一分津液，便有一分生机"。因此，王教授认为治疗燥痹气阴不足可从脾胃论治，脾胃乃气血生化之源头，故甘补脾胃以健脾助运化，能保后天生化之源，水谷可化生为气血精微物质，从而脏腑气阴得以恢复。王教授临证谨守病机，善滋阴益气，多用甘养脾胃气阴之品，如麦冬、北沙参、太子参、党参、石斛、玉竹、白芍、天花粉等药。常重用生地黄。黄芪，《神农本草经》记载"味甘，寒。主治折跌，绝筋，伤中，逐血痹，填骨髓，长肌肉。作汤除寒热积聚，除痹。生者尤良"。生地黄为甘寒之品，意为取其甘寒之性以养脾胃，因阳明燥土，得阴始安，正如《成方便读》所云"阳明主津液，胃者五脏六腑之海。凡人之常气，皆禀于胃，胃中津液一枯，则脏腑皆失其润泽。故以一派甘寒润泽之品,使之饮入胃中,以复其阴,自然输精于脾,脾气散精,上输于肺,通调水道,下输膀胱,五经并行,津自生而形自复耳"。黄芪性甘温,《五十二病方》将黄芪用于疽病,取其益气托毒生肌之效。《神农本草经》亦有记载,将其列为上品,曰:"味甘,微温……补虚。"李时珍所撰《本草纲目》称其名曰:"耆,长也。黄耆色黄,为补药之长,故名。"生黄芪擅长补益脾肺之气,为补中益气诸药之最。重用该药补中益气,脾胃得助,气行正常,则津液方能得以正常濡润机体官窍、筋骨关节,诸燥之症自能缓矣。燥痹治则以益气养阴为主,同时应视病邪具体情况兼用活血通络,清除邪热之品。

病案3

患者,女,36岁,2014年6月24日初诊。主诉:口干、眼干、乏力3年,加重1个月。现病史:患者3年前出现口干、眼干、乏力,查血常规白细胞波动范围为$(2.50\sim3.56)\times10^9/L$,诊断为干燥综合征。刻诊:口干,吞咽干食需水送服,夜间为重,眼睛干涩少泪,面色苍白,双侧面颊易浮肿,周身皮肤干燥不明显,伴疲乏,纳可,眠差,二便可;舌红无苔,脉沉细无力。实验室检查:白细胞$2.90\times10^9/L$,红细胞、血小板均下降,抗SSA抗体、抗SSB抗体、抗核抗体阳性。诊断:干燥综合征(气阴两虚,水液停聚证)。治则:滋阴生津,温阳化湿。处方:生地黄30 g,生黄芪15 g,当归10 g,炙甘草30 g,白芍30 g,山茱萸15 g,玉竹10 g,沙参15 g,连翘20 g,生地榆20 g,荆芥6 g,防风6 g,羌活6 g,细辛3 g,穿山龙30 g。

2014年7月20日二诊:诸症明显减轻,口中有少许津液,但吞咽干硬食物仍需饮水送服,纳可,寐安,二便调;舌质淡红,无苔,脉沉细。前方继进,巩固疗效。继续门诊随诊治疗。

按语 本案患者以口干、眼干为主要症状,疲乏感症轻,故以阴虚为主,气虚为次,因而重用生地黄合白芍、山茱萸、玉竹、沙参养阴为主。气虚水停,则易发面颊浮肿,故本方加生黄芪补气行水消肿,与炙甘草合用补中益气,与当归合用又能调补脾胃气血。方中用小剂量防风(10 g以下)重在升发,与荆芥、羌活合用,重在取其升发之性,宣通肺卫以布散津液,即辛以润之。《读医随笔·虚实补泻论》有云"气血不足以推血,则血必成瘀",气行则血行,气虚则血停成瘀,气行津亦行,气不足则水停,因而气、血、津常常相互影响,阴津不足易成邪火。同时"血热之处必有瘀血",热于血中灼血为瘀,本病日久常见燥热毒邪、瘀血、阴虚火热邪气互见,临证时常需正虚与邪实同时兼顾。因此,于本方中加生地榆以清血中热邪,据《本草正义》所载,将其称为"凉血之专剂",因而与连翘合以增清血热之力;与穿山龙合用,可借其通络之性,通行血中瘀滞,以免瘀血内留。二诊见患者诸证减轻,故原方继服,1个月后随诊,患者病情平稳。

病案4

于某,女,74岁,2018年3月7日初诊。主诉:口干、目干10年余。现病史:患者10余年前因腮腺肿瘤于外院检查B超示混合瘤,口腔活检示多个淋巴细胞浸润灶,抗核抗体1:3200,类风湿因子1:34.7,抗SSA抗体阳性,抗SSB抗体阳性,确诊为干燥综合征。刻诊:口干目干,大便1日3行,不成形,乏力,手足冷,动辄汗出,平素易怒;舌质淡,苔少有裂纹,脉滑。诊断:干燥综合征(阴阳失和证)。治则:平衡阴阳,调和营卫。处方:

予柴胡桂枝汤加味。柴胡 15 g,炒黄芩 10 g,法半夏 10 g,桂枝 10 g,白芍 10 g,炙甘草 20 g,党参 10 g,大枣 20 g,黄芪 25 g,当归 15 g,天花粉 10 g,麦冬 15 g,熟地黄 20 g,龟板 10 g,煅牡蛎 15 g,浮小麦 30 g,制附片 10 g,细辛 3 g。14 剂。

2018 年 3 月 21 日二诊:患者服药后自觉较前舒适,但足冷,咽中有痰,大便 1 日 3 行,成形,微口干、目干;舌质淡,少津。前方加茯苓 30 g,炒白术 12 g,蜜麻黄 3 g,石斛 15 g。14 剂。

2018 年 5 月 9 日三诊:药后症减。前方加黄芪 30 g,仙鹤草 30 g,麻黄加至 5 g。14 剂。

2018 年 5 月 30 日四诊:类风湿因子 1∶32,抗核抗体 1∶100,近日咳嗽。前方加枇杷叶 30 g,生石膏 30 g,桑叶 30 g,附片加至 20 g。14 剂。

2018 年 6 月 27 日五诊:患者口中有津,足冷减。前方继进,巩固疗效。

按语 本例患者病程日久,证属阴阳失和证。患者平素急躁易怒,肝郁气滞,日久化火耗气伤津。木旺克土,气血乏源,又因燥毒互结,暗耗阴津,伏于五脏六腑故见燥证。择其正值耄耋之年,正气亏虚,肾气渐衰,冲任虚少,天癸渐竭,精亏髓少。病机属气血不通,阴液亏虚。其病程日久,脏腑失调,营卫失和,属阴阳失和证。方选柴胡桂枝汤调和阴阳。方中柴胡疏泄气机之郁滞,黄芩助柴胡以清少阳邪热,柴胡升散,得黄芩降泄,则无升阳劫阴之弊;桂枝、芍药调和营卫;天花粉、煅牡蛎取柴胡桂枝干姜汤之方义,调和津液,疏肝理脾;熟地黄、龟板益阴填髓,阴中求阳;甘麦大枣汤柔肝缓急,收敛止汗,共使阴阳平衡。患者苦于手足冷,是因阳虚失温,又津液为寒邪所困,而致气不化津。津液不布,运用"辛以润之,以辛治燥"法,酌加麻黄附子细辛汤。方中麻黄外解表寒、附子温补肾阳、细辛以其气味辛温走窜,三药合用,共奏扶正祛邪、温经解表之效。但患者年老久病,用辛温之麻黄需慎重,起始量小,循序渐进。二诊见患者咽中有痰,加茯苓、炒白术健脾化痰,石斛益胃生津。三诊见诸证缓解,予以扶正之黄芪、仙鹤草增效防止复发。如此正气恢复,疾病向愈。

患者病程日久,正气亏虚,有碍营卫化生,使阳不守外,阴不守内,终至脏腑失衡,阴阳失和,寒热并现。临床可见口干口渴,腹胀,乏力,大便稀溏,舌淡红少津,苔白,脉弦等症。王教授常用柴胡桂枝汤,认为人有脾胃上下之枢和少阳表里之枢,小柴胡汤可和解少阳。调理三焦,三焦畅则津液通。桂枝汤有调和营卫气血阴阳之功,阴阳和则病自愈。

病案 5

杨某,女,75 岁,2019 年 6 月 12 日初诊。主诉:口干、眼干 10 年余。患者 10 年前出现口干、眼干,于外院确诊为干燥综合征。近 3 天口干、眼干症状加重,伴畏寒、汗出,为求中医药治疗前来就诊。刻诊:口干,饮水不能缓解,喉间有黏痰,眼干,伤心欲哭而没有眼泪,胃脘不适;平素畏寒,易汗出,纳食可,二便正常,睡眠尚可;舌质淡,无苔,少津,脉沉弱。查体:皮肤干燥。诊断:干燥综合征(气阴不足、阳虚不化证)。治则:养阴退阳,通调气血。处方:予麻黄细辛附子汤合沙参麦冬汤加减。麻黄 10 g,细辛 3 g,黑顺片 15 g (先煎 30 min),北沙参 10 g,麦冬 20 g,石斛 20 g,当归 20 g,生黄芪 30 g,三棱 6 g,百合 30 g,乌药 6 g,煅牡蛎 20 g(先煎),浮小麦 30 g,炙甘草 15 g。14 剂,水煎服,1 剂/d,分早晚温服。

2019 年 6 月 26 日二诊:患者口干、汗出未减轻。上方加山茱萸 20 g,黄柏 6 g。14 剂,水煎服,1 剂/d,分早晚温服。

2019 年 7 月 10 日三诊:患者口干好转,仍怕冷。舌上略有津。将二诊方黑顺片加至 25 g。14 剂,水煎服,1 剂/d,分早晚温服。

2019 年 7 月 24 日四诊:患者近日眠差,唇裂,舌上有津。三诊方去麻黄。14 剂,水煎服,1 剂/d,分早晚温服。

2019 年 8 月 14 日五诊:患者口干明显好转,自述口中有唾,舌上有津,汗出多。四诊方去三棱,加桑叶 30 g,五味子 6 g。14 剂,水煎服,1 剂/d,分早晚温服。

按语 患者正值古稀之年,肾气渐衰,冲任虚少,天癸渐竭,精亏髓少。其病程日久,正气亏虚,脏腑筋脉失濡,气血失养,血涩气凝,耗气伤阴而成燥痹。患者平素畏寒,根据其舌苔脉象,考虑此为阳虚失温,津液为寒所困,而致气不化津、津液不布。应用《素问·脏气法时论篇》中的"辛以润之"之法,以辛温之药鼓舞肾阳,肾阳充方可助气化,促使津液运行而敷布周身。方中麻黄辛温通阳,细辛辛温走窜,黑顺片温补元阳,使阳气得助,津液得化。患者年老久病,气阴已伤,选用北沙参、麦冬、石斛滋阴润燥,黄芪、当归益气养血。因患者久病,佐用少量三棱活血,使气血通调,津道自通。患者胃脘不适,用百合、乌药,甘凉清润,行气和胃;喉间有黏痰,用煅牡蛎化痰利气;常汗出,加入浮小麦益气敛汗,炙甘草调和诸药。二诊时患者口干、汗出未减,加山茱萸滋阴敛汗,其味酸之性亦可生津。加黄柏以防滋腻太过。三诊时患者怕冷尤甚,加重黑顺片用量以助阳。四诊时因患者眠差去麻黄。五诊时患者口干已减,舌上有津,但患者仍汗出,加入桑叶、五味子敛汗生津。王教授治疗该病从整体把握,以阴阳平和为要,兼顾气血,使正气恢复。津道通调,疾病向愈。王教授强调莫恐附子大辛,其虽大热但质重多汁,需要紧抓病机,阳虚不化证的燥痹患者应选用附子,但使用时需从小量起始,循序渐进。

王教授临证善用附子治疗燥痹的阳虚失温证。《素问·脏气法时论篇》云:"肾苦燥,急食辛以润之。开腠理,致津液,通气也。"此类患者素体阳虚,津液不运,或阴凝而燥化,津液为邪所困,气化功能受阻,气不行血亦不化津。王教授治疗此证以麻黄细辛附子汤为基本方加入养阴、益气、养血之品,重在用辛温发散、助气化津。

参考文献

[1]雷超芳,翟昌明,张翠新,等.王庆国教授辨治燥痹病经验探析[J].环球中医药,2019,12(6):906-909.

[2]陈聪爱,王庆国,程发峰,等.王庆国辨治干燥综合征经验[J].中医学报,2020,35(10):2146-2149.

[3]陈聪爱,王雪茜,程发峰,等.王庆国教授临证运用附子经验总结[J].现代中医临床,2021,28(1):36-39,43.

王　琦

王琦(1943—),男,江苏高邮人,教授,主任医师,国医大师。他构建并完善了中医体质学、中医男科学、中医藏象学、中医腹诊学四大学术体系,开拓了中医原创思维、中医未病学等新的学科领域。

辨证论治

1. 真阴不足

王琦教授从行医几十年里接触的干燥综合征患者中归纳出,干燥综合征发病的根本原因在于其阴虚体质。如干燥综合征患者临床多见口干、眼干、皮肤干燥、口干喜饮水等,提示长期存在且相对稳定的阴虚体质特点。干燥综合征患者多为中老年女性,因后天失养,纵欲耗精,积劳阴亏等原因使体内津、液、精、血等阴液亏少。阴虚体质的形成受先后天两方面因素影响。若孕育时父母体弱,或母亲年长受孕,或孩子早产等均可使孩子先天阴不足,导致孩子"素体阴虚",为阴虚质。此外,体质的形成还与后天环境因素有关。假如一个人长期处于高温干燥的环境,或者由其他原因耗伤阴液,也会形成阴虚体质。阴液亏少,机体失于濡润滋养,故平素易口燥咽干,双目干涩。

干燥综合征患者不一定有口眼、干涩、大便秘结等阴虚之象,甚至无主观不适。在此情形下,单靠辨证难以全面把握病情,唯有既抓住干燥综合征患者的核心病机特点以辨证论治,又辨识出干燥综合征患者的体质特点而辨体论治,如此才可能更理想地治疗干燥综合征患者。

2. 肾阴与肾阳同调,滋阴与清热并重

肾为先天之本,是人体阴液的根本,故王师调理燥证阴虚体质主要从补肾入手。《诸病源候论》曰:"夫五脏六腑皆有津液,通于目者为泪。目,肝之候也,脏腑之精华,崇脉之所聚,上液之道,其液竭者,则目涩。"说明五脏六腑津液可通过肝之外候"目"表现出来,如果五脏六腑之液干涸,那么眼睛就会表现为"干涩"。《素问·上古天真论》有言:"肾者主水,受五脏六腑之精而藏之。"因此在治疗燥证阴虚体质,重在滋补肝肾。在制方思路方面,很多医者对于阴虚火旺导致干燥症见之人的治疗思路皆从"肺"或"肝"论治,以清热降火。滋阴生津为主,用药一派苦寒清凉,长期使用容易损伤脾胃阳气。王师润燥与滋补相配,如用甘温柔润的熟地配伍辛温燥散的细辛以补肾散寒强腰,使填精而不呆腻,温通而不燥烈;用辛温苦燥的苍术配伍甘凉柔润的生地以滋肾健脾,使燥湿不伤脾阴,益阴无碍祛湿。对于阴虚体质的燥证患者,王师主张以滋阴补肾调体结合养肝清热为主,少佐肉桂以温补肾阳,此即"善补阴者,必于阳中求阴"之意。阴虚体质者有精、血、津、液亏损之不同。精亏者以益肾填精为主,如六味地黄丸或左归丸之类;阴血亏损者,宜养血为主,如当归补血汤或四物汤之类;津亏者宜养肺胃之津,兼以益肾,要如百合、沙参、麦冬、玉竹、生地等。由于阴虚体质之人益生内热,因此滋阴时应注意与清热法同用,佐以清热、健脾之品。阴阳两虚者,当采用食疗、药膳、方剂阴阳双补。

病案举隅

病案1

张某,女,38岁,1999年3月12日初诊。主诉:心烦、口干1个月。现病史:近1个月来心烦、口干,伴便秘。口渴,有时喜饮,有时不喜饮水,伴烦躁、胸闷、憋气,似觉全身不适,酸痛不宁,双目干涩,偶有耳鸣,自发病到现在未作任何治疗。刻诊:口眼干涩,时欲饮时不欲饮,伴烦躁、胸闷、憋气,似觉全身不适,酸痛不宁,偶有耳鸣,大便干,纳眠一般;舌淡紫,苔薄,脉涩。诊断:干燥综合征(阴虚血瘀气滞证)。治法:活血理气,滋阴生津。处方:川牛膝10 g,当归10 g,赤白芍各10 g,生地10 g,炙甘草6 g,川芎10 g,丹参15 g,制乳没各6 g,桃仁10 g,木瓜10 g,乌梅10 g。7剂,日1剂,水煎,早晚温服。

二诊:患者自诉服上药后症状明显改善,夜间已不渴,烦躁已减。但仍有脚底发干,较前为轻;舌淡紫,苔薄,脉弦细。宗上方继服7剂。

三诊:脚底发干症状明显好转,夜间偶有口渴欲饮,心烦;舌淡,苔薄,脉弦。处方:山萸肉15 g,山药15 g,生地15 g,丹皮10 g,泽泻10 g,茯苓10 g,肉苁蓉15 g,补骨脂15 g。14剂,日1剂,水煎,早晚温服。

四诊:自诉症状基本消失,情绪稳定,纳食、睡眠尚可。予六味地黄丸1个月以巩固疗效。

按语 本案患者以口干、心烦为主诉,辨为燥证。症见便秘、口渴、目涩,提示津液不输,不能润泽。或为阴亏,或为津阻。缘由为何?查其舌脉:舌淡紫,脉涩,结合口渴时欲饮时不欲饮,均为血瘀之征。因此判断病机为瘀血阻络,气血津液运行受阻,津液不能上承,同时伴见肾阴不足,津液匮乏,阴虚而生内热,故见烦躁、耳鸣。综上,辨病为燥证——阴虚血瘀气滞证。对口干一症历代医家多从滋阴生津着手,但对本案则从活血通络、恢复气血津液运行论治,方用当归芍药散合桃仁四物汤化裁。三诊针对患者存在肾阴不足,以六味地黄汤滋补肾阴以固其本,少佐温阳之品,以求阳中求阴之效。其后随访患者病情稳定,方案以巩固疗效为主。

病案2

贾某,女,50岁,1997年12月6日初诊。主诉:口眼干涩伴耳鸣1年余。现病史:1年来无明显诱因出现口干、眼睛干涩,唾液分泌减少,眼泪亦明显减少,耳鸣如蝉,腰部酸胀。消瘦,毛发焦枯,便秘。曾服中药清热生津之品,疗效不显。刻诊:口干、眼干,泪唾分泌减少,耳鸣如蝉,腰背酸胀,时有关节不适,二便可,失眠,纳差;舌红,苔光,脉沉细。诊断:干燥综合征(肝肾阴虚证)。治法:滋补肝肾,佐以温阳化气。处方:淡附片(先煎)6 g,肉桂3 g,生熟地各15 g,山萸肉10 g,山药10 g,茯苓10 g,泽泻10 g,丹皮10 g,黄芪15 g,玄参10 g。30剂,日1剂,水煎,早晚温服。

二诊:患者自诉服药耳鸣已去,口眼干燥亦有好转,食纳转佳,睡眠好转;舌红,苔薄,脉沉滑。宗上方,仍服30剂后随访,诉唾液分泌增多,眼睛湿润,嘱六味地黄丸以善其后。

按语 口眼干涩、泪唾减少、毛发枯燥,均提示为津伤。然本案患者多次服用清热生津之品仍不效。再观其症:腰酸、耳鸣、失眠、形瘦、舌红、苔光、脉沉细,乃肝肾阴虚之象,辨为阴虚体质。本案证属肝肾之精因肺胃燥热所耗而虚损。精血同源,肝肾精亏,可致气血亏虚,故形瘦,毛发焦枯,血虚便秘。治以滋补肾精,其妙处在于加用少量附片、肉桂。诚如古人之云:"善补阴者,必于阳中求阴",药虽2味,量亦轻浅,但却可起到事半功倍之效。临床往往一见口干、口渴,则必用清热生津,虽同为一症,病见多端,应细辨其因,审因论治。

病案3

班某,女,52岁,2009年7月27日初诊。主诉:眼睛干涩、疼痛半年余。现病史:患者自诉2009年1月份因备课用眼过度而出现眼睛干涩、疼痛症状,用激素类滴眼液后症状曾消失,但又复发。平素作息不规律,常晚睡,现已停经。刻诊:眼睛干涩、疼痛,易上火,咽喉痛,稍热即大汗淋漓,饮食睡眠尚可,二便调;舌红,苔薄黄,脉数。辅助检查:抗核周因子(APF)(+),抗链球菌溶血素O试验(抗"O"试验)253 IU/mL(↑)。诊断:干燥综合征(肝肾两亏,阴虚火旺证)。治法:滋阴补肾,清肝明目。处方:羚羊粉0.3 g(分2次冲服),石斛20 g,桑白皮18 g,桑椹子20 g,木贼草10 g,青葙子(布包)20 g,密蒙花15 g,生甘草6 g,制首乌20 g,干地黄15 g,山萸肉15 g,山药15 g,丹皮10 g,茯苓10 g,泽泻10 g。30剂,日1剂,水煎,早晚温服。

二诊:眼睛干涩疼痛减轻,出汗少,两手指端痛;舌红,苔薄黄,脉数。上方去青葙子、密蒙花、生甘草,加桑叶20 g、车前子(布包)30 g、金银花15 g。30剂,日1剂,水煎,早晚温服。宗上方,仍服30剂后随访,诉唾液分泌增多,眼睛湿润,嘱服六味地黄丸以善其后。

三诊:药后测APF(+),抗"O"试验正常。刻诊:双眼持续性干涩、磨、痛、痒,有烧灼感,汗多;舌红,苔薄黄,脉数。处方:菊花10 g,生熟地黄各20 g,山药15 g,山萸10 g,丹皮10 g,茯苓10 g,泽泻10 g,石斛30 g,当归10 g,黄芩10 g,黄连10 g,黄柏10 g,桑叶30 g,羚羊粉0.3 g(分2次冲服)。21剂,日1剂,水煎,早晚温服。

按语 本案患者以眼目干涩为主症,故可辨病为燥证。天癸属于阴精,患者天癸已竭,冲任二脉逐渐亏虚,精血日趋不足,辨体属阴虚。平素又作息不规律,熬夜加重阴血损耗,故肝肾渐亏。肝肾不足,津液亏损,燥邪损伤,则阴虚内燥,气不布津,虚火浮越而致目窍失养,干涩疼痛。《灵枢·经脉》云:"肾足少阴之脉……循喉咙,挟舌本。"咽喉为肾经之所过,阴虚生内热,虚火循经上炎蒸灼于喉,故见咽喉痛。稍热则大汗亦为阴虚之象。结合舌脉,辨证为肝肾两亏,阴虚火旺证,治宜滋阴补肾,清肝明目。方以六味地黄丸为打底,合石斛、制首乌、桑椹以滋补肝肾、益精血;羚羊粉、木贼草、青葙子、密蒙花清肝明目;桑白皮以清火;生甘草调和诸药。诸药合用,共奏补益肝肾、清火明目之力。复诊时加桑叶、金银花、车前子,增强清肝明目之力。此病例在于能准确辨证,从补肾阴着手,而非用一派生津、清热苦寒之品。

参考文献

[1]江泽强,秦静波,孟翔鹤,等.国医大师王琦辨阴虚体质论治疾病临床思路[J].中华中医药杂志,2020,35(9):4426-4428.

[2]张荣春,倪诚,刘涛.从阴虚体质论治干燥综合征[J].中华中医药杂志,2014,29(4):1012-1015.

[3]王琦.王琦方药应用31论[M].北京:中国中医药出版社,2012.

[4]靳琦.发微于理论体悟于临证——王琦教授辨9种体质类型论治经验[J].中华中医药杂志,2006(5):284-288.

[5]王琦.中医体质学研究与应用[M].北京:中国中医药出版社,2012.

[6]王琦.王琦治疗62种疑难病[M].北京:中国中医药出版社,2012.

冯兴华

冯兴华(1945—),男,教授,主任医师,第四批全国老中医药专家学术经验继承工作指导老师,首都国医名师。曾参加国家科委"七·五"攻关课题《类风湿性关节炎的临床与实践》的研究;中国中医研究院课题《强直性脊柱炎辨证规律》的研究。著有《中医内科临床手册》医书,参与编写《中国大百科全书·传统医学卷》《实用中医风湿病学》《中国基本中成药》等著作,发表论文20余篇。

辨证论治

冯老认为阴液不足,脏腑器官失其濡养为主要病机,本病以阴虚为本,燥热为标,日久津伤气耗,血行滞涩而成瘀。治疗干燥综合征注重辨病与辨证相结合,整体与局部相结合,根据疾病不同阶段,分清主次先后,灵活运用养阴法、润燥法、化瘀法、益气法治疗。

1. 阴亏液耗,脏腑失濡

干燥综合征(SS)常见临床表现为口眼干燥,病久可累及内脏及神经系统。《类证治裁》曰:"燥有外因,有内因。因乎外者,天气肃而燥胜,或风热致气分,则津液不腾。宜甘润以滋肺胃,佐以气味辛通。因乎内者,精血夺而燥生,或服饵偏助阳火,则化源日涸。宜柔腻以养肾肝,尤资血肉填补。"冯兴华教授认为,本病主要病机为内因或外因导致阴亏液耗而成燥。或先天禀赋不足,阴津匮乏;或后天感受天行燥邪或温热病毒,损伤津液;或过服辛热燥烈药品而耗伤阴津。津液耗夺亏损,正常敷布运行代谢失调,津液枯涸则脏腑组织失运失荣,人体皮肤、四肢、脏腑失于濡养,导致内外津涸液干则周身失于敷布润泽,燥邪内生。《素问·阴阳应象大论》曰:"燥胜则干。"金代刘完素在《素问玄机原病式》中有"诸涩枯涸,干劲皴揭,皆属于燥"的论述,指出了燥病的特点:燥则失濡、失润、失养,气血运行受阻,痹证乃成。

2. 阴亏液耗为本

阴血亏虚,津枯液涸,轻则肺胃阴伤,重则累及肝肾,导致肝肾阴虚。故治疗中当辨别肺胃、肝肾阴液亏耗何为主次。一般而言,病程短,口咽干燥为主,无明显系统损害者,病位主要在肺胃,治疗以甘寒培补、养阴生津为主。但人体为有机整体,五脏之间皆相互联系、相互影响,上焦肺胃之阴有赖于下焦肝肾先天之阴的培补,下焦肝肾之阴亦有赖于肺胃之阴的滋养,肺胃之阴伤易下及肾阴,肝肾不足必然累及其他脏腑,故在临床应用时甘寒、咸寒每多兼顾。药用玄参、沙参、麦冬、天花粉、石斛、知母等分别具有润肺、益胃、滋肾作用的药物,阴虚火旺加黄柏滋阴降火。

3. 燥热邪毒为病机关键

正虚感邪致燥,阴虚津亏致燥,瘀血致燥,燥盛成毒,故瘀毒相互为患是病机关键。中医之"毒",系脏腑功能和气血运行失常导致体内的生理或病理产物不能及时排出,蕴积体内过多,以致邪气亢盛,败坏形体而转化之物。故当重视消热解之品在治疗中的应用。药用金银花、连翘、蒲公英、漏芦等有清热解毒作用的药物。

4. 久病及血,不可忽视瘀象

冯老师认为,本病延绵日久,病必入血。本病起病缓性,病程迁延,气血津液长期亏耗,燥毒邪盛,内陷血分,阴虚血燥,血运不畅,脉道涩滞,气机不利,脉络瘀滞在所难免。"不通"与"不荣"并见。瘀血既是病理产物,又是致病因素。治疗时不能单纯强调滋阴生津,活血化瘀亦至关重要,以使瘀去血活,气机调畅,津液畅达。此即《血证论》"瘀去则不渴"之义。药用当归、赤芍、丹参、莪术、穿山甲等具有活血化瘀作用的药物,有关节症状者加鸡血藤、忍冬藤以舒筋活络。

病案举隅

病案1

牛某,女,46岁,2008年12月27日初诊。主诉:口干、眼干3年,伴双侧腮腺反复肿大1年。现病史:患者3年前无明显诱因出现口干、眼干,伴四肢关节肌肉疼痛,无明显关节肿胀。近1年双侧腮腺反复肿大,且口干、眼干加重。刻诊:口干,吃馒头需用水送,眼干,哭则无泪,双侧腮腺肿大,伴心烦,眠差;舌红少津,苔少,脉弦。既往史:3年前行子宫切除术。辅助检查:抗核抗体(ANA)1∶160,抗组蛋白抗体(His)阳性(+),抗SSA抗体1∶64,类风湿因子(RF)156 IU/mL。泪液流率(Schirmer试验):右眼2 mm/5 min,左眼3 mm/5 min。泪膜破裂时间(BUT):右眼0 s,左眼1 s。口腔科会诊:唾液流率0,口底唾液池消失。腮腺造影:末梢导管斑点状扩张,排空不完全。诊断:干燥综合征(肝郁化火伤阴,经脉痹阻证)。治法:疏肝清热,养阴通络。处方:柴胡10 g,香附10 g,当归10 g,白芍15 g,(炒)白术10 g,茯苓15 g,牡丹皮10 g,(炒)栀子10 g,薄荷6 g,大枣15 g,炙甘草10 g,菊花10 g,女贞子10 g,石斛10 g,玄参10 g,桔梗10 g。28剂,日1剂,水煎,早晚温服。

二诊:患者口干明显减轻,仍感眼干,双侧腮腺反复肿大基本消失,心烦、关节疼痛消失,夜眠改善。原方加枸杞子12 g,墨旱莲12 g,以本方加减再服2个月,诸症改善,病情稳定。复查Schirmer试验:右眼5 mm/5 min,左眼7 mm/5 min。口腔科会诊:唾液流率8 mm/5 min。

按语 《类证治裁》有云:"燥有外因。有内因,因于内者,精血夺而燥生。"本案患者年近七七,任脉虚,天癸渐竭,肝肾阴虚,又因3年前行子宫切除术,后一直情绪不佳,肝郁血虚日久,生热化火,灼伤津液,则口干咽燥;肝主藏血,开窍于目,肝血亏虚,无以养目,则双目干涩;肝郁化火,热毒郁滞,故见双侧腮腺肿大疼痛;肝主筋,脾主肌肉四肢,肝郁脾虚,则关节肌肉疼痛不适;舌红少津、苔少、脉弦均为肝热阴亏之象。方用丹栀逍遥散加减治疗,疏肝解郁以平肝火,健脾养血以养清窍。另加菊花、女贞子、石斛加强清肝火,养肝肾阴之力。玄参、连翘清热解毒散结,桔梗行气,载药上行为使药。

病案 2

某某,女,50岁,2010年3月12日初诊。主诉:口干、眼干4年余,加重1个月。现病史:患者4年前无明显诱因渐出现口干、眼干,伴乏力,遂至当地医院诊治,诊断为"干燥综合征",先后给予硫酸羟氯喹片、白芍总苷片、雷公藤多苷片治疗,效果均不明显,自行停用。刻诊:近1个月来,口干、眼干加重,吞咽干食需饮水,讲话亦需频频饮水,夜间口干重,每夜需起床饮水三四次,眼干,哭时有泪;乏力,纳可,眠差,二便调;舌红,无苔,脉细数。辅助检查:血常规、血沉及C反应蛋白均正常,抗核抗体(ANA)1:640,抗SSA抗体(+),抗SSB抗体(+)。腮腺动态显像:双侧腮腺、颌下腺摄取功能明显受损,排泄缓慢。诊断:干燥综合征(阴虚生燥,毒蕴瘀阻证)。治法:养阴润燥,解毒化瘀。处方:玄参10 g,麦冬10 g,桔梗10 g,黄柏10 g,知母10 g,女贞子10 g,山萸肉10 g,五味子10 g,沙参10 g,石斛15 g,百合15 g,金银花30 g,连翘15 g,天花粉15 g,穿山甲10 g,王不留行10 g,白芍15 g,甘草6 g。60剂,日1剂,水煎,早晚温服。

二诊:服用上方2个月后,口干、眼干明显减轻,夜间口干减,夜间不需饮水,纳可,眠安,二便调;舌红,苔少,脉沉细。

按语 本案患者为中老年女性,肾气渐衰,阴津暗耗,以口干甚、夜间重、舌红无苔为主要特点,病位在肺、肾、胃,肺为水之上源,主行水,通调水道;肾为水之下源,寓元阴而主气化;胃主受纳,腐熟水谷而为津液化源之所。今肺、肾、胃津伤,燥邪内生,治疗重在养阴益肺、滋阴清热、益胃生津。方中玄麦甘橘汤养阴益肺,以益水之上源,开肺气而复其宣发肃降之职;知母、黄柏、女贞子、山萸肉、五味子以滋肾阴而清虚热;沙参、石斛、百合养胃阴而生津润燥。然该患者病程已有4年之久,阴虚日久,蕴热生燥而变生燥毒,单一养阴润燥所不能及,故加用大量清热解毒之品如金银花、连翘、天花粉等以解毒。另外,燥盛不已,酝酿成毒,更加销铄津液,津亏血燥,脉络艰涩,瘀血乃生,燥、毒、瘀胶结为患,故尚须配以破血逐瘀散结之品,方中加用穿山甲味淡性平,气腥而窜,"其走窜之性,无微不至,故能宣通脏腑贯彻经络,透达官窍,凡血凝血聚为本,皆能开之";《医学衷中参西录》记载,王不留行,其性行而不住,走而不守,行血通经而散结;白芍"通顺血脉,散恶血,逐贼血"而除血痹、破坚积。诸药合用,谨守病机,攻补兼施,融养阴润燥、清热解毒、破血逐瘀于一炉,使邪去正复而燥痹自除。

病案 3

袁某,女,63岁,2002年7月9日初诊。主诉:口、眼干燥10年,多关节肿痛5年。现病史:患者10年前年无明显诱因出现双侧腮腺肿痛,于北京某医院诊为病毒性腮腺炎,给予青霉素治疗后肿痛消失。8年前渐出现口、眼干燥,进干食需用水送,哭时泪少,遂求诊于北京某医院,经腮腺造影、唇腺活检及眼科会诊等确诊为原发性干燥综合征。5年前无诱因又出现周身关节疼痛,口、眼干燥症状加重。10年间,间断应用人工泪液、免疫抑制剂、激素等药物治疗,效果不明显,遂入我院要求中医治疗。刻诊:患者口干明显,进干食需喝水帮助咽下,夜间因口干而起床饮水数次,饮少量水后方能再入睡;有严重龋齿,齿脱落;两眼干涩,视物模糊,有沙砾样异物感,哭时无泪;双手指间关节疼痛,稍肿,伴双肩关节疼痛,抬起困难,晨僵2 h;午后低热,体温37.3～37.8 ℃,纳眠差,神疲乏力,气短,脱发明显;舌质淡暗,干燥少津,苔少,脉弦。诊断:干燥综合征(阴虚津亏,燥毒瘀结证)。治法:养阴生津,清热解毒,活血通络。处方:生地黄15 g,天花粉30 g,干石斛15 g,沙参10 g,麦冬10 g,金银花15 g,连翘10 g,蒲公英15 g,知母10 g,黄柏10 g,赤芍30 g,桔梗10 g,穿山甲10 g,秦艽12 g,地骨皮10 g,生甘草10 g。60 剂,日1 剂,水煎,早晚温服。

二诊:服上药第一剂后,次日醒来顿觉口中有涎。服60 剂后,自觉口中唾液明显增多,两眼干涩亦明显减轻,午后体温已降至正常。仍时感周身关节疼痛;舌淡暗,苔薄白,脉弦细。处方:玄参30 g,天花粉30 g,干石斛30 g,乌梅10 g,金银花15 g,连翘10 g,黄柏10 g,知母10 g,丹参15 g,莪术10 g,赤芍15 g,当归10 g,桔梗10 g,穿山甲20 g,秦艽10 g,生甘草10 g。60 剂,水煎服,日1 剂。

三诊:服上药后,诸症减。口干明显减轻,进干食不必再用水送下。两眼已不觉干涩,仍双手指间关节疼痛,肿胀不明显,纳眠可,二便调;舌暗红,苔薄白,脉弦。处方:玄参15 g,天花粉30 g,干石斛30 g,麦冬10 g,沙参10 g,蒲公英15 g,连翘10 g,黄柏10 g,知母10 g,赤芍15 g,莪术10 g,穿山甲15 g,王不留行10 g,鸡血藤15 g,海风藤15 g,甘草10 g。60 剂,日1 剂,水煎,早晚温服。

四诊:患者一般情况好,口、眼干燥症状消失,偶感双手指间关节疼痛,肿胀不明显;舌暗红,苔薄白,脉弦。仍守上方为主,加减进退。继服60 剂后,诸恙悉除,随访至今,病情稳定。

按语 经云"燥者濡之",前人治燥,立法设方多本此旨,或养肾,或治肝,或益肺,总不出"滋润"而已。然本证之燥乃类中之异者也,远非一般六淫之燥,既不纯属火热,又不同于单纯阴液亏虚,故以常法每难合拍。本案发病属阴虚燥热体质,复感燥热邪气,蕴酿成毒,内陷入里,煎耗阴液,日久耗气伤津,则津亏液少,血液被灼,瘀血内生。瘀血一旦形成,又阻碍气机,致津液不能敷布,则燥证愈甚,诚如《血证论》曰:"瘀血在里则口渴……内有瘀血,故气不得通,不能载水津上升,是以发渴,命曰血渴。"燥瘀搏结,燥盛成毒,终致燥、瘀、毒互结为患,外而阻于经络关节,则关节肿痛;上则口、眼诸窍失养,见口、眼干燥;内则蕴伏于五脏六腑,暗伤阴津,血液衰少而致血行涩滞,虚实夹杂,缠绵难愈。故治疗总以生津增液以为经纬,养阴润燥、解毒清燥之时不忘化瘀通络,则津液有生,机运流通,水津四布,其燥自除。方中生地黄、天花粉、石斛、沙参、麦冬润燥滋阴;金银花、连翘、蒲公英、知母、黄柏、赤芍、地骨皮清热解毒;穿山甲、秦艽舒筋通络止痹痛;桔梗,性苦,可宣肺、祛痰、利咽;甘草,性微寒,可清热解毒、祛痰。诸药合用共奏滋阴润燥、清热解毒之功效。

病案4

某某,女,69岁,2011 年8 月19 日初诊。主诉:乏力2 年余,伴口干、眼干半年。现病史:患者2 年前无明显诱因渐出现乏力,遂至当地医院就诊,查血常规示白细胞2.6×10⁹/L,未予重视。其后1 年间,乏力间断出现,多次复查血常规示白细胞(2.6～3.3)×10⁹/L,当地医院给予利可君及升白胺口服,未坚持服用。近半年来,乏力加重,并出现口干、眼干,遂至当地医院免疫科诊治,查抗核抗体(+),抗 SSB 抗体(+),诊断为干燥综合征,给予口服醋酸泼尼松片 30 mg 每日 1 次,硫酸羟氯喹 20 mg 每日 2 次,患者因惧怕西药副作用,拒绝服用。刻诊:乏力,双下肢沉重,腰膝酸软;面色㿠白,伴口干、眼干、关节无肿痛;纳呆,眠安,二便调;舌淡胖,苔薄白,脉沉细。辅助检查:白细胞 27×10⁹/L,红细胞、血小板、血红蛋白均正常,血沉 28 mm/h,C 反应蛋白 12 mg/L,类风湿因子 327 IU/mL,生化均正常。诊断:干燥综合征(脾肾两虚,精血乏源证)。治法:健脾益肾,补气填精。处方:黄芪30 g,太子参 15 g,白术 15 g,茯苓 15 g,黄精 30 g,熟地黄 15 g,山萸肉 10 g,山药 10 g,枸杞 10 g,菟丝子 10 g,女贞子 10 g,墨旱莲 15 g,菊花 15 g,天花粉 15 g,石斛 15 g,甘草10 g。90 剂,日 1 剂,水煎,早晚温服。

二诊:服用上方 3 个月后,乏力减,双下肢沉重不明显,眼干症减,仍有口干;舌淡红,苔薄白,脉沉细。复查血常规:白细胞 4.3×10⁹/L。上方加用麦冬 10 g,沙参 10 g,继服3 个月以巩固疗效。

按语 《医门法律》云:"燥盛则干。夫干之为害,非遽赤地千里也,有干于外而皮肤皱揭者,有干于内而精血枯涸者,有干于津液而荣卫气衰,肉烁而皮著于骨者,随其大经小络,所属上下中外前后,各为病所。"该例患者典型临床表现为干燥综合征引起血液系统损害,而以白细胞下降为突出特点,并表现面色㿠白、腰膝酸软、倦怠乏力等脾肾亏虚、精血乏源之象。一方面,津血同源,今外感燥邪,或阴精暗耗,内灼阴津,使阴津亏虚,津亏而血之化源不足。另一方面,人体之气,由精化生,阴精内耗,而致气虚,气不足则使血之化源更乏,终至精血枯涸。另外,阴精暗耗致气虚,气虚更使燥痹之象加重,如李东垣曰:"气少作燥,甚则口中无涎。泪也津液,赖气之升提敷布,使能达其所,溢其窍。今气虚津不供奉,则泪液少也,口眼干燥之症作矣。"因此,治疗当以补益气血、健脾益肾,以益气血生化之源。方中黄芪携四君子汤以直入中土而行三焦,健脾益肾;黄精"宽中益气,使五脏调和"(《本经逢原》);熟地黄、山药、山茱萸补肾精、益阴血;枸杞、菟丝子和女贞子、墨旱莲为冯教授喜用的两对对药,其中枸杞子、菟丝子补肾益精,亦能明目,女贞子、墨旱莲,女贞实,固入血海益血,而和气以上荣(《本草述》),墨旱莲则补肾益阴;菊花益肝补阴、清肝明目;天花粉、石斛养阴生津;甘草调和诸药。诸药合用,共奏健脾益肾、补气养血填精之功。

病案 5

某某,女,45 岁,2014 年 7 月 22 日初诊。主诉:眼干 1 年,伴乏力、纳差半个月。现病史:1 年前无明显诱因自觉眼干,无乏力、肝区不适等症状,查肝功能明显异常,肝炎病毒指标阴性,诊断为"自身免疫性肝炎、干燥综合征"。给予口服强的松、熊去氧胆酸、复方甘草酸苷等治疗,症状时有反复,定期复查肝功能均异常。半个月前患者自觉症状加重,并伴有乏力、纳差。生化检查:丙氨酸氨基转移酶(ALT) 74.7 U/L,门冬氨酸氨基转移酶(AST)169.2 U/L,谷氨酰转肽酶(GGT)434 U/L,碱性磷酸酶(ALP)149 U/L,总胆红素(TBil)75 μmol/L。腹部 B 超提示肝、胆、胰、脾、肾未见明显异常。西医予泼尼松龙每日50 mg 口服。刻诊:乏力,纳差,肝区胀痛,胃脘胀满,眼干涩,视物模糊,心烦,口苦口干,腰酸;舌淡红少津,舌下静脉迂曲,脉弦细数。诊断:干燥综合征(阴虚津亏兼有肝郁脾虚、湿热血瘀证)。治法:益肾健脾、清利湿热、理气活血。处方:北柴胡 10 g,茵陈 30 g,

秦艽15 g,炒栀子10 g,当归15 g,赤芍15 g,丹参15 g,黄芪30 g,太子参15 g,白术10 g,茯苓15 g,黄精15 g,女贞子10 g,山萸肉15 g,山药30 g,枸杞子10 g,甘草10 g。28 剂,日 1 剂,水煎,早晚温服。同时每日口服泼尼松龙50 mg。

二诊:患者自觉肝区胀痛、胃脘胀满症状有减轻,心烦有改善;舌淡红,少津液,脉弦细。生化检查:ALT 224 U/L, AST 267 U/L, GGT 303.5 U/L, ALP 179 U/L, TBil 60.07 μmol/L。上方加五味子10 g,金银花30 g,黄芩10 g,连翘15 g。28 剂,日 1 剂,水煎,早晚温服。同时每日口服泼尼松龙50 mg。

三诊:肝区已无胀痛,乏力、口苦、口干均明显改善,时有手心热;舌淡红,苔黄染,脉滑小数。生化检查:ALT 152.2 U/L, AST 76.7 U/L, GGT 162.9 U/L, ALP 128 U/L, TBil 39.29 μmol/L。二诊方加鳖甲30 g。28 剂,日 1 剂,水煎早晚分服。泼尼松龙减为每日25 mg。

四诊:复查肝功能示 ALT 46.7 U/L, AST 38.3 U/L, CCT 61.27 U/L, ALP 78.6 U/L, TBil 18.5 μmol/L,均在正常范围。守方配颗粒剂继服2 个月。2015 年4 月电话随访病情稳定,泼尼松龙已逐渐减量为每日5 mg维持。

按语 本例患者为中年女性,妇女以阴血为本,经、带、胎、产极易暗耗真阴,阴常不足,加上女子性多忧思,使肝气易郁,久则郁而化热而成肝热,肝热久则不仅伤及肝脏阴血,并且下及肾阴,阴虚津亏则口眼清窍失润;肝气横逆犯胃,胃失和降则胃脘胀满;肝气横逆犯脾,脾不能运化水谷,则食少乏力;肝失疏泄,气滞则血行瘀阻,或久病耗气,气虚血行不利,均可导致瘀血内阻,可见舌下静脉迂曲;脾虚不能化湿,痰饮、湿浊淤积肝胆日久,酿成湿热进而损伤肝胆,实验室检查多见 ALT、AST、CGT、TBil 明显升高。处方以黄芪、太子参、茯苓、白术、山药健脾益气;当归、黄精、女贞子、山萸肉滋补肝肾;柴胡疏肝解郁、调达肝气;茵陈、栀子、秦艽清利肝胆湿热;丹参、赤芍活血通络。二诊时,虽肝区疼痛等明显改善,但肝功能指标仍有明显上升,提示湿热久积蕴毒,故给予金银花、连翘、蒲公英清热解毒,兼五味子降低转氨酶。三诊时,患者表现手心热、脉滑小数,提示湿浊未化,已伤阴液,给予鳖甲消退虚热、软坚散结。

病案6

王某,女,64 岁,2016 年1 月4 日初诊。主诉:发现血小板减少10 年余。现病史:患者于10 年前体检发现血小板减少,未予重视。2 年前就诊于北京医院,查唇腺活检示小叶间质内可见多灶淋巴单核细胞浸润,>50 个单核细胞/灶,符合干燥综合征。IgA、IgG、IgM、C3、C4、RF、CRP 均阴性,抗核抗体1:320,抗 SSA 抗体(+),抗 SSB 抗体(+),诊断为干燥综合征继发性血小板减少,予甲泼尼龙片32 mg 口服,每日1 次,在激素减量过程中血小板减少反复发作。刻诊:无明显口干、眼干;舌红,苔黄厚腻,脉滑而小数。服用甲泼尼龙片4 mg 口服,每日1 次。辅助检查:血常规示 PLT 37×10^9/L;尿常规示 RBC 12 ~ 15/Hp, pro(-)。诊断:干燥综合征(湿热内蕴证)。治法:清热利湿止血。处方:藿香10 g,苍术15 g,赤芍15 g,厚朴10 g,丹皮10 g,焦栀子10 g,竹叶10 g,砂仁6 g,枳实10 g,滑石15 g,仙鹤草30 g,黄柏15 g,大黄炭10 g,通草10 g,生薏米30 g,藕节15 g,生甘草6 g。14 剂,日 1 剂,水煎,早晚温服。

二诊:目赤充血,口干,进食头无需水送服,无咳胸闷,无腮腺肿痛;舌红,苔黄厚腻,脉滑。查血常规示 PLT $60×10^9$/L;尿常规(−)。予朴夏苓汤加减。处方:藿香 12 g,厚朴 10 g,黄芩 10 g,黄芪 30 g,泽泻 15 g,苍术 15 g,菊花 15 g,太子参 15 g,鸡血藤 30 g,陈皮 10 g,大黄炭 10 g,白豆蔻 10 g,阿胶珠 10 g,清半夏 9 g,黄柏 15 g,白术 10 g,藕节 15 g,茯苓 15 g,枸杞子 10 g,当归 15 g,白芍 15 g,仙鹤草 30 g。30 剂,日 1 剂,水煎,早晚温服。

三诊:口干、眼干明显减轻,双髋关节痛,腰背疼痛不适。双髋关节 MR 示:双髋关节积液,左侧为著。血常规 PLT $97×10^9$/L。尿常规 WBC 4～5/Hp。舌暗,苔白腻,脉滑。处方:金银花 30 g,苍术 15 g,生薏米 30 g,猪苓 15 g,黄柏 15 g,丹参 15 g,连翘 15 g,穿山龙 30 g,威灵仙 15 g,草薢 15 g,土茯苓 30 g,仙鹤草 30 g,泽泻 30 g,牛膝 15 g,大黄炭 10 g,当归 15 g。30 剂,日 1 剂,水煎,早晚温服。

随诊至今,血小板波动在(60～100)$×10^9$/L。

按语 本例患者首诊时已发病多年,出血反复发作,有血尿,舌红黄厚,脉滑,为湿热内蕴证。湿浊壅阻体内,导致气机郁滞,影响气血生成,气虚则无力统摄血液,加之热盛动血妄走,终致血溢脉外。治宜清热利湿止血,选用朴夏汤加减,方中藿香芳香化湿,厚朴健脾燥湿,豆蔻、滑石、生意米、通草、竹叶清透下焦湿热,又加仙鹤草、大黄炭、藕节等收敛小血,服用后血尿消失,血小板升高并维持平稳。

参考文献

[1]王海隆,张显彬.冯兴华治疗干燥综合征经验[J].中国中医药信息杂志,2007(5):85.

[2]何夏秀,葛琳,冯兴华.冯兴华运用丹栀逍遥散治疗风湿病举隅[J].中医杂志,2010,51(5):399-400.

[3]刘宏潇,冯兴华.冯兴华治疗干燥综合征验案 3 则[J].中医杂志,2013,54(4):288-289,298.

[4]高荣林,姜在旸.中国中医研究院广安门医院专家医案精选[M].北京:金盾出版社,2005.

[5]崔向宁,冯兴华.冯兴华辨治干燥综合征经验[J].中医杂志,2017,58(3):202-204,213.

[6]王宇阳.冯兴华教授治疗原发性干燥综合征合并血小板减少临床经验研究[D].北京:北京中医药大学,2018.

[7]周翔.冯兴华教授运用滋阴法治疗风湿病临床经验总结[D].北京:北京中医药大学,2016.

朱良春

国医大师朱良春先生(1917—2015),中医世家出生,江苏镇江市人。早年拜孟河御医世家马惠卿先生为师,继学于苏州国医专科学校,并于1938年毕业于上海中国医学院,师从章次公先生。1939年1月起从事中医临床工作,为全国老中医药专家学术经验继承工作指导老师,江苏省名中医,南通市中医院主任医师,教授。朱良春在学术上思想深邃而有远见,不尚空谈,求真实干。他是我国最早撰文提出辨证与辨病相结合的医生,他倾囊相授诊治疑难病的诀窍,并认为"世上只有'不知'之症,没有'不治'之症",擅长治疗风湿病及内科疑难杂症。

辨证论治

朱良春教授认为本病多由燥热伤阴或及肺、脾、肾,使治节无权,不能布散水液,而使脏腑失水津之荣,故有口眼、皮肤黏膜干燥之变;燥甚化毒伤津、伤血,关节、经络、肌肤不充、不荣、不润、不温,并有关节疼痛。病理特点是燥热伤津。临证需分清脏腑,辨证论治,可分为3个证型进行辨治。

1. 燥热内盛,肺胃津伤

燥热内盛,肺胃津伤。治以清养肺胃,生津润燥,仿一贯煎、清燥救肺汤意化裁。药用穿山龙、生地黄、沙参、麦冬、党参、石斛、生白芍、枸杞子、银花、菊花、土茯苓、寒水石、甘草等。

2. 脾胃阴伤,燥热内生

治以益脾养胃,生津润燥。药用石斛、沙参、黄精、山药、玄参、天花粉、生首乌、蒲公英、玉蝴蝶、枸杞子、谷芽、麦芽、决明子、瓜蒌仁、甘草等。朱师推崇张锡纯之"淡养脾阴"的观点,注意补脾阴、养胃津、行中气、通腑气,其中石斛有滋阴养胃、清热生津之效,又通络止痛,为治阴虚痹证之要药,而干燥综合征大多兼有关节痛,故石斛为首选之药。

3. 肝肾阴虚,虚热内生

此为病延日久或年高肝肾亏虚,阴血不足,虚热内生之象。治以滋养肝肾、清热润燥,佐通络止痛。药用生地黄、女贞子、墨旱莲、生白芍、枸杞子、桑寄生、鸡血藤、威灵仙、知母、黄柏、白薇、甘草等。3型不可截然划分,因人因证,或一法独用,或两法兼施。

临床上3型又常常兼参辨证,注意兼证。对于一些兼证的治疗,如关节疼痛常加穿山龙、威灵仙、鹿衔草、蜂房、僵蚕、豨莶草等;视物模糊加谷精草、木贼草、密蒙花;口腔溃疡加人中白、人中黄、西瓜霜;低热加功劳叶、银柴胡;乏力明显加太子参或生黄芪;干咳或少痰,可加芦根、金荞麦、黄芩、地骨皮、百合、知母等;关节疼痛较甚,舌质暗红,常加鬼箭羽、丹参、桃仁、水蛭、赤芍等。用药还要注意阴阳平衡,干燥综合征虽为阴津亏虚,燥热内生,用药多甘寒凉润,然本着阴中求阳、阳中求阴之观点,有时也宜加入少许温阳之品,如淫羊藿、仙茅、补骨脂,含阳生阴长之意,但忌或少用辛香燥烈温补之品。

病案举隅

病案 1

陈某某,女性,49 岁,2018 年 3 月 23 日就诊。主诉:口眼鼻干 5 年。现病史:5 年无明显诱因出现口眼鼻干,查抗 SSA、抗 SSB 抗体均阳性,诊断为"干燥综合征"。曾服用羟氯喹 200 mg,每日 1 次,白芍总苷胶囊 600 mg,每日 3 次,症状未见好转。刻诊:口眼鼻干,干食需水,夜间口干需饮水,伤心少泪,皮肤干痒,腰酸痛,下肢酸软,尿频,夜尿 3 ~ 4 次,乏力,自汗,失眠,手足凉,纳呆,困倦神疲,牙齿枯损脱落;舌质淡,苔白干,脉沉细。诊断:干燥综合征(肾阴阳两虚证)。治则:阴阳并补,益气养阴,方以朱氏"培补肾阳汤"加减。方药如下:仙茅 10 g,淫羊藿 10 g,山药 15 g,枸杞子 10 g,紫河车 6 g,炙甘草 5 g,生熟地各 15 g,女贞子 10 g,川百合 12 g,生白芍 10 g,沙苑子 10 g,威灵仙 15 g,大枣 10 g,合欢花 20 g,生黄芪 15 g。14 剂,日 1 剂,水煎,早晚温服。

2 周后复诊,诸症大减,腰痛腿软、手脚凉缓解,夜尿仅有 1 次,效不更方。

按语 患者虽表现为口眼鼻诸窍及皮肤干燥,但同时结合患者舌脉及伴有四肢逆冷,为下焦虚寒,脾肾阳虚不足等证,多因禀赋阳虚气弱,或病程迁延日久,阴液亏虚,阴损及阳。症见口咽干燥,体倦神疲,畏寒怯冷,关节肿痛不温,舌体胖大,舌质淡嫩,苔薄,脉细无力。所谓"孤阴不生,独阳不长""阴阳互根",乃是生命发展变化的客观规律。急则治标、缓则治本,以阴阳并补之方药加减治疗,徐图其本,阳气足则津液自生。

病案 2

王某,女,50 岁,2016 年 3 月 12 日初诊。主诉:口干、眼干伴乏力、腰酸 10 年。现病史:10 年前无明显诱因出现口干、眼干,腰酸,乏力气短,四肢恶寒,关节窜痛,无关节红肿,无明显脱发,未系统诊治。5 年前上述症状加重,就诊于当地某三甲医院,查抗核抗体(ANA)阳性,抗 SSA 抗体阳性,抗 SSB 抗体阳性,结合唇腺活检等诊断为"原发性干燥综合征",曾予羟氯喹、甲氨蝶呤、强的松、来氟米特等西药,症状未见明显改善,症状时有反复。刻诊:口干、目干,进食需饮水,腰酸,乏力气短,四肢关节窜痛,手足心热,烦躁易怒,纳呆,胃凉,食凉易泻,寐差,夜尿频;舌暗红、体胖大,边有齿痕,苔少略光,脉伏涩。诊断:干燥综合征(肾阴阳两虚证)。治则:阴阳并补,养阴生津,方以朱氏"培补肾阳汤"加减。处方:仙茅 10 g,淫羊藿 10 g,山药 15 g,枸杞子 10 g,紫河车 6 g,炙甘草 5 g,生熟地各 15 g,女贞子 10 g,川百合 12 g,炒白术 15 g,乌梅炭 3 g,炙土鳖虫 10 g,炙乌梢蛇 10 g。14 剂,日 1 剂,水煎,早晚温服。

二诊:患者诉口干大有好转,饮食可不需伴水吞入,纳寐可,二便调;舌稍红,少苔,苔薄稍黄,脉细滑。患者舌红少苔,脉中带滑象乃是内有燥热伤及阴分之象,可知目前疾病主要矛盾仍以肾阴亏虚，津液不足为主，故予滋补肾阴，同时顾护脾胃，予益气养阴生津之方药治疗以善后。半年后随访，患者诉症状未复发。

按语 朱良春教授认为人是一个矛盾统一的有机总和，各个器官、各个组织之间相互制约、相互联系而构成一个整体，特别是"阴阳互根"，阳损可以及阴，阴损亦可及阳，所以在治疗上必须照顾阴阳，水火并济，始可收到事半功倍之效。此为张景岳"阴中求阳""阳中求阴"之意。朱良春教授承古人之意，自拟基本处方定名为"培补肾阳汤"，药用淫羊藿、仙茅、怀山药、枸杞子、紫河车、甘草，并根据阴虚阳虚随证加减。方中仙茅、淫羊藿味辛性温，入肝肾命门，二者合用可振奋肾阳，而无附子、肉桂等温热药引起燥亢的弊端。朱老认为仙茅虽温，而无发扬之气，长于闭精，短于动火。山药，甘平，入肺、脾、肾三经，《本草纲目》称其"益肾气、健脾胃、止泻痢、化痰涎、润皮毛。"朱老认为山药补肺、健脾、固肾、益精之功很全面，为理虚要药，慢性杂病多用之。王履廉曰："山药虽入手太阴，然肺为肾之上源。源既能滋，流岂无益。"枸杞子，甘平，入肝肾二经，兼入肺经。《本草经疏》曰："枸杞子润而滋补，兼能退热，而专于补肾、润肺、生津、益气，为肝肾真阴不足，劳乏内热补益之要药。"肺、脾、肾阴虚者均适用之。朱老将山药、枸杞子合用，有育阴涵阳之妙，故无须虑二仙温壮助阳之峻。紫河车，甘咸温，入心、脾、肾三经，《本草经疏》称其"乃补阴阳两虚之药，有反本还元之功"。性虽温而不燥，对虚损羸瘦、劳热骨蒸、咯血、盗汗、遗精、阳痿、妇女血气不足等症，均有显效。生地黄，甘苦，凉，《本草汇言》："生地，为补肾要药，益阴上品，故凉血补血有功，血得补，则筋受荣，肾得之而骨强力壮。"熟地黄，《本草从新》载："滋肾水，封填骨髓，利血脉，补益真阴聪耳明目，黑发乌须""一切肝肾阴亏，虚损百病，为壮水之主药"。生熟地合用既可滋阴清热，又可调补肝肾。女贞子，甘、苦、平、归肝肾经，《本草经疏》载："女贞子，气味俱阴，正入肾除热补精之要品，肾得补，则五脏自安，精神自足，百病去而身肥健矣。"沙苑子，《本草从新》曰："补肾、强阴、益精、明目。"白芍、百合养阴清热生津；以威灵仙祛风除湿，通络止痛；合欢花味甘、性平，可解郁安神，滋阴补阳，理气开胃，活络止痛；以生黄芪、大枣益气健脾。

以上两例干燥综合征患者，都表现为津伤液燥，阴液亏虚，肾阴不足，但同时伴有肾阳不足等症状，单纯滋阴恐碍脾胃，故在滋阴之药基础上酌加扶阳之品，阴液得阳气滋养则源源不断，是故纵观全方，以朱老的"培补肾阳汤"为主加减，温肾壮阳，培补命门，助以滋养真阴之品，使阳强阴充，气血津液正常化生输布，诸症自缓。

病案 3

丁某某，女，32 岁，2009 年 8 月 17 日初诊。主诉：口、眼干伴血小板减少 1 年。现病史：1 年前无明显诱因出现口眼干燥伴血小板降低，至南京某医院就诊，诊断为"干燥综合征"，目前以强的松 7.5 mg/d 治疗为主，眼干好转。刻诊：口稍干，大便偏烂；舌偏红，苔白腻，脉细。查血小板 80.0×10^9/L，血沉 11 mm/h。诊断：干燥综合征（肝肾阴虚证）。治则：益气养阴，祛瘀润燥。处方：生地黄 20 g，甘杞子 20 g，川石斛 20 g，滁菊花 12 g，夏枯草 15 g，穿山龙 50 g，油松节 30 g，鸡血藤 30 g，鬼箭羽 30 g，甘草 6 g。20 剂，日 1 剂，水煎，早晚温服。

二诊：目干好转，仍口干，感乏力，近来偶尔胃痛，脘胀，纳可，便调；苔薄白，脉细。血常规：白细胞 4.9×10^9/L，血小板 58.0×10^9/L。诊断：干燥综合征（气阴两虚，阴血不足）。

治则:益气养阴。处方:潞党参20 g,甘杞子15 g,穿山龙30 g,全当归10 g,鸡血藤30 g,油松节30 g,牛角腮30 g,补骨脂20 g,女贞子15 g,虎杖15 g,甘草6 g。20剂,日1剂,水煎,早晚温服。

三诊:眼干、口干均有好转,偶胃胀,大便正常;舌质微红,苔薄白,脉细。白细胞8.0×10^9/L,血小板72.0×10^9/L。症情均好转,继以前法治之。上方加生熟地(各)20 g,生白芍20 g。20剂,日1剂,水煎,早晚温服。

按语 本病属中医学"燥痹"范畴,辨属肝肾脾胃肺阴液不足,无以濡养,络脉不利,治宜滋养肝肾、润燥通络。干燥综合征因多脾胃阴伤,肝肾阴虚,津液不足,燥热内生,多用甘寒凉润之药为主治疗。本例患者诊断明确,经过激素治疗,症情有所控制。但是,除口干、眼干外,主要表现为血小板计数低于正常,又有关节痛,方用生地黄、枸杞子、石斛滋养肝肾(胃)之阴;菊花、夏枯草清肝除热明目;穿山龙祛风湿,通经络,调节免疫功能;油松节、鸡血藤合穿山龙加强祛风湿、通经络之力,又有补血生精,升血小板、白细胞之功,此为朱老临床用药经验。二诊燥热、肝阳得清减,目干好转,然血小板仍然明显低于正常,口干乏力,以党参、枸杞子益气养阴,以全当归、鸡血藤、油松节、牛角腮、补骨脂、女贞子、虎杖加大升高血小板之力。三诊症情明显好转,血小板上升,口干等症情逐渐好转而稳定,再以大剂生熟地、白芍,滋养肝肾之阴,巩固调治。纵观治疗过程,以滋养肝肾为主,生津润燥,又注意到血小板降低,以经验用药参伍其中,激素药渐减量停用,病情好转而稳定。

病案4

赵某某,女,57岁,2010年5月24日初诊。主诉:口眼干燥3年。现病史:3年前无明显诱因出现口眼干燥、四肢游走疼痛,在外院就诊,查抗可溶性抗原(ENA)、类风湿因子(RF)、血沉(ESR)均正常。下唇活检:小涎腺组织见散在淋巴浆细胞。诊断为"干燥综合征"。刻诊:口干眼干,心慌头昏,大便偏烂;舌红,苔白腻,脉细弦。诊断:干燥综合征(阴津不足,心脾两虚)。治则:养阴生津,润燥安神。处方:穿山龙50 g,淮山药30 g,枸杞10 g,升麻10 g,玉竹12 g,合欢皮15 g,功劳叶15 g,珠儿参15 g,夜交藤30 g,甘草6 g。14剂,日1剂,水煎,早晚温服。

二诊:口干眼干,四肢、胸肋窜痛,矢气较多,大便溏烂,下肢散见瘀斑;舌偏红,苔燥,脉小弦。阴虚难复,又风湿痹阻,气机不畅,仍予原法为主治之。处方:上方加鬼箭羽20 g,青风藤30 g。14剂,日1剂,水煎,早晚温服。

三诊:口干好转,仍胸胁窜痛,矢气较多,腹胀,便溏,眼干;舌红,苔薄腻,脉细弦。诊断:干燥综合征(肝脾不调)。治则:疏肝解郁,健脾生津。处方:穿山龙50 g,赤白芍(各)15 g,八月扎20 g,甘杞子15 g,淮山药30 g,滁菊花10 g,金铃子15 g,女贞子15 g,甘草6 g。14剂,日1剂,水煎,早晚温服。

按语 本例患者诊断明确,除口眼干燥、四肢游走疼痛外,尚见大便偏烂、心慌头昏、舌红、苔白腻、脉细弦。干燥综合征多口眼干燥、大便秘结,然此例大便偏烂,辨属阴津不足,腔窍失养,心脾两虚,心神不宁,治宜养阴生津、调养心脾。方中以穿山龙通利经络,调节免疫功能;枸杞、玉竹、珠儿参润养心脾;夜交藤、合欢皮安心神,通经络;功劳叶清虚热;升麻味辛甘,性微寒,有清热解毒、发表透疹、升阳举陷之功。《药品化义》云:"若劳碌伤神及肺有伏火者,恐升动阳气,助火生痰,忌之。"《本草经疏》亦云:"凡吐血鼻衄,咳嗽多痰,阴虚火动,肾经不足,及气逆呕吐,惊悸怔忡,癫狂等病,法咸忌之。"因此,阴虚火旺者照理应忌之,但此患者阴虚火旺之象并不显,又与甘寒清润药同用,临床是可以配伍应用的。因大便偏烂,养阴药不宜过多,用药不宜过于滋腻,淮山药、升麻配伍可补脾升清助运。二诊见下肢散在瘀斑,为燥邪伤及络脉,气血不畅瘀血之象,以鬼箭羽活血化瘀、通经活络。现代应用其治疗免疫性疾病所致血管炎,可改善周围小血管血液瘀滞状态,促进血液流通。三诊口干好转,见胸胁窜痛、矢气较多、腹胀、便溏、眼干,为肝郁气机不畅。脾失健运,以八月扎、金铃子疏肝行气止痛,继以淮山药养脾阴以助脾运,病趋好转。

病案5

陈某某,女,40岁,2009年5月18日初诊。主诉:口干、眼干半年。现病史:半年前无明显诱因出现口干、眼干、咽痒、咳嗽、痰少。查:抗核抗体阳性,抗SSA抗体弱阳性。刻诊:咳嗽时作,干咳,咯痰色白量少,口干、眼干,手指关节微痛;舌质微红,苔薄白,脉细弦。诊断:干燥综合征(肺脾阴虚)。治则:养阴扶正,止咳蠲痹。处方:穿山龙50 g,南北沙参(各)20 g,生熟地(各)15 g,金荞麦50 g,鱼腥草30 g,金沸草20 g,蛇床子15 g,蜂房10 g,僵蚕12 g,青风藤3 g,制南星30 g,川续断15 g,甘草6 g。14剂,日1剂,水煎,早晚温服。

二诊:眼干、口干,咽干而痒,咳嗽阵作,痰不多,有鼻窦炎史,近时有血涕;苔薄腻,少津,脉细弦。诊断:干燥综合征(气阴两虚)。治则:宣降肺气,通窍。处方:上方加入苍耳子15 g,辛夷12 g,炮山甲10 g,炙紫菀12 g,僵蚕12 g。

三诊:眼干、口干,舌质偏红,苔薄糙,脉细弦。诊断:干燥综合征(阴虚燥热)。治则:养阴清热。处方:甘杞子15 g,南北沙参(各)15 g,川石斛15 g,淮山药30 g,葛根20 g,玉竹10 g,珠儿参15 g,甘草6 g。7剂,水煎服,每日1剂。

四诊:口干、眼干,左侧腿痛较明显。查唇腺病理示:急慢性炎,腺体增生,间质中度淋巴浆细胞浸润,符合干燥综合征。近期复查肝功能示:丙氨酸氨基转移酶168 U/L。血常规检查示:白细胞$3.5×10^9$/L。血沉9 mm/h。诊断:干燥综合征(阴虚燥热)。治则:养阴生津,润燥通络。处方:穿山龙50 g,生熟地(各)15 g,杞菊(各)15 g,女贞子20 g,淫羊藿15 g,蜂房10 g,僵蚕12 g,川石斛15 g,鹿衔草20 g,生白芍30 g,鬼箭羽30 g,甘草6 g。14剂,水煎服,每日1剂。

五诊:口干、眼干稍缓,腰痛较明显,手足冻疮明显;苔薄质红,脉细弦。药后症情好转,前法继进之。处方:穿山龙50 g,生熟地(各)15 g,川石斛15 g,全当归10 g,丹参20 g,鸡血藤30 g,僵蚕12 g,蜂房10 g,鬼箭羽30 g,鹿衔草30 g,甘草6 g。14剂,水煎服,每日1剂。

六诊:仍感口干、眼干涩,偶尔咳嗽,左腿疼痛明显,腰痛较著。处方:穿山龙50 g,川石斛15 g,谷精珠15 g,鬼箭羽30 g,青风藤30 g,辛夷12 g,蜂房10 g,僵蚕10 g,决明子10 g,甘草6 g。14剂,水煎服,每日1剂。

七诊:近1周来腰腿疼痛减轻,偶感口干,眼胀干涩;苔薄,脉细弦。血沉48 mm/h。诊断:干燥综合征(肝肾亏虚)。治法同前。处方:穿山龙50 g,杞菊(各)15 g,川石斛20 g,全当归10 g,生熟地(各)15 g,淫羊藿15 g,女贞子20 g,谷精珠15 g,密蒙花15 g,川续断15 g,刺五加15 g,炙甘草6 g。20剂,水煎服,每日1剂。

八诊：药后症减，偶尔下肢及足趾疼痛、发麻，稍口干，手指关节轻度晨僵；舌红，苔薄腻，脉细弦。继续治以滋养肝肾，明目通络。处方：于上方中加豨莶草30 g，夜交藤30 g。20剂，水煎服，每日1剂。

按语 一诊患者咳嗽，病位在肺，急则治其标，治以滋阴润肺，清热止咳。二诊咳嗽好转，咽干而痒，遂守原方加宣肺通窍之品。三诊咳嗽缓解，以口干、眼干为主，缓则治其本。朱良春教授认为本病多由燥热伤阴或及肺、脾、肾，使治节无权，不能布散水液，而使脏腑失水津之荣，故有口眼、皮肤黏膜干燥之变。治以清养肺胃，生津润燥，仿一贯煎、清燥救肺汤意化裁。药用穿山龙、生地黄、沙参、麦冬、党参、石斛、生白芍、枸杞子、银花、菊花、土茯苓、寒水石、甘草等。四诊关节肌肉疼痛，朱良春教授认为燥甚化毒伤津、伤血，关节、经络、肌肤不充、不荣、不润、不温出现关节疼痛，常加穿山龙、威灵仙、鹿衔草、蜂房、僵蚕、豨莶草、鬼剑羽等。以阴虚为主要病机，兼症同治，诸药合用，则症状好转。

部分结缔组织疾病患者，开始以咳嗽、关节痛，或低热、手足皮肤出现红斑，或雷诺氏综合征等前来就诊，查抗核抗体示阳性，但无法确诊何种风湿病。此例口干、眼干、咽痒、咳嗽已逾半载，干咳痰少，外院查抗核抗体阳性，抗SSA抗体弱阳性，曾经使用激素，目前已停用，辨属阴虚失润，肺失宣降。方以生熟地、南北沙参滋阴养肺；金荞麦、鱼腥草、金沸草清肺化痰止咳；蛇床子有温肾助阳作用，现代研究蛇床子含多种挥发油、蛇床酚、香柑内酯、蛇床子素、香豆类成分及棕榈酸等，能明显拮抗组胺、慢反应物质，故有抗变态反应作用；蜂房、僵蚕、制南星祛风通痹，散结止痛；川续断补益肝肾；青风藤活血通络。二诊咽干而痒，咳嗽阵作，痰不多，有鼻窦炎，加苍耳子、辛夷通鼻窍，炮山甲、炙紫菀、僵蚕通络化痰止咳。三诊眼干、口干、舌苔薄糙，脉细弦，仍属阴津亏虚明显，以甘杞子、南北沙参、川石斛、玉竹滋养阴津，淮山药、葛根甘润滋养脾胃之阴，珠儿参养阴清肺、化痰止咳。四诊增左侧腿痛较著，为肝肾阴虚基础上，又见络脉不利，故以鹿衔草补肝肾、通经络，佐蜂房、僵蚕搜剔通络，加淫羊藿为阳升阴长之意。五至七诊守基本法则调治，唯眼干涩，以枸杞子、菊花、谷精草、密蒙花养肝清热明目。此例坚持中医药治疗，病情终渐趋好转。

病案6

刘某某，女，41岁，2009年4月6日初诊。主诉：反复口干伴四肢关节疼痛10年。现病史：10年前无明显诱因出现口干伴四肢关节疼痛，曾在当地医院确诊为"干燥综合征"，予强的松等治疗，因效不显而停用。刻诊：口干，易出汗，双目干涩，四肢关节疼痛，手指皮肤发红，散在红斑，时隐时现；舌红，苔薄，脉细弦。查抗ENA抗体阳性、抗SSA抗体阳性。诊断：干燥综合征（脾肾阴虚）。治则：滋养脾肾，蠲痹通络。处方：穿山龙50 g，生地黄20 g，石斛20 g，鬼箭羽30 g，甘杞子20 g，蜂房10 g，地龙15 g，女贞子20 g，玄参20 g，赤白芍（各）15 g，甘草6 g。20剂，水煎服，每日1剂。

二诊：服药后口眼干燥及全身关节疼痛较前明显好转，双膝关节疼痛明显；舌质红，苔薄腻，脉细弦。守前法治之，佐以益肾通络之品。处方：上方加淫羊藿15 g，炒延胡索30 g。14剂，水煎服，每日1剂。

三诊：口眼干燥基本消失，膝关节疼痛缓而未平；舌质红，苔薄白，脉细弦。继予前法调治2月余，病情明显改善。

按语 干燥综合征诸症中,干燥是其突出的特征。《素问·阴阳应象大论》中就有"燥胜则干"的论点,刘河间认为"风热胜湿为燥""诸涩枯涸,干劲皴揭,皆属于燥",均道出干燥综合征的病因为燥邪。朱老认为此病之燥,虽有燥证之象,非外感燥邪所致,又非一般内燥可比,有其特殊性。故推崇近代中医大家冉雪峰"燥甚化毒"之说,认为此病为燥邪日盛,蕴久成毒,燥毒煎灼阴津,伤及胃、脾、肝、肾等脏腑,导致诸多症状,津伤成燥,燥盛伤津,互为因果,终致病情日益加重,缠绵难愈。此患者结合中医四诊信息,为脾肾阴亏,阴血不足,虚热内生,络脉痹阻。方中穿山龙与生地相伍,是治疗"虚性疼痛"属不充、不荣、不润、不温等因的药对。张景岳云"凡属诸痛之虚者不可不补也",燥痹证乃因虚而致的全身关节疼痛,当属津血不充、不荣、不润上之因无疑。大剂量穿山龙、生地一通一荣,荣中寓通,可寒可热,可气可血,相得益彰。朱老在燥痹的治疗中推崇张锡纯"淡养脾阴"的观点,注重补脾阴,养胃津,行中气,通腑气,而石斛既能清热生津,滋养胃阴,更能荣枯起朽,有补虚除痹之殊功,是朱老治疗阴虚痹证的首选药。生白芍泻肝以伐木横,合甘草缓急止痛,酸甘化阴以制燥毒。枸杞子甘寒润燥解毒,益金水二脏,能制风木之横。玄参养胃生津,女贞子滋养肝肾而生脾阴,蜂房、地龙、赤芍活血通络。鬼箭羽,现代药理研究证明有调节免疫之效,朱老常以之配穿山龙为主药用于自身免疫性结缔组织病的治疗,认为本品擅解阴分之燥热,结合辨证论治,常获佳效。一诊服药后患者口眼干燥改善,惟膝关节疼痛,舌质红,苔薄腻,脾胃阴津渐复,络脉未通,加用淫羊藿、炒延胡索以益肾通络。二诊服药后患者诸症均较前改善明显,继予原法巩固。

病案7

陈某,女,43岁,2004年6月7日初诊。主诉:反复口眼干燥伴四肢关节疼痛10年。刻诊:口干,牙齿断裂,易出汗,双眼干涩,四肢皮肤红斑、结节,时隐时现;舌质红,苔薄,脉细弦。查抗 ENA 抗体(+),抗 SSA 抗体(+),抗 SSB 抗体(+)。诊断:干燥综合征(肝肾阴虚)。治则:滋养脾肾,蠲痹通络。处方:生地黄、蒲公英各30 g,川石斛、枸杞子、赤芍、白芍、僵蚕各15 g,麦冬12 g,穿山龙40 g,蜂房10 g,鹿衔草20 g,甘草6 g。14剂,水煎服,每日1剂。

二诊:服药后口干好转,双膝关节疼痛;舌质红,苔薄腻,脉细弦。阴津渐复,络脉未通,守前法调治,佐益肾通络之品。处方:前方加淫羊藿15 g,炒延胡索20 g。14剂,水煎服,每日1剂。后口眼干燥明显减轻,膝关节疼痛依然;舌质红,苔薄,脉细弦。继以前法调治2月余,病情明显好转。

按语 此例病机为肝肾阴虚,虚热内生,此为病延日久或年高肝肾亏虚,阴血不足,虚热内生之象。治以滋养肝肾,清热润燥,佐通络止痛。药常用生地黄、女贞子、墨旱莲、枸杞子滋补肝肾;桑寄生、鸡血藤、威灵仙养血通络;阴虚日久,虚热内生,用赤芍、知母等滋阴清热;关节疼痛常加穿山龙、威灵仙、鹿衔草、蜂房、僵蚕、豨莶草等。

病案8

白某,女,62岁,初诊。主诉:全身关节疼痛1月余。刻诊:1月前无明显诱因出现全身关节疼痛,痛剧时难忍,手脚、腕、踝肿胀如馒,不红不热,活动不利,行走困难,手不能握,口干,每日饮水亦不解渴,面浮,唇绀,便秘,双目干涩,齿龈肿,牙根龋蚀;舌中干红,四畔白燥,脉弦涩。诊断:干燥综合征(肺胃阴虚)。治则:清燥救肺,补虚治痛。仿"一贯煎"并冉氏"太素清燥救肺汤"之意化裁。处方:穿山龙、生地各50 g,北沙参、川石斛、枸杞子、菊花、麦冬、金银花、川贝、生白芍各10 g,土茯苓、寒水石各30 g,甘草6 g。30 剂,水煎服,每日1 剂。

二诊:关节肿痛大减,行走如常人,口干尚有,肿胀未全消。上方去穿山龙、寒水石,续服50 剂。并嘱购鸭梨盐水浸泡作为零食。药后,诸证基本消失,嘱以"扶正蠲痹胶囊"并食盐水梨,巩固疗效以善后。

按语 "燥甚化毒"乃近代大医家冉雪峰所言。冉氏治"燥毒"拟有"太素清燥救肺汤",药用鲜竹叶、鲜银花、梨汁、柿霜、川贝、甜杏、鲜石斛、芦根等,其方编入《全国名医汇案》中,并谓稍加重浊,即为"太素"增一污点云云,朱师深究"南冉北张"之术,师其法而变其方,治疗燥毒为害之"口眼干燥关节炎综合征"疗效满意。如肺热阴伤之患者,多见其舌红少津,苔黄干燥,脉细数或弦细。析病位原本在肺,累及肝肾经络。肺热伤阴,治节无权,不能水津四布,脏腑经络、关节失荣,则口眼干燥关节炎诸症变生。证见口干,唾液少,饮水频频而不解,眼干涩,泪少或无泪,关节或肌肉疼痛,或有咽喉干燥,鼻腔黏膜反复溃疡,或眼角膜炎、结膜炎等。朱老所拟上方辛凉甘润,清轻而不重浊,柔润而不滋腻,治疗"燥甚化毒"以伤肺肾颇为合拍。肺为清金,如感受外来燥邪,当生燥毒,加之内生之"燥毒"(即脏腑功能失调,津生不足或津血大量亡失,或痰瘀湿浊等属中医"邪毒概念"内的致病物质不能及时排出体外),进而对机体产生急剧严重的损害,燥象蜂起,此即燥毒概念,冉氏所谓之"燥甚化毒"即寓二意。盖内外燥毒合邪,两燥相搏,肺肾俱伤,反复加重,故朱师宗温病家治火可用苦寒,治燥必用甘寒之说,方中不用辛烈恐张其邪焰,不入苦寒恐益其燥毒,更损其生机。惟甘凉润沃以泽枯涸。方中北沙参、川石斛、麦冬、川贝、生白芍甘寒养阴,润肺降火,袪燥增液,荣枯起朽,滋培肺脏阴精生化之源,凉而不滞,清而能透,且有甘凉培土以生金之意;清·喻嘉言称《金匮要略》之麦门冬汤,具有甘凉濡润生津养胃之功,悟出仲景以麦门冬汤治肺病,在于甘凉培土以生金;方中土茯苓、金银花、甘草乃甘寒凉润以解燥毒;寒水石甘大寒微咸,除五脏伏火,燥毒,尤除阳明之邪热,故能治口干、口渴;枸杞子、菊花养目润燥解毒,益金水二脏,能制风木之横;生白芍泻肝以伐木横,合甘草亦缓急止痛,酸干化阴以制燥毒。更值一提的是朱师用大剂量穿山龙和生地配伍,二者是治疗"虚性疼痛"属不充、不荣、不润、不温等因的速效药。补虚治痛源于仲景"黄芪健中汤""理中汤""桂枝新加汤"。魏氏"一贯煎"亦是甘凉培土,甘寒补虚治痛方。张景岳云:"凡属诸痛之虚者,不可以不补也。"燥痹症乃因虚而致的全身关节疼痛,当属津血不充、不荣、不润之因。大剂量穿山龙、生地一通一荣,荣中寓通,二药相伍可寒可热,可气可血,且穿山龙性平,通中有补,相得益彰。朱老团队历年治痹常以大剂量生地反佐生川乌或制附片,每收佳效。但生地均须大剂,此乃生地治痹之"决窍"。据历年报道,本病邪势猖獗,可引起肝损害者约25%,肾损害者约50%,肺功能异常者60%~70%。因此清燥救肺,甘寒增液,甘凉培土当是治本之法。本方融益气润燥,通络润燥,蠲痹润燥,养目润燥,化痰软坚润燥,养阴润燥诸法于一炉,此乃用药与众不同之独到之处。

病案 9

范某,女,41 岁,初诊。主诉:口眼干燥伴双膝关节疼痛 1 年余。现病史:1 年余前无明显诱因出现口眼干燥,伴两膝关节疼痛、四肢乏力,继而出现呼吸困难,经住院治疗无效,转上海某医院治疗,确诊为干燥综合征(唇腺活检病理符合),西医用复方环磷酰胺、保肾康、氯化钾等治疗 1 年有余无效,遂转南通求诊朱师。刻诊:口眼干燥,口干欲饮水,膝关节酸痛,四肢乏力,口糜口臭,食物难咽,形瘦肤干肌削,并诉阴道干涩不适,舌红燥裂无苔缺津,脉象细数无力。诊断:干燥综合征(阴虚燥热)。治则:养胃津、益脾阴。处方:制黄精、蒲公英、生山药、南沙参各 20 g,鲜石斛、淮小麦各 30 g,玉蝴蝶、生白芍、甘草、生谷芽、生麦芽、枸杞子各 10 g,佛手花、绿萼梅各 5 g。30 剂后,水煎服,每日 1 剂。

二诊:诸证好转,口干、口燥、口臭、目涩、饮水均大减。效不更方,以上方出入再服 30 剂,诸症状基本消除,后予"扶正蠲痹胶囊"以巩固治疗。随访 2 年一切正常。

按语 本病例经西医多种药物治疗,疗效不显,朱师用中医辨证的手段,缓解干燥综合征所表现的诸症状,而且免疫指标从长期异常复转正常,故称疗效满意。本案用生津健脾的甘淡平之剂,收到了如此疗效,说明中医甘凉培土、甘淡健脾、甘寒养阴之类药及甘淡平之类的解毒药,对提高免疫功能和抑制免疫的作用,疗效确切,是一种高级的免疫机制调节剂。朱师于本例药选甘淡平之剂,养胃津益脾阴,当是培土养胃以复气血生化之源的妙法。方中制黄精、生山药、南沙参既补脾气,又补脾阴,且有养阴润肺生津止渴之功。《本草纲目》载:黄精补五劳七伤,益脾胃,润心肺,是滋补五脏之妙品;大剂量鲜石斛既能清热生津,滋养胃阴,更有补虚除痹之殊功,颇合津血枯涸,其状如羸,关节疼痛,甚至痿痹者的治疗。石斛养阴益精,强阴补虚,治痹,剂量是诀窍,煎法是关键,要知石斛味淡难出,必须劈开先煎或另炖。《本草思辨录》载:石斛"运清虚之气,而使肾阴上济,肺阴下输也"。《本草经解》谓石斛除痹,"痹者,闭也。血枯而涩,则麻木而痹,甘平益血,故又除痹。"《神农本草经读》:"痹者脾病也,风寒湿三气,而脾先受之,石斛甘能补脾,故能除痹"。朱师熟谙药性,拟大剂量鲜石斛治燥痹,确是取效之关键,方中蒲公英甘平解毒,和上案之土茯苓同为甘淡平之解毒或清热首选药,二药均不损土,久服无碍,且有健脾养阴之效。方选淮小麦、生谷芽、麦芽养脾气;玉蝴蝶、佛手花、绿萼梅以调理脾胃气化之枢机。燥痹本属虚损,药选甘淡轻清,则气化易复,枢机运转,气复津还,燥痹自除。祖国医学具有辨证论治和辨病论治相结合的历史,朱师一贯提倡辨证论治和辨病论治相结合,冉雪峰治燥毒为害创"太素清燥救肺汤",其用药特点是甘淡健脾,甘凉培土,甘寒养阴。朱教授不离三法而变其方,使治疗燥痹之用药更加熨贴。这种变化从心,不拘一格,遵法度而又不囿于法度的高超医术在本病治疗中,应归结到治燥痹勿忘甘淡,甘寒,甘凉。医贵通变,良医必精于用药矣。

病案 10

赵某,45 岁,农民,初诊。主诉:口干、眼干半年。现病史:半年前无诱因出现口干、眼干、四肢乏力,伴膝关节疼痛,继之出现呼吸困难,逐渐加重,在沪抢救治疗,经唇腺活检病理诊断为"干燥综合征"。刻诊:口干、龋齿、眼干、阴道干燥、关节酸痛;舌苔薄白燥,脉细小弦微数。抗 ENA 抗体阳性,抗 SSA 抗体阳性,ANA 阳性,IgG 21.3 g/L,IgM 3.02 g/L,

CIC阳性,血沉47 mm/h。诊断:干燥综合征(肝肾阴虚)。治则:养阴益气,蠲痹通络。予草木之品半月后,症情平平。根据症脉,朱师即在汤药基础上加用扶正蠲痹胶囊。1个月后,诸症缓解;2个月后返沪复查时,令主诊医师大惊,是用何药如此迅速将原用的环磷酰胺替代了,各项生化检查指标都显见下降。此乃扶正蠲痹胶囊之功。

按语 扶正蠲痹胶囊是朱师从研制益肾蠲痹丸后对虫类药学发展的又一贡献。它是由鲜活动物药加草本药制成。虫类药属血肉有情之品,其卓越的疗效,非一般植物药所能比拟。虫类药一方面因其力锐,能搜剔钻透,直达病所,深入经络、骨骱、脏腑、气血痰瘀胶结处,以通闭解结,扫除病邪;另一方面,虫类药又系高蛋白、高能量之品,可激活体内能量,扶助正气而抗御病邪,故可收到祛邪而不伤正的效果。这与它含有丰富的生物小分子活性物质的细胞跨信息传递和积极参与细胞代谢的调节有关。其扶正与祛邪这两方面的作用,已通过实验研究初步得到证实,并由此而展示了虫类药研究与应用的广阔前景。

参考文献

[1]吴坚,朱良春.朱良春治疗干燥综合征经验[J].实用中医药杂志,2006(8):501.

[2]于志谋,李响,崔冉,等.朱良春教授培补肾阳汤"阴阳并补"治疗干燥综合征经验介绍[J].世界中西医结合杂志,2019,3:340-343.

朱跃兰

朱跃兰(1959—),女,医学博士,主任医师,教授,博士生导师。现任北京中医药大学东方医院风湿科主任,国家中医药管理局重点学科"中医痹病学"学科带头人,国家中医药管理局重点学科"中西医结合"后备学科带头人。兼任国家中医药管理局名词术语成果转化与规范推广项目评审专家、国家食品药品监督管理总局中药新药评审专家、国家科学技术奖励评审专家、长江学者奖励计划评审专家、国家自然科学基金课题初评专家、北京市自然基金课题初评专家、北京市医疗事故鉴定专家。立足"中西医结合、内外治并重"的理念,以中医药防治风湿病为中心,多靶点干预疾病;病证结合,辨病和病证并重;重先天,兼顾后天,在临床中注重攻补兼施,"补不足、损有余",形成了完整的疾病治疗思想,在干燥综合征的防治上认识独到。

辨证论治

1. 禀赋不足,阴津亏虚为本

本病属中医"燥痹"范畴,因其病因病机纷繁复杂,各医家莫衷一是,有从阴津亏虚论治,有从津液失布论治,有从虚、毒、燥、瘀论治,分内外者有之,重脏腑者亦有之。朱跃兰教授认为阴津亏虚是本病的发病基础,燥毒瘀相互交结是本病发展的病理关键,燥毒则贯穿本病的始终。本病发病具有两个显著特点:一为女性患者多见,占发病总数的90%左右,而且尤以30~50岁的育龄期妇女更为多见;二为老年人发病率较其他年龄段高,可达3%~4%。《素问·阴阳应象大论》云:"年四十,而阴气自半也。"年老之人多肝肾不足,气血渐亏,而育龄妇女则由于经带胎产的原因,体质多属阴血不足,可见阴津亏虚为本病的发病基础。另外,现代研究表明人体某些主要组织相容抗原基因是本病发病的重要遗传标志,提示了先天禀赋不足是本病发病的内在病理基础。

2. 外感燥邪致病

《素问·阴阳应象大论》云:"燥胜则干。"《素问·气交变大论》云:"岁金太过,燥气流行,肝木受邪。民病两胁下少腹痛,目赤痛眦疡,耳无所闻。肃杀而甚,则体重烦冤,胸痛引背,两胁满且痛引少腹。"二者均精辟地论述了外燥致病的特点。外燥致病,首先侵犯卫表,卫表之邪不解可进一步化热入里,侵袭于肺,耗伤津液,导致肺燥阴伤。但"风为百病之始也",外燥致病多夹杂风、热、湿等邪气,故本病初起形如外感,可见发热、口鼻干燥、目赤、口腔溃疡、咽干、咽喉肿痛、干咳少痰、气短、耳前后与颌下肿胀等不适表现。

3. 燥热内生,耗伤津液致病

《类证治裁》云:"燥有外因,有内因……因乎内者,精血夺而燥生",提示精血亏虚是内燥产生的根本,或因先天不足,后天失养,导致阴津亏虚,燥热内生;或因外感燥邪,失治误治,化热入里,转为内燥,进一步灼伤津液。另外,津液正常输布代谢与肺、脾、胃、肝、肾密切相关,有赖于气机之升降及三焦之疏利,而内生燥热可壅阻三焦,令气机升降失常,可导致津液上不能承、中不能布、下不能注,亦可加重内燥。而本病的病位由最初的肺卫进一步入里,涉及脾、胃、肝、肾等多个脏腑,临床表现也由初期的发热、口眼干燥等进展为涉及多个脏腑的病变表现。在肺,可见咳嗽、胸口隐痛等;在脾胃,可见口干、舌红绛、吞咽困难、胃痛等表现;在肝,因肝开窍于目,可见目干涩、视物不清等;病久入肾,肾亏则骨酥齿摇,临床见牙齿齐根脱落、齿根发黑的"猖獗齿"表现。

另外,在病理演变过程中,阴津亏虚虽是基本的病理基础,但肺处上焦,失于宣发通调,或脾胃失于运化,或肾虚水失所主均致使水液代谢障碍,水湿内停聚而为痰,可与燥热相互搏结出现痰热内蕴的表现,如黄疸、口中黏腻、口干口苦不欲饮、牙龈肿胀、大便黏腻不爽、苔黄腻等。

4. 燥盛成毒

本病初期燥毒就已经存在,只是阴液尚充,症状不显而已。随着病情发展,阴液进一步枯竭时,燥毒症状逐步显现。燥毒寓于燥邪,却猛于燥邪,更加销铄津液,败坏形体,可见口鼻干燥破溃,反复不愈;或两眼干涩红肿,目不能闭;或肌肤甲错,毛发焦枯;或精神烦躁,形体消瘦;或大便干结;或关节疼痛,肌肉无力等表现。燥毒深伏痼结,难以祛除,后期还可出现全身衰竭症状。另外,燥毒一旦无处疏泄,极易化生内风,加之阴血不足生风,故可见皮肤瘙痒,游弋不定,虽挠抓不能祛痒。正如《证治准绳·杂病》云:"阴中伏火,日渐煎熬,血液衰耗,使燥热转为诸病,在外则皮肤皲裂,在上则咽鼻生干,在中则水液虚少而烦渴,在下则肠胃枯涸,津不润而便难,在手足则萎弱无力。"

5. 滋阴润燥

遵照"燥者润之,濡之"的治则,本病治疗上应以养阴润燥法为主,达到标本兼治的治疗目的。况且阴津充足,五脏六腑重新得以滋润,功能恢复也有助于及时清除体内的燥毒瘀之邪,防止疾病进一步传变。在临床治疗中不能一味使用大量补剂,而应以甘凉平润药物为主缓润其燥,如沙参、麦冬、玉竹、石斛、天花粉等药。

6. 重视解毒清燥、活血化瘀

燥毒贯穿本病始终,故治疗宜早不宜晚。治燥毒不同于治火毒,古人有"治火可用苦寒,治燥必用甘寒"之说,临床用药应以金银花、蒲公英、土茯苓、白花蛇舌草、生甘草、紫草等甘寒凉润之解毒药为主,少用或不用黄芩、黄连、黄柏等苦寒伤阴之品。

7. 不能忽视健脾温阳益气

本病虽以阴津亏虚为本,但并非单纯阴虚。由于病程长久,且涉及多个脏腑,病久也会表现出一定阳气虚衰的表现,如伴有脾阳不足,可见畏寒肢冷、纳少腹胀、倦怠无力、口黏而干但却不欲饮、大便溏稀等。盖因津液不得输布而不能上奉,五脏六腑失养而致。此时在大量养阴润燥药物中应加入少许健脾温阳益气之品,如黄芪、党参、白术、淫羊藿、补骨脂等。阳气充沛,一方面可有助于津液输布、代谢、上承;另一方面可促进血液运行,防止瘀血的产生。

综上所述,干燥综合征的病因病机千变万化。病位常常涉及多个脏腑,病性虚实夹杂,而且在本病不同的发展阶段病因病机更是错综复杂。但是我们只要抓住禀赋不足,阴津亏虚是本病的发病根本,而燥、毒、瘀三者相互作用是本病进展的关键,同时认识燥、毒、瘀三者之间的区别和联系,就能抓住本病发病和进展的主线,指导临床中具体的辨证论治,合理地运用润燥、解毒、活血等治疗大法。

本病中燥可致瘀,瘀亦可致燥,故在疾病早期也应及时使用活血化瘀法预防瘀血内生,避免燥邪的进一步加重,在出现血瘀表现后则更应加强此法的运用。此外由于本病中燥毒、肝阴耗竭、血虚均可生风,还应根据"治风先治血,血行风自灭"的原则选择适当的药物。临床常用的药物有赤芍、丹皮、紫草、丹参、当归、川芎、莪术、桃仁、红花、川牛膝、王不留行等。

病案举隅

病案 1

患者,女,55 岁,2011 年 9 月 13 日初诊。主诉:口干 4 年,加重半年。现病史:4 年前患者出现口干,需频频漱口滋润,眼干涩,偶有磨砂感,患者未予重视。半年前口干逐渐加重,夜里口干难耐,需多次饮水以缓解,吃干性食物时需要用汤水送下,双眼泪少,异物感,时有视物模糊,双手近端指间关节疼痛,无红肿,无发热。于当地医院就诊,查 ANA 1:1280,抗 SSA 抗体(+),抗 SSB 抗体(+),抗环瓜氨酸肽(CCP)抗体(-),RF(-)。口腔科及眼科会诊并行相关检查后,确诊为干燥综合征。给予低剂量强的松及雷公藤口服(具体用量不详),服用 1 个月后患者自行停用强的松,关节疼痛稍微缓解,眼干、口干缓解不明显。刻诊:口干、眼干明显,每天使用人工泪液 8~10 次,皮肤干燥起屑,双手远端及近端指间关节疼痛,无红肿,体温不高,无皮疹,自觉发热,乏力,眠差,纳少,夜尿 3~4 次,大便偏干;舌暗红无苔,满布裂纹,舌下络脉瘀紫,脉沉细涩小数。中医诊断:干燥综合征为燥痹(燥毒瘀内蕴、阴津亏虚)。治则:活血解毒、养阴生津润燥,以活血解毒方加味。处方:丹参 30 g、当归 15 g、川芎 15 g、鸡血藤 20 g、连翘 15 g、玄参 20 g、生地黄 30 g、麦门冬 20 g、石斛 20 g、南沙参 15 g、北沙参 15 g、太子参 20 g、甘草 10 g、白芍 15 g、全虫 6 g、密蒙花 10 g、菊花 10 g、砂仁 10 g、五味子 10 g、益智仁 10 g、党参 10 g、补骨脂 15 g。14 剂,水煎,分 2 次服,每天 1 剂。

二诊:2011 年 9 月 27 日,患者口干、眼干减轻,夜尿减少,每夜 2~3 次,关节仍疼痛,自觉发热减轻。改处方为丹参 30 g、当归 15 g、鸡血藤 20 g、连翘 15 g、玄参 20 g、生地黄 30 g、麦门冬 20 g、石斛 20 g、南沙参 15 g、北沙参 15 g、太子参 20 g、甘草 10 g、白芍 15 g、全虫 6 g、密蒙花 10 g、菊花 10 g、砂仁 10 g、党参 10 g、补骨脂 15 g、桑枝 30 g、海风藤 30 g、乌梅 10 g、刺五加 40 g。28 剂,水煎,分 2 次服,每天 1 剂。

三诊:患者口干持续缓解,眼干涩、视物模糊均好转,关节疼痛不明显,睡眠时因口干饮水次数减少，梦多。改处方为丹参 30 g、当归 20 g、鸡血藤 20 g、玄参 15 g、生地黄 30 g、麦门冬 20 g、石斛 20 g、南沙参 15 g、北沙参 15 g、太子参 20 g、甘草 10 g、白芍 15 g、全虫 6 g、密蒙花 10 g、菊花 10 g、砂仁 10 g、党参 10 g、补骨脂 15 g、桑枝 30 g、海风藤 30 g、乌梅 10 g、刺五加 40 g、天花粉 20 g、白芍 20 g、生龙牡各 30 g。先煎，继服 28 剂。

四诊：患者口干、眼干、皮肤干燥明显缓解，无关节疼痛，纳眠可，夜尿 1～2 次。随证加减 6 个月后，口眼干症状明显缓解，无需频频饮水，很少使用人工泪液，关节偶有不适，纳眠可，二便调，遂停药。

按语 患者 55 岁，天癸已绝，阴气自半，肝肾亏虚，燥邪侵袭人体，日久痹阻经络，阻滞气血，气机不畅，血行瘀滞，瘀血内生，燥毒瘀互结，进一步加重经络痹阻，津液生成输布障碍，燥象丛生，可见口眼皮肤干燥；燥毒瘀阻滞关节，闭塞不通，不通则痛，可见关节疼痛不适。诊断为干燥综合征(燥毒瘀内蕴，阴津亏虚证)，给予活血解毒方，活血解毒、养阴润燥。同时，配党参、五味子，组成生脉饮益气养阴，增强透骨搜络、活血通经之力；五味子、益智仁、补骨脂收涩摄唾固肾；菊花、密蒙花清肝明目，辅以砂仁行气和胃。服 14 剂即显效，效不更方，在原方的基础上随证加减，后期增加补益之力，共服半年余，口眼干、关节痛、眠差、夜尿多等症状均明显改善。

病案 2

毛某，女，64 岁，2007 年 9 月初诊。主诉：口干、眼干 3 余年。现病史：3 年前出现口干、眼干，先后就诊于多家医院，诊断为原发性干燥综合征，多方治疗效果欠佳，就诊于我科。刻诊：口干明显，平素进食需汤水送下，口腔溃疡反复发作，龋齿，咽干咽痒，干咳，眼干涩，似磨砂样感，少泪，四肢散在红斑，触之疼痛，肌肤干燥、脱屑，四肢多关节疼痛，大便燥结；舌红，有裂纹，少苔，脉沉细涩。诊断：干燥综合征(阴虚血热，燥毒内盛)。治则：养阴润燥法。处方：生地黄 20 g、知母 10 g、金银花 20 g、蒲公英 20 g、玄参 20 g、赤芍 15 g、天花粉 20 g、石斛 20 g、麦冬 15 g、沙参 20 g、川芎 12 g、桃仁 10 g、红花 10 g、生甘草 10 g。上方随证加减，坚持服用 2 个月后症状改善明显，进食不需频频饮水，眼部磨砂感消失，四肢红斑减少。此后继续以滋阴润燥、解毒活血法加减用药，至今病情控制良好。

按语 患者为老年女性，素体禀赋不足，年老体虚，阴津亏耗，加之外有燥邪侵袭，内有燥热内生，耗伤津液或导致津液输布代谢失常，日久气血均亏，造成脉道不充，气不行血，则瘀血乃成。遵照"燥者润之，濡之"的治则，治疗上应以养阴润燥法为主。用以生地黄、天花粉、石斛、麦冬、沙参、知母等甘凉平润药物为主缓润其燥。燥毒贯穿本病始终，治燥毒不同于治火毒，古人有"治火可用苦寒，治燥必用甘寒"之说，用以金银花、蒲公英、玄参、生甘草等甘寒凉润之解毒药为主。燥可致瘀，瘀亦可致燥，故在疾病早期也应及时使用活血化瘀法预防瘀血内生，避免燥邪的进一步加重。此外，由于本病中燥毒、肝阴耗竭、血虚均可生风，还应根据"治风先治血，血行风自灭"的原则选择赤芍、川芎、桃仁、红花等。患者用药后随证加减，坚持服用 2 个月后症状改善明显，继续以滋阴润燥、解毒活血法加减用药，治疗效果明显。

病案3

患者,女,64岁,2015年3月5日初诊。主诉:口干、眼干6年,加重半年。现病史:患者6年前出现口干、眼干,进食需汤水送下,口腔溃疡反复发作。近3年牙齿片状脱落,遗留残根,咽干痒,干咳,眼磨砂感,无泪,腮腺肿大、质硬,下肢皮肤散在暗红皮疹,触之疼痛,肌肤干燥、脱屑,四肢多关节疼痛,大便燥结;舌暗红,有裂纹,少苔,脉沉细涩。在外院经唇腺活检后诊断为原发性干燥综合征。在我科门诊查:ANA 1:3000、抗SSA抗体(+)、抗SSB抗体(+)、ESR 65 mm/h、CRP 33 mg/L。泪液分泌试验:左侧2 mm/5 min,右侧3 mm/5 min。泪膜破裂时间:左侧4 s,右侧5 s。诊断:干燥综合征(阴虚津伤,燥毒瘀阻)。治则:滋阴润燥,活血解毒。处方:生地黄30 g、金银花20 g、连翘15 g、玄参20 g、赤芍15 g、石斛20 g、麦冬15 g、南沙参15 g、北沙参15 g、太子参20 g、川芎12 g、丹参15 g、鸡血藤20 g、桃仁10 g、甘草10 g。14剂,水煎服,每日1剂。

2015年3月19日二诊:患者自诉口干、眼干有所缓解,已无干咳,眼磨砂感减轻,有少量泪液,口腔溃疡面积缩小,腮腺肿大面积缩小,下肢皮肤皮疹颜色转淡,触之已无疼痛,四肢多关节疼痛减轻,大便仍偏干。上方加当归15 g,余不变。14剂,水煎服,每日1剂。

2015年4月2日三诊:患者自诉口干、眼干进一步缓解,可以进少量干性食物,泪液分泌较前增加,口腔溃疡基本愈合,左侧腮腺已无肿大,下肢皮肤皮疹进一步减少,四肢多关节稍疼痛,大便可,每日1行。上方继服14剂。此后电话随访,患者自诉口眼干燥缓解明显,可进干性食物,近期未见口腔溃疡,下肢皮肤已无皮疹。当地医院复查ANA 1:320,ESR 23 mm/h,CRP 3 mg/L。双眼泪液分泌试验:左侧8 mm/5 min,右侧11 mm/5 min。泪膜破裂时间:左侧8 s,右侧10 s。嘱其避风寒,避免辛辣饮食,定期复诊。

按语 患者为老年女性,年老体虚,阴津亏耗。一诊时口干、眼干,四肢多关节疼痛,大便燥结,舌暗红,有裂纹,少苔,脉沉细涩,辨证属阴虚津伤、燥毒瘀阻证,治宜活血解毒。给予生地黄、玄参、石斛、麦冬、南沙参、北沙参、太子参滋阴润燥;金银花、连翘、甘草清热解毒;赤芍、川芎、丹参、鸡血藤、桃仁活血化瘀。二诊患者症状较前减轻,大便仍偏干,加用当归活血化瘀,润肠通便。三诊患者症状进一步缓解,继续以滋阴润燥、解毒活血法加减用药,治疗效果明显。

病案4

患者,女,58岁,于2017年1月12日初诊。主诉:口干2年,加重半年。现病史:患者2年前无明显诱因出现口干、口苦,伴有鼻干、咽干症状,未予重视,未系统诊查治疗。2年来患者口干、鼻干、咽干症状逐渐加重,吞咽饼干、馒头等食物需用温水送服,眼部亦逐渐出现干涩,有磨砂感。近半年有龋齿现象,牙齿逐渐破坏、脱落,双眼泪少,异物感,时有视物模糊,双手近端指间关节疼痛,无红肿,无发热。于当地医院就诊,查ANA 1:1280,抗SSA抗体(+),抗SSB抗体(+),抗CCP抗体(-),RF(-)。口腔科及眼科会诊并行相关检查后,确诊干燥综合征。患者拒绝服用西药治疗,近半年间断口服中药汤药治疗,疗效欠佳。为求进一步诊疗,故来就诊。刻诊:患者神志清,精神可,口干、口苦,时有干咳,目干涩明显,眼泪减少,双手远端及近端指间关节时有疼痛,无红肿,体温不高,无皮疹、乏力、怕冷,眠可,饮食尚可,小便频多色黄,便溏泄泻;舌黯红,苔薄少津,满布裂纹,舌下络脉瘀紫,脉沉细涩小数。诊断:干燥综合征(燥毒瘀内蕴,阴津亏虚)。治则:活血解毒,养阴生津润燥。处方:生地黄20 g、熟地黄30 g、麦冬15 g、天冬20 g、石斛20 g、穿山甲6 g、制鳖甲10 g、酒白芍15 g、丹参15 g、黄芪20 g、太子参15 g、桔梗10 g、陈皮10 g、枳壳10 g、甘草10 g、黄柏9 g、百合15 g、刺五加30 g、天麻10 g、川芎10 g、桑枝30 g、海风藤30 g。14剂,每天1剂,水煎服,早晚2次分服。同时嘱患者多饮水,注意口腔护理,避免物理性刺激口腔黏膜等配合治疗。

2017年1月26日二诊:患者关节疼痛稍微缓解,仍有口干、眼干,程度略有缓解,饮食仍需用水送服,乏力改善,近日心烦失眠明显,纳谷不馨,小便频多色黄,便溏泄泻;舌黯红,苔薄白,脉弦细。上方加灯芯草10 g、莲子心10 g、焦山楂15 g、焦槟榔15 g、桂枝10 g。继服14剂,用法及注意事项同前。

2017年2月9日三诊:患者口干持续缓解,眼干涩、视物模糊均好转,关节疼痛不明显,纳眠可,小便频多改善,色正常,大便调;舌黯红,苔薄白,脉弦。上方去焦槟榔、灯芯草、莲子心、黄柏、枳壳,改焦山楂10 g、川芎15 g,加天花粉20 g、当归20 g、玄参30 g。继服14剂后复诊,口干、眼干、关节疼痛症状明显缓解,纳眠可,二便调。随症加减6个月后,口眼干症状明显缓解,无需频频饮水,关节偶有不适,纳眠可,二便调,遂停药。

按语 患者58岁,天癸已绝,阴气自半,正气不足,肝肾亏虚,燥毒。风、寒、湿诸邪更易侵袭机体,日久痹阻经络,阻滞气血,气机不畅,血行瘀滞,瘀血内生,燥、毒、瘀三者胶结成病,进一步加重经络痹阻,阴虚津液生成输布障碍,燥象丛生,故见口眼皮肤干燥;燥、毒、瘀阻滞关节,闭塞不通,不通则痛,则关节疼痛不适,治以活血解毒、养阴润燥。方中养阴润燥、益肾滋阴之品如生地黄、熟地黄、麦冬、天冬、石斛、黄柏等为根本,配伍活血通络、疏风行痹之药如穿山甲、制鳖甲、海风藤、桑枝、桂枝等为辅助,佐以黄芪、太子参等益气扶正之要药,同时随证加减灯芯草、莲子心及焦山楂、焦槟榔等清心除烦、健脾消导。临床获效显著,效不更方,在原方的基础上随证加减,后期增加补益之力,共服半年余,口眼干、关节痛、眠差等症状均明显改善。

病案5

余某,女,47岁,2015年3月5日初诊。主诉:口干、眼干3年。现病史:患者3年前无明显诱因出现口干、眼干,以口干为甚,渐进为进食需水送服,每日饮水约4500 mL,口渴症状无缓解,牙齿片状脱落,无眼泪。就诊于北京某医院,行免疫学相关检查及泪腺、唇腺活检,诊断为"干燥综合征"。予帕夫林治疗后口干症状稍缓解。患者于近年来出现颜面轻度水肿,伴周身怕冷,喜暖,未进一步检查诊断。刻诊:患者情绪低落,口干、眼干,进食必须水送,口干不思饮水,乏力神疲,面色少华,恶寒怕冷,腰部酸困,关节疼痛,纳呆,小便正常,大便干;舌淡暗,苔白,脉沉细弦。血常规:WBC 3.78×10^9/L,RBC 3.75×10^{12}/L,Hb 110 g/L,PLT 520×10^9/L。红细胞沉降率80 mm/h。风湿3项:CRP 35 mg/L,CCP抗体(−)。lgG 0.225 g/L。抗核抗体谱及自身抗体谱提示:抗SSA抗体(+),抗Ro52抗体(+)。甲状腺功能:T_3 0.9 nmol/L(1.8~2.9 nmol/L),T_4 50 nmol/L(65~156 nmol/L),TSH 7.6 mU/L(0.5~5.0 mU/L)。甲状腺抗体:TPO–Ab(+),TG–Ab(+)。

甲状腺B超:甲状腺两叶弥漫性肿大,表面凹凸不平,边缘变钝,探头压触有硬物感,腺体内为不均匀低回声。诊断:干燥综合征(脾肾亏虚,痰瘀阻络)。处方:熟地黄30 g、山茱萸30 g、白芍20 g、茯苓15 g、泽泻15 g、麦冬20 g、五味子15 g、菊花10 g、郁金10 g、赤芍20 g、当归15 g、川芎15 g、丹参20 g、甘草6 g。7剂,水煎服,1剂/d。

患者1周后复诊,自诉口干、眼干症状稍减轻,但神疲乏力感仍存在,畏寒恶冷,关节疼痛。上方调整为熟地黄30 g、山茱萸30 g、白芍20 g、黄芪30 g、茯苓15 g、半夏9 g、麦冬20 g、五味子15 g、菊花10 g、郁金10 g、赤芍20 g、川芎15 g、丹参20 g、全蝎10 g、露蜂房10 g、甘草6 g。14剂,水煎服,1剂/d。

三诊:患者口干、眼干症状较初诊明显改善,颈部肿块未见增加,仍有恶寒不适。上方基础上加桑寄生、狗脊各20 g,杜仲15 g。后以本方服用50余剂,诸症基本消失。复查红细胞沉降率、CRP降至正常范围,T_3、T_4正常,TSH未见明显异常。

按语 患者正值七七之期,肝肾精血亏虚。肝失疏泄,脾失运化,气郁痰湿之邪始生,两者相互搏结痹阻脉络则瘀血痹阻,气机不畅,痰瘀交争,津液上不能濡润目睛、口窍,而致口干、眼干,结于颈部则成瘿瘤,下不能滋润肠道,而致纳呆、大便干燥,外不能濡养关节则疼痛。辨证属肝脾肾亏虚、痰瘀互结证。治疗当健脾疏肝,补肾滋阴,化痰通络,以六味地黄丸为主方,同时予中药化痰通络,攻补兼施,标本同治。二诊,由于其病程较长,考虑痰瘀之邪交争已深,虽补益肝脾肾,效果不佳。非血肉之品不能奏其效,故予全蝎、露蜂房化痰散结通络,患者口干、眼干症状改善。三诊,患者恶寒怕冷,考虑阴损及阳,阳损阴损益甚,原方基础加桑寄生、狗脊、杜仲温肾助阳,同时以阳中求阴。回顾该病患就诊过程,补益脾肾、疏肝柔肝、化痰通络共用,体现了中医的辨证论治、整体观念,且补益与疏泄并行,通络与滋阴同施,补而不滋腻碍胃,伐而不伤正。诸法共用,则患者津液复生,口眼诸窍得以滋养,颈部肿块渐消。

病案6

患者,女,56岁,2020年10月13日初诊。主诉:口干、眼干3年,伴多处淋巴结肿大1个月。现病史:患者3年前无明显诱因出现口干、眼干,体检发现白细胞$3.5×10^9$/L,于当地医院明确诊断为干燥综合征。予以羟氯喹0.2 g,每日2次;白芍总苷胶囊0.6 g,每日3次;利可君20 mg,每日3次。后白细胞恢复正常,但口干、眼干缓解不明显。近1个月患者颌下、腋下、腹股沟处多发淋巴结肿大,舌暗,苔薄黄,脉弦细数。辅助检查:抗核抗体1:320,抗SSA抗体(+++),C反应蛋白2 mg/L,血沉30 mm/h,免疫球蛋白G 21.4 g/L,补体C3 0.637 g/L。诊断:干燥综合征(肝肾阴虚,燥毒郁结)。治则:滋补肝肾,解毒开郁。处方:熟地黄15 g、生地黄15 g、玄参15 g、白花蛇舌草15 g、龙骨30 g、牡蛎30 g、白芍15 g、麦冬15 g、玄参15 g、灯心草6 g、浙贝母10 g、夏枯草10 g、菊花10 g、石菖蒲10 g。颗粒剂14剂,日1剂,分2次水冲服。服药半月,口干、眼干好转,淋巴结肿大基本消失。

二诊:2020年10月27日复查,免疫球蛋白G 18.6 g/L,补体C3 0.851 g/L,血沉18 mm/h。后以二甲复脉汤加减调治:熟地黄15 g、白芍15 g、麦冬15 g、麻仁10 g、牡蛎30 g、鳖甲20 g、白花蛇舌草15 g、当归10 g、木通10 g。颗粒剂28剂,日1剂,分2次水冲服。服药1个月后,指标均恢复正常。

按语 患者老年女性,肝肾阴虚,病程日久,口干、眼干,为燥邪致病,燥邪郁久伤阴化热,致使燥毒痰瘀互结。故滋阴降燥,以恢复心、肝、肾的正常功能;散郁解毒,以荡涤燥毒痰瘀之邪气。在滋阴润燥的基础上兼顾调畅脏腑气机、辛通开郁,故能效如桴鼓。

病案7

患者,女,50岁,2017年5月10日初诊。主诉:全身怕冷30年,口干、眼干10年。现病史:患者30年前因下地劳作经受雨淋后出现全身怕冷严重,伴有关节疼痛,当地行拔罐艾灸治疗后症状稍有缓解,30年来症状反复。10年前全身怕冷、关节疼痛症状加重,并出现口干、眼干表现,当地医院检查发现抗核抗体(ANA)1∶300(+),抗SSA抗体、抗SSB抗体(+),血沉60 mm/h,免疫球蛋白A(IgA)3.35 g/L,免疫球蛋白G(IgG)21.8 g/L,IgM 0.83 g/L,唇腺活检>50个/灶。诊断为干燥综合征。给予帕夫林2片,每日3次;羟氯喹2片,每日2次。关节疼痛、口干、眼干症状反复,全身怕冷无明显缓解。刻诊:全身怕冷,伴双肩、双膝关节及四肢肌肉酸痛;口眼干燥,进干食需水送服;气短乏力,面色白;大便稀溏,每日2~3次,每次量少,小便清长,量多,饮水后即有小便,夜尿3~4次;舌质黯淡,苔薄白,脉沉细无力。实验室检查:超敏C反应蛋白(CRP)20 mg/L,血沉50 mm/h。诊断:干燥综合征,属阳虚质所致。治法:温阳益气,活血解毒。处方:温阳活血解毒汤加味,附子10 g、桂枝6 g、黄芪15 g、赤芍10 g、白芍10 g、当归10 g、丹参10 g、生地黄10 g、石斛10 g、麦冬10 g、川芎6 g、木蝴蝶10 g、菊花10 g、枸杞15 g、透骨草30 g、怀牛膝20 g、千年健30 g、生甘草6 g。7剂,北京中医药大学东方医院中药颗粒剂,每日1剂,早晚分服。

2017年5月17日二诊:关节疼痛、怕风、怕冷症状较前缓解,舌质黯淡,苔薄白,脉沉细。原方14剂继服。

2017年6月6日三诊:怕冷、关节疼痛、口干、眼干减轻,复查血沉14 mm/h,CRP 8 mg/L。嘱继续服药巩固疗效,后患者间断来诊,病情稳定。

按语 患者中老年女性,素有怕风、怕冷表现,后因复感风寒湿邪而发病,综合患者素体情况及发病诱因、临床表现,考虑阳虚质为本病的发病关键。阳虚质者,人体津液的产生、输布及代谢各个环节均需要阳气的温煦及推动,阳气不足,津液生成乏源,输布失常,故口眼干燥。素体阳气不足,不能扶助机体将邪气及时排出体外,瘀滞体内,痹阻经络,壅塞关节,不通则痛,故患者关节疼痛、气短乏力、面色白、大便稀溏、小便清长等。治以温阳益气,活血解毒,取得较为明显的疗效。

参考文献

[1]杨帆,徐江喜,韦尼,等.朱跃兰教授治疗干燥综合征经验撷菁[J].环球中医药,2018,11(10):1550-1553.

[2]刘小平,侯秀娟,朱跃兰.朱跃兰教授治疗干燥综合征合并桥本氏甲状腺炎[J].吉林中医药,2017,37(5):443-446.

[3]靖卫霞,朱跃兰,周光春.朱跃兰教授运用活血解毒方治疗干燥综合征经验[J].风湿病与关节炎,2012,1(6):63-66.

[4]王丹,朱跃兰,徐江喜,等.从伏毒论治干燥综合征[J].吉林中医药,2022,42(9):1012-1015.

[5]沈正东,徐江喜,张赛,等.从升降相因诊治干燥综合征[J].中华中医药杂志,2022,37(7):3901-3904.

刘 健

刘健,男,医学博士,二级教授,一级主任医师,博士生导师。国家临床重点专科中医风湿病科、国家中医药重点学科中医痹病学科、国家中医药重点专科风湿病科、国家药物临床试验机构风湿病专业学科带头人,国家中医药科研三级实验室——免疫学实验室主任,安徽省级学术和技术带头人,安徽省"115"产业创新团队带头人。荣获安徽省人民政府特殊津贴、安徽省江淮名医、安徽省名中医、安徽省中医药领军人才等光荣称号。安徽省名中医学术经验继承工作指导老师,人民卫生出版社全国高等中医药院校教材《中医风湿病学》副主编。主持承担了科技部中医药现代化重大科技研发项目、国家自然科学基金项目、安徽省对外科技合作项目等国家级、省部级科研课题 27 项,荣获安徽省科学技术二等奖、中国民族医药学会二等奖、中华中医药学会二等奖等各级各类成果和奖励 40 项;获发明专利 3 项、软件著作权 1 项;主编出版《雷公藤治疗风湿病研究》《系统生物学在中医风湿病中的应用实践》《刘健学术集萃》等学术专著 30 部;在 *Immunity Inflammation and Disease*、*Phytotherapy Research*、《中国中药杂志》《中国中西医结合杂志》等发表学术论文数百篇。

辨证论治

1. 脾虚致痹,病机之本

刘健教授诊治干燥综合征发现,患者除有口眼干燥等症状外,多伴有腹胀、便溏、纳差、乏力,甚有患者出现口苦而黏,舌淡苔白腻或黄腻、边有齿印,脉濡等症候。认为本病的发生与脾胃亏虚密切相关。脾居中焦,主四肢,主运化,为太阴湿土、后天之本、阴中之至阴,喜燥而恶湿。土湿则滋生万物,脾润则长养脏腑。中医认为"脾在液为涎""饮入于胃,游溢精气,上输于脾,脾气散精"。饮食不节、起居无常等导致脾失健运,则水谷精微失于运化,津液失于运达,津液上承乏源,可表现为眼干、口干等。加之干燥综合征患者素体脾胃亏虚,复感外感燥热邪毒,或内食温热药品,致脾胃功能失调,脾失运化,聚湿生痰,阻碍气机,致津失输布,不能濡养五脏六腑及五官九窍而燥象丛生。

2. 燥热、痰饮、瘀血为其标

《金匮要略》记载"病人胸满,唇痿舌青,口燥……为有瘀血也",《血证论》云"有瘀血,则气为血阻,不得上升,水津因不得随气上升",《医学入门》曰"盖燥则血涩而气液为之凝滞,润则血旺而气液为之流通"。刘健教授认为素体脾虚,不能为胃行其津液,胃阴亏损,外受燥热之邪,内虚外燥合邪耗伤津液而发病;脾虚失其运化,致痰饮水湿内聚,气滞湿阻,阻滞肌肉关节,致血流不畅而成瘀。阴虚生燥热,故干燥综合征患者常表现口干喜饮、唇痿舌干、心烦意乱的一派燥热之象;阴虚津枯,无以濡养筋脉,痹邪趁虚内入,致筋骨关节血 脉瘀阻,不通而痛。同时,痰饮瘀血又致津液输布障碍,外可致清窍失养而口干、眼干,内可致脏腑失濡而出现咽干口渴、五心烦热等。总之,干燥综合征的发病由内外合邪而致,本虚标实,本虚以脾虚为主,标实则为燥热、痰饮、瘀血。病位在五官,尤以口眼为主,可累及脏腑。基本病机为脾胃亏虚,津液不布。

3. 健脾滋阴

脾居中央以灌四旁,刘健教授认为,脾虚是致痹的内因,脾主为胃行其津液。《素问·玄机原病式》载:"诸涩枯涸,干劲皱揭,皆属于燥。"多数患者临床见干燥性角膜炎、结膜炎,有"哭而无泪"的痛苦,或口干、进食吞咽困难等。刘健教授常用陈皮、玄参、山药、茯苓、生地黄、太子参、麦冬等健脾益气、滋阴之药,体现了燥者濡之的辨治思维。

4. 清热解毒

干燥综合征患者进食时,食物难免黏附于干燥的口腔黏膜上,有时可发生白念珠菌感染。正气存内,邪不可干,邪之所凑,其气必虚。干燥综合征患者多阴虚燥热,同时病程较长,燥毒内戕,皮肤黏膜屏障作用减弱,糖皮质激素或免疫抑制剂的长期使用使患者免疫功能降低,易并发多种感染。刘健教授认为,治燥毒时清燥解毒为首要,润燥在其次,古有"治燥必用甘寒"之说,故临床常用蒲公英、白花蛇舌草、紫花地丁、黄芩、大黄等清热解毒之品。

5. 活血通络

痰饮瘀血既是干燥综合征病理产物,又是其发病原因,痰饮瘀血阻滞筋络关节,致关节活动不利。对于病程较长、病情反复者,刘健教授亦常加红花、桃仁、当归等活血化瘀之,使瘀血得化,以助津液通调。

综上所述,刘健教授认为干燥综合征的起病源于"燥",由外感和内伤而致,外感燥热之邪伤及肺胃之阴,内伤为脏腑阴液亏虚,失于濡养,而脏腑中尤重脾胃亏虚,津液不布。

对于干燥综合征的治疗,刘健教授遵循的主要治则是健脾滋阴、清热解毒、活血通络。遣方用药,不忘顾护脾胃。此外,刘健教授根据干燥综合征的发病特点,结合临床多年处方用药的经验,自拟新风胶囊(复方芪薏胶囊),其由薏苡仁、黄芪、蜈蚣、雷公藤4味药组成。新风胶囊方小而精,充分体现了刘健教授治疗燥痹益气、健脾、通络的特色。研究发现,新风胶囊可改善干燥综合征患者临床症状,有效缓解疾病活动期的炎症。

病案举隅

病案1

患者,女,35 岁,2013 年 8 月 15 日初诊。口干、眼干、腮肿,偶关节疼痛,胸闷、心慌,寐差,纳可,二便正常。查视患者,双唇肿胀,腮腺肿大,关节稍肿,屈伸受限,舌质红,少苔,脉细数。处方:蒲公英30 g、白花蛇舌草20 g、黄芩15 g、紫花地丁15 g、生大黄8 g、薏苡仁20 g、陈皮15 g、茯苓15 g、淮山药30 g、黄精10 g、麦冬10 g、酸枣仁30 g、焦山楂

15 g、瓜蒌皮 20 g、甘草 5 g。

2013 年 8 月 25 复诊,此方已连服 10 剂。患者诉关节疼痛症状较前明显好转,大便稀,小便调。

2013 年 9 月 19 日复诊,诉无明显心慌、胸闷,关节疼痛症状基本缓解,仍口干、眼干。原方去瓜蒌皮、紫花地丁,加玄参、五味子。继服。

2013 年 10 月 3 日复诊,诉诸证好转,偶感乏力,寐少。原方加太子参、夜交藤。继服。后根据患者主诉稍调整药物。

2014 年 1 月 16 日复诊,患者无不适主诉,口干、眼干症状基本缓解,夜寐安,二便调,舌质淡红,苔薄白,脉象平和。

按语 首诊望诊知患者双唇肿胀,腮腺肿大,关节稍肿,可见湿毒内盛之象。燥痹诸证主要责于津液输布失常。脾本湿,虚则燥。李东垣曰:"气少作燥,甚则口中无涎,泪也津液,赖气之提升敷布,乃能达其所,益其窍,今气虚津不供奉,则泪液少也,口眼干燥之症作矣。"脾气虚则气血津液生化乏源,运化无力。水湿毒邪停驻关节肌肉,可发为肿胀疼痛,而诸窍失养,发为干燥诸症。另,脾开窍于口,在液为涎,涎液的分泌权在于脾。临床试验证明,采用益气健脾、养阴生津的治疗原则,治疗干燥综合征疗效显著,且具有调节免疫反应,改善外分泌腺功能的作用。刘健教授认为脾作为后天之本,在"燥痹"的防治方面作用尤为重要,故临床遣方用药以益气健脾为基本治则,予以薏苡仁、陈皮、茯苓、淮山药等药物健脾以治本。另不忘燥邪之蕴热化毒生瘀,予以蒲公英、白花蛇舌草、黄芩、紫花地丁、生大黄等药物清热利湿以治标。刘健教授擅长清热利湿药物配伍生大黄以清热、利湿、下热以存其阴。嘱患者大便稀也不必介怀,此取湿热邪毒泄有去路之意。胃阴亏损是本病的基本病机。患者以口干、眼干为主要临床表现,舌质红,少苔,脉细数,提示存在胃阴亏损之象,"胃不和则卧不安",故寐差。故方中加用黄精益脾阴、麦冬养胃阴。后患者关节疼痛症状明显改善,表明湿热邪毒已去大半;寐少时又在方中加入太子参及夜交藤继续补脾安神,最后患者口干、眼干症状基本缓解,夜寐安,二便调。

病案 2

患者,女,64 岁,2016 年 4 月 21 日初诊,外院诊断为干燥综合征 2 年。刻下见:口干,吃果食受限,胃脘胀痛,双膝疼痛,上下楼加重,阴雨天明显,怕冷,乏力,头晕,腹痛,舌质红,苔黄。证属脾胃虚弱,湿热内蕴,燥瘀互结。治宜健脾益气,清热养阴,活血通络。方药予以太子参 10 g、淮山药 20 g、清半夏 10 g、陈皮 10 g、茯苓 15 g、薏苡仁 15 g、炒谷芽 15 g、炒麦 15 g、焦山楂 15 g、蒲公英 10 g、芦根 10 g、白茅根 10 g、五味子 10 g、甘草 5 g、桃仁 10 g、红花 10 g、延胡索 10 g、天麻 15 g。每日 1 剂,早晚分服,服用 3 剂。

4 月 24 日复诊,患者诉服药后无明显不适,稍有胸闷,四肢不温,拟 4 月 21 日方加香附、乌药各 12 g,服用 7 剂。

5 月 5 日复诊,患者诉服药后,胃脘胀痛较前明显好转,仍时有腹胀,拟 4 月 24 日方加建曲,服用 7 剂。

5 月 12 日复诊,患者诉口眼干燥稍有减轻,拟 5 月 5 日方去芦根,加鸡血藤 12 g,服用 14 剂。

5 月 26 日复诊,诸症好转,阴雨天关节不适,双膝明显。拟 5 月 12 日方加杜仲、海桐皮各 12 g,服用 14 剂。

6 月 16 日复诊,患者诉口眼干燥、关节不适较前减轻,继以上方加减调治 5 个月。

10 月 27 日复诊,患者诉口眼干燥症状好转明显,关节不适亦好转明显。目前病情平稳,嘱患者清淡饮食、避受风寒、多饮水等。

按语 患者为中老年女性,脾胃虚弱,津液生化不足,气虚输布不利,津液不能上达清窍,故见口干明显、头晕乏力。药用太子参、淮山药等益气健脾。胃脘胀满,不通则痛,故治疗用炒谷芽、炒麦芽、焦山楂等消食健脾药。双膝疼痛,上下楼加重,阴雨天明显,怕冷,为痹症之表现,故用清半夏、陈皮、茯苓、薏苡仁,取二陈汤之意,以燥湿健脾。蒲公英、芦根、白茅根为清热养阴之品,用以治疗舌红、苔黄等燥热之象。五味子、甘草性味酸甘,化生阴津以养阴液。同时配伍桃仁、红花等活血通络之品,以达舒筋通络之效。全方含有健脾、化湿、清热、通络四类中药,体现中医辨证治疗本病之优势。

病案 3

患者,女,38 岁,2013 年 8 月 15 日就诊。患者口干、眼干 3 年余。外院查抗 SSA 抗体(+),抗 SSB 抗体(+),ANA>1∶320,唇腺病理活检示淋巴细胞灶>1 个/4 mm²。主要症状:口干多饮,口唇肿裂,双目干涩,腮肿牙痛,双侧腕关节肿痛,活动稍受限,伴有胸闷、心慌,纳尚可,便干寐差,舌干红,有裂纹,苔少,脉细数。西医诊断:干燥综合征。中医诊断:燥痹(阴虚热毒型)。治则:清热解毒,滋阴润燥。方药:蒲公英 30 g、白花蛇舌草 30 g、紫花地丁 20 g、黄芩 20 g、生大黄 10 g、茯苓 15 g、薏苡仁 15 g、陈皮 15 g、山药 15 g、黄精 20 g、麦冬 20 g、酸枣仁 20 g、焦山楂 15 g、瓜蒌皮 15 g、甘草 5 g。10 剂,水煎服,每日 1 剂,早、晚饭后口服。另配合中药复方院内制剂新风胶囊(由黄芪、薏苡仁、雷公藤和蜈蚣组成)、黄芩清热除痹胶囊(由黄芩、栀子、威灵仙、薏苡仁、桃仁等组成),均为每次 3 粒,每日 3 次,口服。

2013 年 8 月 25 日二诊,患者诉仍有口干多饮、双目干涩,腮肿改善,关节肿痛好转,无心慌、胸闷,但大便稀,次数多,寐差。拟前方去生大黄、瓜蒌皮、紫花地丁,加玄参、五味子各 15 g,养阴生津止渴。服药后口干、目干明显好转,但出现乏力症状,寐少,加用太子参 15 g 补气生血,夜交藤 15 g,养心安神。随症辨治 1 年,患者诸症改善,基本无口干、眼干,关节无肿痛,夜寐安,二便调。患者自初诊一直坚持中药治疗,症状控制良好,2014 年 2 月复查示抗 SSA 抗体弱阳性,抗 SSB 抗体阳性,ANA<1∶18。

按语 本例患者素体阴虚,复感温邪,损伤津液,致使机体津液亏虚,口干多饮,双目干涩。脾本湿,虚则燥,脾失健运,则津液不布,痰湿内停,同时加上燥邪日盛,蕴久成毒,湿毒互结,致腮肿、关节肿胀;燥邪日久,津不上承,则见舌红苔少等,均属热毒伤阴耗液之象。所谓无邪不有毒,热从毒化,变从毒起,瘀从毒结,刘健教授认为,治燥毒清燥解毒为首要,润燥在其次,古有"治燥必用甘寒"之说,故用蒲公英、白花蛇舌草、紫花地丁、黄芩等甘寒凉润解毒之品。由于患者热毒明显,刘健教授善用清热解毒利湿药配合生大黄泻热存阴,并嘱患者大便每日行 2~3 次属正常,使邪毒有去路之意,防止燥毒化热。同时刘健教授认为,脾胃在燥痹的病机中占有重要地位,脾胃气机调畅,则水液运化正常,故加用薏苡仁、茯苓、陈皮、山药、焦山楂等益气健脾;脾胃之阴不足,可见口干、舌干红、苔少、不寐等,故方中加用黄精益脾阴、麦冬益胃阴。服用一段时间后,热毒已去大半,患者诸症好转,以阴虚症状为主,故去大黄、紫花地丁等,恐日久伤阴,加用玄参、五味子养阴生津。先天禀赋不足,燥邪易生,即所谓"邪之所凑,其气必虚"。正气不足是发病的重要条件,邪易留伏机体,损耗机体,正气日益亏损而邪毒日益亢盛,故刘健教授在临床辨证论治时常注重扶正与祛邪并举。干燥综合征以阴虚为本,燥、毒、瘀为标,治疗在解毒化瘀的同时,配伍补气血健脾胃之品,可防止邪气去而复来。

病案 4

患者,女,50 岁。口眼干燥 1 月余,于某西医院行相关检查,诊断为干燥综合征,经治疗症状无明显改善,为求助中医治疗于 2013 年 12 月 19 就诊于我科门诊。诉口舌干燥、灼痛,两眼干涩,心胸烦热,盗汗,双手关节肿痛。平素食纳少,腹胀,便溏,寐差。视察患者,关节活动不利,面色萎黄,唇痿舌红,苔白腻,边有齿痕,脉细数。诊断:中医诊断为燥痹,证属阴虚血瘀证;西医诊断为干燥综合征。治以滋阴清热,健脾化湿,活血通络。方药:知母 15 g,黄柏 15 g,地骨皮 20 g,青蒿 10 g,沙参 15 g,麦冬 15 g,薏苡仁 25 g,山药 20 g,茯苓 15 g,扁豆 20 g,泽泻 10 g,车前草 10 g,酸枣仁 25 g,丹参 20 g,桃仁、红花各 15 g,甘草 5 g。

2013 年 12 月 29 日复诊,患者服药后无不良反应,口舌干燥明显好转,双手肿痛好转,腹胀、便溏减轻,仍觉眼睛干涩、视物模糊,于上方加夏枯草 10 g、野菊花 10 g,继服。后根据患者病情变化稍调整药物,随证辨治 1 年余,诸证好转,口干、眼干、关节疼痛症状明显改善。近 2 年来,患者坚持服用中药治疗,现已无不适主诉,病情稳定。

按语 患者干燥综合征诊断明确,平素食纳少,腹胀,便溏,脾胃亏虚,运化失职,津液输布失常,不能濡养口眼等官窍,故出现口干、眼干等症状;阴液亏虚,阴不制阳,故出现心胸烦热、盗汗等症状;痹邪乘阴虚入侵,阻滞筋络关节,故关节肿痛、活动不利。舌红苔白腻,有齿痕,脉细数,皆是脾虚湿甚,阴虚血瘀之象。方中知母、黄柏、地骨皮、青蒿滋阴清热,沙参、麦冬养阴生津以治口眼干燥、心烦、盗汗等症状;茯苓、山药、薏苡仁、扁豆、车前草、泽泻健脾化湿以治脾虚之本;丹参、桃仁、红花活血化瘀通络以治关节肿痛。

病案 5

患者,女,46 岁,2018 年 11 月 1 日初诊。主诉:确诊干燥综合征 10 年,再发半年。刻诊:口干,眼干,纳食不馨,寐不安,伴咳嗽,以干咳为主,乏力,偶有头晕,腹痛,舌红,苔薄黄,脉细微数。西医诊断:干燥综合征。中医诊断:燥痹,脾虚内热证。治法:清热健脾。给予中药汤剂及新风胶囊治疗。中药汤剂处方:蒲公英、花蛇舌草、陈皮、茯苓、淮山药、酸枣仁、炒谷芽、炒麦芽、焦山楂、建神曲、黄芩片各 15 g,五味子、玄参、太子参、川芎、白芷各 10 g。7 剂,每日 1 剂,水煎服,每日 3 次,饭后半小时服用。新风胶囊口服,每次 3 粒(0.4 g/粒),每日 3 次。

2018 年 11 月 8 日二诊:患者纳食尚可,仍伴有寐少、腹痛。新风胶囊口服同前,中药汤剂在初诊方基础上加大腹皮 15 g、首乌藤 20 g。7 剂,煎服法同前。

2018 年 11 月 15 日三诊:患者诸症减轻,新风胶囊口服同前,中药汤剂在二诊方基础上加白扁豆 15 g 加强健脾之效。7 剂,煎服法同前。

2018 年 11 月 22 日四诊:此时正值秋冬季节,气候干燥,患者诉眼睛干涩。新风胶囊口服同前,中药汤剂在三诊方基础上加野菊花10 g。14剂,煎服法同前。后患者多次复诊,症状控制稳定,新风胶囊口服同前,中药汤剂随症加减,怕冷加乌药、高良姜,大便不爽加大黄、枳实、火麻仁、郁李仁之类,头晕加夏枯草,口舌生疮加白茅根、芦根、淡竹叶,烦躁易怒加合欢花、柴胡,伴有关节疼痛加首乌藤、桃仁、红花等活血通络之品。

2020年6月4日三十一诊:患者偶有口干、眼干,伴咽部不适。新风胶囊口服同前,中药汤剂在初诊方基础上加白茅根、川朴、射干10 g。21剂。考虑忧思伤脾,嘱患者畅情致、节饮食、慎起居。患者脾气渐复,则诸症向愈。

按语 本案患者口干、眼干、纳差,是脾胃阴伤、津液不承、运化不足之症;患者伴有咳嗽,以干咳为主,盖因肺为娇脏,喜润恶燥,肺阴受损,肺失宣降,发为咳嗽;肝阴亏虚,血不养魂,可见寐少等。刘健教授认为,脾喜燥恶湿,滋腻之药易碍脾助湿,妨之运化,故临证用药以平补为要,首诊予太子参、山药补脾益肺、益气生津;玄参滋阴,又能凉血;酸枣仁、五味子大补肝阴,善安魂;陈皮、茯苓健脾,炒谷芽、炒麦芽、建神曲、焦山楂和胃,脾胃为后天之本,气血生化之源,脾胃健,则津液得以化生,运行于周身;蒲公英、白花蛇舌草、黄芩清热解毒,蒲公英性寒而不伤胃,白花蛇舌草清热而不碍脾,并能改善自身免疫,防燥毒内蕴;川芎行气活血止痛;白芷祛风除湿止痛。标本兼治。二诊时患者伴有寐少、腹痛,加大腹皮行气宽中,缓解腹痛,加首乌藤调睡眠。三诊时患者诸症减轻,加白扁豆益气健脾利湿。四诊时患者眼睛干涩,加野菊花增强清解之势。后患者未用激素治疗,专以中药调理,以健运脾胃为主,随症加减,补益脾、胃、肺、肝之阴津,诸症减轻,疗效满意。

参考文献

[1]阮丽萍,王亚黎,叶文芳,等.刘健治疗干燥综合征经验撷菁[J].中国临床保健杂志,2015,18(4):429-431.

[2]方妍妍,刘健,董文哲,等.刘健运用健脾益气法辨治干燥综合征的经验[J].中国临床保健杂志,2017,20(5):604-606.

[3]文建庭,方妍妍,董文哲,等.刘健教授运用清热解毒、滋阴润燥法治疗干燥综合征经验[J].风湿病与关节炎,2018,7(9):45-46,65.

[4]黄旦,刘健.刘健从脾胃论治干燥综合征经验[J].中国临床保健杂志,2016,19(3):311-314.

[5]周琴,刘健,张先恒,等.刘健治疗干燥综合征经验抉微[J].中国民间疗法,2023,31(3):24-26.

李士懋

李士懋(1936—2015),男,山东黄县人,教授,主任医师,国医大师,老中医药专家学术经验继承工作指导老师。先生治学严谨,大医精诚,集学术思想、临床经验和思辨特点,形成了"溯本求源,平脉辨证"的思辨体系。即:第一以中医理论为指导,第二从整体观出发,第三以虚实为纲,第四以脉定证,第五动态辨治,第六崇尚经方。

辨证论治

在脉学方面,提出脉诊在四诊中当居四诊之首,以脉定证,法依证立,方由法出,方无定方,法无常法,谨守病机,园机活法。在温病学方面,提出温病的本质是郁热,温病只分两类,温热与湿热,不存在伏气温病,温病的治疗大法为"透、清、滋"。对汗法的见解,认为发汗法不仅用于表证,而且大量用于里证。发汗法用于寒凝证的治疗,并提出寒凝证的标准,即脉痉、寒象、疼痛。火郁发之,对火郁概念、分类、病因病机、传变、临床特点、涵盖范围、治则、治法、方药等,尽皆论之。提出脉沉而燥数,是诊断火郁证的重要指征。李老认为干燥综合征的防治要注意虚实错杂、先天不足之因,补不足,损有余。

1. 虚实错杂

李士懋在长期的临床实践中发现大多数干燥综合征的患者都有长期服养阴生津药不效的病史,故其病机非必单纯为津液不足,临证时当辨清干燥之病机,因证施治方效。

李士懋对于干燥综合征的解读首先以虚实为纲,虚者可因阳气不足导致津液无法蒸腾气化精微,出现周身失去濡养的现象。除了周身干燥症状以外,阳气不足则畏寒肢冷,阳虚运化失司则完谷不化,无法养神则精神萎靡,阳气不布津液则舌干无苔;无力鼓动血脉则脉沉细;虚者亦可因津液亏虚导致无津液可布散,周身失去濡养,孔窍、皮肤则会出现干枯失润的现象,肠中无津则大便干,无津液上承则口干,脉中无津则脉细。实者可因火热邪气弥漫周身导致身体高热,火热耗气伤津导致口渴喜饮、皮肤干瘪,热袭关节会出现关节红、肿、热、痛,若热入营血则耗血动血,出现孔窍出血、皮肤紫斑、尿血等,火热损耗真阴则可导致眼眶深陷、骨枯脱肉等重症;实者亦可因瘀血阻塞导致津液不能敷布而出现周身干燥,皮肤不能被濡养出现肌肤甲错,血液不能上荣则面色黧黑,目眶黯黑,舌暗红,瘀血阻滞血液运行涩滞则脉涩。虚实夹杂者可因阴液亏虚而出现虚火上炎的症状,不仅有周身干燥等症状,虚火上炎犯肺会导致咳嗽气喘、呼吸困难、咳血等肺间质病变,津液不足则舌质干、脉细,虚火上炎则舌红、脉数。

2. 先天不足

其次李士懋认为体质因素亦是干燥综合征的重要病因，素体津液精亏的患者较平人更易伤液耗精而内生燥热，且更加容易感受燥邪，感受其他邪气也更亦向燥热转化。《灵枢·决气》言："上焦开发，宣五谷味，熏肤、充身、泽毛，若雾露之溉。"素体脾胃虚弱的患者，水谷无法转化为精微则无物可上归于肺；肺气虚弱的患者无法将水谷精微布散周身，均会导致身体失去濡养而燥邪内生。

3. 补不足，损有余

李士懋在治疗干燥综合征中，阳气不足的患者当温阳以生津，阳气足则布散津液，津布燥自除，常选用辛温药温通阳气，布散津液，如以麻黄、细辛、附子等药温肾阳，发越阳气上承肾水，通行津液则诸燥消除；津液亏虚的患者治疗上以滋阴润燥、增液生津为主，常用生地黄、麦冬、天花粉、石斛、芦根等甘寒药生津润燥；火热炽盛者治疗上急需治以苦寒直折，如大黄、黄芩、黄连、黄柏之类泻其热邪，恐火热耗竭真阴形成危重症；瘀血阻塞者治以活血破瘀通经，瘀血祛则津液布，燥自然消，常用桃仁、红花、赤芍、丹参、虫类药等进行治疗；阴虚火旺者治疗上需滋阴与泻火并进，常用黄连、黄芩等泻南方火，知母、地黄等补北方水，肾水足心火降则自然心肾相交，燥证自除。

病案举隅

病案1

王某，男，56岁，2002年11月4日初诊。主诉：燥热无汗3年余。现病史：3年前因下肢重度湿疹曾输注大量激素，渐至全身干燥无汗，虽盛暑及发热时，亦无一丝汗出，燥热殊甚，心中烦乱急躁，面赤，阵发心动过速，口、咽、鼻、目皆干，咳嗽痰黏难咳，身重乏力，下肢冷，吞咽难，便可。曾多处求医未效，所用中药皆为清热养阴之品，计200余剂。血沉97 mm/h，免疫球蛋白33 g/L，外院诊为干燥综合征、肺纤维化。予泼尼松12片/d，定期复查减量。刻诊：恶寒无汗，发热39.3~40.5℃，已8日，头身痛，身沉重乏力，烦躁殊甚，面赤，清窍皆干，心率110次/min。脉紧而躁数，舌绛干无苔。诊断：干燥综合征（寒束热郁，阴分已伤）。治则：散寒清热，兼以养阴。处方：麻黄12 g、桂枝9 g、炙甘草9 g、杏仁10 g、石膏30 g、知母6 g、生地黄18 g、生姜6片、大枣6枚。3剂，日1剂，水煎，早晚温服。

二诊：上药连服3剂，只在胸背部见汗，汗出不彻，余处无汗，4年多来首次见汗，欢喜异常。恶寒已解，体温降至38.3℃，心中躁烦明显减轻，清窍干燥如故，心率97次/min。脉弦数，舌绛红而干。处方：麻黄12 g、桂枝9 g、炙甘草9 g、杏仁10 g、石膏30 g、知母6 g、生地黄18 g、玄参18 g、生姜6片、大枣6枚。3剂，日1剂，水煎，早晚温服。

三诊：上方连服3剂，胸背汗较多，腹部亦见汗，头及四肢皆无汗。恶寒、身痛除，体温降至37.4℃，心中躁烦减轻，背、胸汗较多，他处仍无，干燥如故。脉滑数而盛，舌绛干。诊断：干燥综合征（气血两燔，阴分已伤）。治则：清气凉血，佐以活血养阴。处方：生石膏30 g、知母7 g、甘草7 g、赤芍12 g、牡丹皮12 g、青蒿18 g、生地黄15 g、玄参15 g、紫草

30 g、连翘 15 g。3 剂,日 1 剂,水煎,早晚温服。

四诊:经 1 年的断续治疗,基本守上方,曾因阳亢加炙鳖甲、生牡蛎;因痰黏难咳,加海浮石、川贝母、竹沥水等,共服 150 余剂。血沉降至 24 mm/h,免疫球蛋白 23 g/L,心率 70～80 次/min。泼尼松减至 2 片/d。汗出较多,躯干可湿衣衫,面部及上肢有汗,耳后头部及下肢无汗,干燥现象明显减轻,仅口鼻尚觉微干,心中躁烦及头面热已除。

按语 患者长年无汗可知其腠理闭塞,又适逢外感而出现恶寒无汗、发热身重。心中躁烦且脉紧中又有躁数之象等症状,可判断病机为表寒热郁,当散其外寒,清其里热。且症见舌干绛无苔,此由长期热郁阴分所致,当凉血养阴以滋汗源,汗源充足。津液能布则燥热减轻。故予大青龙汤加减散寒清热、滋阴润燥。方中麻黄、桂枝散其表寒,石膏、知母清其里热,杏仁调畅肺气,生地黄凉血滋阴,炙甘草、大枣、生姜助中焦之化源,全方使得气机畅达,津液能够正常输布而为汗。三诊时诸症减而脉象发生转变,表明其表解而病机已变,此时脉滑数而盛且舌干绛,可以诊为气血两燔、瘀热互结、阴分已伤,治则转为清气、凉血、化瘀。方用清瘟败毒饮去苦寒伤阴之品,石膏、知母、连翘清气分热,青蒿透阴分之热,生地黄、玄参凉血滋阴,赤芍、牡丹皮、紫草活血化瘀,气血热除血活则津液能够正常输布而为汗。经 1 年的断续治疗,患者病情稳定,诸证向好。

病案 2

刘某,女,67 岁,2004 年 7 月 30 日初诊。主诉:口干、无泪 2 个月。现病史:2 个月前患者因急性心肌梗死入院抢救转安,而后现心中空悬,气短,口干,无泪,下身无汗,不欲食,强食则吐,畏寒,虽已暑天,犹着秋装。舌干绛无苔,脉弦细滑无力。诊断:干燥综合征(阳虚血瘀证)。治则:温阳活血。处方:桂枝 9 g、干姜 5 g、炙百合 15 g、炮附子 12 g、炙甘草 8 g、党参 12 g、白芍 10 g、生蒲黄 10 g。7 剂,日 1 剂,水煎,早晚温服。

二诊:上方加减,共服 38 剂。心悬、口干气短、畏寒、食欲不佳均较前好转。尚感头晕,腿软无力,寐差,每夜均睡 4 h。脉转数而显涌,按之虚,左尺涌著。舌干,中有少许黄苔。依脉所见,阳已升动,药不宜过刚,当刚柔相济。处方:桂枝 9 g、干地黄 12 g、生蒲黄 10 g、炮附子 9 g、炙百合 15 g、生龙骨(先煎)18 g、生牡蛎(先煎)18 g、白芍 15 g、麦冬 9 g、炒酸枣仁 40 g、山萸肉 15 g、沙参 18 g、鸡内金 15 g。7 剂,日 1 剂,水煎,早晚温服。

三诊:上方共服 42 剂,症著减未已。心电图(ECG):aVL T 波倒置,V2～V3 ST 段抬高,V3～V5 呈 QS 型。又取上方 7 剂,后诸症均减,全身能出少量汗。

按语 此患者有冠心病心绞痛病史,舌绛表明患者素有血瘀,口干、眼干、皮肤干燥、舌干绛无苔为干燥综合征典型症状,脉沉取无力、畏寒身冷,则为阳虚,表明诸干燥症状乃阳虚气化不利所致。阳虚气化不利,津液不敷,则出现诸症,故当以干姜、附子等辛温药温阳,桂枝、白芍调和营卫,党参补益中气,炙百合滋阴,蒲黄活血祛瘀,全方使阳气充足、气血流通,阳布阴敷则汗出。二诊时患者心悬、口干气短、畏寒、食欲不佳均较前好转,但脉诊左尺脉有涌动之势,此乃阴虚阳浮之象,故在用干姜、附子等扶阳时,当配以山萸肉敛其浮动之阳,加龙骨、牡蛎以潜镇之品,增干地黄、麦冬、沙参养阴药,酸枣仁安神,鸡内金助运,诸药共用刚柔相济,相得益彰。本患者干燥综合征为阳虚不布型,当治以温阳,有效后并不守方,见脉象已变则证治亦随其变,加之滋阴潜阳。由此,患者症状明显好转。

参考文献

孙敬宣,马凯,张家惠,等.国医大师李士懋治疗干燥综合征经验[J].中华中医药杂志,
2021,36(3):1420-1422.

汪履秋

汪履秋(1919—1999),江苏省兴化市人,全国著名中医学家,中医内科学专家。原南京中医药大学中医内科学教授,江苏省中医院内科主任医师,江苏省中医学会急症研究会副主任委员,江苏省中医学会风湿病专业委员会顾问。曾任江苏省卫生厅科学技术委员会委员、江苏省卫生厅药品审评委员会委员、江苏省中医院内科主任等职。1992年起享受政府特殊津贴,为国家原人事部、原卫生部、国家中医药管理局确定的首批500师承工作指导教师之一。从医近60载,一直从事中医临床工作,积累了丰富的经验,尤其对类风湿关节炎、干燥综合征、系统性红斑狼疮等风湿病的治疗颇具特色,曾主持或参加多项科研课题,公开发表学术论文20余篇,编写论著近10部。汪教授在中医理论上,提出了"劳苦伤阳,优裕伤阴"的观点,对临床指导意义较大。对常见疾病的病机及治疗也多有自己独特的见解,强调在临证时要以辨证为主,但辨证必须灵活,辨证要与辨病相结合。

辨证论治

1. 滋阴清燥为大法

外燥治以轻宜滋润,内燥治以滋阴养液,此为常法。然而临证以常法施治疗效常不如预期,诚如喻氏所言:"若以润治燥,不求病情,不适病所,犹未免涉于粗疏耳"。汪氏认为燥痹主要的病机环节在于燥热瘀血互结,津道不通,气化不利,津液输布障碍,五脏六腑、形体百骸不得滋溉,燥象乃成。燥热是形成本病的重要因素,治疗重在清解燥热,使邪势得以压制,防津液持续耗伤,削瘀血形成条件。清解燥热以甘寒为主,慎用苦寒。叶天士指出:"上燥治气,下燥治血,慎勿用苦燥之品,以免劫烁胃津。"吴鞠通也指出:"不知苦先入心,其化以燥,服之不应,愈化愈燥""治火可用苦寒,治燥必用甘寒"。再辅以清热滋阴润燥之品,使阴津充足,脏腑得以滋灌,功能恢复又助于清除燥热。配合凉血散瘀、养血敛阴之品,营阴得以收敛补养。少佐辛润之药,通经络,开玄府,畅通津液运行的道路,使津液布达全身,发挥濡润作用。

2. 活血化瘀贯始终

燥痹病程较长,病久则邪气入络,气血俱损,气虚无力行血,瘀血停滞为患,即"久病入络或气分失治,则延及于血"。瘀血作为一种病理产物和继发性的致病因素,燥热、瘀血相互依附,互结为患,使病情缠绵难愈。而瘀血形成之后,一方面可阻碍气机升降,使津液敷布失常;另一方面瘀而化热,进一步耗伤津液,加重干燥症状。燥痹有形成血瘀的病理基础,而燥热是形成血瘀的主要因素,燥毒与血瘀相互搏结,燥象越炽,症情越重。对于血致燥的机理,《血证论》中云:"有瘀血,则气为血阻,不得上升,水津因不得随气上升""内有瘀血故气不得通,不能载水津上升,是以发渴,名曰血渴"。又《直指方》云:"气为血帅也,气行则血行,气滞则血瘀,气有一息之不行,则血有一息之不行。"说明燥能致瘀,瘀阻气机,津布不畅,则燥证愈甚。临床可见关节疼痛、肢体活动不利、指端青紫、舌质紫黯、有瘀点瘀斑等症状。汪老习用桃仁、红花、鸡血藤、蒲黄、鬼箭羽,若血分有热者,喜用牡丹皮、赤芍、泽兰、丹参、凌霄花,若瘀象较重者,可用水蛭、土鳖虫、露蜂房、穿山甲,但峻猛攻伐之品当慎用,以防进一步耗伤气阴。

3. 肺脾肝肾别主次

燥痹患者治疗总宜养阴生津,但需区分肺、脾(胃)、肝、肾阴液亏耗之主次。一般而言,病程短,病情轻,口干咽燥为主,无明显系统损害者,病位主要在肺脾(胃),治以甘寒养阴生津为主,方选沙参麦冬汤、麦门冬汤等来调治,常用药物如南沙参、北沙参、天冬、麦冬、石斛、玉竹、芦根、天花粉等。病程长,病情重,体质较弱,多脏损害,真阴受损,病及下焦肝肾者,治以咸寒补肾填精为主,方选六味地黄丸、增液汤、左归饮、一贯煎、二至丸、滋水清肝饮等来调治,常用药物如生地黄、熟地黄、山茱萸、何首乌、黄精、女贞子、旱莲草、鳖甲、龟板、知母等。然而,人是个有机的整体,其五脏之阴液皆相互联系、相互影响。肺脾(胃)之阴有赖于肝肾的培补,肝肾之阴有赖于肺脾(胃)的滋养,因果相连,故临床上甘寒、咸寒每多兼顾,只是有所侧重而已。

● 病案举隅 ●

病案 1

王某,女,54 岁,1992 年 4 月 17 日诊。口眼干燥 1 年余,经某医院诊断为"更年期干燥综合征"。刻诊:口干咽燥,目涩泪少,食管涩滞,干食难以下咽,大便不畅,阴道干涩,肢节疼痛。舌红,苔少,脉象细弦。此属阴虚津亏。治从养阴润燥,兼以和络。处方:南沙参 10 g、麦冬 10 g、石斛 10 g、玄参 10 g、生地 12 g、制半夏 10 g、知母 10 g、木瓜 10 g、怀牛膝 10 g、绿梅花 3 g、生麦芽 15 g、甘草 3 g。每日 1 剂。

4 月 28 日复诊:服药 10 剂,口干、咽燥、目涩及阴道干涩等症有减,然仍苦食管干涩,脘膈隐痛,饮食少进。遂予前方去知母,加佛手片 5 g。续进 14 剂,诸症缓解。

按语 干燥综合征以口眼干燥为主症,可归属中医燥证范畴,阴虚津亏为其主要病机。先天素质薄弱,复感燥邪(外燥、内燥)损伤气血津液,导致气血亏虚,阴津损耗,经脉失养,又燥邪久羁,酝酿成毒,导致络道涩滞,津失敷布,甚则内舍脏腑等病症。燥象形成的原因有二,一是津液耗损,二是布津受阻,两者均可造成全身或局部津液的不足,进而津液不能被自身所利用,燥象乃成。口为脾之外窍,内有舌齿,各种腺体(唾液腺、颌下腺、腮腺等)均分布于此。舌为心之苗,下系金津玉液,润泽口腔;齿为骨之余,肾所主。脾为后天之本,化生津液,保持口腔湿润。肾为先天之本,藏精而主五液,更为周身阴液之源。倘若脾肾病变,气血阴精匮乏,源流不足,津液亏乏,致燥火上炎,则口干唇揭、舌光瘦红、齿脆片落,诸症俱起。目为肝之外窍,目珠娇嫩,随时需仰赖人体津液化生之泪液以润养,又五脏精气皆上注于目,脏腑亏虚,则目珠失养。肝脏体阴用阳,内寄相火,其性易动易升,倘若阴血不足则易化生燥热,上灼目珠出现眼部干燥症状。足厥阴肝经循行络阴器,肾开窍于前后二阴,故女性燥痹患者可有阴道干涩症状。而禀赋不足,复感燥邪,营阴亏虚,津枯液燥,血行涩滞,脉络失荣,燥痹乃成,则出现肢节疼痛之症。

"燥者濡之",故治疗以养阴生津为主。肺为水之上源,肾为水之下源,上水津液不布,必引下水自救。玄参善清燥解毒,对于燥毒伤阴之证型,尤为适宜;麦冬味甘,性微寒,能入胃以养胃液,入脾以助脾散精于肺,引肺气清肃下行,通调水道以归膀胱。又玄参色黑色肾;麦冬色白入肺,又兼走胃。二药伍用肺肾两调,金水相生,上下既济,养阴生津,润燥止渴甚妙。可达清热滋阴润燥之旨,又防燥热阴伤之患,再加南沙参、石斛、生地等凉润之品以养阴清热。然津液的疏布离不开气化之机,辛味药能行气、助气化而疏布津液以润燥,故当以辛而不烈,温而不热者,加入滋柔养润之品中,正如《黄帝内经》所云:"肾苦燥,急食辛以润之,开腠理,致津液,通气也。"汪老在养阴濡润药中掺入半夏、佛手等辛味,乃寓辛通行气,化液润燥之意。

病案2

黄某,男,54岁,1992年5月12日诊。干燥综合征因于类风湿病,口干咽燥,肢节酸楚,尻尾疼痛反复半年。经补肾养阴、祛风和络之剂治疗2个月,尾骶疼痛好转,风湿病症好转,然口干咽燥始终未衰,干咳不爽。舌苔灰黄厚腻,脉细而滑。一派夹湿之象。今治以化湿为法。处方:藿香10 g、佩兰10 g、苍术6 g、川朴花5 g、半夏10 g、苡仁12 g、石菖蒲5 g、桃仁10 g、红花10 g、泽兰12 g、枇杷叶(布包)10 g、佛手花5 g。进上方14剂,口干咽燥诸症好转,病情基本稳定。

按语 燥症的产生多由津伤失润,但也可因气滞湿停、津失敷布所致。患者痹病日久,气机升降失常,而气具有推动、固摄作用,不仅能促进津液的运行,更能固护津液与内,从防这些物质的外泄,以维护津液等物质的正常的生理作用。津不足、湿又盛,燥痹患者首先出现口、眼等孔窍部位干燥不适,而少予重视,渐出现全身乏力、肢体倦怠,纳少,不欲饮食,舌淡红,苔多白且渐厚腻,六脉多滑,多辨为脾虚湿盛证。后天之本亏虚则无以助机体抗御外邪,燥邪稍一扰动则营卫不守,正邪斗争则人体易倦易乏,燥邪长驱直入,引起机体一系列干燥症状。燥痹患者正气不存,一则脾气不足则气不化津,津液生成不足,脾气亦不能布散脾精上溢于口而化涎,故见口干;二则脾亏虚,津液无力输布濡养而化生水湿,水湿困阻,故见乏力倦怠、不欲饮食;最后水湿内生,湿盛则阻滞气机,津液输布受阻,本就亏虚之津液更无力布散周身,停滞于内。脾渐虚,湿渐盛,可见舌苔表现出由薄白到厚腻之象。四肢形体官窍失津液则干,水湿则乏,故燥痹患者在疾病早期多出现口干而不欲多饮等津亏湿盛无力上承之象。此时燥邪侵入,与水湿相结,郁久则易化热,疾病进一步加重。治本之法在于化湿利气,宣通津液,所谓"散湿润燥"是也。汪老取藿香、佩兰、苍术、半夏、菖蒲等辛散湿邪而流利气机,以川朴花、佛手花、红花等辛香宣通,行气和血,则气血调和,津液敷布通畅,其燥得解。实为灵思妙机,治燥之变通举措也。

参考文献

徐青.汪履秋治疗干燥综合征医案二则[J].江苏中医,1995(5):25.

沈丕安

沈丕安(1937—),男,生于江苏吴江,上海市名中医、终身教授、国务院政府特殊津贴获得者,现任上海中医药大学附属市中医医院终身教授。

· 辨证论治 ·

沈教授为明代忠烈沈青霞后裔,又是民国南社诗人沈眉若嫡孙,其曾祖父沈咏楼先生是吴江名医,以"春壶"为号,留下著作《春壶残滴》,传至沈教授已是第四代。1962年毕业于上海中医学院,曾先后师承金新海、金明渊及张氏内科传人张志雄教授。

沈教授认为原发性干燥综合征与古代中医提出的秋燥证、内科杂病燥证理论不相同。本病一年四季都可能发病,口眼干燥等症状并不会因天气变化而明显改变。同时也并非全身性的伤津脱液而导致的内科燥证,而是"内燥"。因此,沈教授提出本病的发病一方面是由肾水亏损,肾阴不足,津液不能上润所致口眼干燥,此为本;另一方面是由风、寒、湿、热、瘀、痰、毒为患,导致经脉血脉瘀阻,津管液道堵塞,此为标。因此,本病主要是风、寒、湿、热、瘀、痰、毒加肾虚,即"7+1"之病机。《灵枢·口问》云:"目者宗脉之所聚也,上液之道也……血与咸相得,则凝……血脉者中焦之道也。"风、寒、湿、热、瘀、痰、毒,七邪复合致病,堵塞上液之道而见目涩,堵塞中焦之道而致舌干口渴。《素问·水热穴论》云:"故其本在肾,其末在肺。皆积水也。"《杂病源流犀烛》云:"唾为肾液,而肾为胃之关,故肾家之唾为病,必见于胃也。"泪液、唾液减少的实质是肾气亏损,肾水不足,难以上润。肺为水之上源,起着宣发、肃降的作用,脾主运化,起着运行输布的作用,因此肺、脾、肾功能的衰弱影响了唾液。这也解释了为什么在治疗原发性干燥综合征时应该肺、脾、肾三脏同时治疗,以益肾壮水为治本,益胃润肺为治标。

1. 清热解毒

本病眼睛干涩症状较口干难治,并且起效缓慢,因此要更为重视。针对口眼干燥、腮腺炎等表现,应清热解毒从而开通津道,选用生石膏、黄芩、黄连、秦皮、忍冬藤、苦参、金银花、决明子、密蒙花、青葙子等。黄连为临床常用药,一般剂量为9 g。黄连苦寒,有清热燥湿功效,《本草纲目》记载其"甚益眼目",用治眼疾、口疮等方面与原发性干燥综合征治疗符合。《本草纲目》记载秦皮"去目中久热",有抑制眼睛炎症、改善干眼症状的功效,是治疗上液之道堵塞的主药,常用30 g,无不良反应。决明子、密蒙花、青葙子同用时增效明显。

2. 凉血化瘀

免疫疾病由血脉瘀滞导致津管堵塞,分泌液常排出不畅,因此必须化瘀才能有效,凉血化瘀药在疏通津道的同时还间接起生津作用。水牛角、郁金、牡丹皮、赤芍、莪术、金雀根、羊蹄根、虎杖等,具有抑制免疫复合物沉积和改善血管炎的作用,其中以水牛角、莪术效果最佳,常用剂量30 g,郁金、牡丹皮、赤芍、莪术同用能增效。

3. 养阴生津

治疗中应选用具有养阴生津功效的中药,养阴但不能生津的中药并不适用,因其常会激活抗体、增强体液免疫,加重病情。可选用生地黄、熟地黄、芦根、南沙参、天冬、玄参、知母、玉竹等。地黄、麦冬为滋阴补肾的要药,芦根、玉竹、玄参、天冬、南沙参为滋养肺胃的要药,临床用以养阴生津,如鼓应槌。

4. 酸味生津

酸味的中药都含有机酸,具有生津的作用。五味子、金樱子、石榴皮、覆盆子、山楂、乌梅等,它们性偏温,但与清热养阴药同用,能够促进津液的分泌。而且酸涩类中药既能酸甘化阴,又可以固涩、清热解毒。酸涩及养阴生津这两类中药容易导致大便次数增多和便溏质稀的情况,应及时调整,以避免服药后可能出现的不适症状。

病案举隅

病案1

张某,女,50岁,2017年4月7日初诊。主诉:四肢关节痛,伴口干、眼干半年余。医院检查红细胞沉降率70 mm/h,类风湿因子(RF)阳性,抗核抗体(ANA)1∶40(+),抗SSA抗体阳性,抗SSB抗体阳性,抗Sm抗体阴性,抗dsDNA抗体阴性。Schirmer试验:左5 mm/5 min,右1 mm/5 min,提示双眼泪液明显减少。口腔黏膜活检:唇腺淋巴细胞2个灶/4 mm²。刻诊:口干、眼干、四肢关节疼痛,舌质红边稍紫、少津、苔薄,脉濡细。诊断:原发性干燥综合征(阴虚津亏,瘀热痹阻证)。方药:自拟生芦润燥汤合三根汤。处方:生地黄30 g、生石膏30 g、黄芩30 g、芦根30 g、北沙参15 g、五加皮30 g、忍冬藤30 g、金雀根30 g、虎杖15 g、牡丹皮12 g、川芎12 g、佛手6 g、甘草3 g。14剂,每日1剂,水煎服。

二诊(4月21日):患者诉口干好转,口腔已感滋润,眼干未见好转。处方:生地黄30 g、生石膏30 g、黄芩30 g、芦根30 g、北沙参15 g、五加皮30 g、忍冬藤30 g、金雀根30 g、青葙子30 g、密蒙花12 g、虎杖15 g、牡丹皮12 g、川芎12 g、佛手6 g、甘草3 g。此后根据病情变化,在二诊方基础上加减,连服3个月。

三诊(7月14日):患者自觉口腔和眼睛滋润,夜间不需要起床饮水,眼内异物感减轻,已无明显关节疼痛。

四诊(10月13日):患者查双眼Schirmer试验均在10 mm/5 min,红细胞沉降率35 mm/h,类风湿因子(RF)阴性,ANA 1∶40(+),抗SSA抗体阳性,抗SSB抗体阴性,仍偶有眼睛干涩感,余无不适。

服药 1 年余,双眼 Schirmer 试验均在 15 mm/5 min 以上,查 RF、ANA、抗 SSA 抗体、抗 SSB 抗体全部转为阴性,红细胞沉降率 8 mm/h,达到临床缓解。

按语 本案患者为肾气下降,元阳不固,外邪侵入,血脉痹阻津道经脉,症见口眼干涩、关节疼痛等,治疗当以养阴清热、化瘀生津为主。方中生地黄、生石膏、忍冬藤、黄芩、芦根、北沙参清热解毒、养阴生津,金雀根、虎杖、牡丹皮、川芎凉血活血化瘀,五加皮祛风除湿、补益肝肾,佛手理气和胃,甘草调和诸药。诸药合用治疗免疫复合物沉积和关节炎症,使腺体分泌、排泄通畅,则诸症缓解,抗体转为阴性。

病案 2

岳某,女,50 岁,2007 年 5 月 17 日初诊。主诉:口干、口渴 5 年余,视物模糊及双膝关节疼痛 2 年。外院诊断为干燥综合征。查体:口腔黏膜干燥,挤压双侧腮腺,导管口无明显清亮唾液分泌;口腔内多个牙齿龋坏。实验室检查:ANA 1∶160(+),抗 SSA 抗体(−),抗 SSB 抗体(+),白细胞 3.26×10⁹/L,ESR 65 mm/h,IgG 25 g/L。下唇腺活组织病理检查:淋巴细胞灶 3 个。Schirmer 试验:左 1 mm/5 min,右 1.5 mm/5 min。角膜荧光染色:左>10 点,右>10 点。刻诊:自觉双目干涩,有异物感;多个牙齿龋坏,进干性食物时需汤水送下;五心烦热,腰膝酸软,身倦乏力;大便干结,3～4 日一行;舌苔厚,脉细弦。48 岁绝经。诊断:干燥综合征(阴虚津亏,热瘀互结证)。治则:养阴生津,清热化瘀,方以生芦润燥汤加减。处方:生地黄、生石膏、黄芩、芦根、青风藤、金雀根各 30 g,密蒙花、郁金各 15 g,佛手、陈皮各 6 g,甘草 3 g,大枣 5 枚。每日 1 剂,水煎,早晚分服。

复诊:此后根据病情变化,以上方为基础加减。服药 3 个月时,患者口眼干燥症状较前有所好转,眼内异物感减轻,吞咽干性食物时有时不需用汤水帮助;自觉精神好,体力佳,倦乏感消失;舌苔薄白,脉细。服药 6 个月时,口眼干燥症状较前明显好转。复查ANA 1∶100(+),抗 SSA 抗体(−),抗 SSB 抗体(+),白细胞 5.84×10⁹/L,ESR 15 mm/h,IgG 19.3 g/L。Schirmer 试验:左 5 mm/5 min,右 4 mm/5 min。角膜荧光染色:左>10 点,右 10 点。患者坚持服药 1 年后,自觉无口眼干燥不适,食物吞咽顺利,皮肤滑泽,神清气爽,纳、便正常。复查 ANA 1∶60(+),抗 SSA 抗体(−),抗 SSB 抗体(−),白细胞 6.53×10⁹/L,ESR 8 mm/h,IgG 15.8 g/L。Schirmer 试验:左 11 mm/5 min,右 13 mm/5 min。角膜荧光染色:左<10 点,右<10 点。嘱患者定期随访。

按语 观其舌、诊其脉,结合病史,属阴虚津亏,热瘀互结。肾气亏损,肾水不足,难以上承导致口眼干燥,这是干燥之本。阴虚生热,凝炼血液导致经血黏滞,瘀阻不通,则关节疼痛。《杂病源流犀烛·口齿唇舌病源流》中说:"齿者,肾之标,骨之本也。"肾主骨生髓,髓乃肾中精气所充,而"齿为骨之余",肾气不充,则牙齿龋坏,腰膝酸软。阴液不足,阳气偏亢,则五心烦热。燥热内盛,伤阴耗气,则身倦乏力。方中以生地黄、生石膏、黄芩、芦根清热解毒、养阴生津;密蒙花清热泻火、养肝明目,缓解眼睛干涩;金雀根活血化瘀;郁金、陈皮理气止痛;甘草调和诸药。

病案 3

张某某,女,46 岁,2004 年 2 月 17 日初诊。主诉:口眼干燥 3 年余。刻诊:眼干,有异物感,口干,吞咽干性食物时需用水帮助,皮肤干燥欠华,双膝关节疼痛,乏力,大便干结,

2~3日一行,舌苔厚,脉细弦。未服用激素。查 ANA 1∶160(+),抗 SSA 抗体(+),抗 SSB 抗体(+),血白细胞 3.2×10⁹/L,ESR 67 mm/h,IgG 29.3 g/L。下唇腺活检病理示:淋巴细胞灶 2 个。Schirmer 试验:左 1 mm/5 min,右 0.5 mm/5 min。角膜荧光染色:左>10 点,右>10 点。唾液流率:0.2 mL/min(不刺激法)。诊断:干燥综合征(阴虚津亏,热瘀互结证)。治则:养阴生津,清热化瘀。处方:生地、生石膏、黄芩、芦根、五加皮、金雀根各 30 g,丹皮、炙龟板、乌梅各 12 g,川芎、郁金各 15 g,佛手、陈皮各 6 g,甘草 3 g,大枣 5 枚。14 剂。

二诊:关节痛、乏力症状有所缓解,大便 1 日 1 行,继用原方服用 14 剂。

三诊:关节痛好转,大便 1~2 次/d。处方:生地、生石膏、黄芩、芦根、金雀根各 30 g,丹皮、炙龟板、乌梅、焦决明各 12 g,川芎、郁金各 15 g,佛手、陈皮各 6 g,甘草 3 g,大枣 5 枚。此后根据病情变化,以上方为基础加减。服至 3 个月时,诉口眼干燥症状较前有所好转,眼内异物感减轻,吞咽干性食物有时不需用水帮助,并自觉精神好,体力佳,乏力感消失,舌苔薄白,脉细。服至 6 个月时,诉口眼干燥症状较前明显好转。复查 ANA 1∶80(+),抗 SSA 抗体(+),抗 SSB 抗体(+),血白细胞 5.6×10⁹/L,ESR 15 mm/h,IgG 18.6 g/L。Schirmer 试验:左 5 mm/5 min,右 4 mm/5 min。角膜荧光染色:左>10 点,右 10 点。唾液流率:0.4 mL/min(不刺激法)。坚持服药 1 年后,自觉无口眼干燥不适,吞咽顺利,皮肤滑泽,神清气爽,纳便正常。复查 ANA 1∶40(+),抗 SSA 抗体(-),抗 SSB 抗体(-),血白细胞 6.4×10⁹/L,ESR 9 mm/h,IgG 10.8 g/L。Schirmer 试验:左 11 mm/5 min,右 13 mm/5 min。角膜荧光染色:左<10 点,右<10 点。唾液流率:0.7 mL/min(不刺激法)。患者甚为感激。因干燥综合征为慢性自身免疫性疾病,故嘱患者定期随访。

按语 本病属本虚标实之证,本虚为真阴不足,标实为燥热血瘀。患者素体不足,肾阴亏损,阴虚火旺,热伤阴津,阴血亏耗,精液不足,则周身失于敷布润泽,脏腑组织失运、失荣,燥邪内生,则出现口眼、皮肤干燥;又病久经脉不通,瘀血内停,气机受阻,累及皮肤黏膜、肌肉、关节甚或脏腑而发为本病。大便干结,舌苔厚,脉弦细均为阴虚津亏之象。方以生地黄、芦根养阴润燥生津为君;生石膏、黄芩清热泻火为臣;金雀根、川芎活血通络,五加皮祛风除湿、补益肝肾,炙龟板滋阴潜阳,乌梅生津止渴,郁金、佛手、陈皮活血行气解郁,并以生甘草为佐使之药。全方标本兼顾,养阴润燥而不留邪,清热而不伤阴,活血而不动血伤血。

病案 4

张某,女,50 岁,2000 年 4 月初诊。主诉:四肢关节痛,伴口干、眼干半年余。检查血沉 70 mm/h,类风湿因子(RF)阳性,ANA 1∶40(阳性),抗 SSA 抗体阳性,抗 SSB 抗体阳性,抗 Sm 阴性,抗 dsDNA 阴性。眼科 Schirmer 试验:左 5 mm/5 min,右 1 mm/5 min(正常值>15 mm/5 min),提示双眼泪液明显减少。口腔黏膜活检:唇腺淋巴细胞大量增生。苔薄,舌红,少津,脉濡细。诊断:干燥综合征(阴虚津亏,瘀热痹阻)。治则:养阴清热,化瘀生津。方药:经验方生芦润燥汤合三根汤加减。处方:生地 30 g、生石膏 30 g、黄芩 30 g、芦根 30 g、北沙参 15 g、五加皮 30 g、忍冬藤 30 g、金雀根 30 g、虎杖 15 g、丹皮 12 g、川芎 12 g、佛手 6 g、甘草 3 g。

复诊:治疗 3 个月后,关节痛消除,自觉口腔和眼睛逐渐滋润;6 个月后,眼科复查,双眼泪液均在 10 mm/5 min 左右。服用 1 年余,双眼泪液均在 15 mm/5 min 以上。查 RF、ANA、抗 SSA 抗体、抗 SSB 抗体全部转为阴性,血沉 8 mm/h。临床完全缓解。中药服满 2 年,停止治疗。

2003 年冬,由于感冒后关节酸痛,前来复诊。眼科 Schirmer 试验正常范围,ANA 1∶20(弱阳性),抗 SSA 抗体、抗 SSB 抗体均阴性。处方:生地 30 g、生石膏 30 g、黄芩 30 g、芦根 30 g、北沙参 15 g、五加皮 30 g、忍冬藤 30 g、金雀根 30 g、虎杖 15 g、丹皮 12 g、川芎 12 g、佛手 6 g、甘草 3 g。服用 14 剂后缓解至今。

2011 年上呼吸道感染咳嗽后,口眼再一次干燥,没有检查,服用中药 28 剂,诉症状改善。

按语 患者以口干、眼干、关节疼痛为主症,辨病为燥痹。《灵枢·口问》云:"目者宗脉之所聚也,上液之道也……血与咸相得,则凝……血脉者中焦之道也。"上液之道开通才能流泪流涕,才有唾液。上液之道干涸枯竭则目涩、无泪、少唾。患者年逾半百,肝肾渐亏、气阴不充、津液不足,诸窍失养,出现口眼干燥;燥甚化热毒伤津耗血,关节、经络、肌肤失去充养,故出现四肢关节疼痛。生地性味甘寒,养阴生津、凉血养血。重用生石膏 30 g,即取其清热生津之功,古方竹叶石膏汤就是用石膏治疗热退后伤津口干症状。生地、石膏同用,具有一定的协同作用。芦根生津力强,又有清热泻火之功效,用之尤为适宜。金雀根是一味化瘀通络药,有益气强壮之效,且其味不苦。四药合用,共奏养阴生津、清热化瘀之功。再合忍冬藤、黄芩、北沙参清热解毒、养阴生津;虎杖、牡丹皮、川芎凉血活血化瘀;五加皮祛风除湿、补益肝肾;佛手理气和胃;甘草调和诸药。全方共奏养阴润燥、清热解毒、活血之功,收效良好。

病案 5

王某,女,44 岁,2007 年 3 月初诊。主诉:口眼干燥 7 年余。曾做过泪液试验,双侧均为 0,长期滴眼药水。口腔唇腺活检示 12 簇淋巴细胞增生。满口牙齿大多数已脱落。双侧腮腺反复肿胀疼痛,时有发热,需用抗生素。长期服用美卓乐、羟氯喹等西药。1 周前发热,用抗生素后退热,双侧腮腺肿胀疼痛,周围淋巴结肿大、疼痛,咽痛咽痒,咳嗽,有痰。实验室检查:白细胞 $12×10^9$/L,血沉 69 mm/h,RF(-),ANA 1∶3200(+),抗 SSA 抗体(+),抗 SSB 抗体(+),抗 dsDNA 抗体(-)。舌红,苔薄,少津。脉细数。诊断:①干燥综合征,并发慢性腮腺炎(阴虚津亏,瘀热痹阻证);②上呼吸道感染(风热表证)。治则:先治其标,宣肺止咳。待表邪除净,再治本病,养阴清热,化瘀生津。方药:经验方新咳汤加减。处方:炙麻黄 9 g、杏仁 12 g、浙贝 12 g、生石膏 30 g、黄芩 30 g、芦根 30 g、金银花 30 g、玄参 30 g、射干 18 g、炙紫菀 30 g、白毛夏枯草 30 g、莱菔子 30 g、白芥子 12 g、佛手 6 g、陈皮 6 g、甘草 3 g。

二诊:3 贴药后咽痛、咳痰减轻,14 贴药后,上感咳嗽基本治愈。但腮腺肿胀、疼痛,淋巴结肿大依然存在。治疗改为养阴清热,化瘀生津。经验方芦根润燥汤合三根汤加减。处方:生地 30 g、生石膏 30 g、黄芩 30 g、芦根 30 g、板蓝根 30 g、大青叶 30 g、山豆根 12 g、忍冬藤 30 g、金雀根 30 g、羊蹄根 30 g、莪术 30 g、郁金 12 g、丹皮 12 g、佛手 6 g、陈皮 6 g、白豆蔻 3 g 后下、藿香 9 g、黄连 9 g、吴茱萸 3 g、甘草 3 g。

三诊:服药后胃无不舒,大便稀薄,2~3 次/d,无腹痛,感到爽快。连续服药 3 个月,腮腺肿胀、疼痛,淋巴结肿大均有减轻,患者大便自然成形。服药5个月时,腮腺肿胀、疼痛,淋巴结肿大不知不觉完全消除,口干有好转,夜间不需起床饮水,夜尿次数减少。泪液试验为0,还需要继续长期治疗,加强治疗眼炎的中药,减少治疗腮腺炎的中药。处方:生地30 g、生石膏30 g、黄芩30 g、芦根30 g、板蓝根30 g、忍冬藤30 g、金雀根30 g、羊蹄根30 g、秦皮30 g、青葙子30 g、密蒙花12 g、水牛角30 g、郁金12 g、丹皮12 g、佛手6 g、陈皮6 g、黄连9 g、吴茱萸3 g、甘草3 g。

该患者可能还需要继续服药3年左右时间,病情才能进一步控制好转。由于患者病程长,恢复到正常的可能性极小,抗SSA抗体、抗SSB抗体的阴转也较难。

按语 查其舌脉结合病史,风热袭表,卫气抗邪,阳气浮于表,故有发热;表邪犯肺,肺失清肃,气机上逆,且热邪犯肺,耗损肺阴则咳嗽、咳痰;风热上扰,侵袭咽喉,故咽痛咽痒;外邪侵袭,热瘀化毒堵塞颈侧耳后的奇经八脉及津管液道,则出现腮腺肿胀、淋巴结肿大。以阴虚津亏,瘀热痹阻为本;外感风寒,郁而化热,表邪未净为标。外感病变化较急,故先治其标,待表邪除尽,继而解决其他问题。处方以炙麻黄、杏仁、浙贝母宣肺止咳;生石膏、黄芩、金银花清表热,泻火解毒;射干、紫菀、莱菔子、白芥子化痰止咳。又因患者为燥痹日久,阴液耗损,故以芦根、玄参滋阴清热,养阴生津;另加夏枯草清热泻火,解毒散结;陈皮、佛手理气止痛,甘草调和诸药,方证相应,故表证得以尽除;重用生地黄、生石膏、黄芩、板蓝根、大青叶祛邪清热解毒。处方中生地黄、芦根养阴润燥生津为君;其性寒易滞,临床上可见因长期大剂量服用生地而纳呆痰多、便溏者,轻者数日后自行缓解,重者可呈水样便,可酌加炮姜、大枣、石榴皮等。生石膏、黄芩清热泻火为臣;金雀根活血通络;大青叶、忍冬藤、羊蹄根、山豆根清热解毒;莪术破血行气、消积止痛;黄连清热燥湿;郁金、佛手、陈皮活血行气解郁;白豆蔻、藿香、吴茱萸合用共奏行气止痛之功,再加甘草调和诸药,疗效颇佳。腮腺炎痊愈后调方,在原方基础上去大青叶、山豆根等清热之品以及莪术、白豆蔻、藿香等行气药物,再加秦皮、青葙子、密蒙花清热明目,水牛角清热凉血解毒,针对眼部症状起到清热明目的作用,循序渐进,有的放矢,收效良好。患者燥痹日久,治疗不能速效,需缓缓图之。

病案6

李某,男,18岁,2007年9月初诊。主诉:右侧腮腺及睾丸肿痛半月余。现病史:半月前无明显诱因出现右侧腮腺及睾丸肿痛,在某三甲医院做了多种病毒测定,为腮腺炎病毒。经西医治疗后,发热已退,但右侧腮腺肿胀疼痛、淋巴结肿大、右侧睾丸肿胀疼痛依然存在,介绍至笔者处诊治。ANA阳性、抗SSA抗体阳性、抗SSB抗体阴性、抗dsDNA抗体阴性。苔薄,舌红,少津。脉细数。诊断:干燥综合征,继发病毒性腮腺炎,并发睾丸炎(阴虚津亏,瘀热痹阻)。方药:生地30 g、玄参30 g、黄芩30 g、板蓝根30 g、大青叶30 g、山豆根12~30 g、金银花30 g、郁金12 g、丹皮12 g、赤芍12 g、白芥子12 g、半夏12 g、枳壳9 g、乌药9 g、黄连9 g、吴茱萸30 g、甘草3 g。

二诊:经使用养阴清热、化瘀解毒的方药治疗腮腺炎和睾丸,1周后肿胀疼痛显著减轻,约1个多月后,腮腺、睾丸、淋巴结肿胀疼痛完全缓解,腮腺炎和睾丸炎治愈,随后继续治疗干燥综合征。

按语 干燥综合征并发腮腺炎继发腮腺感染是常有的,抗生素治疗能迅速将发热消退,腮腺肿胀疼痛、淋巴结肿大均能减轻,感染性炎症好转,但免疫性腮腺炎可能会长期存在,转变为慢性腮腺炎。

病毒性腮腺炎好发于儿童,成年患者较少,必须证实,否则很难与免疫性腮腺炎区别。抗病毒是中医所长,中医辨证为热瘀痰毒,久则伤阴。中医中药有较好的效果。古方普济消毒饮加减是有效的方剂,板蓝根、大青叶、黄芩等,宜大剂量使用。

睾的名称《黄帝内经》已有记载,后世书上称为睾丸。睾丸病证《景岳全书》和《临证指南医案》归入疝气一类。睾丸炎中医相当于睾病热疝,病机为热瘀痰毒,治疗用药与腮腺炎是一致的。

病案7

李某,女,50岁,2009年3月初诊。主诉:口干伴关节疼痛3年余。现病史:3年余前无明显诱因出现口干,伴关节疼痛,未予重视及系统治疗。2008年发生一次左侧腮腺炎,体检时发现 ALT、AST 升高,检查 HBsAg 等二对半均阴性,HBV-DNA 阴性,排除了慢性乙型肝炎,服用保肝降酶药片,转氨酶一度下降,但没有正常过,继而又升高。右胁偶有稍胀不舒,大便干结,小便短黄。曾服泼尼松 15 mg/d,由于肝区不舒而自行停用,现仍有口干、关节疼痛,遂来就诊。前来就诊时检查白细胞 $3.5×10^9$/L,血小板 $120×10^9$/L,血沉 52 mm/h,尿常规无异常,ANA 1∶1000(+),抗 SSA 抗体(+),抗 SSB 抗体(+),抗 dsDNA 抗体(−),RF 88 IU/mL,CRP(−),抗 CCP 抗体(−),ALT 240 IU/L,AST 182 IU/L,TBil 18 μmol/L,AMA-M2(−),抗平滑肌抗体(−)。眼科 Schirmer 试验,泪液左 1 mm/5 min,右 0 mm/5 min(正常值>15 mm/5 min),提示双眼泪液明显减少。唇腺活检淋巴细胞大量增生。由于抗线粒体抗体阴性,尚不能诊断干燥综合征继发自身免疫性肝炎。苔薄,舌红,干而少津。脉细数。诊断:干燥综合征,继发肝损害(阴虚津亏,瘀热痹阻,肝络受损)。治则:养阴生津,清热解毒,化瘀理气,疏肝通络。方药:经验方红斑汤、鸡骨草汤加减。处方:生地30 g、生石膏30 g、黄芩30 g、忍冬藤30 g、柴胡9 g、郁金12 g、白芍12 g、金雀根30 g、虎杖30 g、败酱草30 g、鸡骨草30 g、岗稔根30 g、芦根30 g、黄连9 g、陈皮6 g、枳壳9 g、佛手6 g、甘草3 g。

二诊:停用保肝降酶之中西药片,全用笔者的中药治疗。告诉患者分三步走。第一步以保肝降酶为主,兼治口眼干燥。28帖时复查,ALT 40 IU/L,AST 36 IU/L,都已下降至正常范围。第二步治疗口眼干燥为主,兼以巩固肝功能。处方:经验方生芦润燥汤、密蒙花秦皮汤加减。处方:芩生地30 g、生石膏30 g、黄芩30 g、忍冬藤30 g、郁金12 g、赤芍12 g、金雀根30 g、虎杖30 g、秦皮30 g、密蒙花15 g、鸡骨草30 g、岗稔根30 g、芦根30 g、黄连9 g、陈皮6 g、枳壳9 g、佛手6 g、甘草3 g。

三诊:连续服用3月余,口干明显好转,关节痛基本缓解,复查肝功能正常,白细胞 $3.6×10^9$/L,血沉 22 mm/h,RF 34 IU/mL。第三步继续治疗口眼干燥,兼以升白,加强滋肾化瘀。并告诉患者干燥综合征绝大多数患者的骨髓造血功能是正常的,是由于白细胞生存时间短,提早死亡,因此,白细胞数很难上升,但并不影响健康。处方:经验方生芦润燥汤、地黄生血汤加减。处方:生地30 g、熟地30 g、生石膏30 g、黄芩30 g、山萸肉30 g、鹿角片12 g、郁金12 g、丹皮12 g、莪术30 g、金雀根30 g、羊蹄根30 g、秦皮30 g、青葙子15 g、密蒙花15 g、芦根30 g、黄连9 g、陈皮6 g、佛手6 g、甘草3 g。

　　四诊:连续服用 3 月余,口干已缓解,眼涩有改善,复查肝功能正常,白细胞(3.5 ~ 5.4)×10⁹/L,血沉 14 mm/h,RF 12 IU/mL。眼科复查 Schirmer 试验,泪液左 7 mm/5 min,右 5 mm/5 min,临床有显效。患者以后就断断续续地服用中药以巩固疗效。

　　按语　石芾南在《医原》中论述"气结则血亦结,血结则营运不周,而成内燥",指出气滞血瘀是干(内)燥产生的重要原因。"气行则血行,气滞则血瘀",气机逆乱,气滞血瘀,周身失于敷泽,出现两目黯黑、肌肤甲错等干燥症状。而肝藏血、主疏泄,气血不通,肝气难舒,则肝络受损从而影响肝脏功能。红斑汤作为基础方主要针对阴虚和热毒瘀来养阴清热、凉血活血。方中生地黄为君药,养阴凉血清热,生石膏为臣药,清热泻火,忍冬藤清热解毒通络,黄芩、黄连清热解毒、泻火燥湿,柴胡、郁金行气化瘀,白芍养血柔肝,金雀根、虎杖祛风活血,败酱草、鸡骨草、岗稔根清热解毒、舒肝止痛,芦根滋阴清热,陈皮、枳壳、佛手理气止痛,再加甘草以调和,诸药合用,发挥降酶保肝、养阴清热之效。患者肝功能指标恢复正常后,治疗重点为缓解口眼干燥症状,同时不可忽视保肝护肝,沈教授在原方的基础上将白芍改为赤芍,白芍重于养阴柔肝,补而不泻,而赤芍重于清热凉血、散瘀止痛,散而不补。同时加秦皮、密蒙花,增强全方清热泻火明目之效。肾藏精,主骨生髓化血,治病求本,口眼干燥其根本病机在于肾精亏虚。而很多患者临床常表现为白细胞减少,此为瘀热毒邪损害精血,清除了邪毒,白细胞方得提升以恢复正常水平。故不可单纯使用补气、补血之药,仍应兼顾清热解毒、凉血化瘀。沈教授在方中加熟地、山萸肉、鹿角以滋肾养阴,适当减去鸡骨草、岗稔根、虎杖等清热药。

病案 8

　　王某,女,42 岁,2012 年 6 月初诊。主诉:口眼干涩 2 年余。现病史:2 年余前无明显诱因出现口眼干涩,检查发现肝功能异常,在当地西医院不能明确诊断,西药治疗无效。既往检查:ALT、AST 在 200 ~ 500 U/L,TBil 25 μmol/L,ALP、GGT 也升高,并且口干眼涩。初诊疑为干燥综合征+自身免疫性肝炎,进行一系列检查,并给予处方,生芦润燥汤加保肝降酶中草药。

　　二诊:眼科 Schirmer 试验,泪液左 1 mm/5 min,右 2 mm/5 min,提示双眼泪液明显减少。B 超双侧腮腺无异常。血常规、尿常规无异常,血沉 72 mm/h,ANA 1∶3200(+),抗 SSA 抗体(+),抗 SSB 抗体(+),抗 dsDNA 抗体(-),RF 52 IU/mL,CRP 20 mg/mL,抗 CCP 抗体(-),ALT 382 IU/L,AST 224 IU/L,TBil 12 μmol/L,AMA-M2>800(+)。诊断:干燥综合征继发自身免疫性肝炎。处方:经验方生芦润燥汤、治燥降酶汤同用。生地 30 g、生石膏 30 g、黄芩 30 g、鸡骨草 30 g、垂盆草 30 g、虎杖 30 g、金雀根 30 g、郁金 12 g、丹皮 12 g、白芍 12 g、黄连 9 g、陈皮 6 g、佛手 6 g、香附 12 g、甘草 3 g。

　　按语　《素问·气交变大论》中讲道:"燥气流行,肝木受邪,两胁下少腹痛,目赤,眦痛。"燥在五行属金,肝五行属木,金能制木,故燥邪致病常及于肝。而燥痹患者常有脏腑津血之耗伤,日久则易伤肝血肾阴。《本草新编》则认为:"湿与燥相宜,用湿以润燥也。"内燥之治,重在修复津液之亏,故沈教授使用生芦润燥汤以养阴生津、清热解毒,配合治燥降酶汤以治疗肝炎。其中生地为甘寒质润养阴,为清凉滋润之品,擅长于滋阴清热凉血,与生石膏相配,清热泻火,除烦止渴;再加黄芩、黄连、鸡骨草、垂盆草、清热解毒,助生石膏清泻内热。更以金雀根、虎杖、牡丹皮、凉血活血化瘀,疏通瘀滞之血脉,使津血畅行以濡养周身。患者肝脏受累,故用酸收性和、性凉而滋的白芍养血柔肝,再配合郁金、陈皮、佛手、香附行气以疏肝,甘草调和诸药。

参考文献

[1]王不易,杨旭鸣,苏晓,等.沈丕安治疗原发性干燥综合征的经验[J].上海中医药杂志,2022,56(4):23-25.

[2]宣静.沈丕安治疗干燥综合征经验[J].上海中医药杂志,2011,45(5):3-4.

[3]沈丕安.干燥综合征的病因病机与治疗探讨[J].风湿病与关节炎,2013,2(6):42-45.

张华东

张华东(1966—),男,中国中医科学院广安门医院风湿免疫科,主任医师,教授。北京市"优秀名中医",后备学科带头人,中医世家,北京中医药大学兼职教授。从事医、教、研工作,风湿世家传人,承众师技艺心法,中医理论扎实,经验丰富,临床疗效显著,擅长治疗风湿病、脾胃病、头痛、失眠等内科杂病。

中国中医科学院首批"中青年名中医",北京市石景山区名中医。第三批全国名老中医谢海洲、路志正学术继承人,第三批全国中医临床优秀人才,长期从事风湿免疫科临床科研教学工作,有丰富的临床经验,尤其擅长于类风湿关节炎、骨关节炎、强直性脊柱炎、系统性红斑狼疮、痛风、硬皮病、皮肌炎、银屑病关节炎、干燥综合征、白塞氏病、血管炎等风湿性疾病,以及头痛、失眠等内科杂病的中西医治疗,开展风湿病关节腔内药物疗法。

● 辨证论治 ●

1. 调治心肾

张华东教授认为论治干燥综合征可从调治心肾入手,心肾关系失调引起气机升降失宜,表里内外不通,阴阳未济不生是本病发病的关键。从心肾论治是张教授治疗干燥综合征方法之治疗上和合阴阳,沟通表里,调和升降。或滋水清心,或温阳化阴,或养心血、清虚热,同时结合患者自身邪气类型、症候虚实,以及疾病的不同阶段方药随症加减,辅以解毒润燥、益气生津、养阴增液、活血化瘀或清热除湿等法,临床疗效十分显著。临床用药上,张教授常常强调阴阳和合、阴阳互生表里相通,寒热、上下、表里等药物常常合用。

(1)水枯火旺:肾水不足,不济心火,心火亢进于上,心阴暗耗,津血伤损。临床症见腰膝酸软,骨蒸潮热,心悸怔忡,失眠多梦,健忘,口鼻干涩、咽干、眼涩、皮肤干枯,肌肉松弛,舌质红、少苔,脉细数。治宜滋补肾阴,上济心火,选方知柏地黄丸,心火炽盛常加黄连、莲子心、淡竹叶、茯苓、泽泻等。

(2)火旺侮水:火旺侮水上为心火太过反侮肾水,下则肾阴亏虚相火炽生。肾阴肾水不足,津液输调布散自是不足。临床常见头痛、耳鸣、健忘、五心烦热、口舌生疮、口鼻干涩、咽干、眼涩、舌质红少苔、脉细数。治宜补阴敛气,交通心肾,方用黄连阿胶鸡子黄汤加减。

(3)水火俱虚:心肾皆衰,则心肾之气不行,心火不降,肾水不升,神明不定,则脏腑功能不运,气血津液不输行。临床症见失眠健忘、腰膝酸软、耳鸣心悸、胸闷气短且活动加重,面白,神疲自汗,少气懒言,口眼干涩,鼻咽干痒,皮肤干燥。治宜补益水火,纳气宁神。药用人参(用党参代替)、茯神、沉香、熟地黄。肾阳不足,不蒸肾水上济心阴,心阳虚亢于上,常加附子、肉桂、泽兰、茯苓等。

(4)心肾瘀阻:症见口干咽燥、欲漱水不欲咽、眼干涩少、肌肤甲错、颜面紫暗、两目黑,甚有心胸刺痛、腰膝刺痛、肢体麻木不仁。皮下结节包块或有紫癜红斑,可有触痛。腮腺肿大发硬日久而不消或身体瘦弱,妇女兼见月经量少或闭经,舌质紫暗或有瘀点斑块,苔少或无苔,脉细涩。治宜活血通心,养阴活络。方用血府逐瘀汤加减,加用丹参、枳实、水蛭、土鳖虫、全蝎、大黄等。

2.调治肝肾

张华东教授强调,论治干燥综合征可以从调治肝肾入手,肝肾母子同源,精血内涵互化;脉络相通、共属奇经;肝肾各为先天,统司相火,互温阳气。若肝肾母子不生,同源无权,则肝肾精血不化;相火阳气不统,气血津液生成、运行、输布必致为患,焉不致病?肝肾阴阳互为基统,肝阳肾阳相互温煦,息息不绝。命门温,则肝气不寒;肝木温,则促一身之气化。如若失统,或为肝气虚不能升发,阳虚凝敛不行;或为肾气委顿,五藏气化失常,脏腑生理机能低下,气血津液生成、运行、输布为患,必致为病。

张华东教授强调从肝肾论治干燥综合征,乙癸同源,肝肾同治。根据患者临床症状分型,以及疾病的不同发展变化阶段,方药随症或加或减。共奏疏肝温阳、益精养血、滋水涵木、凉肝潜阳之功等。

(1)乙癸乏源:精之源为血,血之泉为精,两者荣辱与共,互化互生,休戚相关,精耗则化血乏源,阳不敛藏,肝阳上亢;血亏则无以化精,肾阴不足。故而肾精亏耗,肝血不足,临床常见肌肤枯槁干涩,毛发无华,眼干,需人工泪液,口鼻干涩,腰膝酸软,头晕目眩,五心烦热,两胁作痛,腰痛或足跟痛,肢体麻木不仁或痿软不用,舌质红、苔少,脉沉细。治宜滋肾益精,养血柔肝,养阴润燥。方用归芍地黄丸加减。药用当归、赤芍、柴胡、熟地黄、山茱萸、山药、鸡血藤、大血藤、牛膝、杜仲、桑寄生、醋龟板、醋鳖甲、菟丝子、淫羊藿、南沙参、麦冬等。

(2)乙癸不温:肝气条畅,肝阳升发,助肾阳温煦推动;肾阳蒸腾气化,则肝气不寒,肝阳得以温煦滋生。若肝木不生肾中之阳,则肾水寒,反之亦是。临床常见口干目涩,伤心无泪,同时症见头昏耳鸣,腰膝酸软,神疲乏力,少寐健忘,畏寒怕冷等,女子常可伴月经不调、经期延后等,男子常见遗精、阳痿等。舌淡苔少,脉沉细。治宜暖益肝肾。方用暖肝煎合龟鹿二仙丹加减等。药用鹿角镑、龟板、补骨脂、肉苁蓉、菟丝子、巴戟天、桑螵蛸、沙苑子、金樱子、生姜、升麻、茴香、肉桂、乌药、沉香等。

(3)水不涵木:症见眩晕耳鸣,两颧潮红,头晕目眩,口干目赤,心烦易怒;女子外阴干涩,经水不调或带少;男子遗精腰膝酸软,两足软弱无力;或手足蠕动,舌红少苔,甚或无苔,脉细。治宜滋肾凉肝,育阴潜阳。潜阳亦为熄风,所谓育阴潜阳,故用药多为滋填下焦,佐以重镇之品,方用杞菊地黄丸合虎潜丸加减。药用龟板、牡蛎、鳖甲、石决明、熟地黄、何首乌、白芍、枸杞子、紫河车、女贞子,随证而加柏子仁、钩藤、菊花、桑叶、牡丹皮、栀子、夏枯草等。

（4）肝肾瘀阻：症见眼干涩少泪，两目黧黑，口干咽燥、漱水不欲咽，肌肤甲错，颜面紫，关节屈伸活动不利，肢体麻木刺痛，皮下结节包块或有紫癜红斑，甚有触痛，腮腺发热发硬肿大日久不消退，或身体羸瘦、头目眩晕，妇女兼见月经量减少甚或闭经，舌质紫暗、有瘀点斑块，苔少或无苔，脉沉、细涩。治宜活血化瘀，养精生血。方用大黄䗪虫丸合归芍地黄丸加减。药用生地、红花、当归、桃仁、芍药、阿胶、柴胡、川牛膝、川芎、山萸肉、熟地、山药、生龙骨、生牡蛎、蛴螬、全蝎、大黄、水蛭、土鳖虫等。

3. 调理中央脾胃

张华东教授认为，以脾胃失衡为主的干燥综合征临床中并不少见，论治可从调理中央脾胃入手。以中焦脾胃为治疗中心，兼顾其他四脏，调整脏腑阴阳平衡，调节脾胃气机升降，恢复脾胃正常生理功能，即培后土以厚德载物。脾胃为后天之本，厚德载物，长养万物，为营卫气血津液生化之源。中央脾胃健运，四旁之脏所养，则气血充足四肢百骸得以充养，津液气化代谢周流不息。脾胃虚弱，失于健运；或化源不足，气血不荣营卫；或津液代谢紊乱；甚日久气血运行失常，瘀血燥热内生，种种皆可致病。脾胃中土为中焦，脾胃升降如常，气机条畅，则脾气升，三焦气机通利，人体气化正常，水谷精微得以传送上焦输布周身，五谷之味若雾露熏肤、充身、泽毛，营卫气血调达；胃气降，胃腑通顺，则受纳腐熟水谷达肠腑，浊阴糟粕得下，清阳可升。若脾胃气机升降失司，协调功能失调，则水谷精微不升，阴血津液不荣，脾胃阴亏；或浊阴不下化热耗液伤津；或有水停中土不行，阴津不输，种种皆可致干燥综合征。张华东教授从中央脾胃论治干燥综合征，认为脾胃分型论治可以从增强脾胃运化功能以及调和脾胃气机升降处入手。临床分型多变，随症而治，屡有良效。

从中央脾胃论治是张华东治疗干燥综合征方法之一。治疗上益气健脾、畅运中焦，同时根据患者体质强弱、邪气类型、证候虚实，以及疾病的不同阶段，方药随症加减，辅以清热润燥、生津增液、益气养阴、活血化瘀、清热除湿等法，临床疗效显著。

（1）脾虚胃弱，气不运津：脾胃不健而致病，脾气虚弱不运津液，甚至气血津液不生。临床见腹胀、干呕、不欲饮食，体弱面瘦，口目干，恶风寒，大便无力。舌质淡红、苔白少津，脉涩或脉虚无力。张华东教授临床常以六君子汤加减，益气运水、健脾生津，常加党参、白术、甘草、茯苓、黄芪、当归等；日久血瘀内热者，常加鸡血藤、赤芍、桃仁、红花、黄连、金银花、野菊花等。

（2）升降失调，津液不承：脾胃升降失调而致病，症见口眼干涩、黏腻不爽，胃满腹胀、打嗝、嗳气，头目不清，大便不爽，或见乏力气陷。舌质淡，苔白腻或白，脉滑。张华东教授临床上常以补中益气汤合升降散加减。脾阴不荣者，常加太子参、生地黄、麦冬、沙参等；清阳不升者，常加荷叶、紫苏、薄荷等；浊阴不下者，常加厚朴、枳实、通草、淡竹叶等。

（3）脾虚水停，水滞津亏：清阳不升，脾运不健，精微不布。临床见四肢肿、怕冷、乏力，胸中寒闷，腹满，口干，舌淡、苔白腻而干。方用参苓白术散或小建中汤加减，常加柴胡、枳壳、佛手、苍术、苏子、苏叶等；中阳不足，水湿中停，常用白术、苍术、党参、砂仁、豆蔻、桂枝、细辛等。

（4）脾胃不足，阴津内耗：见口干咽燥，频频饮水，口干不解，口角干裂，伴反复腮腺肿痛或发作性口腔溃疡，牙龈肿痛，甚至牙齿变黑脱落，双眼干涩、无泪，皮肤皲裂、粗糙脱屑,毛发枯槁不容,肌肉瘦削,手足心热,心烦失眠,大便燥结,舌质红绛、苔干燥少津或干裂无苔,脉细数。治宜养阴生津,润燥清热。方用玉女煎合路氏润燥汤加减,药用熟地黄、川牛膝、山药、山茱萸、牡丹皮、麦冬、玄参、枸杞子、石斛、石膏、知母、太子参、生甘草等。

（5）脾虚气弱,气阴两虚:见口眼干燥,唇干皲裂,吞咽干食困难,关节酸痛,四肢逆冷,头晕无力,神疲低热,不欲饮食,便溏不爽。舌质淡,舌尖红,舌边有齿痕,少苔,脉虚细无力。治当益气养阴,增液润燥。方用路氏润燥汤合归脾丸加减,药用太子参、麦冬、丹参、当归、乌梢蛇、山药、黄芪、党参、白术、石斛、茯苓、枳壳、柴胡等。

（6）脾虚气弱,气血瘀阻:症见口干咽燥,欲漱水不欲咽,眼干涩少泪,关节屈伸不利,手足冷,肢体刺痛麻木不仁,肌肤甲错,皮下结节包块或有紫暗红斑,可有触痛,腮腺肿大发硬日久不消,肝脾肿大,妇女兼见月经量少或闭经。舌质紫暗,或有瘀点斑块,苔少或无苔,脉细涩。治宜活血化瘀,养阴生津。方用八珍汤、血府逐瘀汤合大黄蛰虫丸加减,药用生地黄、桃仁、红花、枳壳、赤芍、柴胡、川牛膝、川芎、鸡血藤、当归、水蛭、土鳖虫、全蝎、蜈蚣等。

4.调理肝肺气机

张华东教授认为论治干燥综合征可从调理肺气机入手,肝肺气机升降失调引起气血津液盈亏、输布失常是本病发病的关键之一。肺燥阴亏,肝升太过,右金不克肝木,则肺肃降受阻,气机津血不能输布敷散而致病;或"金亢制木",即肺气燥热,肺金清肃乏权,肝气受遏,疏泄失司,津液耗伤,阴津不疏为患;或肝气不疏,情志不调,肺气郁闭,肝肺气机不能升发,则津液气血停滞等,皆可引发干燥综合征。张华东教授运用多种方法治疗干燥综合征,其中从肝肺气机论治是众多方法中的一种,治疗上调和肝肺,平气和血,同时随证辅助清泄肝火、养阴生津、清热解毒等法,临床疗效十分显著。左木右金重肝肺两脏对于气机升降运动的影响及相互作用,故在治疗选择用药上,常将向上升散的辛味药和向下收敛的酸味药组合使用,取其调和气机升降、平和阴阳之意,《素问·脏气法时论》:"肝欲散,急食辛以散之,用辛补之,酸泻之……肺欲收,急食酸以收之,用酸补之,辛泻之。"肝病升用吐法,肺病降用下法;肝病补用辛温,泻用酸凉;肺病补用酸凉,泻用辛温。具体在临床辨证的分型中,有金亢制木、木火刑金、金不制木、金涸燎木、木枯扰金、金蒸木焖等,实际中随症而治,广泛应用,疗效卓著。

（1）金亢制木:右金不降,肺气清肃失司,燥热下行,肝气受遏。临床常见呼吸气息急促、咳嗽,甚有胸胁引痛、胀满、痰黄、量少、质黏、口鼻干涩、咽干、眼涩、关节痛热,舌质红,苔薄黄腻,脉数。治宜清金疏木,常用生石膏、知母、黄连、黄芩、瓜蒌、白前、半夏、生龙牡、厚朴、枇杷叶、芦根、柴胡、白芍等;或肝气不舒,气机郁遏者常用柴胡、郁金、乌药、木香、延胡索、百合、枳壳、石菖蒲、紫苏等。

（2）木火刑金:对于肝升太过,郁结而化火,肝火灼伤肺津,肺失输布。临床症见口眼干、目赤痛、关节走痛、胸胁疼痛、苦满、易怒、咳逆,甚则咯血,舌质红,苔黄腻,脉滑数。治宜清肝泻火、润肺输津,临床常用青皮、川楝子、钩藤、菊花、炒栀子、生石决明、黄连、黄芩、陈皮、白芍、枳实、香附、南沙参、天冬、麦冬、当归等。

（3）金不制木:肺燥津液不足,右金不制肝木,肺津不足,或肺气亏虚,气阴两伤等。

临床症见口眼干燥、干咳无痰、唇干皲裂、吞咽干食困难、头晕无力、神疲低热、胁痛胸闷、关节痛冷、不欲饮食、大便偏干、舌质淡、舌尖红、少苔、脉弦细。治当益气养阴,增液润燥,药用天冬、麦冬、太子参、南沙参、北沙参、百合、生地、山药、石斛、茯苓等。

(4)金涸燎木:肺燥津液不足,输发布散乏源,肝木气机升发太过。症见口眼干涩,咳嗽、夜间干咳,甚则咳中带血,鼻痒干热,手足心热,胸中热,大便偏干,舌质淡、舌尖红、少苔,脉弦细。治当养阴润肺,滋肝平木,药用熟地、生地、当归、芍药、甘草、百合、贝母、麦冬、玄参、钩藤、菊花、当归等。

(5)木枯扰金:肝阴亏损,气机郁滞,肺津失宣失布。症见口眼干涩,鼻咽干痒,皮肤干燥,呼吸不舒,胸胁满闷,吞酸吐苦,甚则夜间盗汗,时有喘息气促,大便便结,舌红少津、少苔,脉细数。治当滋阴疏肝,和调气机,方用一贯煎加减,药用北沙参、麦冬、玄参、当归、生地黄、枸杞子、川楝子、桔梗、柴胡、佛手等。

(6)金蒸木焖:症见口苦,口腔溃疡,眼干燥,不洁分泌物多,目赤红热,呼吸气息急促,咳黄痰、质黏,偏头痛,胁肋部疼痛,乳房疼痛有包块,小便黄,大便黏腻不爽,不欲饮食,舌质边红、苔黄腻,脉滑数。治当清泄肝胆湿热,输调津液布散,方用柴胡泻肝汤合泻白散加减,药用柴胡、龙胆草、炒栀子、黄芩、木通、泽泻、甘草、车前子、当归、生地、川楝子、郁金、竹茹、瓜蒌、芦根、天冬、麦冬、桑白皮、地骨皮、石膏等。

(7)肝肺瘀阻:症见口干咽燥、欲漱水不欲咽,眼干涩少泪,需人工泪液,颜面紫,两目黯黑,肌肤甲错,关节活动屈伸不利,肢体刺痛麻木,皮下结节包块或有紫癜红斑,有触痛,腮腺肿大发硬日久不消;或身体瘦弱,女性兼见月经量少或闭经;舌质紫暗,或有瘀点斑块、苔少或无苔,脉细涩。治宜活血化瘀,养阴生津,方用血府逐瘀汤合用大黄䗪虫丸加减。《金匮要略·血痹虚劳病脉证并治》:"五劳虚极羸瘦……内有干血,肌肤甲错,两目黯黑,缓中补虚,大黄䗪虫丸主之。"故而药用生地、桃仁、红花、当归、丹参、芍药、枳壳、柴胡、川牛膝、川芎、熟地、水蛭、土鳖虫、蛴螬、全虫、大黄等。

病案举隅

病案1

闫某,女,57岁,2014年7月12日初诊。患者因失眠3个月,加重1个月至神经内科就诊,同时患者伴口干、眼干、口腔黏膜溃烂,后建议风湿科就诊,诊断为干燥综合征。症见:口咽干涩,干食需水,口腔溃疡,眼目发涩,有磨砂感,伤心无泪,时用人工泪液,心慌、心悸,时有汗出,睡眠差,时有脘腑、腰膝冷痛,时有腹泻,舌尖质红、苔薄腻,脉沉。辅助检查:抗SSA抗体阳性,抗SSB抗体阳性,ANA定量>1:1000,血沉38 mm/h。腮腺超声、唾液腮腺核素示腮腺轻度破坏。非刺激性混合唾液流率试验:0.29 mL/15 min。Schirmer试验:左1 mm/15 min,右2 mm/15 min。四诊合参,本例属心肾阴阳不和,肾火不足不司便,心阴虚之阴液输布失司燥痹案。治当和合阴阳、补肾壮阳、交通心肾。方用左归丸和阿胶鸡子黄汤加减。处方:肉桂8 g、制附片15 g、干姜20 g、白术15 g、炙甘草10 g、黄连10 g、黄芩10 g、阿胶6 g(烊化)、芍药20 g、熟地黄20 g、山药20 g、山萸肉20 g、泽泻15 g、茯神20 g、远志15 g、益智仁15 g、赤石脂20 g、煅龙骨30 g、煅牡蛎30 g。7 剂，水煎，每日1 剂，早晚2 次分服。另嘱其每服用药时取鸡子黄1 枚同冲饮下。

2014 年7 月21 日二诊：患者失眠、心悸、口咽干涩、口腔溃疡，脘腹、腰膝冷痛症状明显改善。继服上方14 剂。巩固治疗3 个月，随访1 个月，口眼干症状明显减轻，伤心已有泪，余症均缓解。

按语 本案患者肾阳不足，无力蒸肾水上济心阴，心阳相对偏亢致心火虚亢于上，上下阴阳不交，升降不济，气血生养运化失承，津液宣发布散失司，故而为病。临床症见失眠、心悸，此外还见脘腹、腰膝冷痛，时有腹泻；口咽干涩、口腔溃疡，眼目发涩，有磨砂感，且伤心无泪等症状，一派津液不足，不濡、不润肌肤孔窍，燥痹为病可知。彭子益于《圆运动的古中医学》中指出，一年大气（阳气），春升、夏浮、秋降、冬沉，夏秋之间则为"圆运动"之中气。张教授强调，中气出于元气，元气寄于肾内，元气充足，交通上下，使在上之火济于下，在下之水蒸于上，"既济"乃成；元气虚弱，交通失司，在下之水无力上承，在上之火无法温下，乃成"未既"。故而张教授选用八味地黄丸意寓于此。柯韵伯说"病在少阴而心中烦不得为卧者"，故张教授用芩连直折心火，用阿胶以补肾阴，鸡子黄佐芩连，于泻心中补心血，芍药佐阿胶，于补阴中敛阴气，斯则心肾交合，水升火降，扶阴泻心之方，和合阴阳。同时结合患者证型，加用茯神、远志、益智仁助通心肾、安神益智；赤石脂、煅龙骨、煅牡蛎收涩敛肠，同时龙骨、牡蛎亦能潜阳滋阴。全方方药寒热、上下同用，共奏气机升降相宜、阴阳和合互生之功。阴津生，津液输布，孔窍濡润，肌肤得养，燥病自解。

病案2

姚某，女，47 岁，2014 年12 月12 日初诊。患者因反复口眼干燥、手脚出现雷诺现象10 余年来院就诊。10 年前诊断为干燥综合征。症见：口、眼、鼻、阴道干涩，常用人工泪液，另见腰膝冷痛、四肢酸软，时有全身关节疼痛，肢端不温、手脚时有雷诺现象；眼目眩晕，视物不清，情绪不振、默默不语；食纳差，眠尚佳，大便3~4 次/d，便质稀而不成形。自去年3 月份即服用醋酸泼尼松片每日15 mg，未见明显效果后自行停药。月经推迟近10 日，量少、色淡红、有块，带下正常。舌体瘦、舌质淡白、乏津无苔，脉沉细弱。辅助检查：ANA 定量>1∶1200，抗着丝点抗体（+++），抗SSA 抗体阳性，抗SSB 抗体阳性，CRP 44.7 mg/L，血沉47 mm/L。腮腺核素示腮腺中度破坏。非刺激性混合唾液流率试验：0.55 mL/15 min。Schirmer 试验：左1 mm/5 min，右2 mm/5 min。四诊合参，本案属燥痹之肝肾相火不统，阴阳匮乏，精血损耗，气血津液生成、运行、布散失调。治当升肝阳，补肾督，运气血，输津液。方用龟鹿二仙丹加减治疗。处方：龟板30 g、鹿角镑20 g、熟地黄60 g、党参15 g、鸡血藤30 g、当归30 g、赤芍30 g、柴胡8 g、升麻10 g、生姜10 g、茴香10 g、菟丝子10 g、巴戟天10 g、桂枝10 g、细辛6 g、肉桂10 g。7 剂，水煎分服，每日1 剂，早晚各2 次。另外嘱调畅情志，清淡饮食。

2014 年12 月20 日二诊：患者高兴诉口鼻干涩、四肢不温、雷诺现象等症状明显改善，但仍有全身关节疼痛、眼目干涩。上方加制川乌10 g、枸杞子20 g。继续服用14 剂。

2015 年1 月4 日三诊：患者四肢关节疼痛大为减轻，口、眼、鼻干涩等症状明显改善，情绪畅达。上方去升麻、细辛、川乌，巩固治疗2 个月，随访1 个月，现口眼干症状已缓解,已不用人工泪液,四肢雷诺现象次数大为减少,偶有发作。

按语 本例患者肝肾阴阳不统,脏腑气化不司;母子不生,精血乏源不化。气血津液不运、不生、不疏、不布,故而口、眼、鼻、阴道、皮肤干涩、少泽;肝气不温,春生少阳之气不升,生机委顿,故见肢端不温、情绪不振、默默不语;肾阳不煦,脏腑不运,机能低下,腰膝冷痛、四肢雷诺等诸般症状为见可知。《医方集解》有云:"龟者为介虫之长,得天地阴气最全,取其甲可补精、肾及血;鹿者一名斑龙,乃仙寿,纯阳多寿,善通督脉,精髓充足。"张教授临床中龟鹿二仙随取而用,强调龟鹿二仙为"血气阴阳交补之剂",交和肝肾,同合乙癸。肝木温可畏寒,能敷布春生之气,促进一身气化,柴胡、升麻、生姜、茴香乃用;肾乃五藏阴阳之根本、精血气化之源,菟丝子、淫羊藿、肉桂、熟地黄、桂枝、细辛随取可知;再有党参、鸡血藤、当归、赤芍益气养血、活血通络。全方共奏升肝阳、补肾督、运气血、输津液、疗燥痹之功。

病案3

患者,女,52岁,因口干、眼干3个月,加重1个月,于2014年6月12日来医院就诊。患者3个月前因口腔黏膜溃烂在北京某医院口腔科就诊,后转至风湿科,诊断为干燥综合征。症见:口干、口黏,不欲饮,口腔溃疡,眼干、有磨砂感,每日使用人工泪液6次,且有不洁分泌物,乏力,无关节疼痛,不欲饮食,脘腹胀满偶有腹痛,大便硬结,不易排出。舌质淡红,苔黄腻,边有齿痕,脉细滑。辅助检查:抗SSA抗体阳性,抗SSB抗体强阳性,ANA定量>1∶1000,红细胞沉降率48 mm/h。唾液腮腺核素示腮腺轻度破坏。非刺激性混合唾液流率试验:0.45 mL/15 min。Schirmer试验:左2 mm/5 min,右2 mm/5 min。四诊合参,本例属燥痹之脾虚气弱,湿热阻滞,阴津不布。治宜健脾益气,益阴除湿,化湿祛浊,畅运脾胃。方以香砂养胃丸合升降散加减。处方:木香20 g、香附15 g、砂仁10 g、豆蔻10 g、白术20 g、党参20 g、茯苓20 g、柴胡10 g、枳实30 g、大黄10 g、僵蚕10 g、蝉蜕15 g、片姜黄15 g、车前子30 g、滑石粉30 g、泽泻10 g、麦冬20 g、瓜蒌20 g。7剂,水煎,每日1剂,早、晚2次分服。

2014年6月21日二诊:患者口干、口黏减轻,眼不洁分泌物减少,腹胀症状改善,但患者诉时有口苦、烘热。上方去大黄,加秦艽30 g、地骨皮20 g,以清热益阴祛邪。继服14剂。

2014年7月25日三诊:患者口眼干燥、肌肉酸痛乏力明显改善,伴随症状好转,继服上方14剂。巩固治疗2个月,随访2个月,口眼干症状及眼磨砂感缓解,已不用人工泪液。

按语 本例患者脾胃亏虚,运化失司,营卫气血化生不足,津液亏虚不濡肌肤孔窍以致为病,口眼干涩、眼部磨砂感;脾胃不足,水湿不运,再有中焦脾胃枢机升降失常,脾不升清,胃不降浊,浊阴上逆,清气下陷,故见口腔溃疡、眼不洁分泌物、脘腑胀满,偶见腹痛;脾胃同属中土,居于中焦,且为三焦升降之枢机,故宜健运脾胃,通降上下气机。患者舌质淡红,舌边有齿痕,为脾胃不足,水湿不运,且舌苔见有黄腻,为湿热阻滞,津液不布,故治宜健脾益气、益阴除湿、畅运脾胃。方中党参、白术益气健脾,以助中运;木香、香附、砂仁、豆蔻化湿清浊,增强健运脾胃之功;蝉蜕、僵蚕、片姜黄、大黄、枳实、柴胡升清绛浊,通调脾胃上下之气机;车前子、淡竹叶、滑石粉、茯苓、泽泻利湿浊以通降前阴。本病例为脾胃不足,气机不调,湿热为患。本有津液输布不均,再有健脾通调的药物运用,湿浊祛除,阴津更显不足,故宜瓜蒌、麦冬以填津之不足,且补津不腻。

病案4

患者,女,57岁,2014年7月8日就诊。自诉患燥痹2年,于北京某医院诊断为干燥综合征,曾服用醋酸泼尼松龙、硫酸羟氯喹片等西药治疗,效果不显,遂就诊。诊见:口腔干燥、有溃疡,干食需水,眼睛干涩、红赤胀痛,时有不洁分泌物,伤心无泪;头眩晕胀痛,情志不舒;时有咳嗽气急,痰多色黄,胁肋胀痛,皮肤时偶发痈疖,手足心热;夜有失眠盗汗,饮食可,小便黄,大便黏腻;舌质红,苔黄腻,脉弦数。辅助检查:ANA定量>1:1000,抗SSA抗体强阳性,抗SSB抗体阳性,血沉58 mm/h,CRP 23.4 mg/L。唾液腮腺核素示腮腺中轻度破坏。非刺激性混合唾液流率试验:0.35 mL/15 min。Schirmer试验:左3 mm/5 min,右1 mm/5 min。四诊合参,本例属于燥痹之湿热壅滞肝胆,肺气不降,阴津不布。治当清泄肝胆火热,轻输肺津布散。方以泻白散合柴胡泻肝汤加减治疗。处方:地骨皮15 g、黄芩10 g、桑白皮15 g、柴胡10 g、青皮10 g、陈皮10 g、清半夏10 g、车前子30 g、通草15 g、竹茹20 g、瓜蒌20 g、杏仁20 g、龙胆草15 g、炒栀子15 g、钩藤15 g、泽泻30 g、丹皮20 g、赤芍10 g、川楝子10 g、郁金20 g、金银花15 g、野菊花15 g。7剂,水煎,1剂/d,早晚2次分服。另嘱其畅情志,清淡饮食。

2014年8月15日二诊:患者口干、口黏减轻,眼不洁分泌物减少,头晕目赤、气急咳嗽症状明显改善。继服上方14剂。巩固治疗2个月,随访2个月,口眼干症状明显减轻,干食不需水,伤心已有泪,余症均缓解。

按语 本案患者肝郁而化火,湿热随肝气而升,肺失肃降、肺失治节,而致左升太过,右降无权,津液失于宣发布散,故而症见口眼干涩,但有口腔溃疡、眼不洁分泌物、头晕头痛、胁肋胀痛、咳嗽气急,甚有痈疖。《本草经解·青皮》亦曰:"肝主升,肺主降。升而不降,气膈于右;降而不升,气膈于左。温可达肝,辛苦泄肺,则升降如而膈气平矣。"故而用青皮、陈皮、清半夏、竹茹、瓜蒌、杏仁、桑白皮、地骨皮清化痰热,肃降右金,以期郁逆肝气散降,以收左金制木之效。患者左升太过,夹湿浊、热毒上扰,龙胆草、炒栀子、黄芩、车前子、通草清泻肝胆湿热;再有钩藤、石决明平泻肝阳,缓肝之邪气太过,舒清阳左升,调达气机;丹皮、赤芍、川楝子、郁金散肝之气机郁结,消气津凝滞。张教授强调肝升肺降,相反相成,维持人体气机的调畅,而肝与左、肺与右,则是代表着全身营卫、十二经循行之通道。气机升降有调,浊阴从肺右降,清阳以从肝左升,气津宣发输布有调,肌肉充、腠理荣。全方共奏清泻肝胆湿热、肃降右金、调和肝肺、平和气血、输调津液之功。

参考文献

[1]桑永兵,刘颖,鲁构峰,等.张华东从心肾论治干燥综合征的经验[J].江苏中医药,2016,48(6):26-27.

[2]桑永兵,鲁构峰,刘颖,等.张华东从"乙癸同源"论治干燥综合征的经验[J].江苏中医药,2017,49(5):19-20.

[3]桑永兵,刘颖,鲁构峰,等.张华东教授从中央脾胃论治干燥综合征经验[J].风湿病与关节炎,2015,4(11):35-37.

[4]桑永兵,刘颖,鲁构峰,等.张华东从肝肺气机论治干燥综合征经验[J].世界中西医结合杂志,2016,11(1):16-18.

陈湘君

陈湘君(1939—),女,浙江省杭州市人,教授,主任医师,上海市名中医。

辨证论治

1. 阴虚燥毒

陈教授在长期的临床治疗中通过反复观察发现,干燥综合征患者多为中老年,女性多见,其发病或加重往往与过度疲劳、绝经、情志激惹密切相关,临床常见口干、齿松脱落、关节肿痛等气阴或肝肾不足之象,可伴见口舌生疮、反复腮腺肿痛等燥毒痰瘀内结之象。口、咽、眼干燥是其表象,舌面干裂少苔,唾液、泪液甚至胃液分泌减少皆是津液亏涸的表现。口、舌、眼、咽、食管均归属于上焦,故其病位在于肺胃。肺在液为涕,鼻为肺之窍,喉为肺之门户;涎出于脾而溢于胃。肺胃焦躁失润出现干燥症状,然究其根本当责肝肾。肝主藏血,在液为泪,开窍于目。肾藏精主骨生髓,在液为唾。肾为先天之本,五行属水,肾之阴阳为各脏腑阴阳之本。若先天禀赋不足,或素体肝肾阴虚,加之后天经产孕乳之苦,以致津伤血耗而成阴虚血弱之体。肾阴亏虚,肝木失于涵养,双目干涩,肝肾阴虚,肝阳上亢,反灼肺金,肺失肾阴滋润,则鼻咽干燥,或伴干咳痰黏。脾胃为后天之本,脾胃的正常生理功能依赖于先天的支持,肾阴不足,脾胃失养,无法化生水谷精微,脾不能为胃行其津液,则津枯胃燥,而见口舌干燥,吞咽食物亦随之困难。燥盛不已,酝酿成毒,煎灼津液更益其燥,或因久服药物,积热酿毒,灼津炼液化燥,其毒系缓慢渐积而成。故该病程较长,不能速效,又易反复发作,皆因燥毒所致。阴津亏耗,久则伤及精血,血燥成瘀,燥瘀搏结,又添缠绵,阻于经络关节,不通则痛,可见关节疼痛甚至肿胀。本病因阴虚致燥,燥胜成毒,瘀毒互结,上则皮毛失养焦枯,口眼无润干燥,外则关节肿痛,内而伤及内脏,而致脏腑之疾。阴虚燥热,虚实夹杂,病久难愈。

2. 甘寒凉润,生津润燥

陈教授认为,本病皆由内生,属"内燥"范畴,系津液亏耗,散布失司所致。任何影响机体阴津正常生成、输布的因素,均可相因为果,在本病的发展过程中起到重要作用,而津液的生成和输布与肺胃脾等脏腑功能密切相关。本病初期多以口干、皮肤黏膜干燥为主要表现,肺主皮毛,开窍于鼻,在液为涕;脾主肌肉,开窍于口,在液为涎,故初期病变主要涉及肺脾(胃)。陈教授治疗本病每以甘寒凉润、生津润燥为常法,并贯穿于疾病发展的各个阶段。初期更是特别注重甘寒养胃润肺以解燥热,而少用咸寒滋阴之品,以免碍脾滞胃。诚如清代何梦瑶所言:"治以甘寒润剂,清水以滋水源,庶几血充液满,泽及百骸。"在选方用药上每投甘凉柔润或甘寒生津之品为主,方多选沙参麦冬汤、益胃汤之属,两方均出自《温病条辨》。沙参麦冬汤重在滋养肺胃、生津润燥,吴鞠通称此为"甘寒救其津液"之法,善治肺胃同病,燥伤阴分,而见口干鼻燥、舌干少苔、脉来细数等症。且沙参、麦冬用量较大,常南沙参与北沙参、天冬与麦冬同用,剂量可达 30 g。益胃汤重用生地黄、麦冬,养阴清热、生津润燥。阳明主津液,胃者五脏六腑之海,人之气禀于胃,胃中津液枯涸,则脏腑皆失润泽,故本方一派甘寒润泽之品,使之饮入胃中,以复其阴,自然输精于脾,脾气散精,则津自生而形自复。陈教授还嘱咐患者用枫斗煎汤代茶常饮,该药甘淡微寒,一药二用,既可生津益胃,又能清热养阴。

3. 佐用咸寒,滋补肝肾

本病后期病变深入肝肾,肝主筋藏血,开窍于目,在液为泪;肾主骨藏精,其华在发,为先天之本,在液为唾。临证每见目干、泪少、视糊、关节疼痛等症,甚则见齿枯焦黑、脱落等精亏髓枯之象。阴虚则阳胜,可见头晕烦热、耳鸣目眩、低热盗汗、夜寐梦扰等龙相火亢之证。此时非一般甘寒养阴之品可效,则佐以滋补肝肾之法,酌配咸寒滋肾潜阳之品。在选方用药上仿大补阴丸、复脉汤之意,少佐龟甲、鳖甲、牡蛎之属滋补肝肾之阴。《丹溪心法》谓大补阴丸"骤补真阴,承制相火,较之六味,功效尤捷"。重用滋阴之熟地黄和龟甲,大补真阴、壮水制火以培其本;酌配黄柏、知母、玄参等,泻火保阴以治其标;再入龙骨、牡蛎咸寒质重之品,潜阳益阴、重镇安神。且熟地黄和龟甲又能填精补髓,尤其适合病变后期肝肾精亏之目涩齿枯发焦之证。复脉汤源自《伤寒论》,气血阴阳并补,尤以益气养血滋阴之力为著,叶天士曾谓"顾阴液,须投复脉"。方中多甘柔润补之品,宜于阴津虚枯之候。陈教授临证应用时根据燥证的特点,每去生姜、桂枝,以防其辛热劫阴;人参改用太子参,并配玉竹、芦根等甘寒养阴生津之品。

4. 益气健脾,气旺津生

脾为后天之本,气血津液生化之源,柔润九窍四肢百骸。《素问·脉要精微论》言"脾气散精",为津液输布之枢纽。因此,气足则津充,气运则津流。如若脾虚失运,一则津液来源不足,二则津液失于敷布,以致燥象丛生。故李东垣曰:"气少作燥,甚则口中无涎。"泪液也系津液,赖气升提敷布,始能达其所、溢其窍,由于气虚津不供奉,则泪液少。陈教授特别指出化湿与除燥并不矛盾,湿热祛除,中焦气机通利,水谷精微得以化津液,输布全身,清窍得润,燥证可除。多选苍术、川朴、藿香、佩兰、陈皮、薏苡仁、砂仁、郁金等芳香化浊、祛湿通络,切不可乱投燥烈之品重创阴津。

病案举隅

病案1

刘某,女,61 岁,2003 年 11 月 24 日初诊。主诉:口干、眼干 3 年,加重 2 周。现病史:3 年前患者无明显诱因出现口干、眼干,遂至当地医院就诊,经检查确诊为干燥综合征。其后一直口服纷乐片(硫酸羟氯喹片)治疗,诸症控制尚可。6 周前自行停服,2 周后口干、眼干症状加重,重新服用纷乐片 4 周后诸症无明显改善。为求进一步治疗,遂求治于陈师。刻诊：口干，眼干；头晕，胸闷；胃脘嘈杂，食少，嗳气，泛酸，胁肋部胀痛；夜寐梦多，夜尿多，大便秘结；舌红，苔薄干，脉细数。诊断：干燥综合征(肝胃阴虚)。治则：滋养肝胃之阴、清燥解毒。处方：枫斗10 g、南沙参30 g、北沙参30 g、天冬15 g、麦冬15 g、太子参20 g、白芍药12 g、蒲公英30 g、陈香橼12 g、八月札12 g、象贝母15 g、煅瓦楞30 g、生白术10 g、旱莲草30 g、明天麻12 g、薏苡仁12 g、枳壳15 g、丹参15 g、珍珠母30 g、煅龙骨30 g、煅牡蛎30 g、酸枣仁15 g、柴胡9 g、莲子心12 g、莲须12 g、淡竹叶15 g、参三七6 g、莪术9 g、菝葜15 g、佛手片12 g、绿萼梅10 g、桑寄生30 g、牛膝15 g、沙苑子12 g、白蒺藜12 g、西洋参10 g、阿胶(烊化兑入)30 g。上药煎3次，去枯渣，取浓汁收膏；再加冰糖50 g熬至滴水成珠为度。每日早晚各服2调羹，开水冲服。

二诊：患者进食膏方近2个月，口干、眼干、胁肋部胀痛好转，纳食增加，嗳气、泛酸基本消失，睡眠明显改善，大小便正常；舌淡红，苔薄白，脉细。膏方治疗有效。因天气变暖，遂将上方在药店加工成丸药后继续服用，以求进一步巩固疗效。

按语 《证治汇补》云："燥万物者，莫乎火，火气一，五液皆枯，故燥之为病，血液衰少，而气血不能通畅。"查其舌脉结合病史，该病属肝胃阴亏。肺胃功能失调，津液生成不足或津液输布失常，不能滋润、濡养口咽、目睛，加之燥毒之邪，耗气伤津，故而口干咽燥、眼干无泪益甚；胃阴亏虚则胃脘嘈杂、食少、嗳气、泛酸；肝阴亏虚，肝血不足，肝失疏泄调达，则脾气急躁、胁肋痛；女子以肝为先天，肝藏血，津伤血耗而成阴虚血弱之体，肝木失于涵养，肝血不足，心神失养，则夜寐难安；气血生化之源不足，则头晕；阴液亏虚，大肠失于濡润，大便秘结，则当增液润燥。本方治以肝胃之阴，清燥解毒。方中沙参、麦冬滋养肝胃之阴，加一枫斗甘淡微寒；蒲公英、旱莲草、贝母清燥解毒；配以柴胡、枳壳、白芍药舒肝柔肝；伍以珍珠母、煅龙骨、煅牡蛎、酸枣仁、莲子心、莲须、淡竹叶清心宁心安神；久病不愈，阴血不足则血行不畅，产生瘀血，而瘀血一经形成，又阻碍气机，致津液不能敷布，则燥证愈甚，故佐丹参、参三七、莪术以活血化瘀；以煅瓦楞、生白术、薏苡仁制酸健运脾胃；又加桑寄生、牛膝、蒺藜补肝肾；久病耗气伤津，阴血不亏，太子参、西洋参、阿胶大补气血；又用八月札、陈香橼、绿萼梅等理气不伤阴之品。全方共奏养阴润燥、养血舒肝、清热解毒、宁心安神、活血之功，收效良好。

病案2

章某，女，34岁，主诉：右腮腺肿大6月余，伴口干、眼干2周。查唇腺活检示3灶淋巴细胞浸润，ESR 25 mm/h，RF 70.80 IU/mL，抗SSA抗体(−)，抗SSB抗体(+)，ANA 1：400(+)，抗dsDNA抗体(−)，血尿常规(−)。于外院诊为干燥综合征，予以强的松10 mg/d+纷乐200 mg/d，患者虑其副作用未服，转于本院陈师处就诊。刻诊：右腮腺肿大，可及2 cm×2 cm结节，质硬固定，压痛(−)，口干少津，面红痤疮，手背冻疮样皮损，月经正常，舌红，苔薄，脉细。中医辨证：燥痹(阴虚燥毒，痰瘀互结)。治则：滋阴清热，化痰软坚，活血通络。处方：赤芍30 g、象贝母30 g、板蓝根30 g、蒲公英30 g、僵蚕30 g、夏枯草12 g、海藻15 g、海带15 g、玄参15 g、石斛30 g、北沙参30 g、莪术15 g、丹参15 g、山慈菇15 g、生甘草9 g。14剂，每日1剂，水煎内服，日2次。

二诊：患者续服3个月左右，查右腮腺肿大，可及结节缩至0.5 cm×0.8 cm，口咽干燥少津较明显，舌红，苔薄，脉细。此时痰瘀渐消，而阴虚津亏之本更显，故而治疗转以养阴生津活血为主。处方:生地 15 g、玄参 15 g、象贝母 15 g、赤芍 30 g、僵蚕 15 g、夏枯草 12 g、海藻 12 g、海带 12 g、生山楂 12 g、白芍 15 g、生甘草 9 g、白花蛇舌草 30 g、板蓝根 30 g。14 剂,日 1 剂,水煎,早晚温服。患者坚持服用上述汤药,病情控制良好,主要免疫指标基本恢复正常。

按语 查其舌脉结合病史,该病家属阴虚血热之体,肾为先天之本,主藏精,主一身之津液,各脏腑之阴均赖其滋养,在液为唾,脾开窍于口,在液为涎,肺主通调水道,肺脾肾阴虚,则涎、唾分泌不足,津液不能上承以濡润孔窍,故出现口咽干涩。津燥而输布不利,滞涩凝聚,燥结为痰,痰阻脉络,结而成形,瘀阻局部,乃成颐肿痰核。治当滋补肝肾之阴,清热化痰,活血通络,标本兼顾。方中象贝母、僵蚕、夏枯草、海藻带、山慈菇化痰软坚,赤芍、莪术、丹参活血化瘀,石斛、北沙参、玄参养肺胃之阴,板蓝根、蒲公英清热解毒,而生甘草一味既能清热解毒、散结消肿,又能益胃气、护津液,以免过寒之药伤伐胃气。同时调和诸药,共奏滋阴扶正、清热解毒之功。以此方治疗 3 个月后,患者腮腺肿大处较前缩小,而口咽干燥仍存,根据《黄帝内经》"燥者润之、濡之"的原则,选择甘润之品以缓其燥,故予以生地滋阴清热,白芍、生甘草、生山楂酸甘化阴生津,余法同前,获效显著。

病案 3

张某,女,67 岁,于 2010 年 3 月 10 日初诊。主诉:口干、眼干 3 年。现病史:3 年前无明显诱因出现口干、眼干,伴龋齿、无眼泪,曾于上海某三甲医院就诊,经检查诊断为干燥综合征,予口服来氟米特、帕夫林等治疗,患者症状改善不明显。刻诊:口眼干燥,无眼泪,进食干性食物需饮水,时有心慌,无胸闷憋气,纳可,眠欠安,二便调。查体:关节、肌肉无明显疼痛;舌质嫩红,舌苔薄,脉细。诊断:干燥综合征(肝肾不足、气阴两虚证)。治则:补益肝肾,养阴生津。处方:柏子仁 10 g、石斛 15 g、枸杞子 10 g、麦冬 10 g、葛根 30 g、五味子 10 g、天花粉 15 g、红景天 15 g、穿山龙 15 g、杜仲 15 g、珍珠母 30 g、玄参 30 g、酸枣仁 15 g、远志 10 g。14 剂,日 1 剂,水煎,分 2 次温服。

二诊:患者口眼干燥略减轻,双腕、双膝关节时感疼痛,仍有心慌,饮食可,眠欠安,二便调。舌淡红,舌苔少,脉沉细。处方:柏子仁 10 g、石斛 15 g、枸杞子 10 g、麦冬 10 g、葛根 30 g、五味子 10 g、天花粉 15 g、红景天 15 g、杜仲 15 g、珍珠母 30 g、玄参 30 g、酸枣仁 15 g、炙鳖甲 15 g、檀香 10 g、丹参 15 g、沙参 15 g。14 剂,每日 1 剂,水煎,分 2 次温服。

三诊:患者症状缓解不明显。舌淡红,舌苔少,脉沉细。继服上方 14 剂,每日 1 剂,水煎,分 2 次温服。

四诊:患者诉口眼干燥减轻明显,偶有双膝、双腕关节疼痛,心悸,时有咳嗽,痰少不易咳出。舌淡红,苔白腻,脉弦。处方:麦冬 10 g、沙参 15 g、枇杷叶 10 g、黄芩 15 g、威灵仙 15 g、柏子仁 10 g、石斛 15 g、枸杞子 10 g、麦冬 10 g、葛根 20 g、五味子 10 g、天花粉 15 g、红景天 15 g、穿山龙 15 g、杜仲 15 g、珍珠母 30 g、玄参 20 g、酸枣仁 10 g、远志 10 g。8 剂,每日 1 剂,水煎,早晚温服。患者 4 周后复诊,口眼干燥较前好转,偶有关节疼痛和咳嗽、咳痰,处方制丸药继续服用 2 个月,随访病情稳定。

按语 患者以口干、眼干为主症,故可辨病为燥痹。患者花甲之年,肝肾渐亏,气阴不足,失于濡养,故见口干、眼干;气阴不足,脏腑、形体失养,故乏力、心慌。舌嫩红、苔薄、脉细亦为肝肾不足、气阴两虚之征。四诊合参,本病可辨证为肝肾不足、气阴两虚证,治宜益气养阴、清虚热。方中枸杞子、杜仲补益肝肾;石斛、麦冬、天花粉、五味子、玄参养阴生津;柏子仁、珍珠母、酸枣仁、远志养心安神;葛根、穿山龙通络止痛;红景天益气活血,通脉平喘。诸药合用,共奏补肾滋阴之力。复诊时加麦冬、沙参滋阴凉血,增强养阴生津之力,以防阴虚而致血热妄行,炙鳖甲滋阴补肾,檀香益气通络,丹参活血通络,又因患者咳嗽、少痰,加枇杷叶、黄芩清热止咳。

病案 4

周某,女,62 岁,2003 年 10 月 18 日初诊。主诉:口干、目干 10 年余。现病史:患者10 年前无明显诱因出现口干,渐出现目干,查 B 超检查示腮腺泪腺纤维化,外院确诊为干燥综合征。现口干、目干明显,动则气急,夜尿多,肌酐、尿素氮接近正常值临界,间歇性服用泼尼松,最多 30 mg/d,现已停药半年,氯喹也已停用 1 年。近期查血白细胞下降至$2.4×10^9$/L,红细胞沉降率 25 mm/h,易感染,下肢有出血点密布,部分融合成片伴色素沉着,纳欠香,大便日行 3 ~ 4 次,成形。有"高血压""肺大疱""心肌缺血"病史。体格检查:下肢有出血点密布,部分融合成片伴色素沉着,舌光红,无苔,脉细。诊断:干燥综合征(燥盛伤阴,热毒内蕴证)。治则:养阴润燥,凉血解毒。处方:南北沙参各30 g、生地15 g、天麦冬各15 g、大白芍 15 g、生山楂 15 g、大乌梅 9 g、生甘草 9 g、鱼腥草 30 g、旱莲草30 g、生黄芪 20 g、丹皮 20 g、脱力草 30 g、枫斗 10 g、参三七 6 g、莪术 30 g。8 剂,日 1 剂,水煎,早晚温服。

二诊(2003 年 10 月 29 日):血常规示白细胞$2.9×10^9$,红细胞$3.26×10^{12}$/L,血小板65 g/L。血沉 125 mm/h。口干明显,咳嗽阵作,乏力,动则气急,大便干结,次数多,量少;苔光红,脉细数。仍守前法。处方:南北沙参各30 g、生地15 g、天麦冬各15 g、五味子6 g、白芍 15 g、生山楂 15 g、金蝉花 10 g、丹参 15 g、枫斗 10 g、白花蛇舌草 30 g、败酱草30 g、板蓝根 30 g、玄参 12 g。14 剂,日 1 剂,水煎,早晚温服。

三诊(2003 年 11 月 12 日):口干目涩好转,下肢红斑逐渐减退,查血白细胞$4.4×10^9$/L,血小板$103×10^9$/L,红细胞$3.71×10^{12}$/L,血红蛋白 116 g/L。苔光红,脉细。证治同前,予守方加丹皮 20 g。14 剂,日 1 剂,水煎,早晚温服。

随访:上方续服 2 个月后,患者下肢瘀点消失,口干明显好转,小便正常,大便尚可,病情平稳。

按语 查其舌脉结合病史,该病属燥盛伤阴,热毒内蕴;燥热伤阴,热迫血行,则皮肤下肢出血点密布;阴津亏虚,肝木失于涵养,双目干涩;燥热内盛,热毒伤阴,舌质光红无苔,热伤阴耗气,患者神疲乏力。方以沙参麦冬汤为主,伍以旱莲草凉血止血,鱼腥草、脱力草、枫斗清热解毒,黄芪以补气,共奏清热养阴润燥、清热凉血解毒。二诊患者咳嗽,阴虚肺燥,伤于肺络,则见咳嗽,加白花蛇舌草、败酱草、板蓝根清热解毒化痰。三诊患者症状明显改善,患者舌苔还是光红,后期还需长时间服药调养,缓缓图之。

病案 5

郭某,女,42 岁,2001 年 8 月 28 日初诊。主诉:反复白细胞减少 3 年,口眼干燥10 个月。现病史:3 年前患者无明显诱因出现白细胞减少,暂未明确病因,10 个月前患者又出现口干、眼干,有龋齿,经医院唇腺活检及眼科检查确诊为干燥综合征。高清晰度 CT 检查示轻度肺间质病变,予泼尼松 20 mg/d 及甲氨蝶呤每周 10 mg 口服治疗,自觉口干、眼干症状未见明显好转。刻诊:口干、眼干,月经量少,脾气急躁,夜寐尚安;舌红,苔薄白,脉弦。诊断:干燥综合征(肝肾阴亏,水亏火旺证)。治则:滋阴柔肝。处方:生地 20 g、五味子 9 g、山栀 6 g、生甘草 9 g、白芍 15 g、丹皮参(各)15 g、南北沙参(各)30 g、生山楂 15 g、土茯苓 30 g、天麦冬(各)15 g、大乌梅 9 g、枫斗 10 g。14 剂,日 1 剂,水煎,早晚温服。

二诊(2001 年 9 月 28 日):上药服 14 剂后,自述服药当天上午即觉目涩好转,因身在外地,不能及时复诊,停药后即觉口舌碎痛,苔薄质尖红,脉细。考虑为兼有心火上扰,当佐以清心泻火之法。处方:南北沙参(各)30 g、生甘草 9 g、天麦冬(各)15 g、白芍 15 g、五味子 9 g、佛手片 9 g、生地 20 g、竹叶 15 g、莲芯 12 g、大乌梅 9 g。上方守方服药 2 月余,口干目涩症状较前明显好转,泼尼松减量至 5 mg/d。

按语 查其舌脉结合病史,该病属肝肾阴亏,水亏火旺,女子以肝为先天,肝藏血,津伤血耗而成阴虚血弱之体。肾阴亏虚,肝木失于涵养,双目干涩,肝肾阴虚,肝血不足,肝失调达,脾气急躁;血亏阴不足则月经自少。治当养阴柔肝。方中君药生黄益阴血,臣以南北沙参、天冬、麦冬,佐以五味子益阴养血而柔肝,配合君药育阴涵阳;白芍益阴养血滋润肝脾之功,其配合甘草酸甘化阴,可收摄肝气之恣横健脾气之不运,配合乌梅、山楂味酸入肝经,加强柔肝敛肝之功;山栀清热解毒,方中加入丹参、丹皮以养血活血化瘀;土茯苓清热利湿,枫斗滋阴清热,共养阴柔肝之功。停药后即觉口舌碎痛,苔薄舌尖红,脉细,为心火上扰,故予佛手片、竹叶、莲心、决明子泄心火,畅气机。余法同前,获效显著。

参考文献

[1] 柳文,张庆华,郭圆.陈湘君运用补阴法治疗干燥综合征经验初探[J].上海中医药杂志,2015,49(9):1-2.

[2] 张瑾,陈湘君,顾军花.陈湘君治疗干燥综合征之经验[J].辽宁中医杂志,2009,36(12):2050-2051.

[3] 顾军花,茅建春,陈晓云,等.陈湘君治疗风湿病经验撷菁:扶正法治疗干燥综合征[J].时珍国医国药,2007(7):1794-1795.

范永升

范永升(1955—),男,国家"973"项目首席科学家,浙江省特级专家,国务院政府特殊津贴获得者,第四批全国老中医药专家学术经验继承工作指导老师,浙江省"151人才工程"第一层次人员,浙江省名中医。

辨证论治

1. 肾虚精亏

从临床表现来看,大部分干燥综合征患者在出现明显的口、眼干燥前,常常可以见到神疲乏力、腰膝酸软、头晕健忘等先驱症状,女性患者更有性欲淡漠、月经不调、月经稀发甚至绝经等表现。另从发病年龄上看,干燥综合征患者多见于40岁以上的妇女,《内经》中说"年四十,而阴气自半也",女性天癸渐竭以致冲任空虚,正气抗邪力量显著低下,此时如遇燥邪乘虚侵入,或湿邪热毒、风寒湿气入里化燥伤阴,或脏腑失调、阴虚阳盛,则阴伤津亏、燥热变生,发为燥病。这些症候特点反映了肾虚精亏是干燥综合征的发病前提。

2. 肝经失调

干燥综合征的发病有明显的年龄和性别差异,女性绝经期后发病率最高,男性少见,这些现象是什么原因呢? 这都提示性激素(有类似于中医学的肾阴肾阳的部分功能)在干燥综合征发病中可能发挥重要的作用。首先男女体质各有不同的特点,男为阳,女为阴。《普济方》中说:"男以阳为主,则阳胜于阴;妇以阴为主,则阴胜于阳。"说明病邪属性与体质属性之间存在着一种同气相求的关系。女子以肝为先天,女子的经、孕、胎、产、乳无不与肝经调畅密切相关,肝与冲任两脉有密切的内在联系,肝之疏泄可直接影响经血之运行。临床除干燥见症外,干燥综合征患者平素还多见月经失调、不孕、流产、乳癖、带下等情况,这提示了肝经失调为干燥综合征发病的一个重要原因。

3. 气虚、阴亏和血瘀为本,燥热为标

"燥邪致病"无论何种致病因素,不外外感、内伤两个方面。外感者,系由天时风热过盛,或因深秋偏亢之邪,故开始必伤人上焦之气,肺金先应,时令燥热之邪为患,性质属实;内伤者,多为素体阴虚,若外受燥(热)之邪侵袭,内外燥合邪上攻,攻于目则目干涩、赤肿、迎风流泪,攻于鼻则鼻干燥、鼻痒结痂,攻于口则口咽干燥、频欲饮而不能止干和咽痒不适,犯于肺则肺失清肃,发为咳嗽、气急,如合邪致病,内外邪气胶着,日久致毒邪蕴结而发为舌下、颌下结肿等症。"气虚、阴亏和血瘀致病",即因患者先天禀赋不足,继而导致脏腑气虚,气虚则津液生成不足、阴津亏少,气虚则血行不畅,发为血瘀,血瘀又影响气和阴津的生成和输布,循环往复则气虚、阴亏和血瘀更甚,故在外气虚表现为低热、乏力、多尿等,阴亏则表现为口干、眼干等,血瘀则表现为紫癜和雷诺现象等。总之,干燥综合征病机总属气虚、阴亏和血瘀为本,燥热为标。

4.着眼温阳扶正,因人而异

范永升教授针对风湿病中"水饮"致病产生的各种水肿、水气、湿邪等病理产物,运用苓桂术甘汤为主方,以温阳化饮、健脾利水,配合芳香化湿、利水消肿、化痰散结、宣肺平喘等治法治疗干燥综合征。本方以茯苓利小便、消水肿,其作用有四:一者甘淡利湿化邪,二者养心安神,三者行肺之治节,四者补脾助运。以桂枝降上逆之水气,其作用有三:一者通阳利水,二者平冲降逆,三者通经脉兼治干燥患者表现的关节症状。以白术化水湿,补脾助运以利水,杜绝水邪的再次生成。以甘草中保脾胃之气,上助桂枝以化心阳。因此,现代有学者将苓桂术甘汤誉为水剂之魁。

《素问·经脉别论》:"饮入于胃,游溢精气,上输于脾,脾气散津,上归于肺,通调水道,下输膀胱,水精四布,五经并行……揆度以为常也。"肺主通调水道,脾主运化水液,肾司水液的气化,因此,水液的输布与脾、肺、肾等脏器密切相关。若肺失宣降,通调水道功能失职,则津液不得正常布散;脾失健运,不能运化水液,则津液不能上承而口咽干燥;肾失气化,则关门不利,聚水为患。《素问·灵兰秘典论》曰"三焦者,决渎之官,水道出焉",三焦气化不利,则水道不通,升降失常。若肺脾肾和三焦功能失常,则可导致水湿内停,阻滞气机,使津液不能输布于周身肌肤、孔窍及内脏等,从而出现口干、眼干、肤干等干燥症状。《脾胃论·胃虚脏腑经络皆无所受气而俱病论》亦曰:"胃虚则无所受气而亦虚,津液不濡,睡觉口燥、咽干,而皮毛不泽也。"气属阳,津液属阴,气能生津,亦能行津,津液的生成、输布、代谢有赖于气的推动作用和升降出入的运动。气化得行,则津液得布,官窍得养;气化不行,则津液不布,干燥之症丛生。此外,若阳气不足,温煦推动之力减弱,易致寒邪内生,寒主收引,阻滞气血津液,气机不通,郁久亦可化热,从而使燥热加重进一步耗伤津液。且阳气不足,防御之力下降,外邪易侵犯机体并循经入里,使病情加重,容易发生变证以及坏证。由此可见,阳气亏虚、水饮内停是导致干燥综合征诸多症状的重要原因之一。

范永升教授在深研《内经》《金匮要略》等经典著作的基础上,通过长期的临床实践,针对阳虚水停的证候类型,临床表现为口咽干燥但不欲饮水、口中黏腻不爽、纳呆便溏、神疲乏力、舌淡有齿痕、苔白腻或滑、脉沉紧或滑,多采用"通阳化饮法",疏方多选苓桂术甘汤、甘草干姜汤等加减治疗,每获良效。基础方:茯苓15～30 g,桂枝6～9 g,白术15～30 g,炙甘草6～9 g,干姜5～9 g。若口干明显,酌加麦冬、山药、白芍健脾滋阴以治其标;乏力、纳差,需加黄芪、太子参、鸡内金等益气健脾消食;关节疼痛者,则加威灵仙、豨莶草、乌梢蛇等祛风湿通络;瘾疹瘙痒者,酌加僵蚕、徐长卿、蝉蜕等祛风透疹止痒;夜寐不安者,加夜交藤、姜半夏、北秫米等养心安神;口唇紫黯,舌质黯红,酌加丹参、川芎、地龙等活血祛瘀。

范永升教授针对此类风湿病临床多取黄芪桂枝五物汤之益气温经通阳之治法,临床又根据实际情况灵活变通应用桂枝与白芍的用量及比例,桂枝用量多在6～12 g,芍药用量多为30 g,可用至45 g,桂枝与芍药的比例在1∶5至2∶5之间,白芍用量多倍于桂枝,有黄芪建中汤之义,充分体现了温中扶阳的学术思想。《素问·阴阳别论篇》说:"所谓阳者,胃脘之阳也。"《素问·玉机真脏论篇》也说:"五脏者,皆禀气于胃,胃者五脏之本也。"《灵枢·五味篇》还是说:"胃者,五脏六腑之海也,水谷皆入于胃,五脏六腑皆禀气于胃。"说明《内经》十分重视胃气,认为人体阳气的来源在脾胃。《素问·太阴阳明论》说:"四肢皆禀气于胃,而不得至经,必因于脾,乃得禀也。"《素问·阴阳应象大论》说:"清阳实四肢。"脾主四肢、肌肉,若胃气衰弱,脾失健运,则清阳不升,四肢关节、肌肉会出现疼痛、肿大、麻木,甚或痿废不用等。所以范永升教授之学术观点与《黄帝内经》重视胃气的观点不谋而合。而且范永升教授临证又根据实际情况灵活应用黄芪桂枝五物法,并随证加减。阳虚较重或寒邪较多,临床出现关节疼痛较剧、雷诺现象较重等情况,下桂枝常用 9 ~ 12 g,或加附子、制川乌、细辛等温阳散寒,或加川芎、片姜黄、鸡血藤等活血行气,或加羌活、独活、防风祛风除湿,或加乌梢蛇、蕲蛇、白僵蚕等通络化痰。干燥综合征出现口干、眼干时常常减少桂枝的剂量至 6 g,白芍剂量常用 30 g 养阴柔肝,或加沙参、麦冬、枸杞子等滋阴润燥。范永升教授针对虚寒性体质或虚寒病证为主的患者,以益气温阳、扶正固本为主,临证又根据实际情况适时祛邪,随证治之。

5. 善补益肝肾、以虚为治

干燥综合征的根本病因病机是阴虚为本,燥邪为标,此外肝气郁滞亦是一个重要因素。虚即肝肾阴虚。《素问·生气通天论》有云:"阴平阳秘,精神乃治。"阴阳互根互用,消长平衡。肝藏血,开窍于目,在液为泪。肾者水脏,藏精,在液为唾,肾阴为人体一身阴气之根本,肝肾同源,肝肾阴虚,虚火内生,火性炎上,易伤津液,是故出现口干、眼干等津液不足症候。而燥又分为外燥和内燥,外燥为六淫之一,内燥为内生五邪之一。不论外燥或内燥,二者均有一共同点,即燥性干涩,易伤津液。恰如《素问·阴阳应象大论》曰:"燥胜则干。"刘完素在《素问玄机原病式》中写道:"诸涩枯涸,干劲皴揭,皆属于燥。"干燥综合征是慢性难治病,多数患者就诊时情绪低落,郁郁寡欢,这就符合中医所说的肝气郁滞的表现,肝喜条达而恶抑郁,长期肝气不舒,容易郁而化火,进而伤及人体阴液。因此对情绪不宁的干燥综合征患者,疏达肝气以展气化贯穿于治疗的过程中。范师认为,肝肾阴虚贯穿干燥综合征的整个病程,在疾病发展当中,还要重视肝气郁滞这一病机,此外尚有瘀血、热毒、气虚、湿滞等情况,但总不离肝肾阴虚这一根本。

从肝肾阴虚及肝气郁滞立论干燥综合征的依据主要有以下 3 个方面。第一,本病多见于 40 岁以后的中老年女性。《素问·阴阳应象大论》云:"人过四十,阴气自半。"《素问·上古天真论》又云:"女子……六七,三阳脉衰于上,面皆焦,发始白;七七,任脉虚,太冲脉衰少,天癸竭……"女子以血为用,经孕产乳极易耗伤气血,津血同源,血分不足,则津液易伤,且随着年龄的增长,肾水不断耗竭。第二,本病的主要症状是口干、眼干、阴道干涩、腰膝酸软、失眠多梦、低热盗汗、大便干结等一派阴津亏损表现。第三,干燥综合征是一种慢性难治性疾病,缠绵难愈,且容易复发,不少患者来范老处就诊时已经过多方医治,然收效甚微,情绪低落,有肝气郁滞的表现。

6. 累积于肺,滋脾润燥宣肺

本病的治疗原则为滋脾润燥宣肺。阴虚燥热宜养阴清燥润肺;气阴耗伤宜益气养阴润肺;阴虚血瘀宜养阴祛瘀润肺;阳气亏虚宜益气温阳敛肺;精血亏虚宜温润滋补。同时始终不忘健运脾胃,促使阳生阴长。再次注意宣利肺气,恢复肺之宣降功能。治疗的目的是促使脾能为胃散其津液,肺的宣肃功能得以恢复,三焦水道能通畅无阻,最终恢复"水津四布,五经并行"。正如《素问·经脉别论》所言:"饮入于胃,游溢精气,上输于脾,脾气散精,上归于肺,通调水道,下输膀胱,水精四布,五经并行。"范师根据本病发展的不同阶段分为阴虚燥热、肺失宣降证,阴虚血瘀、肺失宣降证,气阴亏虚、肺失宣降证,阳虚气弱、肺失宣降证四大证型。

(1)阴虚燥热、肺失宣降证:口干,眼干,咽干或咽痒,鼻干鼻衄,干咳,痰少而黏,身热或低热羁留,自汗,盗汗,大便干结,舌质干红或有裂纹,苔少或黄燥苔,脉弦细数。治法:滋阴润燥、宣肺止咳。方药:麦门冬汤、一贯煎、沙参麦冬汤,药用麦冬、太子参、炙甘草、沙参、生地黄、枸杞子、当归、玉竹、天花粉、桑叶、杏仁、桔梗等。心烦失眠,加百合、酸枣仁养心安神;女子经少,加熟地黄、益母草养血活血;潮热、盗汗,加银柴胡、胡黄连清虚热;自汗明显,加稽豆衣、浮小麦敛阴止汗;手足心热,加知母、黄柏滋阴清热;便干,加玄参、火麻仁滋阴通便。

(2)阴虚血瘀、肺失宣降证:口干,眼干,胸闷咳嗽,痰少而黏,咯出血丝,肢端变白变紫交替,肌肤甲错,肢体瘀斑瘀点,舌质暗或瘀斑,苔少或无苔,脉细涩。治法:滋阴祛瘀、宣肺止咳。方药:一贯煎合血府逐瘀汤,药用生地黄、沙参、枸杞子、当归、麦冬、丹参、川芎、赤芍、桃仁、甘草、柴胡、桔梗、炒枳壳、川牛膝、地龙等。痰中带血,加白茅根、仙鹤草清热止血;雷诺现象,加生黄芪、桂枝、白芍益气温阳;胸闷憋气,加瓜蒌、降香宽胸活血;胁肋刺痛,加川楝子、元胡疏肝行气止痛;心烦忧郁,加佛手、合欢皮解郁安神。

(3)气阴亏虚、肺失宣降证:口干,眼干,胸闷干咳,活动气短,咳声低小,神疲乏力,心悸失眠,食少纳呆,舌淡少苔,脉细弱。治法:益气养阴、宣肺止咳。方药:炙甘草汤、生脉散,药用炙甘草、生姜、大枣、桂枝、生地黄、麦冬、麻仁、党参、五味子、阿胶等。咳甚,加炙麻黄、杏仁、桔梗宣降肺气;痰黏难出,加川贝粉、瓜蒌皮、炙百部润肺化痰;寐差,加柏子仁、酸枣仁养心安神;纳差,加焦三仙、鸡内金健脾消食;便溏,加干姜、白术、山药健脾和中;乏力明显,加黄精、生晒参益气养精。

(4)阳虚气弱、肺失宣降证:口干,眼干,胸闷,咳吐浊唾涎沫,或泡沫样痰,咳声低微,短气自汗,怕冷,舌淡,脉沉微。治法:温阳益气,宣肺止咳。方药:甘草干姜汤、补肺汤(《永类钤方》)、参蛤散加减,药用炙甘草、干姜、党参、黄芪、熟地黄、五味子、紫菀、桑白皮、炙麻黄、蛤蚧等。咳喘痰多,加小青龙汤,药用细辛、姜半夏、桂枝、白芍等温阳化饮;心悸、面唇青紫、舌紫暗,加丹参饮,药用丹参、檀香或降香、砂仁等行气化瘀;出现肺心病,阳虚水泛,出现水肿,舌淡胖苔白,可用真武汤等温阳化气利水。

● 病案举隅 ●

病案1

张某,女,63岁,2019年7月19日初诊。主诉:口干、眼干5年余。刻诊:目前口干、眼干症状明显,饮水量不多,满口义齿。抗核抗体1∶1000(+),抗SSA抗体(+++),抗

SSB 抗体(++),抗 Ro52 抗体(++),平素烦躁,饮食较少,寐差,痰多,二便尚可。舌质淡黯红、有齿印、苔白腻,脉沉细。西医诊断:原发性干燥综合征。中医诊断:燥痹(阳虚水停,瘀血阻滞)。治法:通阳化饮,活血安神。处方:茯苓、天花粉、淮小麦、丹参、首乌藤各 30 g,秫米 24 g,炒白术、焦六曲各 15 g,炙甘草、姜半夏、大枣各 9 g,桂枝 6 g。14 剂,水煎服,日 1 剂,分 2 次服用。

二诊(2019 年 8 月 2 日):口干、眼干症状好转,痰量减少,寐差稍改善,气短,腰腿酸。舌质淡黯红、有齿印、苔腻,脉沉细。拟通阳化饮,宣肺益肾为治。处方:茯苓、天花粉、淮小麦、丹参、首乌藤、杜仲各 30 g,秫米 24 g,炒白术、焦六曲各 15 g,滑石粉(包煎)12 g,炙甘草、姜半夏、大枣、佩兰各 9 g,桔梗 5 g,桂枝 6 g。14 剂,日 1 剂,水煎服法同前。

三诊(2019 年 8 月 16 日):患者口眼干好转,无明显咳痰,腰腿酸痛减轻,余无不适。舌质淡黯红、苔薄,脉细。治宗前法,去首乌藤、佩兰、桔梗,加炒白术至 30 g。此后患者坚持服用中药半年余,随访患者口干、眼干之症明显改善,余症稳定。

按语 患者口干、眼干,渴不多饮,痰多,苔白腻,脉沉细,为脾阳虚弱,痰饮中阻,以致气化不行,津不上承,从而出现口干、眼干等症,故用苓桂术甘汤温阳化饮。方中以甘淡性平之茯苓为君。《神农本草经》载其“主胸胁逆气……口焦舌干,利小便”,有健脾益气、利水渗湿之效,既可消已聚之痰饮,又可平上逆之饮邪。而以桂枝为臣,取其温阳化气,使津液上承。苓桂相配,辛开淡渗,为温阳化气,利水渗湿之常用组合。白术为佐,健脾祛湿,以治生痰之源。另以炙甘草为佐使,合桂枝辛甘化阳,合白术崇土制水,兼可调和诸药。四药合用,温而不燥,利而不峻,配方严谨,标本兼顾,以振脾胃之阳气,以利中焦之水湿。待水饮得消,气化能行,津液得布,官窍得养,则干燥症状可自除矣。患者烦躁、寐差,有“脏躁”表现,故予甘麦大枣汤、半夏秫米汤加首乌藤养心安神,和胃化痰。考虑患者舌质偏暗,综合考虑病情迁延,久病成瘀,故用炒丹参活血化瘀。另患者纳差,选用焦六曲消食开胃,调畅气机,佐以天花粉缓解药物温燥之性,且使上承之津液得源,配方严密,调度适宜。二诊时,患者诸症好转,新增气短、腰腿酸痛,苔由薄腻变为腻苔,守原方之效,加用桔梗宣肺祛痰以开通上焦,杜仲补肾强骨以疗腰腿酸痛,佩兰、滑石以增化湿之功。三诊,患者无明显寐差、气短,诸症改善,故去首乌藤、桔梗;舌苔不腻,去佩兰;脉细,加大白术用量以补气健脾。统观整个治疗过程,范师抓住阳气虚弱、水湿不化导致津不上承,从而出现干燥之症的根本病机,采用通阳化饮之法而收效良好。

病案 2

施某,女,57 岁,2017 年 1 月 21 日初诊。主诉:口干、眼干 20 余年。现病史:患者 20 余年前无明显诱因出现口干、眼干,间断服用多种免疫抑制剂治疗,效差。2017 年 CT 提示肺部少量纤维灶,B 超提示肺动脉高压。刻证:自觉气急明显,活动后加剧,口干明显,舌质淡红,苔少,脉细。西医诊断:干燥综合征。中医诊断:燥痹(阳虚兼气阴不足、肺气失宣证)。治则:益气利湿、宣肺平喘。处方:茯苓 20 g、桂枝 6 g、炒白术 20 g、甘草 12 g、炙麻黄 3 g、葛根 15 g、麦冬 15 g、佛手 9 g、枸杞 15 g、天花粉 30 g、炒白芍 30 g、夜交藤 15 g、丹参 30 g、桔梗 5 g、太子参 15 g。共 14 剂,每日 1 剂,水煎,分 2 次服。

二诊(2017 年 2 月 4 日):患者诉自觉气急症状较前缓解,口干仍明显,患者舌脉同前,原方继服 21 剂,服法同前。

三诊（2017年2月26日）：患者诉气急症状消失，口干症状明显缓解，后自觉心跳偏快，心悸不适，寐差，原方去麻黄，加苦参10 g、淮小麦30 g、三七粉3 g（另包），合原方之丹参饮以养心安神和中。继服28剂，服法同前。患者服用后诉后心慌、寐差情况改善。

按语 干燥综合征是一种以外分泌腺淋巴细胞浸润为特征的风湿免疫病，临床症状常见口干、眼干等表现，此外尚有其他器官受累而出现多系统损害的表现，中医病名为"燥痹"。目前临床上认为该病多为素体阴血亏虚，外则皮肤、毛发、九窍失于润泽，内则筋骨、关节、肌肉失于濡养，以肺、脾、肝、肾阴虚为本，以燥热瘀血互结为标，属本虚标实之证。在临床中亦可出现阳虚水不上承的情况，该患者就属于此类情况。患者素体阴虚，可见舌淡红苔少、脉细、口干等症，但患病日久，久病及肾，阴损及阳，肾阳虚则精血津液推动无力，水湿内停，病及心肺，肺失宣肃可见气急，心脉痹阻可见心慌、寐差等症。范教授兼顾标本缓急，以苓桂术甘汤温阳化饮，桂枝合用炙麻黄宣肺止咳、平冲降逆，为画龙点睛之笔，合用葛根、麦冬、花粉、太子参甘寒清润，养肺胃之阴而无滋腻之虞，桔梗、佛手理气宽中，丹参、夜交藤养心安神，枸杞平补肝肾以治其本，后期以丹参饮和三七活血化瘀、养心安神，始终扶正祛邪、标本兼顾，故疗效颇佳。

病案3

患者，女，68岁，主诉：口干、眼干10余年，双手遇冷变白、变紫4个月。现病史：患者10余年前无明显诱因出现口干、眼干，逐渐加重，进食干性食物需用水送服，每日均感眼干，有磨砂感，未重视，无系统治疗。4个月前出现双手遇冷变白、变紫，至医院查抗核抗体（ANA）阳性，抗SSA抗体和抗SSB抗体均阳性，血球蛋白升高，肺部CT示间质性病变，予美卓乐20 mg口服，每日1次，羟氯喹片0.1 g口服，每日2次，效果不佳，现为求进一步诊治收入院。既往史：有慢性胃炎病史，1998年行胆囊切除术，2008年因甲状腺肿瘤行手术治疗，否认药敏史。入院查体：T 36.7℃，P 84次/min，R 20次/min，BP 95/60 mmHg；神清，精神可，皮肤黏膜无破溃、出血、皮疹，淋巴结未及肿大，双肺呼吸音清，双下肺可闻及Vecrol啰音，心律齐，未闻及病理性杂音，腹平软，无压痛及反跳痛，双下肢无水肿，四肢关节无肿大、压痛，舌尖红苔少，脉细。辅检：ANA 1：320，抗SSA抗体、抗SSB抗体阳性，抗PM-Scl抗体弱阳性；类风湿因子（RF）809 IU/mL，免疫球蛋白G（IgG）55.8 g/L，补体3（C3）0.64 g/L，补体4（C4）0.15 g/L；球蛋白52.9 g/L；血沉57 mm/h。刻诊：口干、眼干，双手雷诺现象，干咳，活动后气短，舌尖红，苔少，脉细。西医诊断：原发性干燥综合征合并间质性肺炎。中医诊断：燥痹（气阴亏虚证）。入院后西医治疗继续予美卓乐20 mg口服，每日1次；羟氯喹片0.1 g，每日2次。治则：益气温阳，滋阴通络。方药：黄芪桂枝五物汤合沙参麦冬汤加减。处方：生黄芪30 g、桂枝9 g、炒白芍30 g、炙甘草9 g、百合10 g、北沙参15 g、麦冬15 g、天花粉30 g、枸杞子15 g、白花蛇舌草30 g、五味子9 g、丹参15 g、穿山龙20 g、炙麻黄9 g、杏仁6 g、桔梗9 g、细辛3 g、鱼腥草30 g、青蒿30 g。14剂，水煎服，每日1剂，分2次服用。

二诊（2013年4月26日）：服药14剂后口干、眼干、雷诺现象改善，咳嗽明显减轻，去鱼腥草，麻黄，桔梗减至6 g，继续服用14剂。

三诊（2013年5月10日）：口干、眼干不明显，活动后感气短。处方：生黄芪15 g、桂枝6 g、炒白芍30 g、炙甘草9 g、百合10 g、丹参15 g、天花粉30 g、枸杞子15 g、白花蛇舌草 30 g、五味子 9 g、麦冬 15 g、丹参 15 g、穿山龙 20 g、炙麻黄 6 g、苦杏仁 6 g、桔梗 6 g、青蒿 30 g。7 剂,煎服法同前。2013 年 5 月 17 日出院时美卓乐减至 12 mg/d。复查血球蛋白 36.8 g/L,血沉 27 mm/h,肺部 CT 提示间质性肺炎较前改善。

按语 《素问·阴阳别论》:"所谓阳者,胃脘之阳也。"患者素体脾胃虚弱,阳不生则阴不长,阴津不能上承故而出现口干、眼干;脾主四肢,脾胃虚弱,阳气虚弱,气血不能达于四末,阴阳气不相顺接,故而出现四肢末端遇冷发白、发紫;脾胃虚弱日久,气血生化乏源,心血得不到充养,阴血不足则阴火旺盛,心火乘克肺金,久而久之出现"肺热叶焦"之证候,出现干咳、气短之肺痹,甚或出现咳吐浊唾涎沫之肺痿。范教授紧抓脾胃虚弱之根本病机,初期治疗便以黄芪桂枝五物汤为主方益气健脾,和血通痹;同时加用沙参麦冬汤加减甘寒生津,清养肺胃,以润清阳明燥热;麻黄、桔梗、杏仁苦温宣肃肺气,体现了《黄帝内经》"燥淫于内,治以苦温"的治疗原则,并配合五味子酸温滋阴敛肺,以防辛苦温之品宣散太过;疾病日久必有血瘀,故又加丹参、穿山龙等化瘀通络。诸药配伍,标本兼顾,扶正祛邪兼施,故取效明显。

病案 4

孙某,女,48 岁,2016 年 2 月 5 日初诊。主诉:口干、眼干 3 年。患者确诊干燥综合征 3 年,现眼干明显,鼻部红斑,伴有咽痛,右胁下疼痛,腰膝酸软时有,大便偏稀,舌红苔薄腻,脉细数。实验室检查:ANA 1:160,抗 SSA 抗体(+),抗 Ro52 抗体(+)。西医诊断:干燥综合征。中医诊断:燥痹(肝肾阴虚,脾虚湿滞夹毒)。治则:滋养肝肾,健脾化湿,清热解毒。处方:一贯煎加减。生地黄 15 g、北沙参 30 g、枸杞子 30 g、麦冬 15 g、当归 10 g、川楝子 9 g、青蒿 20 g、生甘草 12 g、飞滑石 30 g(包)、厚朴花 9 g、扁豆衣 10 g、金银花 12 g。共 14 剂,每日 1 剂,早晚分服。

二诊(2016 年 2 月 19 日):患者自诉口眼干燥症状大减,咽痛已无,大便仍未成形,舌红苔薄腻,脉细数。原方去金银花,加炒薏苡仁 30 g,再进 14 剂。

三诊(2016 年 3 月 4 日):大便已成形,每日一行,遂前方去厚朴花、扁豆衣、飞滑石,川楝子改为 6 g,炒薏苡仁改为 20 g 继续服用。随访半年,目前病情控制稳定。

按语 初诊时患者口干、眼干、腰膝酸软,舌红,脉细数,均符合肝肾阴虚的表现,且右胁下疼痛,隐隐胀痛,有肝气郁滞的表现,故以一贯煎滋养肝肾之阴,兼以疏肝理气。但咽痛明显,鼻部红斑,亦有热毒在里,故加金银花清热解毒;大便偏稀,苔腻,亦有脾不化湿的情况,故加入滑石、甘草,即六一散,取"利小便以实大便之意",并加入厚朴花、扁豆衣,加强化湿之力。范教授根据临床经验及现代研究认为,青蒿有良好的调节免疫作用,故其治疗风湿免疫系统的疾病时多加入青蒿,用量多在 20~30 g。二诊时诸证大减,热毒已清,故去金银花,但大便仍未成形,苔仍腻,遂加用炒薏苡仁健脾化湿,兼利小便,增强化湿之力。三诊时大便成形,遂去掉温燥之厚朴花、扁豆衣,川楝子减量,以免截伤阴液。久服诸如一贯煎等甘凉滋阴药物易滞碍脾胃,故仍保留具有通利之性的薏苡仁,减量使用。

病案 5

患者,女,57 岁,2007 年 12 月 14 日就诊。主诉:口干、眼干 10 余年。患者口干、眼干、膝关节酸痛 10 余载,未予系统治疗。查体:身体瘦弱,舌质红、中裂、苔薄,脉细。血液检查:抗核抗体 1∶100,抗 SSA 抗体(+),抗 SSB 抗体(+),类风湿因子 28 IU/mL,血沉 47 mm/h,IgM 5.34 g/L,C3 1.23 g/L;泪流量减少,角膜荧光染色双眼(+)。西医诊断:干燥综合征。中医诊断:燥痹。治则:滋补肾阴,清热通络。处方:生地黄 15 g、玄参 18 g、麦冬 20 g、枸杞子 30 g、桃仁 15 g、重楼 15 g、丹参 30 g、青蒿 30 g、天花粉 15 g、蕲蛇 9 g、川芎 20 g、佛手片 10 g、川牛膝 12 g、蒲公英 15 g、威灵仙 30 g、炒白芍 30 g、炙甘草 9 g。7 剂,每日 1 剂,水煎服。

二诊(2007 年 12 月 21 日):患者服药后口干和眼干明显减轻,膝关节仍不适,咽有痰,舌质淡红,苔少,脉细。上方去玄参,加炙百部 20 g、青风藤 10 g、露蜂房 10 g、瓜蒌皮 12 g,继服 14 剂。

三诊(2008 年 1 月 4 日):患者口干、眼干、皮肤干燥均明显好转,咽痰已消,膝关节酸痛减轻,近感无力。二诊方去炙百部、瓜蒌皮,加生黄芪 30 g、赤小豆 10 g、全当归 10 g,继服 14 剂。药后诸病若失,病情稳定。

按语　肝、肾、心在体之液结合其在体所开之窍,可知肝肾阴亏,致目干、口干,日久损及心阴,汗液不生,皮肤干。肝肾阴虚久则伤及血络。肝肾阴虚贯穿干燥综合征的整个病程,在疾病发展当中,还要重视肝气郁滞这一病机,此外尚有瘀血、热毒、气虚、湿滞等情况,但总不离肝肾阴虚这一根本。

病案 6

陈某,女,51 岁,2016 年 4 月 1 日初诊。主诉:口干、眼干 4 年。现病史:患者 4 年前无明显诱因出现口干、眼干,当地医院诊断为干燥综合征,平素口干、眼干不能忍受,需使用人工泪液,饮水量大,进食干硬食物时需用水送下,自觉浑身有烧灼感,夜间发热,咽喉疼痛,干咳,胃纳较差,大便偏干。舌暗红、苔薄黄,脉细数。辅助检查:抗核抗体(ANA) 1∶320,抗 SSA 抗体、抗 SSB 抗体阳性,血沉 45 mm/h。胸部 CT 示双肺间质性改变。诊断为燥痹(肝肾阴虚,肺火上炎,瘀血阻滞)。治则:滋养肝肾、清肺泻火、活血化瘀。方以一贯煎加减。处方:生地黄 12 g、北沙参 30 g、川麦冬 15 g、当归 10 g、枸杞 12 g、天花粉 30 g、炒知母 12 g、瓜蒌皮 12 g、郁金 9 g、桔梗 5 g、蜜百部 15 g、炒柴胡 9 g、炒黄芩 12 g、佛手 9 g、淮小麦 30 g、生甘草 12 g、僵蚕 9 g。水煎服,每日 1 剂,早晚分服,连服 14 剂。

二诊(2016 年 4 月 15 日):患者口干、眼干减轻,大便较前通畅,干咳仍有。前方去僵蚕,川麦冬改为 20 g,蜜百部改为 20 g,瓜蒌皮改为瓜蒌仁 10 g,再进 14 剂。

三诊(2016 年 4 月 29 日):诸证均有改善,大便稍有稀溏。遂前方去瓜蒌仁、郁金,当归改为炒当归,麦冬改为 15 g,另加丹参 30 g。继续服药,目前病情稳定。

按语　初诊时患者口干、眼干,夜间发热,自觉有烧灼感,大便干,脉细数等,均符合肝肾阴虚的表现,故使用一贯煎可谓是顺理成章。然患者患病 4 年有余,且舌暗红,有久病成瘀之像,故加入一味郁金行气活血,既能消除体内瘀血,又可行气,使得本方在滋润的同时不失碍胃,可谓一举两得。患者咽喉疼痛、干咳、苔黄、脉数,有肺火上炎的情况,结合胸部 CT 有肺间质性改变,可见干燥综合征已经使内脏受累,故加用炒黄芩清肺泻火,柴胡解表退热、疏肝解郁,二者合用有小柴胡汤之意。既有柴胡,则川楝子可去之不用。肺为娇脏,喜润勿燥,燥易伤肺,故加入百部润肺止咳。范教授善用百部,认为无论新久咳嗽、肺痿咳嗽均可随证选用,尤其对于干咳无痰者,甚为推崇。方中桔梗有宣肺、利咽之效,且为诸药之舟楫,有载药上行入肺之意。瓜蒌皮善清肺热,且有宽胸理气之功,对咳嗽、气急,辨证为"热"者效佳。知母入肺、胃、肾经,既能清热泻火,又可滋阴润燥。僵蚕散风热、止痛,入肝、肺经,对于风热上攻之咽喉肿痛效佳。患者久病缠身,情绪低落,且正值围绝经期,故加入甘麦大枣汤补益心脾、宁心安神,但大枣性偏于热,与本病病情不符,故去之不用。为防止滋腻之药滞碍脾胃,又加入一味佛手增强行气之力。值得一提的是,范教授在理气药中喜用佛手,用量多为9 g。全方配伍严谨,为有制之师。二诊时口干、眼干已减,大便较前通畅,干咳仍有,故麦冬、百部加量,增强润肺之力。三诊时诸症明显改善,但大便稀溏,故去瓜蒌仁,麦冬减量,减轻滋润之性。当归改为炒当归,更宜于脾胃。患病日久,久病成瘀,故郁金改为丹参,有道是"一味丹参散,功同四物汤",增强活血化瘀之力。范教授认为,许多风湿免疫系统疾病往往缠绵难愈,病程迁延,他结合临床症状及舌苔脉象,发现有很多瘀血阻滞的现象,干燥综合征亦不例外,在排除了出血风险之后,在方药中往往加入活血化瘀之丹参,用量多为30 g,取效明显。

病案7

患者,女,52岁,2017年4月7日初诊。主诉:口干、眼干10余年。现病史:10年余前因口干、眼干至当地医院诊为干燥综合征,平素口干、眼干不能忍受,需使用人工泪液,进食干硬食物时需用水送下,咽喉疼痛,干咳,胃纳差,小便尚可,大便偏干。舌暗红、苔薄黄,脉细数。化验示:抗核抗体1:320,抗SSA抗体、抗SSB抗体阳性,血沉45 mm/h。胸部CT示双肺间质性改变。诊断为燥痹(阴虚肺热)。治则:清肺泻火、滋阴润燥。方以一贯煎加减。处方:生地黄20 g、北沙参30 g、麦冬12 g、当归9 g、枸杞15 g、天花粉30 g、瓜蒌皮12 g、知母12 g、桔梗5 g、炙百部15 g、柴胡9 g、炒黄芩12 g、佛手9 g、生甘草12 g、郁金9 g、僵蚕9 g。共14剂,日1剂,水煎早晚分服。

二诊(2017年4月21日):患者口干、眼干较前减轻,咽痛干咳好转,大便仍偏干,自觉心烦,舌质淡红、苔薄,脉弦细。前方去桔梗、炙百部,川麦冬改为20 g,加合欢皮15 g,续进14剂。

三诊(2017年5月5日):诸证尚可,唯大便稍有稀溏,舌质淡红、苔薄,脉细。前方去瓜蒌皮,当归改炒当归,麦冬改15 g,另加丹参30 g。续进14剂。患者依从治疗,随症加减约半年,口干、眼干、咽痛、干咳及大便偏干或稀溏等症状明显好转,病情逐渐趋于稳定,随访1年未复发。

按语 《黄帝内经》曰:"肾苦燥,急食辛以润之。"燥需润之是显而易见的道理,而辛者何以润燥? 范师认为,辛具有行散之功,宣畅郁滞之气机,实现润燥的目的。清代喻嘉言即提倡辛凉甘润法治疗燥证。干燥综合征的诸多临床表现均有郁证征象,而纠其病因病机,多责气机郁滞,故治疗上应以行气开郁为主,兼施他法,正如《证治汇补·郁证》所言:"郁病虽多,皆因气不周流,法当顺气为先,开提为次,至于降火、化痰、消积,犹当分多少治之"。干燥综合征为慢性疾病,病程日久而难愈,患者情志上多有不舒,治疗上除滋阴生津润燥外,还应当注重调畅气机,行气解郁。

病案8

胡某,女,34岁,2009年4月16日初诊。主诉:口干、眼干3年。现病史:患者3年无明显诱因出现口干、眼干,就诊于当地医院查 ANA 1：160、可溶性核蛋白抗体(+)、抗SSA 抗体(+)、抗 SSB 抗体(+)、唾液 ECT(+),诊断为原发性干燥综合征,常服羟氯喹。近半年口干加重,夜汗淋漓不止,湿被,寐况欠佳,多梦,晨起汗止,日间心悸体倦,乏力尤甚,多方医治不效,苦不堪言。刻证:大便干,舌质红、有裂纹、苔少、有齿痕,脉细。中医诊断:盗汗(阴虚火旺)。治则:气阴两伤,治以滋阴清热,固表止汗安神。处方:当归六黄汤加减,当归 12 g、黄芪 30 g、黄连 5 g、干地黄 15 g、黄柏 6 g、知母 9 g、炙龟板 9 g、银柴胡9 g、生牡蛎 30 g、糯稻根 30 g、稽豆衣 30 g、麻黄根 9 g、五味子 12 g、桑叶 9 g、浮小麦 30 g、大枣 12 g、炙甘草 9 g。患者服 7 剂后盗汗明显减少,14 剂后盗汗已止,口干、多梦、体倦明显减轻。后随证加减 1 个月而愈。

按语 《黄帝内经》云:"阳加于阴谓之汗。"此案迁延日久虚实夹杂,气阴两伤。原发性干燥综合征是一种以累及唾液腺和泪腺等外分泌腺为主的慢性系统性自身免疫疾病,属祖国医学"燥痹"范畴,病机多为阴虚或气阴两虚。一般而言,阴虚则盗汗,火热之气扰动,迫津外出形成盗汗,方以当归、干地黄滋阴和血;黄芩、黄连、黄柏泻三焦之火;酌加知母、炙龟板、银柴胡以泻虚火;选用生牡蛎、糯稻根、稽豆衣、麻黄根固涩止汗;倍黄芪益气固表;汗为心之液,另用五味子、桑叶加强止汗效果,陈士铎称之为"止汗神剂";浮小麦、大枣、炙甘草为甘麦大枣汤安神定志。诸药合用,方证相符,效如桴鼓。

病案 9

周某某,女,33 岁,2009 年 6 月 18 日初诊。主诉:眼干、口干 3 年,伴关节痛半年。现病史:患者 3 年前秋季出现眼干、口干,大便干结,被诊断为原发性干燥综合征,经服西药后缓解(具体用药不详)。半年前出现双膝关节作痛。实验室检查:ANA 1：640,抗 SSA抗体阳性,RF 阳性,ESR 47 mm/h。现口干、眼干、便秘、双膝关节疼痛肿胀,舌质红、苔薄白,脉细。中医诊断:燥痹(阴虚津枯、筋脉痹阻)。治则:滋阴清热,通络止痛。处方:一贯煎合赤豆当归散合升麻鳖甲汤加减,干地黄 12 g,北沙参、甘杞子、麦冬各 30 g,当归、赤小豆各 10 g,青蒿 30 g,升麻 6 g,炙鳖甲 12 g,独活 15 g,佛手片 10 g,川牛膝 12 g。共14 剂。

二诊: 患者诉口干、眼干已有好转,双膝关节仍旧疼痛不适,胃脘略有胀满。加蕲蛇9 g 祛风通络止痛,炒鸡金 9 g 健脾。共 14 剂。

三诊: 患者诉双膝关节疼痛已明显好转,口干、眼干缓解,大便通畅。考虑蕲蛇价格昂贵,改为乌梢蛇 12 g,继续巩固治疗半年。后随访 1 年,病情稳定,未见反复。

按语 《医门法律》曰:"燥胜则干,夫干之为害,非遍赤地千里也,有干于外而皮肤皱揭者,有干于内而精血枯涸者,有干于津液而营卫气衰肉烁而皮著于骨者,随其大经小络所属上下中外前后,各为病所""燥者濡之",原发性干燥综合征的主要病变部位为唾液腺和泪腺,54% ~84% 的患者可出现肌肉骨骼症状,包括关节痛和一过性滑膜炎。范教授分析,该患者肝阴亏虚,目失所养,因虚致瘀,由瘀致痹,瘀痹更益其燥,法当滋阴解毒祛瘀,标本兼治,缓急并用,故以一贯煎滋阴疏肝。升麻鳖甲汤清热解毒、活血祛瘀;赤豆当归散清热解毒、祛瘀生新;青蒿滋阴清热;独活、牛膝祛风通络;佛手理气护胃;张介宾在《景岳全书》中赞蕲蛇"善于治风,能透骨髓、走脏腑、彻肌肤,无所不到。疗中风湿痹,骨节疼痛,手足拘急……俱为要药"。循症求因,治病求本,标本兼顾,因而收效甚佳。

参考文献

[1]刘棒,施卫民,李正富,等.范永升"通阳化饮法"治疗干燥综合征思路探析[J].浙江中医杂志,2022,57(8):561-562.

[2]张帅,杜羽,包洁,等.范永升应用一贯煎治疗干燥综合征验案举隅[J].浙江中医药大学学报,2016,40(12):917-919.

[3]李正富,何兆春,吴德鸿,等.范永升治疗干燥综合征合并间质性肺病学术经验[J].中华中医药杂志,2019,34(11):5203-5206.

[4]韩春雯,范永升.范永升益阴祛瘀解毒治疗干燥综合征经验[J].中国中医药信息杂志,2009,16(11):80-81.

[5]虞泰来,范永升,谢冠群.基于"水饮"理论探讨范永升教授运用苓桂术甘汤治疗风湿免疫病经验[J].浙江中医药大学学报,2021,45(5):489-492,496.

[6]陈秀芳,范永升.范永升教授辨治痹证验案举隅[J].浙江中西医结合杂志,2011,21(7):450-451,455.

金 实

金实(1943—),男,江苏省中医院名医堂主任中医师,中医内科二级教授,博士生导师,省名老中医,全国老中医药专家经验传承导师,国家级名老中医工作室专家,国务院政府特殊津贴专家,江苏省中医院内科副主任、省重点学科中医内科学首席学科带头人。

辨证论治

1. 禀赋不足,肺肾亏虚

金教授认为,燥证的形成与先天禀赋有关。干燥综合征患者多先天禀赋不足,阴阳失调;或素体阴虚,津液亏少;或素体阳虚,不能化水,津液无以上承,此为本病的发病基础。《素问·经脉别论》曰:"饮入于胃,游溢精气,上输于脾,脾气散精,上归于肺,通调水道,下输膀胱,水精四布,五经并行。"说明了人体津液的生成、输布和排泄与肺、脾胃、膀胱等脏腑功能相关。先天不足,脏腑功能失司可引起津液的不足和输布障碍。其中肺肾亏虚与本病的津亏液涸密切相关。肺主气,为水之上源,津液赖肺气宣发肃降布散全身,宣降失当,则津行受阻。肾在五行属水,若肾水不足,津液化生无源,而致津枯血燥,内至脏腑,外致诸窍、皮毛皆失滋养,肺失肾阴濡润,一派阴虚内热之象。

2. 七情内伤,后天失调

金教授指出,干燥综合征亦与后天失养有关。后天劳倦过度,调养失当,脏腑功能失调,虚火内生,阴津耗伤;若内伤七情,五脏气机紊乱,津液输布障碍;或五志过极,郁而化火;或思虑过度,阴血内耗,均可致阴津不足,正气耗损,而发为本病。女子体阴用阳,40岁以上女子天癸渐竭,经血亏虚,阴液不足,清窍失于濡润,亦为本病之诱因。若久病失养,精血内夺或过服辛温升散之剂、滥用燥热药毒,均可致阴虚液涸,燥象丛生。另六淫外邪亦可灼津耗液化燥而致病。

3. 病在肺胃肝肾,以肺为主

金教授认为,干燥综合征病位在肺胃肝肾,病理性质为本虚标实,虚实错杂。一般而言,病程短者,以口咽干燥为主,系统损害较轻,病在肺胃,以肺为主,鼻为肺之窍,喉为肺之门户;脾胃主运化水液,输布精微,在液为涎,为后天之本。从病位而言,口、咽、眼、食道皆属上焦。燥伤肺胃,可见咽干、鼻燥、口干欲饮、干咳少痰、大便干燥、舌红少津等。病程较久,病及下焦肝肾。肝藏血,其经脉上连目系,目之所能视物,全赖肝气之条达及肝血之濡养;肾藏精,肾为水火之脏,水亏则内燥生也。燥邪伤肝,肝失调达,则双目干涩,如有异物;燥毒阻于肝络,则气滞血瘀,发为"黄疸""胁痛";燥毒耗伤肝肾之阴,痰瘀壅滞,甚则可见关节、肌肉痛、肢端冰冷,颈项处可触及大小不等的痰核,腮部肿硬,色泽紫暗而失红活,舌质暗红、苔少,脉细涩。燥毒久羁化热化火,或迫血妄行;或热与湿结蒸腾为有形之石;晚期或肾气失摄,膀胱不约,可见尿多失固或顽固蛋白尿;或瘀阻肾络肾之阴阳俱虚发为痿证。

4. 阴虚、气郁、络滞为其病机关键

金教授指出,干燥综合征阴虚为本,燥热为标。病位在肺肾,与肝胃相关,病机为阴虚津亏,气郁络滞,即如喻嘉言所云"燥伤于外则皮肤皴揭,燥伤于内而精血枯涸"。金教授认为肺气以通为用,以畅为达,若气郁肺络,可致津液失布,气机滞涩,则治节失权,不能通调水道布津外达,口鼻诸窍及皮肤失于濡润而现干燥之象,下致大肠失润,肠燥便秘,凝津不行燥结成痰,阻塞孙络,则发为颐(腮腺肿胀),或外阻于经络关节,则关节肿痛、僵硬甚或变形。络道为气血津液之途径。络道滞涩,则泪腺、唾液腺、腮腺受损,是口、眼、鼻腔干涩,腮腺肿胀诸症发生的重要原因。本病日久,气血津液瘀滞失敷愈甚,阴津亏损,久病及肾,渐至精血虚少,肾为先天之本,五脏阴阳之根。肾阴亏虚,诸脏腑失濡,化生内燥,而见口干咽燥,夜间尤甚,目涩神昏,腰膝酸软,倦怠乏力,五心烦热等症。

5. 久燥血凝,阴伤及阳

金教授指出,本病久,肺气郁滞愈甚,血脉更为瘀阻。血瘀则营运不周,而成内燥。如《血证论》云:"有瘀血,则气为血阻。"津液敷布受阻,滋润失职,患者表现一系列瘀血内阻之症。口渴但不欲饮,或饮不解渴,伴有眼、鼻的孔窍干涩,四肢关节疼痛僵硬,肌肤甲错,皮肤紫斑,女子月经量少或闭经,舌质紫黯,脉细涩、沉弦或结代。瘀血内阻,新血不生,血失濡养功能,而病燥,瘀血此时既为本病的病理产物,亦能影响气机宣降。血不载气,气不布津,不能温润髓骨,布达四末,可见种种阻塞凝痹之证,燥证愈甚。

6. 阴虚内燥,滋阴清热润燥

金教授指出,干燥综合征属本虚标实,虚多实少。在其病理演变过程中,阴津亏虚是基本的病理基础。肺居上焦,主气,司呼吸,主宣发肃降,肺的功能对于津液的代谢过程具有重要的调节作用。肺失宣肃,津液生成输布障碍,故出现口干、眼干等一系列干燥之象,多见于疾病早期,系统性损害较轻。金教授根据该病此期的临床表现及其发展变化规律,以宣肺布津为法,临床自创增液布津汤,以益气养阴、宣肺通络。药用南北沙参、天麦冬、石斛、白芍、乌梅、石膏、黄芩、连翘、银花等。以沙参、麦冬等甘寒生津之品,滋阴润燥,配合乌梅、白芍、甘草、山楂等酸甘化阴,以增液布津。随证加减:偏于阴虚者加石斛、龟板、玉竹;偏于血虚者加阿胶、鸡血藤、当归、生地;偏于肝肾精血亏损加何首乌、沙苑子;津枯而致痹痛加秦艽、虎杖、威灵仙;燥结而成痰核加牡蛎、白僵蚕、煅蛤壳;双目干涩加服石斛夜光丸;口干加乌梅;口苦加焦山栀、黄芩;关节肿疼加续断、老鹳草、鬼箭羽;大便干结加郁李仁、松子仁、麻仁;合并肾小管性酸中毒加芡实、金樱子、桑螵蛸、覆盆子等;合并慢性肝病加龟板、鳖甲、旱莲草、青蒿、白芍、川楝子、芦根等。

7. 气郁络滞,宣肺通络布津

《素问·至真要大论》云:"燥者濡之。"前人治燥立法设方多本此旨。然临证观之,以常法治疗每难合拍,诚如喻氏所言"若但以润治燥,不求病情,不适病所,犹未免涉于粗疏耳"。金教授指出,干燥综合征病机虽为阴亏,然非无水之源,无流之径,乃肺失宣降,气行不畅,致津液输布失常,五脏六腑、形体百骸失其灌溉濡润而呈现相对之阴津不足的状态。故金教授立宣肺布津之法,不仅滋养既耗之阴津,更致力于尚无耗损之阴津运行输布。故选用紫菀、桔梗以宣肺布津;以路路通、赤芍、丹皮、桃仁等通络化滞,创生津颗粒通过宣肺布津、通络行滞、养阴润燥,以增益津液生成,鼓舞津液布散,畅通津液通道。

8.病久滋补肝肾,随证燮理阴阳

金教授认为,精血亏虚是该病内燥的根本,口眼干燥是其表象,燥盛成毒引起津液损伤或输布障碍,阴液亏虚、血瘀津滞和燥热内盛,三者相互交错,相互影响。阴虚血枯或津液失于输布导致脏腑孔窍失润,燥邪久羁,伤及肝肾。肝主藏血,肾主藏精,肝肾同源。肾为一身阴阳之根本。病程久,病势迁延,累及肝肾,真阴受损,不能滋养濡润脏腑筋骨、四肢百骸。究其病根,多由先天禀赋不足,复加后天调摄不当所致。多见于疾病中晚期,系统性损害较重者。金教授指出,对此期病患,治宜"宣肺布津"兼滋补肝肾为主,气虚益气,阳虚温阳,以生地黄、山萸肉、枸杞子、女贞子、白芍、茯苓等滋补肝肾之品为主。随证加减方面,兼湿热内阻者,加栀子、黄柏、厚朴、泽泻、肉豆蔻、车前草、蒲公英、木瓜、苍术、生薏苡仁等;兼瘀血阻滞者,加泽兰、当归、赤芍、桃仁、红花、蜈蚣等;兼癥瘕者,加浙贝母、龙骨、牡蛎、栝蒌、白芥子;兼阳虚者,加鹿角胶、淫羊藿、补骨脂等。

病案举隅

病案1

韩某,女,50岁,2001年10月初诊。主诉:两眼干涩、咽干3年余。现病史:患者3年前出现两眼干涩、咽干,曾于2000年8月就诊于某西医院,腮腺造影示腮腺分支导管增粗,排空相上见导管内部分造影剂残留。实验室检查:抗SSA抗体(+),抗SSB抗体(-),血沉48 mm/h。给予眼药水滴眼、甲氨蝶呤及复合维生素B等药治疗1年余,未见明显改善。刻诊:双目干涩不适,泪少,频繁瞬目,咽干,口燥,口唇起皱皮,时欲饮水,乏力,夜寐欠安,大便秘结;两侧腮腺区肿大,以右侧明显,皮色正常,边界不清,无明显压痛;舌红、少苔、有裂纹,脉细涩。Schirmer试验:左4 mm/5 min,右5 mm/5 min。角膜染色试验:左(+),右(-)。血沉45 mm/h。诊断:干燥综合征(阴虚络滞、肺不布津证)。治则:生津润燥,宣肺通络。处方:紫菀20 g、南北沙参各15 g、天麦冬各15 g、生石膏30 g、乌梅肉10 g、桃仁10 g、路路通10 g、甘草5 g。30剂,日1剂,水煎,早晚温服。

二诊:服用1个月后,除眼干涩未减,余症均有明显减轻。

三诊:继用原方2个月后,眼干涩明显缓解。Schirmer试验:左10 mm/5 min,右8 mm/5 min。角膜染色试验:左(-),右(-)。血沉24 mm/h。

四诊:续服3个月,其间先后加减用山楂、桔梗、穿山甲、白芍等药,病情稳定无复发。

按语 患者两眼干涩、咽干3年,经实验室检验后确诊为干燥综合征,但反复西医系统治疗后效不佳。现观其症,双目干涩不适,泪少,频繁瞬目,咽干,口燥,此一派津伤之症。清·喻嘉言曰:"燥伤于外则皮肤皱揭,燥伤于内而精血枯涸",故此乃燥伤,故也表现为口唇起皱皮。而肺为华盖,肺气被郁,则津行不畅,津液局部聚为痰凝,故表现为两侧腮腺区肿大。肺与大肠相表里,肺通调水道失司,大肠失润,加之本有燥邪,结合舌红、少苔,有裂纹,脉细涩,其为典型的阴虚舌脉,故辨证为阴虚络滞、肺不布津证。以生津润燥,宣肺通络为治则。《本草正义》曰:"紫菀柔润有余,虽曰苦辛而温,非燥烈可比。专能开泄肺郁,定喘降逆,宣通壅滞,兼疏肺家气血。"紫菀味苦辛性温,入肺经,润而不燥,温而不热,具有开泄肺郁、宣通肺气之功;南北沙参、天麦冬甘寒生津之品,滋阴润燥,肺胃同治,养胃阴以化生水谷之精,养肺阴以助畅达津,再配合乌梅、甘草酸甘化阴;生石膏清热泻火,除烦止渴,清气分之燥热;久病入络,路路通祛风通络;桃仁破血行瘀,润燥滑肠。诸药合用,共奏生津润燥、宣肺通络之功。二诊、三诊服原方,效果佳,症状与实验室指标明显改善。四诊时加减山楂、白芍增酸甘化阴之品,加桔梗宣肺气、穿山甲搜风通络,更增润燥祛瘀之效。

病案 2

邢某某,女,46 岁,2003 年 4 月 13 日初诊。主诉:口干、眼干 3 年。刻诊:口干,咽干,眼干、畏光明显,皮肤干燥,大便干;舌质红干、苔薄,脉细。抗 SSA 抗体(+),抗 SSB 抗体(+);泪流量减少,角膜荧光染色双眼(+);腮腺造影符合干燥综合征诊断;唇腺黏膜活检可见 2 个淋巴细胞浸润病灶。诊断:干燥综合征(肺胃津伤、阴虚络滞)。治则:益气养阴、宣肺通络。处方:紫菀 10 g,南、北沙参各 20 g,天冬、麦冬各 20 g,乌梅肉 12 g,生石膏 30 g,桑皮 15 g,川芎 10 g,菊花 10 g,甘草 5 g。14 剂,日 1 剂,水煎,早晚温服。

二诊:药后症状减轻,乏力、牙龈肿痛不适、口咽干燥好转,眼睛流泪、畏光不显,大便略干,舌质红、苔薄白。上方加白芷 20 g、连翘 15 g,以解毒、止痛。14 剂,日 1 剂,水煎,早晚温服。

三诊:患者诉药后症状减轻,纳谷不佳,原方化裁,加石斛 15 g、炒谷麦芽 15 g,以健脾和胃消食。守方服用 1 月余。患者服用上方后症状明显减轻,口、咽、眼干燥不显,实验室检查指标基本正常,病情稳定。继续服用上方以巩固病情。

按语 患者口干、眼干 3 年,根据实验室检查确诊为干燥综合征,其口干、咽干,眼干、畏光明显,皮肤干燥,再观其脉证,舌质红干苔薄,脉细,津伤之象,辨证为肺胃津伤、阴虚络滞证。以益气养阴、宣肺通络为治则。方药仍选用南北沙参、天麦冬滋阴润燥;紫菀、桑皮宣通肺气;乌梅、甘草酸甘化阴;生石膏清热泻火,除烦止渴;《神农本草经》曰:"菊花,主风,头眩肿痛,目欲脱,泪出。"菊花平肝明目;川芎行气开郁。诸药合用,共奏益气养阴、宣肺通络为之效。二诊诸症均好转,牙龈肿痛不适,故加白芷消肿排脓,连翘清热解毒,消肿散结。三诊上述症状进一步好转,但纳谷不加,故又加炒谷麦芽,以健脾和胃消食,加石斛以增滋阴润燥之效。守上方服用 1 月余,患者口、咽、眼干燥不显,实验室检查指标基本正常。

病案 3

高某,女,54 岁,2020 年 4 月 7 日初诊。主诉:口干、眼干 20 余年。现病史:患者 20 余年前无明显诱因而出现口干、咽干,频频饮水,眼干不适,泪液较少,灼热而痒,无口溃、阴溃,无关节肿痛。外院行唇腺组织活检符合慢性炎症细胞浸润Ⅳ级,诊断为干燥综合征。先后使用甲氨蝶呤 10 mg(每周 1 次)、强的松 10 mg(每天 1 次)、纷乐 0.2 g(每天

2次)等药物控制病情,口眼不适无明显改善。刻诊:口干、咽干,频繁饮水,干食难下,需汤水冲服,眼睛干涩,瞬目频繁,时有刺痛不适,鼻腔干燥,有燥热感,面部烘热不适,小皮疹,咽痒,咳痰不爽,纳馨寐安,大便质干,1～2日一行,小便正常,已绝经;苔薄黄腻,少津,舌红,脉细弦。辅助检查:血常规、肝肾功能正常,血沉60 mm/h。Schirmer试验:左3 mm/5 min,右4 mm/5 min。唾液流率:0.8 mL/15 min。诊断:干燥综合征(阴虚燥热证)。治法:滋阴润燥,宣肺通络布津。处方:蜜紫菀10 g、南沙参15 g、枸杞子10 g、北沙参15 g、麦冬15 g、黄芩15 g、焦栀子5 g、连翘15 g、谷精草15 g、生地黄15 g、牡丹皮10 g、钩藤(后下)20 g、煅石决明30 g、川牛膝10 g、炒蒺藜15 g、生甘草5 g。21剂,日1剂,水煎,早晚温服。嘱患者停甲氨蝶呤片,强的松减量至7.5 mg(每天1次),纷乐0.2 g(每天2次)口服。

二诊:诉药后面部皮疹、烘热较前好转,口干、眼干改善,咽痒、咳嗽,痰咯不爽,舌脉同前。Schirmer试验:左6 mm/5 min,右4 mm/5 min。唾液流率:1.2 mL/15 min。血常规、肝肾功能正常。血沉52 mm/h。处方:原方焦栀子改10 g,加桔梗10 g。21剂,日1剂,水煎,早晚温服。后患者定期复诊,病情平稳,口干、眼干较前缓解,平素焦虑状态、面部烘热较前改善,生活质量明显提高。

按语 患者以"口干、眼干20年余"为主诉入院,四诊合参当属中医"燥痹"范畴,辨证为阴虚燥热证,治拟滋阴润燥,宣肺通络布津。方中紫菀为君药,宣肺布津通络;南沙参、北沙参、麦冬为臣药,养阴润肺;牡丹皮、黄芩、栀子、连翘为佐使药,清热通络;甘草调和诸药。患者素体阴虚,已绝经,加之燥证日久,累及下焦肝肾,肝肾亏虚,牛膝引药下行,辅以枸杞子、谷精草、生地黄、炒蒺藜、钩藤、石决明滋补肝肾之阴、清肝息风,全方配伍严谨,临床疗效佳。二诊患者临床症状与实验室指标均明显好转,苦寒之焦栀子量加大,增凉血之效,又加桔梗以宣肺气。后定期复诊,诸症均缓解,生活质量明显提高。

病案4

王某,女,38岁,1996年9月18日初诊。主诉:口干、目涩痛、双手指关节肿痛1年。病程中曾查腮腺造影示:腮腺主导管扭曲,分支导管消失,含醋后主导管能排空,符合干燥综合征表现。Schirmer试验:左2 mm/5 min,右0 mm/5 min。角膜荧光染色双侧呈阳性,抗SSA抗体(+),抗SSB抗体(+)。确诊为干燥综合征。刻诊:口干、渴饮、饮不解渴,目涩而痛、视物有碍,双手指关节肿痛较甚,摄物不便,时有腕、肘、膝关节移行疼痛;舌苔薄干,脉细而小。诊断:干燥综合征(风湿阻络,化热伤阴证)。治则:祛风化湿,通络止痛,略佐养阴。处方:羌活10 g、防风10 g、薏苡仁10 g、白芷10 g、威灵仙10 g、青风藤10 g、当归10 g、雷公藤15 g、生地15 g、甘草5 g。

二诊:调治月余,手指关节痛减轻,但适逢天气变化,腕、肘、膝关节痛反复发作,口干略轻,目涩未除。遂予原方去羌活、防风、白芷、威灵仙、薏苡仁,加乌梅10 g、石斛15 g、麦冬10 g、穿山甲12 g、桃仁10 g,转以养阴增液、活血通经。略有加减,调治半年,关节痛除,口干不显,病趋稳定。

按语 干燥综合征治以滋阴生津润燥,似乎已成定论,然此疾并非皆燥热阴虚一端,往往燥、痹互见,虚实并存。何廉臣《重印全国名医验案类编》指出:"风为阳邪,久必化燥,湿为阴邪,久亦化燥。"而此患者虽有口干渴饮,饮不解渴,目涩而痛,视物有碍,但也有关节肿痛之症,此时应急则治其标,此乃风湿毒邪瘀滞于关节,日久瘀而化热,故先选用羌活、防风、威灵仙、青风藤、雷公藤等祛风除湿,通络止痛,辅以白芷消肿,薏苡仁利湿,生地滋阴润燥。诸药合用,共奏祛风化湿、通络止痛、养阴之效。二诊关节肿痛明显减轻,遂去羌活、防风、白芷、威灵仙等通经络、止痹痛之品,而增麦冬、石斛、乌梅以增滋阴润燥之效,穿山甲以活血消癥、搜风通络,重组药方,以养阴增液、活血通经为主。故此病案首予祛风化湿之品从实而治,以疏利关节、通络止痛;后以养阴为主,虚实同治,以善其后,因而痼疾乃平。

病案5

孙某,女,50岁,2016年7月5日初诊。现病史:患者3年前无明显诱因出现口干、眼干,曾就诊于当地医院。腮腺造影显示排空造影剂少许残留;唇腺活检病理显示涎腺组织腺泡间及导管周围见灶性淋巴细胞、浆细胞浸润(1灶,>50个细胞),符合慢性炎症细胞浸润Ⅲ级。实验室检查:抗SSA抗体(+),抗SSB抗体(+),总ANA定量>1∶1000,红细胞沉降率38 mm/h。诊断为干燥综合征。一直使用西药治疗约1年余,未见明显改善,症状渐加重。刻诊:双目干涩不适,泪少,咽干,口燥,时欲饮水,乏力,夜寐欠安,大便秘结,2~3日一行;舌红,少苔,有裂纹,脉细涩。诊断:干燥综合征(阴虚络滞,肺不布津)。治则:滋阴通络,宣肺布津。处方:南、北沙参各15 g,天麦冬各15 g,生石膏30 g,紫菀20 g,乌梅肉10 g,川芎10 g,赤芍10 g,生甘草6 g。28剂,日1剂,水煎,早晚温服。

二诊:患者服用1个月后,口干明显好转,双眼仍干涩,咽稍干,夜寐欠安,余症均有明显减轻,大便日一行,舌脉如前。原方加炙远志6 g、黄连3 g、桔梗10 g,继服2个月。

三诊:服药后眼干涩明显缓解,夜寐安;舌红,苔薄有裂纹,脉细。查红细胞沉降率24 mm/h。仍予前方加减治疗,续服3个月。其间来述,病情稳定,眼干、口干明显缓解。

按语 干燥综合征归属于中医学"燥证"范畴,考虑该患者病程长,"久病入络""久病多瘀",故在治疗中,不能忽视络脉瘀滞在本病发病过程中的作用,该方着眼于润肺、宣肺、清肺3个方面,具有滋阴润燥、宣肺通络之功,故选用沙参、麦冬以滋阴润燥,紫菀、生甘草以宣肺布津;以赤芍、川芎等通络化滞,且用药温而不热,宣而不燥,补而不腻,使瘀去血活、脉通络畅、津液畅达,干燥诸症得以缓解。二诊诸症均好转,夜寐欠安,遂加炙远志安神益智,交通心肾;黄连清热燥湿,泻火解毒;桔梗宣通肺气。三诊上述症状与实验室指标进一步好转,遂原方加减继服。

参考文献

韩善夯,苏建玲.金实教授干燥综合征证治经验[J].四川中医,2010,28(10):1-2.

周仲瑛

周仲瑛（1928—2023），男，汉族，南京中医药大学主任医师、教授，1948年1月起从事中医临床工作，为全国老中医药专家学术经验继承工作指导老师，国家级非物质文化遗产传统医药项目代表性传承人，江苏省名中医。周仲瑛教授先后获得国务院首批特殊津贴，获得首批全国继承老中医专家学术经验导师、全国老中医专家学术思想优秀指导老师、全国优秀中医临床人才研修项目指导老师、全国优秀研究生教师、第一批国家级非物质文化遗产项目"中医诊法"代表传承人、全国首届"国医大师"等多项荣誉称号。

辨证论治

1. 阴虚津亏

国医大师周仲瑛教授认为干燥综合征核心病机为燥盛伤津、阴虚津亏、阴伤气耗、瘀热痹阻，根本病机为阴虚津亏，以肝肾阴虚为主；燥邪为主要诱发因素，多累及肺胃；瘀热为重要病理因素，可互为因果；湿阻热郁、风湿痹阻多兼夹为患；阴虚阳亢、阴损及阳为常见变证。

2. 阴亏液耗为本，当别肺胃、肝肾之主次

本病初起，病者常以异常口干、咽干、唇干、眼干、肤干等各种干燥之征为第一主诉而求诊，实验室检查可见唾液、泪液分泌明显减少，腮腺造影可见腺体破坏、导管扩张或狭窄等形态学改变。审症求因，病之根本乃在于阴津亏耗，化生、输布异常，不能正常滋养濡润脏腑筋骨、四肢百骸、经络九窍。究其病因，多因先天不足，素禀薄弱，复加感受外邪，或后天调摄失当所致。任何原因导致的阴津损伤、亏耗都会影响其濡养作用，从而产生一系列病理反应。然而由于患者脏腑的强弱不同，所受损害的轻重有异，故不同患者所表现的症状也不尽相同。有以口咽干燥为主者，有以目干涩痛为主者，亦有以疲乏无力、反复感冒为主者。

周教授认为，治疗总宜养阴生津，但需区分肺胃、肝肾阴液亏耗之主次。一般而言，病程短，口咽干燥为主，无明显系统损害者，病位主要在肺胃，治疗以甘寒培补、养阴生津为主，代表方如沙参麦冬汤、麦门冬汤，常用药物如南沙参、北沙参、麦冬、天冬、玉竹、石斛、芦根、天花粉等。病程久，体弱，多脏同病，真阴受损者，病及下焦肝肾，当予咸寒滋润，补肾填精，方用六味地黄丸、大补阴丸、左归饮、增液汤、二至丸，药用生地黄、熟地黄、山茱萸、何首乌、黄精、枸杞子、女贞子、旱莲草、龟板、鳖甲、阿胶、知母等。然而人体是个有机整体，五脏之阴液皆相互联系、相互影响。上焦肺胃之阴赖于下焦肝肾先天之阴的培补,下焦肝肾之阴亦有赖于肺胃之阴的滋养,肺胃阴伤易下及肾阴,肝肾不足必然累及其他脏腑,故在临床应用时甘寒、咸寒每多兼顾,只是有所侧重而已。此外,酸甘能化阴,在遣方用药时若合以白芍、乌梅等酸敛之品,常可收到较好的疗效。葛根一药作用独特,清热滋阴,生津升清,可结合辨证选用,药量一般在 15~20 g。

3. 湿阻热郁,每多兼夹为患

在本病的病变过程中,阴津亏耗是其基本病理改变,但多数患者并非单纯阴虚一证,而往往兼夹湿阻热郁之候。阴液亏损,脏腑组织失于濡养,则不能行使正常的生理功能,肺虚失于通调,脾虚运化失职,肾亏水失所主,均可使人体水液的代谢发生障碍,造成异常之水湿停滞体内,而出现一方面"水液不足",另一方面"水湿过盛"。反之,湿浊内停,又可进一步阻碍脏腑功能,影响气血津液的化生,而使阴伤更甚。这样虚虚实实,互为因果,致使本病不断发展。此外,湿盛水停,津液不归正化,而致阴液"相对不足"。由于水液的"绝对不足""相对不足"与"过剩"并存,因而在临床上常见患者表现有口干不欲饮或饮不解渴,口甜,口中黏腻,胃脘痞胀,便溏质稀,苔腻等湿邪内困之象。"阴虚生内热",湿邪久郁,从热而化,是本病一个重要的病理特点,患者常有目睛红赤、畏光、刺痛,口舌生疮,烦躁,多梦,手足心热,胃中灼热,小便黄赤,舌质红等火热之象。

湿阻热郁,缠绵不解,虚实夹杂,治当兼顾。周教授每于益气养阴的同时,兼以清热化湿,常用黄连、黄柏、栀子、藿香、佩兰、蔷薇花、厚朴花、法半夏、茯苓、泽泻、砂仁、白豆蔻、车前草、土茯苓等。肝经火毒盛者,可加龙胆草、苦参。临证选用此类药,须防止苦燥伤阴,苦寒败胃。并尽量避免辛燥之性较强的药物,如苍术、厚朴、草果之类。但若体质壮实,湿热内盛明显者,亦非绝对禁忌,重在掌握养阴与清化的尺度,合理配伍,方可虚实兼顾,切中病机。

4. 阴津亏耗,久致气失所养

干燥综合征患者,症见干燥诸症的同时,往往伴有气短、倦怠乏力等气虚之象,部分患者甚至以长时间不明原因的乏力为第一主诉。究其病机,乃阴亏津耗,化源不足,气失所养,终致阴伤气耗,气阴两虚。因此,治疗当在滋阴增液的同时,合以益气,气阴双补。这既符合疾病之病理变化,又寓生津于补气之中,况且在一派阴柔之剂中酌加补气升清之品,推动药力,阳生阴长,生生不息。周教授临证喜用太子参、党参、黄芪、白术等,但用药宜轻,防止壅补滞气,尤应注意与养阴药的配伍关系,或适当配用健脾和胃助运之品,如鸡内金、谷芽、麦芽等。

5. 久病及血,不可忽视瘀象

本病起病缓慢,病程迁延,由于气血津液的长期亏耗,脉道涩滞,血行不畅,加之湿阻热郁,气机不利,脉络瘀滞在所难免。临床常见关节疼痛、肢体活动不利,指端青紫,舌质紫暗、有瘀点瘀斑等症状。治疗时应适当配以活血化瘀之品。周教授习用赤芍、牡丹皮、泽兰、丹参、凌霄花,或蒲黄、鬼箭羽、桃仁、红花等药。前者具凉血活血之性,尤宜于湿热久郁、血分有热者。若瘀血明显者,蜈蚣、蜂房、地鳖虫等虫类药亦可配用,但峻猛攻伐之品当慎用,以防进一步耗气伤阴。

6. 阴阳互根,注意阴伤及阳

干燥综合征患者中,部分患者因素体阴阳俱亏,或病延日久,或年老体衰,而呈现阴阳两虚的表现。除有阴津亏虚的表现外,还可见畏寒怕冷、四肢不温、手足青紫、小便清长、夜尿频多等肾阳亏虚之症,一般病情较为严重。治疗应在滋阴补液的同时温补肾阳,阴阳双补。然药物选择须防温燥伤阴,宜选用肉苁蓉、淫羊藿、补骨脂、鹿角胶等温润之品。生地黄、熟地黄配淫羊藿是周教授常用的药对,既阴阳双补,又制约药性之偏。桂、附、姜等品一般少用,除非阴寒较盛,非桂、附不能散其寒者,可少少用之,中病即止。

病案举隅

病案 1

周某,女,48 岁,1998 年 5 月 10 初诊。主诉:口干、眼干 3 年。现病史:3 年前出现口眼干燥,先后于多家医院检查,拟诊为干燥综合征,多方治疗效果欠佳。刻诊:口干,咽干,目涩,视物模糊,双目畏光,毛发干枯,皮肤干燥,大便时溏,舌暗红、苔黄腻,脉细。诊断:干燥综合征(属肝肾不足,津气两虚)。治则:滋补肝肾,益气生津。处方:生地黄、石斛各 15 g,山茱萸、牡丹皮、泽兰、天冬、麦冬、枸杞子各 10 g,黄芪、葛根、山药、北沙参各 12 g,乌梅、甘草各 3 g。14 剂,每天 1 剂,水煎服。

二诊:药后症状改善,但时有心慌、胸闷,舌暗隐紫、苔薄黄腻,脉细。在原方基础上加泽兰、炙鸡内金各 10 g,坚持服药 2 个月,因夏季炎热,稍作停药。

三诊:近来口咽干燥又较明显,咽痛有痰,有时咯血,饮水量多,目干畏光,肌肤干燥,下肢散见瘀斑,关节不痛,口中有气味,舌质暗、苔薄黄腻,脉细。处方:生地黄、天花粉、旱莲草各 15 g,天冬、麦冬、玄参、知母、石斛、水牛角、牡丹皮、赤芍、炒阿胶珠、炙女贞子各 10 g,生甘草 3 g。14 剂。

四诊:药后口咽干燥减轻,口中黏腻,有气味,烘热,潮红,易汗,大便欠实,舌质暗、苔薄黄腻,脉细。处方:生地黄、天花粉各 15 g,天冬、麦冬、玄参、知母、石斛、佩兰、鸡内金各 10 g,枸杞子、旱莲草、炒山药各 12 g,甘草 3 g,黑栀子 6 g。

五诊:病情稳定,稍有口干,精神良好,大便正常,舌质暗、苔淡黄腻,脉细。原方加太子参、炒阿胶珠各 10 g。患者自行根据病情间断服药,目前病情较为稳定,口干不著,各项检查基本正常。

按语 患者以口干、眼干为主诉,故辨病为干燥综合征。患者肝肾亏虚,气阴亏虚,失于濡养,故可见口干、眼干等症状;肝藏血,发为血之余,肾在华为发,因此肝肾亏虚可见毛发干枯;肝开窍于目,因此可见实力模糊;肝阴亏虚,见双目畏光;舌暗红、苔黄腻,脉细亦为肝肾不足、气阴两虚之征。四诊合参可辨为肝肾不足、气阴两虚之证。治则以滋补肝肾,益气生津,方中枸杞子、生地黄、山茱萸以补肝肾,天冬、麦冬、北沙参、乌梅滋补肾阴。二诊时患者心慌、胸闷、舌暗隐紫,仍从肝肾阴虚、津气两伤论治,但虑及久病络瘀,加泽兰、炙鸡内金以活血化瘀,布气生津。三诊时口咽干燥又较明显,咽痛有痰,有时咯血,饮水量多,目干畏光,肌肤干燥,下肢散见瘀斑,关节不痛,口中有气味,舌质暗、苔薄黄腻,脉细。辨证为肝肾阴虚,瘀热内蕴。四诊后药后口咽干燥减轻,口中黏腻,有气味,烘热,潮红,易汗,大便欠实,舌质暗、苔薄黄腻,脉细。证属肝肾亏虚,热郁湿阻。五诊后病情稳定,稍有口干,精神良好,大便正常,舌质暗、苔淡黄腻,脉细。加太子参、炒阿胶珠以补益气阴法调治。故本案病机当为肝肾亏虚、津气两伤、瘀热内蕴、热郁湿阻为主。

病案 2

叶某某,女,63 岁,2006 年 10 月 25 日初诊。主诉:诊断为干燥综合征 7 年余,口干加重 1 个月。现病史:患者 7 年余前因口干确诊干燥综合征,长期服用中药治疗。近 1 个月入秋后,口干症状明显加重,饮水较多,常发口疮。刻诊:目干、鼻干症状不重,口疮未见,食纳、二便正常,舌质暗红、苔薄黄腻,脉细滑。诊断:干燥综合征(肝肾阴伤、肺胃燥热)。治则:清热生津,养阴润燥。处方:沙参麦冬汤加减。南沙参 12 g、北沙参 12 g、麦冬 10 g、天冬 10 g、天花粉 10 g、知母 10 g、芦根 15 g、生地黄 15 g、玄参 10 g、石斛 10 g、生甘草 3 g、乌梅 6 g、泽兰 6 g、赤芍 10 g、佩兰 6 g、白残花 5 g、炒麦芽 10 g。28 剂,每日 1 剂,水煎,早晚温服。

二诊(2006 年 11 月 29 日):患者服药后口干症状未减,饮水仍较多,目干,鼻腔干燥,口唇上下出现火疮,夜寐差,纳食可,大便不干。舌质隐紫、苔薄黄,脉细滑。病机:肺胃燥热,虚火上炎。初诊方加蒲黄(包煎)10 g、地骨皮 10 g、酸枣仁 15 g、鳖甲(先煎)10 g。28 剂。

三诊(2006 年 12 月 27 日):患者诉鼻眼干燥明显减轻,口干亦减,口唇火疮消失,夜晚咳嗽,夜寐欠安。舌质黯、苔黄,脉细。药已见效,但肺之燥热未清,故予初诊方加桑白皮 10 g、地骨皮 10 g、五味子 4 g、酸枣仁 15 g。28 剂。

按语 《灵枢·刺节真邪》曰:"阴气不足则内热,阳气有余则外热……舌焦唇槁,腊干嗌燥",故阴虚津亏贯穿整个病程。人体的津液,其化生既赖于先天禀赋的真阴充足,亦赖于后天脾胃化生水谷精微的不断充养,继而濡润脏腑、百骸、九窍。五官是五脏之窍,内外诸因导致阴津损伤、亏耗,则五窍失其濡养。本病以口、眼、鼻、咽、皮肤等部位的干燥症状为主要临床表现,所谓津充则润、津亏则燥。临床上常可因感受外燥之邪而加重病情,燥邪经口鼻而入,首犯肺卫,销铄津液,故此时常滋阴与生津润燥兼用,且生津润燥之药宜选用归肺经之类。本案患者入秋以来口干明显加重,且伴有鼻干、眼干,燥邪经口鼻而入,侵及肺脏,加之患者多发口疮,且舌苔薄、黄腻,胃热之象明显,故病机以肺胃燥热为主,兼有肝肾阴伤,方选沙参麦冬汤加减。方中南北沙参、麦冬、天冬、石斛养阴生津;生地黄、玄参滋阴清热;乌梅、甘草酸甘化阴以治本;知母、天花粉、芦根清热生津,甘凉除燥以治标;佩兰、白残花化湿和胃;炒麦芽消食和胃;久病入络,络瘀血涩,瘀血日久化热,热与瘀血相互搏结而成瘀热,故以赤芍、泽兰凉血散瘀。二诊时患者口干未减,眼鼻干燥,且口唇出现火疮,肺胃燥热之象愈加明显,理应守法继进,但思其阴虚为本,阴不制阳,常兼有虚火上炎,故加用鳖甲滋阴潜阳兼清虚火,地骨皮清肺中虚火,并加酸枣仁安神治失眠,蒲黄生肌疗口疮。三诊时患者诸症均减,药已中的,故用初诊方加桑白皮、地骨皮清肺中燥火及虚火,酸枣仁安神,五味子加强酸甘化阴之力以治本。以药测证,加用清虚热药后即获良效,故本案病机当为肺胃燥热、肝肾阴虚、虚火上炎。

病案 3

吴某某,女,46 岁,2010 年 3 月 18 日初诊。主诉:诊断为干燥综合征 6 年。现病史:

患者6年前因口干、目干诊断为干燥综合征。刻诊：口干，饮水较多，夜晚口渴，目干涩，咽痛，腮腺肿胀，咽暗红充血，滤泡增生，周身酸痛，怕风恶寒，汗出不多，不发热，大便反溏，舌质隐紫暗红、苔薄黄腻，脉细。诊断：干燥综合征（气阴两虚，津液不布，风湿痹阻）。治则：益气养阴，祛风除湿。处方：四君子汤加味。太子参12 g、炒白术10 g、茯苓10 g、炙甘草3 g、赤芍10 g、白芍10 g、肿节风20 g、穿山龙15 g、石楠藤15 g、鬼箭羽15 g、青风藤15 g、僵蚕10 g、麦冬10 g、北沙参10 g、生黄芪15 g。14剂，每日1剂，水煎，早晚温服。

二诊（2010年4月1日）：患者诉自觉咽喉有火辣感，痰中带有血色，咽喉暗红充血，后壁淋巴滤泡增生，口干、目干，周身仍然疼痛，大便转实，但仍日行3~4次。舌质紫、苔黄腻、中部抽芯，脉细滑数。予初诊方去生黄芪，加玄参10 g、生地黄12 g、鹿衔草15 g、冬凌草15 g。14剂。

三诊（2010年4月15日）：患者诉咽喉火辣疼痛，口干稍减，身痛略轻，大便仍日行3~4次，质稀。舌质暗紫、苔薄腻、中部抽芯，脉细。观其药后诸症减轻，予二诊方去生地黄，加老鹳草15 g。7剂。

四诊（2010年4月22日）：患者诉口干减轻，咽喉稍痛，火辣感不显，咽稍充血，大便能成形，日行3次，身痛减轻。舌质暗红、苔薄腻、中部抽芯，脉细滑。予三诊方加生黄芪15 g、生地黄12 g。14剂。

按语 人体津液在输布过程中需各脏腑阳气的蒸腾温化，可以化生为气，称"津能生气"，且气的运行必须依附于津液才能正常升降出入，所谓"津能载气"。干燥综合征阴虚津亏日久，故易见气津（阴）两虚之证。气是津液在人体内正常输布运行的动力，津液的正常输布离不开气的推动作用，气虚则无力行津，津液无法输布至全身，四肢九窍津液更为匮乏，亦可加重干燥症状。本案患者口干、目干、咽痛、苔中抽芯、脉细，阴虚固然有之，但若纯属阴虚津亏，则水涸舟停，大肠津亏，大便当干结难解，而患者大便反溏，故除阴虚之外必有脾运不健、脾气不足、津液不布，加之周身疼痛、怕风恶寒，此为风湿痹阻所致，故病机当属气阴两虚、津液不布、风湿痹阻，治宜益气养阴为主，辅以祛风除湿通络。然患者本已脾气不足，若重用滋阴，则易碍胃，加重溏泄之症，故当先补气健脾，以四君子汤（人参、炒白术、茯苓、炙甘草）为底方益气健脾。太子参易人参益气养阴，减轻火热之性，加生黄芪增强补气之力；麦冬、北沙参、白芍等养阴而不滋腻；肿节风、穿山龙、石楠藤、青风藤、鬼箭羽、赤芍、僵蚕等祛风除湿、凉血活血、通络止痛。二诊时患者出现咽喉火辣感，考虑生黄芪温热之性虽弱于炙黄芪，但仍属温药，宜去之以免助火，并予冬凌草清热解毒以利咽喉；大便转实，脾虚稍复，投以滋阴润燥之生地黄、玄参，试其可否耐受；周身仍痛，故加鹿衔草祛风湿、强筋骨。三诊时患者大便质稀，可知滋阴之力太过，脾胃尚难运化，故去二诊方之生地黄；身痛略减，故加老鹳草增强祛风湿之力。四诊时患者大便已实，可知脾气渐实，且咽喉灼痛已减，继予生黄芪补气健脾，并复投生地黄、玄参以滋阴治本。如此反复调试，把握用药之轻重，方获良效。

病案4

陈某，女，56岁，1997年10月15日初诊。主诉：口干5年，加重1个月。现病史：患者5年前出现口干不适，未予重视，近1个月来自觉口中毫无津液，进食干性食物尤显，整日饮水不断，仍难解其渴，外出必自备水瓶，并含咽西洋参片，外院诊断为干燥综合征。

刻诊:不思饮食,噫气频作,口中有黏滞感,口苦,疲倦乏力。舌质紫、苔黄腻,脉细滑。诊断:干燥综合征(湿热中阻,气不布津,津气两伤)。治则:清热化湿,益气养阴。处方:藿佩兰(各)10 g、泽兰10 g、黄连3 g、法半夏10 g、太子参10 g、川石斛10 g、厚朴5 g、芦根15 g、茯苓10 g、枳壳10 g、橘皮6 g、竹茹6 g、焦楂曲(各)10 g。14剂,每日1剂,水煎,早晚温服。

二诊(1997年10月29日):患者服药后口黏消失,口干亦减,晚餐后口中仍有黏腻感,食纳知味,午后胃中嘈杂,寐差。舌质暗红、苔黄腻,脉小弦滑。予初诊方加葛根12 g、肉桂(后下)2.5 g。28剂。

三诊(1998年1月9日):患者诉服药后口干明显改善,口苦、口黏消失,食纳好转,精神亦有改善,但睡眠仍差,每日需服安眠药,仅能睡4~5 h。腰酸,下肢清冷,尤以膝以下为甚,沉坠重滞,抬腿无力,行路步态细碎。舌脉同二诊时。予二诊方去茯苓、枳壳、橘皮、竹茹、焦楂曲,加麦冬10 g、生地黄12 g、天花粉15 g、知母10 g、淫羊藿10 g、川续断15 g、酸枣仁30 g。28剂。

四诊(1998年3月5日):患者诉服药后腿冷减轻,夜寐亦有改善,尿频。舌质黯、苔薄黄腻,脉细滑。因步态不稳,时有手抖,经脑科医院诊为"帕金森病",予服用盐酸苯海索片(安坦)治疗。治以补益肝肾,益气养阴。处方:太子参12 g、大麦冬10 g、天花粉10 g、知母10 g、玄参10 g、生地黄12 g、枸杞子10 g、川石斛10 g、佩泽兰(各)10 g、生黄芪15 g、淫羊藿10 g、山萸肉10 g、酸枣仁30 g。28剂,常法煎服。

五诊(1999年9月20日):患者自行间断服用四诊方1年余,病情平稳,口干不著,外出已无需携带水杯,饮食正常,夜寐亦可。腿软,步履基本正常,精神良好,面色红润。舌质黯、苔薄黄,脉细。治以补益肝肾,益气养阴,化湿和胃。处方:太子参12 g、生黄芪12 g、大麦冬10 g、石斛12 g、生地黄12 g、天花粉15 g、枸杞子12 g、桑寄生15 g、淫羊藿10 g、川续断10 g、白残花5 g、佩泽兰(各)10 g、炒谷麦芽(各)10 g。28剂,常法煎服。随访时患者一般情况良好,根据身体状况,酌情间断服药以巩固。

按语　干燥综合征以阴虚为本,易生他证。阴液不足,脏腑失于濡养,则肺通调水道功能失常,脾运化水液失职,肾失所主,从而水湿停聚;阴虚阳无以制,虚火上炎,则湿从热化,渐成湿热。阴伤气耗,则见气阴两伤。阴损及阳,则见阴阳两虚。本案患者初诊见口中黏滞感、口苦、纳差、舌苔黄腻、脉滑,辨湿热中阻无误,伴疲倦乏力,故兼有气阴两伤,治当清化湿热、益气养阴为主。藿香、佩兰、厚朴化湿,小剂量黄连燥湿,防苦寒伤阴太过,加之泽兰、茯苓利湿,上下分消,则湿邪尽去;太子参益气养阴,配合石斛、芦根养阴润燥生津,以治其本;橘皮、枳壳理气和胃;焦楂曲和胃消食;半夏、竹茹和胃降逆,以解患者噫气频作之苦。二诊时患者口黏症状消失,湿热有减,口干亦减,故加葛根鼓舞脾胃清阳之气上升以生津止渴;患者夜寐欠佳,加肉桂合黄连取交泰丸之意以交通心肾。三诊患者口苦症状消失,湿热大减,但舌苔仍有黄腻,当继予化湿和中。患者胃中嘈杂及噫气已除,故去茯苓、枳壳、橘皮、竹茹、焦楂曲等理气和胃降逆之品;腰酸、膝冷、抬腿无力,此为肝肾下虚、阴损及阳之候,故加麦冬、生地黄、知母、天花粉滋阴润燥以治肝肾阴虚之本,加温而不燥之淫羊藿、川续断补肾阳、强腰膝;夜寐仍差,加酸枣仁养心安神以助眠。四诊时患者黄腻之苔转薄,湿热之邪已祛大半,腿冷、尿频、步态不稳均为肝肾亏虚之象,此时治疗重心当为益气养阴、补益肝肾。予太子参益气养阴,生黄芪补气健脾以增益气之功,麦冬、玄参、生地黄、知母、天花粉、石斛养阴生津润燥,枸杞子、山萸肉平补肝肾,淫羊藿补益肾阳,佩兰、泽兰化湿、利湿,酸枣仁养心安神。全方共奏益气养阴、补益肝肾、阴阳同补之效。五诊时患者长期间断服四诊方,口干不著,夜寐亦可,唯有腿软。舌苔薄黄而不腻,表明湿热已祛,继予益气养阴、补益肝肾法调治,予四诊方去酸枣仁、知母、玄参,加桑寄生、川续断增强补肝肾、强腰膝之力,加白残花、炒谷麦芽消食化湿和胃以供其长久间断巩固服药,防湿热之邪反复。纵观全程,无论是祛湿还是温阳,周老均顾及阴伤之本,选用较为平和之品以防伤阴之弊,用药之考究,值得深思与学习。

参考文献

[1]顾勤,刘菊妍.周仲瑛教授治疗干燥综合征经验介绍[J].新中医,2002(9):7-8.

[2]周志华,周学平.周仲瑛治疗干燥综合征验案举隅[J].江苏中医药,2021,53(10):48-50.

周翠英

周翠英(1944—),女,山东青岛人,教授,主任医师,山东省名老中医药专家。全国第三批、第四批中医药专家学术经验继承带教指导老师。兼任山东中医药学会风湿病专业委员会主任委员,中华中医药学会风湿病专业委员会副主任委员,中华中医药学会内科专业委员会委员。

◆ 辨证论治 ◆

1. 燥毒为因,阴虚为本,血瘀为变

燥有内外之分。关于外燥,《素问》曰:"岁金太过,燥气流行,肝木受邪。"古人即指出燥邪为燥病的致病因素之一。六淫之燥邪无孔不入,既可单独致病,又可相兼风、寒、暑、湿、火共同致病或相互转化而出现复杂的临床表现。周翠英教授则有其独到的见解,她认为干燥综合征之燥与一般六淫燥邪病迥然不同,它与季节无明显关系,起病隐匿,病程冗长且缠绵难愈,其导致的口眼干燥的严重程度远非一般燥邪致病所能解释。《素问》曰:"燥盛不已,酝酿成毒。"内外之燥邪侵及机体皮肉筋骨,内舍五脏六腑,积久而成燥毒,故病变之复杂、病损范围之广、部位之深皆因此燥毒深伏痼结所致。据此,周老师认为"燥毒"是本病病机的关键。

《类证治裁》曰:"初为风寒湿,郁闭阴分,久则化热攻痛。"邪气侵入机体,因体质的不同,其从化变成之性质也不同。干燥综合征患者多以口眼干涩及皮肤干燥等阴虚津亏症状为主要临床表现。从根本上,燥毒炽盛,从热而化,以致津液不足是本病的又一重要病因病机。此外,干燥综合征患者多阴虚体质,病亦多从热而化以致伤津,从而出现一派燥象。同时,干燥综合征患者多病情迁延、病程日久,久病耗伤正气及阴精,肾精不足而致齿枯发脱,肝肾阴虚而致诸窍干涩、皮肤皱揭、舌红少津等阴虚证候。

燥毒为害,不只一端,千变而错综复杂。燥毒伤津耗阴,血液涩滞;壅塞气机,血脉凝滞;燥毒伤络,血溢脉外,凡此三者皆可致瘀。叶天士谓"燥邪延绵日久,病必入血分"。燥毒阻滞体内,大量耗伤人体正气,诱导五脏六腑失却气血津液濡润,机能低下或失调。从临床表现来看,部分患者可有长期贫血、低热、乏力倦怠、食少消瘦、失眠心悸等阴血亏虚的表现,有些患者还有皮肤紫癜、关节疼痛变形、雷诺征等瘀血的表现。燥毒、阴虚、瘀血三者相互胶着,内伏脏腑,脏腑形体败坏。因此,应尽早清除燥毒,尽除病根,以免遗毒伏内,祸害无穷。

2. 清燥毒以除病因

燥为阳邪，偏则为害，盛则为毒。一方面无论风寒湿邪，郁而化热，或感风热、温热之邪，此统属阳邪偏盛之害，因热而生燥或感燥邪，均可致燥盛成毒。如《素问》云："燥盛不已，酝酿成毒，煎灼津液，阴损益燥。"另一方面邪气伤人，因人而化。干燥综合征患者多为阴虚体质或内有蕴热之人，招罹外邪易化燥生热，变生燥毒。燥毒痹于体内，主要影响津液的生成、输布、排泄而发为燥痹。燥痹之初，病位在表，在孔窍，以清窍受累的症状突出，脏腑受累的症状不明显。病变主要干扰人体局部津液的转化、敷布及排泄，导致局部津液郁滞损伤，转化异常。燥毒进一步煎熬津液，津液不足，损伤经脉，津道不畅，影响津液的输布、排泄。临床表现为早期咽干口燥，严重者讲话及进固体食物须频频饮水，眼干涩，泪少，严重者哭时无泪，舌质红绛、少苔。燥毒滞于经脉，经脉受阻，津滞不行，可郁化湿浊，出现涎腺体的反复肿大，挤压有脓性或胶冻状分泌物或泪腺肿大，目眵分泌。燥痹日久，病位深入脏腑，管窍脏腑受累的症状均较突出。此时病变主要干扰一身津液的生成转化及敷布排泄，随所客经络脏腑的不同导致一系列病变。燥毒盘踞体内日久，更加煎熬津液，经脉失充，不能灌通脏腑，亦不利排泄体内秽浊之物，或因燥生瘀，进一步影响脏腑正常的功能生活，内生燥毒也愈多，加重恶性循环。临床表现为眼干无泪，牙齿发黑，片状脱落，口干，饮食难下，关节疼痛，大便干结，少咳多痰，胸闷憋气，尿频数无度。由此可见，燥痹之证不论病发初期或晚期，总以津液代谢失常为突出的临床表现。

燥毒深伏痼结是疾病根本，非一时所能肃清。圣人言治病必求其本，在疾病的早期就应斩其源，截其流。否则等邪势已横，正气已虚，再谋其治，"譬犹渴而穿井，斗而铸锥"，则为时已晚矣。清燥毒之邪可切断致病之源，控制病情进展，从而蠲除导致津液生成、输布及排泄发生障碍的病因。故无论疾病的前期、后期，清燥解毒法应贯穿治疗的始终。"燥者濡之，毒者清之"，治疗应以清热解毒，润燥生津为大法。治燥毒不同治火毒，古人有云"治火可用苦寒，治燥必用甘寒"，故临床用药应选择甘寒凉润之解毒药如二花、忍冬藤、白花蛇舌草、蒲公英或生甘草；腺体肿大可选用清热软坚散结之连翘、浙贝、夏枯草、山慈菇；双目干涩疼痛，可选用清热明目之菊花、桑叶、密蒙花、谷精草、青葙子等；润燥生津当以甘淡、微寒之品为佳，如北沙参、麦冬、玉竹、花粉、石斛、玄参、女贞子。用药过程中应注意燥毒与湿、热的相兼转化。热生燥毒，热毒胜者如高热不退、口渴频饮，应选用清热泻火之生石膏、知母；燥毒兼湿浊者，可选用土茯苓、重楼。

3. 化瘀血以布津液

瘀血作为一种病理产物和继发性致病因素，贯穿于干燥综合征发生发展的始终。津与血虽名异但关系密切，具有同源、互化、同功及互病的关系。津液的运行输布与血液的流通有关，其入脉化血的过程也是其自身运行的过程。"气血贵在流通"，津液发挥其用，亦贵在流通。因此津液的流通除赖气的传输外，还需脉络的调畅即津液通道的畅通。燥毒瘀血互结是造成脉络痹阻的主要原因。因燥成瘀究其原因有二，其一为津亏血燥，脉络艰涩。叶天士《临证指南医案》指出："燥为干涩不通之疾。"燥毒为患，脉络燥热鸱长，销铄津液，燥久则耗伤营血，使脉络干涩，血运不畅，产生瘀血。临床表现为口眼干燥，皮肤干燥或肌肤甲错，结节性红斑或紫癜反复发作，关节疼痛，妇女月经量少、闭经，舌暗红、干裂无苔，脉细涩。治疗应活血润燥，生津通脉。药选当归、白芍、桃仁、红花、生地、丹皮、王不留行、丹参。其二为津阻血瘀、脉络不畅。《灵枢》曰:"中焦出气如露,上注溪谷,而渗孙脉,津液和调,变化而赤为血,血和则孙脉先满溢,乃注于络脉,皆盈,乃注于经脉。"津液入脉以后,成为血液的组成部分,随着血液从孙脉、络脉、经脉不断运行。因此除三焦水道之外,脉络是津液运行的另一通道。干燥综合征主要累及外分泌腺,腺体应属于脉络之范畴,是津液转输,通行之处。如《灵枢》曰:"廉泉玉英者,津液之道也。"燥毒滞于经脉,经脉受阻,津滞不行,郁化痰浊,血行被阻遏而成瘀,痰浊瘀血层层相因,凝聚成块,日以积大,久可形成积块。"其积于输之脉者,闭塞不痛,津液不下,孔窍干壅",部分原发干燥综合征患者表现为涎腺反复肿大,继而形成肿块变硬。淋巴瘤肿块(积)留着经脉,经脉不畅,影响津液的敷布,即会出现某些器官产生缺乏津液濡润的现象。治疗应化瘀散结、通脉布津,药选穿山甲、地鳖虫、水蛭、芍药、月季花等。活血化瘀应贯穿治疗的始终,如此则可达瘀去血活、脉通络畅、津液畅达之目的。

4.养阴津以滋五脏

养津源,即调养津液之源流。津液的本源为五谷之精华,经肠胃的受纳、脾的运化而成。《灵枢·天年》云:"六腑化谷,津液布扬。"津液的最初来源是胃,胃者水谷之海,胃口旺盛则津液充足。《素问》有"脾与胃以膜相连耳,而能为之行其津液"。《素问》云:"饮入于胃,游溢精气,上输于脾。脾气散精,上归于肺,通调水道,下输膀胱。水精四布,五经并行""食气入胃,散精于肝,淫气于筋。食气入胃,浊气归心,淫精于脉。"由此论述可见,胃为腑,主纳食,司职传化,化而不藏,为津液之源。津液充足则五脏濡养,功能调达。脾胃是化生津液的源泉,又是津液得以正常输布的重要环节。燥毒之邪,伤及脾胃,可致津液损伤和津液输布异常两种病机变化。燥毒为阳邪,易伤阳明胃津,胃津既伤,脾阴亦亏。脾阴亏虚不仅影响本脏的功能,亦使肝、肺、肾失去脾阴的濡养而加重干燥的征象。因此干燥综合征的病情稳定与否与脾胃之阴的滋养有密切关系。脾胃阴伤,可见脘痞不舒、知饥不食、口干舌燥、肌无膏泽、皮肤粗糙、大便干燥不爽、舌红少津等胃津不足,受纳濡润失司的表现。治疗以甘凉濡润为主,选用养阴不碍胃、清热不伤阴之药,如麦冬、玉竹、沙参、石斛等;以实脾阴为主,选用甘淡健脾之品,如制黄精、生山药、南沙参,既补脾气,又补脾阴。因此养胃津、益脾阴是培土养胃以复气血生化之源的妙法。源流旺盛,枢机运转,五脏之阴得以充灌,以利津生形复。

病案举隅

病案1

刘某,女,54岁。主诉:口眼干燥伴四肢关节疼痛2年。现病史:2年前出现进行性加重的口干,进固体食物需用水冲服,眼干涩少泪,全身肌肉酸痛,双下肢泛发性瘀斑,纳差,形体渐消瘦,伴有四肢关节疼痛,屈伸不利,曾到多处求治。西医诊断为干燥综合征,经治疗症状无明显改善。刻诊:口干,眼干涩,皮肤干燥,散在皮下瘀斑,形体消瘦,四肢关节疼痛,纳呆,倦怠乏力,气短,动则心悸、汗出,大便溏薄;舌淡、边有齿痕、苔少,脉细。辅助检查:ANA定量1:320(+),抗SSA抗体(+),抗SSB抗体(+),ESR 38 mm/h。诊断:干燥综合征(阴虚血瘀证)。治法:健脾益气养阴,活血祛瘀。处方:黄芪15 g、山药15 g、石斛12 g、焦山楂12 g、焦神曲12 g、炒麦芽12 g、升麻12 g、当归12 g、紫草12 g、炙甘草6 g。10剂,日1剂,水煎,早晚温服。

二诊:患者口干咽燥稍好转,余无明显改善,瘀斑仍明显。前方去石斛,加红花10 g、柴胡6 g,服法同前。

三诊:患者诉口干咽燥较前好转,瘀斑较前减少。前方去红花,改黄芪为太子参20 g,服法同前。

四诊:患者以上症状明显好转,守方加减治疗半年,诸症消失。查 ESR 20 mm/h,随访1年未复发。

按语 本案患者素体脾虚,或饮食不节、外邪侵袭导致脾胃功能失调,脾失健运,津液生化无源,运化敷布失常,清窍失润。脾津充足,营血化生有源,则可通达四肢、肌肉,上润口唇,外荣皮肤,内达脏腑,故有"脾本湿,虚则燥"之说。脾气虚,不能固摄血液,血溢脉外,故皮下瘀斑,只有从健脾入手,才能治其本。方中黄芪、山药、炙甘草健脾益气,可重用黄芪补气升阳,助津液输布;升麻入脾胃经,善引清阳之气上升,提升诸药,使津液随气上升,布散于口目诸窍。《丹溪心法》云:"燥结血少,不能润泽,理宜养阴。"因此,在健脾养阴的基础上,同时佐以滋养肝肾之品,使阴血充足,津液敷布,燥象乃除,方中有滋阴润燥的石斛。燥邪易耗气伤津,又因脾为气血生化之源,脾气不足,则生化无源,血瘀凝滞,津血同源,从而津枯血瘀,燥象丛生,故可见皮肤紫癜,方中紫草、当归活血化瘀。《临证指南医案·燥》指出:"燥为干涩不通之疾。"因津液不足,燥热炽盛,使血脉干涩,停而为痹。久病入络,阴虚络滞,或者阴津亏虚,阴虚血燥,血运失畅而痹结于内。燥邪延绵日久,病必入血分。《读医随笔·证治总论·气血精神论》云:"津亦水谷所化,其浊者为血,清者为津,以润脏腑、肌肉、脉络,使气血得以周行通利而不滞者此也。凡气血中不可无此,无此则槁涩不行矣。"二诊瘀斑不退,复加红花以活血通络。温补之药日久有助火劫津之弊,三诊方换甘润之太子参,健脾气、补脾阴,甘淡相合,阴中潜化,滋而不腻,补而不燥,生津化液,守中化阴,既无育阴助湿碍脾之忧,又无助火温补劫阴之弊。

病案2

李某,女,45岁。主诉:口眼干燥、双下肢皮肤紫癜反复发作3年。现病史:3年前开始逐渐感到口干欲饮,唾液减少,不能吞咽干物,两眼干涩,时有异物感,双下肢皮肤紫癜等症。查自身抗体阳性,确诊为干燥综合征。刻诊:口干燥无津,唇干皲裂,双目干涩,双下肢大片暗红色瘀斑,月经量少,大便干结,小便频数;舌干红,无苔,脉沉细。辅助检查:ANA 定量1:1000(+),抗SSA抗体(+),抗SSB抗体(+),ESR 58 mm/h,IgG 23.7 g/L;角膜染色试验左、右均阳性;唾液流率0.5 mL/15 min(+);腮腺造影(+)。诊断:干燥综合征(肝肾亏虚,燥毒瘀滞证)。治法:滋补肝肾,清燥化瘀解毒。处方:金银花30 g、土茯苓20 g、白花蛇舌草30 g、白芍20 g、枸杞12 g、玄参12 g、谷精草12 g、生地15 g、夏枯草15 g、紫草15 g、赤芍20 g、生甘草6 g。14剂,日1剂,水煎,早晚温服。

二诊:患者口眼干燥症状较前改善,余无特殊变化,二便调,舌脉同前。效不更方,上方改金银花20 g、白花蛇舌草20 g,服法同前。

三诊:患者服药3个月后,口眼干燥及皮肤紫癜等症状较前明显缓解。复查 ANA 定量1：320(+)，抗SSA抗体(+)，抗SSB抗体(-)，ESR 18 mm/h；唾液流率8 mL/15 min；角膜染色试验左、右均阴性。

按语 周教授认为燥毒在本病的发生、发展过程中至关重要。毒是指一切邪气蓄积猛烈、蕴酿顽恶所形成的对机体具有特殊、强烈损伤作用的致病物质。毒既是病因，又是病理产物。燥与毒邪的蕴袭密切相关，燥毒为害，使机体脏腑虚损，津液无源，脏腑不荣，机体失润，则燥象丛生，并导致了本病病程的迁延性和干燥程度的严重性。由于燥毒是干燥综合征始动及复发加重的关键因素，治疗上就应抓住这一核心病理环节，解毒清燥是干燥综合征的重要治法。周教授治疗中强调以下原则：解毒清燥以甘寒为主，慎用苦寒，正如本案之二花、土茯苓、夏枯草、紫草之品；辅以滋阴润燥之品改善症状治标，如芍药、玄参、生地，入肝经，补肝阴，养血而凉血。阴津充足，五脏六腑重新得以滋灌，功能恢复常态，亦有助于及时清除体内的燥毒之邪。二诊症状改善，减苦寒之二花、白花蛇舌草以防伤胃之虞。燥毒可致瘀，故还需佐以活血化瘀之品，使经脉畅通，加速气血津液循环，如紫草、赤芍。一方面损伤的脏腑得以重新获得营养，有利于其功能恢复；另一方面可加速体内燥毒的排出。

病案3

步某，女，25岁。主诉：口、眼干燥1年，加重3个月。现病史：患者1年前无明显诱因出现口干，饮水较多，吞咽固体食物稍有困难，需饮水送服，双目干涩，偶有磨砂感，时有双腕、双肩关节肿痛，受凉后加重，未予重视。3个月前因感冒口干加重，频频饮水，双眼干涩疼痛，晨起干咳，偶有低热，双腕关节肿痛，双肩关节酸痛，上举痛甚。刻诊：口干，频繁饮水，吞咽固体食物稍有困难，双眼干涩疼痛，晨起干咳，咽干痛，双腕关节肿痛，双肩酸痛，上举困难，偶有发热(37.5℃左右)，纳可，眠一般，大便干，2日一行，小便黄。舌质红，苔黄，脉细数；舌淡、边有齿痕，苔少，脉细。辅助检查：ESR 116 mm/h、抗SSA抗体(+)、抗SSB抗体(+)。诊断：干燥综合征(燥邪伤肺证)。治法：清燥解毒，养阴润肺。处方：金银花24 g、白花蛇舌草21 g、肿节风12 g、徐长卿12 g、当归15 g、丹参12 g、白芍18 g、赤芍18 g、石斛15 g、玉竹15 g、桑叶15 g、制五味子9 g、甘草12 g。14剂，日1剂，水煎，早晚温服。

二诊：口干症状较前稍有缓解，仍有双眼干涩疼痛，晨起干咳减轻，无明显发热，纳可，眠一般，二便可；舌红，苔薄黄，脉细数。上方加野菊花20 g、夏枯草20 g。14剂，日1剂，水煎，早晚温服。

三诊：口干症状减轻，双目涩痛缓解，双腕关节肿痛减轻，双肩仍酸痛不适，纳眠可，二便可。舌脉同前。上方去肿节风、当归，加桑枝12 g、片姜黄15 g。继服14剂。

四诊：口干、眼干症状进一步减轻，时有乏力、倦怠，诸关节已无明显疼痛，无发热，纳眠可，二便可；舌淡红，苔薄白，脉数。上方去桑枝、片姜黄、夏枯草、野菊花，加党参20 g、茯苓15 g、白术15 g。14剂，日1剂，水煎，早晚温服。

按语 本病例发病时间尚短，处于干燥综合征急性期。患者素体阴虚，加之外感邪气，邪从热化，灼津伤液，发为燥痹。治疗当以清燥解毒为主，辅以养阴生津润燥、活血化瘀止痛。方中重用金银花、蛇舌草清解燥毒；石斛、玉竹、桑叶、制五味子养阴生津以润肺；肿节风、徐长卿消肿止痛，并兼有清热之效；当归、丹参、赤芍、白芍既可清热凉血，又能养血活血,使瘀去络通,津液输布调达。二诊眼干涩明显,选清热明目之品野菊花、夏枯草。三诊以双上肢不适为主,予桑枝、片姜黄,辛而不烈、温而不热、苦而不燥。四诊诸症皆减,去蠲痹除燥、祛风通络之品,加四君子益气健脾,以滋后天生化之本。

病案4

韩某,女,62岁,2015年8月2日初诊。主诉:口干、眼干10年。现病史:患者10年前无明显诱因出现口干,夜间尤甚,频饮凉水,猖獗龋,吞咽固体食物需水送服,双眼干涩,视物模糊。右手中指、示指近端指间关节和双腕关节肿痛,劳累后加重。近2年服用美卓乐4 mg每日1次,帕夫林0.6 g每日3次,病情控制一般。刻诊:口干,夜间尤甚,频饮凉水,猖獗龋,吞咽固体食物需水送服,双眼干涩,磨砂样感,潮热盗汗,手足心热,右手中指、食指近端指间关节肿痛,偶有双腕关节肿痛,纳可,眠差,大便偏干,小便可;舌红、舌体瘦小、苔少、脉细数。辅助检查:ESR 32 mm/h、抗SSA抗体(+++)、抗SSB抗体(+++)。诊断:干燥综合征(阴虚内热证)。治法:养阴生津,清热润燥。处方:熟地24 g、山药20 g、山萸肉15 g、白芍18 g、麦冬15 g、玄参15 g、生地15 g、赤芍18 g、大血藤15 g、当归15 g、川芎12 g、丹皮12 g、制五味子9 g、甘草6 g。14剂,日1剂,水煎,早晚温服。

二诊:患者口干、眼干症状稍有减轻,但仍需频饮水,偶潮热盗汗,纳可,眠差,大便偏干,小便可;舌脉同前。上方加沙参20 g、石斛15 g。14剂,日1剂,水煎,早晚温服。

三诊:患者口眼干燥均减轻,吞咽固体食物稍有困难,双手小关节肿痛亦较前减轻,偶有胃脘不适,腹胀,纳眠一般,二便调;舌红、苔薄白、脉细数。上方去川芎、大血藤,加炒白术15 g、陈皮12 g。14剂,日1剂,水煎,早晚温服。

按语 本病例发病时间较长,处于干燥综合征慢性进展期。患者以口眼干燥、潮热盗汗为主要临床表现,兼有关节肿痛之症,乃以阴津亏虚为主,又兼血瘀络阻。方药中以熟地、山药、山萸肉、白芍滋补肝肾之阴,麦冬、玄参、生地增液润燥,制五味子敛阴生津止渴,当归、川芎活血化瘀,大血藤活血通络、祛风除湿,赤芍、丹皮清热凉血、祛瘀止痛。以上诸药共奏滋阴清热、活血止痛之效。

病案5

战某,女,69岁,2015年5月3日初诊。主诉:口眼干燥20年,胸闷、憋喘5年。现病史:患者20年前无明显诱因出现口干,频频饮水,吞咽固体食物需水送服,双眼干痛,磨砂样感,畏光,欲哭无泪,鼻咽干痛。近5年出现胸闷、憋喘,活动后加重,双手足不温,肢冷畏寒,乏力倦怠,少气懒言。近4年间断服用强的松、帕夫林及中药治疗,病情反复。刻诊:口干,频频饮水,吞咽固体食物需水送服,义齿,双眼干痛,畏光,欲哭无泪,鼻咽干痛,畏寒肢冷,手足不温,倦怠乏力,活动后心慌、气短,时有咳嗽、咳痰,无明显发热,无关节疼痛,纳眠差,大便干,2日一行,夜尿频;舌干红、无苔,脉弦细。辅助检查:ESR 78 mm/h、抗SSA抗体(+++)、抗SSB抗体(+++)。诊断:干燥综合征(气阴两虚证)。治法:益气养阴,增液润燥。处方:黄芪30 g、党参20 g、炒白术15 g、茯苓15 g、生地15 g、玄参15 g、麦冬15 g、玉竹15 g、石斛15 g、乌梅30 g、甘草9 g。14剂,日1剂,水煎,早晚温服。

二诊:口眼干燥减轻,仍胸闷、咳嗽,活动后尤甚;纳眠差,大便干,夜尿频;舌干红、无苔,脉弦细。上方加桔梗 12 g、黄芩 9 g、炒杏仁 9 g、菟丝子 12 g、覆盆子 9 g。14 剂,日 1 剂,水煎,早晚温服。

三诊:口干症状较前减轻,双目涩痒不适,咳嗽、胸闷较前缓解;纳可,眠差,大便干,小便可;舌红、苔少,脉弦细。上方去生地,加野菊花 20 g、夏枯草 15 g。14 剂,日 1 剂,水煎,早晚温服。

四诊:口眼干涩症状均缓解,仍肢寒畏冷,手足不温,纳眠可,大便略干,小便可;舌淡红、苔薄白,脉弦细。上方去黄芩,加肉桂 3 g、干姜 6 g。14 剂,日 1 剂,水煎,早晚温服。既鼓舞正气以祛邪,又寓"阳中求阴""益火之源以生阴翳"之意。

五诊:口眼干燥减轻,手足较温,心慌、头晕减轻,纳眠可,大便偏干,小便可;舌淡红、苔薄白,脉弦细。上方去桔梗、炒杏仁,加熟地 20 g、山萸肉 15 g、当归 15 g、赤芍 15 g。14 剂,日 1 剂,水煎,早晚温服。

按语 本病例病程日久,病情迁延,属于干燥综合征晚期。疾病日久,燥毒深伏痼结,难以搜剔祛除,留伏机体,损耗正气。正气日渐亏损而燥毒逐日亢盛,症状逐渐显露,而见干燥症状进行性加重,进展出现心慌、胸闷等症。本病后期耗伤元阴,正气不足,余毒深伏,顽燥难除,故治疗当以养阴生津润燥为主,兼以清解余毒。方中黄芪、党参、炒白术、茯苓补中益气,生地、玄参、麦冬增阴润燥,石斛、玉竹生津润燥,乌梅敛阴生津止渴。酸甘化阴,津液生化有源,燥象自消。二诊干燥症状改善,以胸闷、气喘、夜尿频为突出表现,故加桔梗、黄芩、炒杏仁以宣通肺气、止咳平喘;菟丝子、覆盆子以益肾固精缩尿。三诊双目涩痒不适,予野菊花、夏枯草以清热明目。干燥综合征患者多病情迁延,虽以阴虚为主,但日久病损机体,可致阴损及阳,阴阳两虚,气血双亏。四诊重在调病久阳虚之症,加肉桂、干姜,既鼓舞正气以祛邪,又寓"阳中求阴""益火之源以生阴翳"之意。五诊予熟地、山萸肉、当归、赤芍等补益之品,调补气阴,气旺则血生,津充则燥除,并能固本扶正,使正气得充,利于肃清顽疾。

参考文献

[1]孙素平,李大可,刘英.周翠英风湿临证传薪录[M].北京:华夏出版社,2016.

[2]刘英,樊冰.周翠英从津液病论治干燥综合征的经验[J].江苏中医药,2009,41(7):21-22.

[3]孙素平,米杰.周翠英教授从燥毒辨治干燥综合征的学术思想浅析[J].福建中医药,2004(6):11-12.

[4]高志蓉.周翠英教授治疗干燥综合征的经验[D].济南:山东中医药大学,2017.

[5]胡荫奇,韩永刚.名老中医治疗风湿病经验[M].北京:军事医学科学出版社,2006.

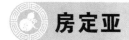 **房定亚**

房定亚(1937—),男,汉族,河南省南阳人。主任医师,教授,博士生导师,博士后导师。现任中国中医科学院西苑医院风湿免疫科学术带头人,全国第二批名老中医药专家学术经验继承指导老师,享受国务院政府特殊津贴。

辨证论治

1. 阴虚津亏

古籍《素问·阴阳应象大论》中指出:"燥胜则干。"房定亚教授认为干燥综合征患者多为中老年妇女,主要是因素体阴血不足,内生燥热或外感燥邪侵犯,使本为互相制约而达到平衡的阴阳失调,因阴血不足无法制约阳气则会引起阳气亢盛,阳气过亢使阴液更加耗损,无法充养内外孔窍肌肤,或阴损及阳,阳气亏虚,导致阴阳俱虚,或损伤脾气导致气阴两虚,因而出现口干、眼干、舌体津液减少,甚则出现裂纹舌等干燥的情况。

2. 燥毒瘀互结

房教授认干燥综合征患者素体阴虚者易生内热,煎灼津液,致津液亏耗而化燥,同时易于外感燥热毒邪,蕴于体内日久则成燥毒,较燥邪更加耗伤津液,浸淫人体,影响气血运行,导致络脉瘀滞。燥、毒、瘀、热之邪聚于血分,随血流行,攻窜散漫,无处不到,易阻脏腑、损经络。临床表现为病位泛发,多症杂陈,可累及肾、肝、心、三焦、肺、脾、脑、皮肤、肌肉、关节等,遍及全身各个部位,临床出现腮腺肿胀、关节肿痛、皮下瘀斑等表现。肺主治节,通调水道,为水之上源,若受燥热所伤,治节无权,不能通调水道,则可见口渴多饮、干咳、气短、胸痛。胃主腐熟水谷,脾主运化,为胃行其津液,脾开窍于口,在液为涎。脾胃受燥热所伤,胃火炽盛,脾阴不足,脾气不能转输水谷精微,皮肤清窍不得濡养,则可见涎少口干、消化不良、吞咽困难、胃脘隐痛、干燥症状、舌红、苔少有裂纹。肝体阴而用阳,开窍于目,《素问·五脏生成篇》有"肝受血而能视",肝脏阴血不足,不能上承耳目,可见双目干涩、视物不清甚或失明。肾为先天之本,病久入肾,肾精亏虚,则骨酥齿摇,可见牙齿脱落、龋齿、齿根发黑等"猖獗齿"表现。

3. 润燥解毒、通络散结

"燥者濡之,毒者清之,结者散之",房教授认为,素体阴血不足之人易感外燥、易生内燥,故治疗首要环节是养阴润燥、补虚扶正;中病之后,要控制病情,即"润燥、解毒、通络、散结"。设有专方"润燥解毒汤",随证灵活化裁。

润燥解毒汤由金银花、当归、玄参、甘草、北沙参、枸杞子、麦冬、生地黄、白芍、白花蛇舌草、天冬、夏枯草组成。方中北沙参、麦冬、白芍、枸杞子、生地黄、天冬养阴润燥;金银花、当归、玄参、甘草乃四妙勇安汤之意,清热解毒、活血通络;合并外分泌腺肿大疼痛时,常用黄药子、蛇蜕、蒲公英、皂角刺、穿山甲、连翘等加强解毒散结之力;当患者体质虚弱、易于感冒时,常用黄芪、紫河车、仙鹤草补虚扶正,增强机体抵抗力。

(1)肺胃津伤:证见口干唇燥,咽喉、鼻腔干燥,或见溃疡,干咳,舌红、苔少或苔黄燥、中有裂纹,脉细弦。治以润燥解毒汤酌加清养肺胃、生津润燥之品。常用药有百合、北沙参、麦冬、党参、苦杏仁、桑白皮、石韦、黄芩。

(2)脾胃津伤:证见口干较甚,咽干声嘶,口舌生疮,咽物难下,大便干结,四肢乏力,或有失眠、心烦等,或见低热,舌干如镜面、红或绛,脉细数。治以润燥解毒汤酌加益脾养胃、生津润燥之品。常用药有石斛、麦冬、天冬、山药、北沙参、黄精、天花粉、谷芽、麦芽、瓜蒌仁等,其中石斛有滋阴养胃、清热生津、通络止痛之效,对兼有关节痛者,石斛为首选之药。

(3)肝肾阴虚内热:证见头晕,双目干涩,视物不清,口干咽燥,心烦失眠,腰膝酸软,记忆力下降,牙齿枯槁无泽或断裂,关节疼痛,舌质红、苔少或无苔,脉细弦。治以润燥解毒汤酌加滋养肝肾、清热润燥、通络止痛之品。常用药有生地黄、女贞子、墨旱莲、玉蝴蝶、白芍、枸杞子、桑寄生、鸡血藤、威灵仙、知母、黄柏、白薇等。

本病因燥致毒、因燥致瘀,故房教授强调在清热解毒、活血消炎基础上,加用甘润、柔润之品,切忌过用苦寒伤阴。常用清热解毒、活血消炎药有玄参、天花粉、芦根、生地黄、金银花、菊花、赤芍、土茯苓、寒水石、甘草等。

另外,亦可根据具体症状加减药物,如关节疼痛常加威灵仙、鹿衔草、蜈蚣、豨莶草、穿山龙等;视物模糊加菊花、赤小豆、当归、槐米、谷精草、木贼、密蒙花等;口腔糜烂、口角溃疡,可合用大量车前草、防风、生石膏、黄芩、黄连;低热者常加白薇、银柴胡等;乏力明显可加紫河车、黄芪、太子参等,或合用生脉饮;燥毒内盛,见发热、舌红绛、脉细数、干咳无痰或少痰者,加芦根、黄芩、生石膏、知母等;关节疼痛、舌质黯红、瘀血症状突出者,常加鬼箭羽、丹参、桃仁、水蛭、赤芍等。

病案举隅

病案 1

患者,女,42 岁,2010 年 5 月 16 日初诊。主诉:反复发热伴口干、眼干 5 个月。现病史:患者 5 个月来反复发热,体温最高 39.6 ℃,伴口干、眼干,频频饮水,口腔溃烂,多发龋齿,鼻干,结膜充血,四肢关节痛。外院查抗核抗体(+),抗 SSA 抗体(+),抗 SSB 抗体(+)。唇腺病理活检符合"干燥综合征"病理改变。舌暗红、苔白少津,脉滑。诊断:干燥综合征(燥毒内盛,络伤血溢)。治则:养阴润燥,清热解毒,活血通络。处方:金银花 30 g、当归 15 g、玄参 15 g、甘草 10 g、白芍 20 g、枸杞子 20 g、北沙参 20 g、生地黄 20 g、麦冬 12 g、黄芪 30 g、谷精草 15 g、水牛角(先煎)30 g、白花蛇舌草 20 g。28 剂,日 1 剂,水煎,早晚温服。

二诊：眼干、口干明显减轻，鼻干，关节痛缓解，小便黄、无痛，大便稍干，自觉手足心热，纳眠可；舌暗红、苔白少津，脉滑。处方：北沙参 30 g、麦冬 10 g、天冬 10 g、枸杞子 15 g、当归 15 g、生石膏(先煎)30 g、生地黄 20 g、玄参 15 g、知母 10 g、乌梅 10 g、白花蛇舌草 20 g。继服 4 周后，症状缓解，但睡眠不实；舌暗红、苔薄白，脉滑。遂仍以润燥解毒汤加减调理 4 周，随访 3 个月，病情平稳，未再发作。

按语 房教授根据"先辨病，后辨证，再议治，治以专方专药"的思路，初诊时先辨其病，西医明确诊断为干燥综合征。中医辨证：燥毒内盛、络伤血溢。房教授认为，本病因干燥而得名，"燥者濡之"，故养阴润燥是通治之法，但究其因，内毒所伤，络脉不通是致病之本。中医立法于养阴润燥、清热解毒、活血通络。初诊时，患者发热、口腔溃烂、鼻衄、结膜红，提示燥毒较重，消烁津液，败坏形体，内伤脏腑，外干九窍。故以润燥解毒汤加减。本方由四妙勇安汤合一贯煎化裁而来，在其养阴润燥、解毒通络的基础上，加水牛角、白花蛇舌草清血分郁热；又燥毒内盛，煎灼津液，气随津伤，故加黄芪补气生津。药后干燥症状明显改善，鼻衄止、关节痛缓解。燥热之毒明显消减，但余热未清，余毒未尽，久病燥毒易伤及人体阴液，故患者自觉手足心热。此时治疗更应注重养阴清热、解毒通络。方药较初诊中减清毒热之金银花、水牛角，增加北沙参之用量，又配以天冬、麦冬养阴润燥，知母、石膏滋阴降火。患者大便干，天冬、麦冬也可缓解其肠燥便干之症。吴鞠通指出："苦先入心，其化以燥，服之不应，愈化愈燥。"故房教授认为，治燥毒不同于治火毒，治火可用苦寒，治燥则必用甘寒，故少用甚至不用黄连、黄柏、苦参、龙胆草等苦寒伤阴之品。

病案 2

患者，女，58 岁，2018 年 10 月 12 日就诊。主诉：四肢关节肿胀、疼痛，伴口干、眼干 2 年。现病史：患者 2 年前无明显诱因出现四肢多关节肿胀、疼痛，累及双手近端指间关节及双腕、双肘、双肩、双膝、双踝关节，伴口干、眼干。在外院化验检查结果显示：类风湿因子 40.6 IU/mL，抗环瓜氨酸肽抗体 188 RU/mL，红细胞沉降率 60 mm/h，C 反应蛋白 50.94 mg/L，抗核抗体 1∶320，抗 SSA 抗体(+++)，抗 SSB 抗体(+)，诊断为"类风湿关节炎、干燥综合征"。曾口服甲泼尼龙片 8 mg/次，1 次/d，艾拉莫德片 25 mg/次，2 次/d，硫酸羟氯喹片 0.2 g/次，2 次/d，病情好转后自行停药。因症状时轻时重，为求中医治疗遂来就诊。刻诊：周身关节酸痛，口干、眼干，腰膝酸软无力，纳可，夜尿频，大便正常，眠可；双手近端指间关节肿胀，有压痛，双腕关节屈伸不利；舌暗红、苔少，脉沉细。诊断：干燥综合征(肾精亏虚证)。治则：补肾填精。处方：生地黄 20 g、山萸肉 10 g、石斛 20 g、石菖蒲 10 g、远志 10 g、茯苓 15 g、黑顺片 6 g、肉桂 5 g、巴戟天 10 g、麦冬 10 g、五味子 10 g、肉苁蓉 10 g。14 剂，日 1 剂，水煎，早晚温服。

二诊：患者周身关节酸痛、腰膝酸软无力、夜尿频等症状均显著改善，口干有所缓解，近日受凉后出现左膝关节红肿疼痛；舌质红、苔薄黄少津，脉细数。处方：生黄芪 30 g、金银花 20 g、石斛 30 g、远志 10 g、川牛膝 15 g、当归 15 g、玄参 15 g、生地黄 15 g、生甘草 10 g、白芍 20 g、鹿衔草 20 g、山慈菇 9 g。14 剂，日 1 剂，水煎，早晚温服。

按语 《素问·上古天真论》中写道："女子……二七，而天癸至，任脉通，太冲脉盛，月事以时下，固有子。三七，肾气平均，故真牙生而长极。四七，筋骨坚，发长极，身体盛壮。五七,阳明脉衰,面始焦,发始堕……"认为女性五七(35岁)后会逐渐出现"肾虚"之症。《素问·阴阳应象大论》指出"肾生骨髓",肾精不足,故出现腰膝酸软无力;肾阴亏损,一身阴液失滋,不足以上承口目,出现口干、眼干;而肾气不足,固摄无权,故有夜尿频之症。肾精充足,诸症皆缓,方药以地黄饮子加减,滋肾阴、补肾阳。方中以熟地黄、山萸肉滋肾填精,肉苁蓉、巴戟天温壮肾阳,四药合用肾之阴阳。附子、肉桂又可助养真元;麦冬、石斛滋阴养胃,补后天以充养先天;五味子酸涩收敛,合山萸肉固涩肾精,与肉桂同用能摄纳浮阳,纳气归肾,五药合用,增强滋阴温阳补肾之功。菖蒲、远志、茯苓能化痰开窍,交通心肾。诸药合用,滋而不腻,温而不燥,乃平补肾阴肾阳之妙方。14剂后,患者周身关节酸痛、腰膝酸软无力、夜尿频等症状均显著改善,口干有所缓解,但因受凉而致左膝关节红肿疼痛,再结合舌脉,舌质红、苔薄黄少津,脉细数,此为外感寒邪,郁而化热,热毒直伤及络,而同时燥邪日久也伤及人体津液,此时辨证为热毒伤络、气阴两虚证,方药以方教授自拟方润燥解毒汤加减,清热解毒、养阴祛邪。方中重用生黄芪,补气之圣药,如《神农本草经》言:"黄芪大风者,诚有其效",用扶助正气以统领诸药直达病所,祛邪外出。牛膝强筋壮骨、祛瘀止痛,善治膝关节屈伸不利;石斛养阴清热;远志补益心肾,以杜绝邪气内传之路,又能消肿痛;金银花、山慈菇清热解毒;当归活血散瘀;玄参泻火解毒;甘草清解百毒,配银花以加强清热解毒之力;加之鹿衔草祛风湿、强筋骨,《滇南本草》谓"治筋骨疼痛、痰火之症,煎点水酒";白芍酸甘敛阴。诸药合用共奏清热解毒、养阴祛邪、活血通利关节之功。

病案3

患者,女,68岁,2009年3月8日初诊。主诉:口干、眼干18年,加重1周。现病史:患者于18年前出现口干、眼干,伴关节痛,逐渐出现猖獗性龋齿,在外院诊断"干燥综合征",服用羟氯喹、白芍总苷无效。刻诊:口干、眼干明显,欲哭无泪,进食困难,频频饮水,双膝关节疼痛,面色晦暗,乏力疲倦,失眠,大便干燥;舌暗红无苔、边有瘀斑,脉弦细。诊断:燥痹(气阴两虚,瘀血内阻证)。治则:益气养阴,养血活血。处方:北沙参30 g、麦冬15 g、生地黄20 g、枸杞子20 g、乌梅10 g、川牛膝15 g、葛根30 g、生黄芪30 g、生甘草10 g、当归20 g、路路通15 g。28剂,日1剂,水煎,早晚温服。血府逐瘀胶囊6粒,日2次。

二诊:口干、眼干减轻,饮食可,大便正常,仍有乏力疲倦;舌暗红、苔薄白,边有瘀斑,脉弦细。上方加紫河车10 g。28剂,日1剂,水煎,早晚温服。

三诊:口干、眼干明显减轻,基本可正常饮食,精神好转,二便正常,面色改善;舌暗红、苔薄白,舌边瘀斑明显减小。续守上方,28剂,日1剂,水煎,早晚温服。继服血府逐瘀胶囊6粒,日2次。半年后随访,病情稳定,可正常生活。

按语 患者18年前确诊为"干燥综合征",现仍口干、眼干明显,频频饮水,大便干燥,病程日久气阴虚较为明显。且患者面色晦暗,观其舌,舌暗红无苔,边有瘀斑,诊其脉为弦细,久病成瘀,为瘀血之征。故辨证为气阴两虚,瘀血内阻。方药以一贯煎加减合血府逐瘀胶囊,用以养阴生津、养血活血。一贯煎方以生地黄滋阴养血、补益肝肾;当归、枸杞养血滋阴;北沙参、麦冬滋养肺胃,养阴生津,意为佐金平木,扶土制木;并加以乌梅、葛根、生黄芪增生津益气之力,加川牛膝、路路通获逐瘀通经之效。诸药合用,使气血双补,血脉得通。服药 28 剂后,患者口干、眼干减轻,仍有乏力疲倦,故加紫河车温肾补精,益气养血。《雷公炮制药性解》言其:"主诸虚百损,五劳七伤,骨蒸潮热。"再服药 28 剂后,口干、眼干明显减轻,面色改善。养阴生津是治疗干燥综合征的常用方法,而房教授认为津液的正常分泌有赖于阴血之滋养,故不应忽视血瘀证在干燥综合征发病中的作用。房教授指出,干燥综合征长期服用养阴生津中药而效果不佳者,加用活血之品,常可获效。

病案 4

佟某,女,56 岁,2009 年 6 月 12 日初诊。主诉:口干 10 年余,加重伴多发龋齿 1 年,眼干 5 个月。Schirmer 试验:左 1 mm/5 min,右 1 mm/5 min。泪膜破裂时间<5 s,唾液流率试验 0.6 mL/15 min,RF 361 IU/mL,ANA 1∶320,抗 SSA 抗体阳性。诊断为干燥综合征,给予玻璃酸钠眼药外用,白芍总苷、羟氯喹联合治疗。刻诊:口干,谈话时频欲饮水,干燥食物难以下咽,多发龋齿,眼干,泪少,鼻干,汗出正常,无腮腺肿痛,无外阴干涩。饮食可,二便调,夜寐可。近期咳嗽,有少量黄痰不易咯出。舌暗、苔薄白干,脉细。诊断:干燥综合征(气阴两虚)。治则:养阴生津,疏通脉络。处方:北沙参 30 g、天冬 15 g、麦冬 15 g、五味子 10 g、山茱萸 15 g、生地黄 20 g、枸杞子 20 g、茯苓 15 g、白花蛇舌草 30 g、石斛 30 g、槐米 10 g、瓜蒌皮 15 g、竹茹 10 g。7 剂,日 1 剂,水煎,早晚温服。

二诊:口干明显好转,眼干、鼻干有所减轻,汗出正常,仍有咳嗽,有少量黄痰不易咯出;舌暗、苔薄白干,脉细。上方去瓜蒌皮,加黄芩 10 g、百合 10 g。7 剂,日 1 剂,水煎,早晚温服。7 剂后随访,口、眼、鼻干继减,咳嗽咯痰缓解。

按语 《素问玄机原病式·论燥》言:"诸涩枯涸,干劲皴揭,皆属于燥。"燥毒内生,脏腑失常,气血运行不畅,滞而化瘀,久而化热,瘀热交杂,津液无源,机体失于濡润,则燥象丛生,口干、眼干。房教授常用自拟润燥解毒汤治疗干燥综合征,方以一贯煎化裁,药用北沙参、天冬补肺阴;石斛、麦冬益胃阴;生地黄、枸杞子启肾水;加生甘草合五味子、白芍酸甘化阴;当归活血通络,敛阴益血;茯苓健脾助运,以防诸药滋腻碍胃;槐米清热疏风,以散络脉燥毒;白花蛇舌草清热解毒以清燥毒。患者咳嗽,有少量黄痰不易咯出,说明燥毒伤及肺络,加之瓜蒌皮、竹茹清热化痰。服 7 剂后,患者眼干、鼻干有所减轻,仍有咳嗽、咳黄痰,此时辨证为气阴两虚,痰热蕴肺。按上方去瓜蒌皮,加黄芩、百合清肺利气,润肺止咳。7 剂后随访,口、眼、鼻干症状进一步减轻,咳嗽咯痰缓解。

病案 5

刘某,女,70 岁,2010 年 1 月 15 日初诊。主诉:反复口干、眼干、鼻干 8 月余,加重伴双侧腮腺肿痛 2 个月。外院查 ANA 阳性,抗 SSA 抗体强阳性,抗 SSB 抗体阳性,抗 Ro52 强阳性,ESR 43 mm/h。彩超:双侧腮腺及颌下腺不均质改变,左侧腮腺后缘低回声结节,右侧颌下腺低回声结节,双侧颈部颌下淋巴结肿大。诊断为"干燥综合征合并腮腺炎",口服白芍总苷、羟氯喹未缓解。刻诊:双侧腮腺肿痛、压痛,局部肤色正常,扪之稍热,双颌下淋巴结肿大,口干、眼干涩、鼻干,周身关节疼痛不适,乏力,纳眠均可,大便干,日一行,小便调;口唇暗,舌暗、苔薄黄,脉弦滑数。诊断:①干燥综合征;②腮腺炎(热毒内蕴)。治则:清热解毒,活血散结。处方:蒲公英 20 g、玄参 15 g、海藻 10 g、蛇蜕 6 g、黄药子 8 g、夏枯草 15 g、赤芍 15 g、牡丹皮 10 g、柴胡 10 g、生地黄 20 g、牛蒡子 10 g、僵蚕 10 g。

7 剂,日 1 剂,水煎,早晚温服。

二诊:患者腮腺肿痛明显减轻,口干、眼干,喜饮,关节不适;口唇暗,苔薄白,脉弦滑。上方加石斛 20 g。7 剂,日 1 剂,水煎,早晚温服。

三诊:患者腮腺肿痛继减,口干、眼干好转,关节疼痛减轻;口唇暗,苔薄白,脉弦滑。续守上方,7 剂,日 1 剂,水煎,早晚温服。7 剂后腮腺肿痛消失。

按语 房教授指出,干燥综合征合并腮腺炎患者,以单侧或双侧颐部肿痛酸胀为苦,应属中医"颐肿"之候。本病"颐肿"与"痄腮"及"发颐"不同。究其病因,乃本病日久,内燥从阳化热,热邪蕴而不解,火聚成毒,少阳热盛,结于双颐而发,反复迁延者久病入络,瘀血内阻,故双颐结节肿硬。热毒不祛,则气阴难复,结聚不散,则肿痛难消,故辨别标本,当先予清热解毒,活血散结为法。房教授自拟散结解毒汤,酌情选取蒲公英、玄参、山慈菇、海藻、蛇蜕、黄药子、夏枯草、土贝母、牡蛎、鳖甲等,均为清热解毒、软坚散结的要药。燥痹本为阴液不足,热炽伤津,投以苦寒之药恐又伤阴液,方中用玄参、生地,既可清热凉血,又可顾护津液;海藻、蛇蜕软坚散结,《本草便读》中载"海藻,咸寒润下之品,软坚行水,是其本功,故一切瘰疬瘿瘤顽痰胶结之证,皆可用之";病发于两颐,为少阳经所主,故以柴胡为引,直达病所;牡丹皮、赤芍凉血活血,散血分瘀滞;僵蚕、牛蒡子、金银花,既可解毒散结于内,又可疏风透热与外,"其在上者,因而越之"。患者服药 7 剂后,仍感口干,故又加石斛增养阴生津、润燥除痹之效。徐究仁:"石斛功能清胃生津,胃肾虚热者最宜……如欲清胃救津,自非用石斛之甘滋轻灵不为功。"同时,散结解毒之法宜中病即止,尤其黄药子一类有毒之品,不宜久服。

病案 6

崔某,女,76 岁,2011 年 10 月 9 日初诊。主诉:口干、眼干 10 余年,加重伴周身乏力 2 月余。本院查 ANA 1∶160(+),抗 SSA 抗体(+++),血常规 WBC $1.36×10^9$/L,中性粒细胞 $0.23×10^9$/L,淋巴细胞 $0.79×10^9$/L,Hb 97 g/L,PLT $175×10^9$/L。诊断为"干燥综合征合并白细胞减少症,贫血",经口服利血生无效。刻诊:口、咽、鼻、眼干燥,常需饮水,周身乏力,食少腹胀,双手僵痛,大便溏,每日 2 次;舌淡暗、苔薄白干,脉沉细。诊断:①干燥综合征(气血亏虚证);②白细胞减少症;③贫血。治则:补气养血,益阴填精。处方:生黄芪 30 g、当归 20 g、女贞子 12 g、旱莲草 10 g、阿胶珠 10 g、菟丝子 20 g、枸杞子 20 g、茯苓 15 g、薏苡仁 30 g、鸡血藤 30 g、生地黄 15 g、仙鹤草 20 g。14 剂,日 1 剂,水煎,早晚温服。

二诊:患者乏力减轻,精神可,关节僵痛消失,口干减轻,食欲增加,仍有腹胀便软,日 1~2 次;舌淡暗、苔薄白,脉沉细。复查血常规 WBC $2.16×10^9$/L,中性粒细胞 $0.59×10^9$/L,淋巴细胞 $1.21×10^9$/L,Hb 100 g/L,PLT $168×10^9$/L。处方:生黄芪 30 g、当归 10 g、党参 9 g、白术 10 g、陈皮 10 g、炙甘草 8 g、紫河车 10 g、菟丝子 20 g、女贞子 10 g、旱莲草 10 g、生地黄 20 g。10 剂,日 1 剂,水煎,早晚温服。

三诊:患者体力明显改善,精神饱满,口干、眼干减轻,食欲增加,腹胀减轻,大便成形,日 1~2 次;舌淡暗、苔薄白,脉沉细。复查血常规 WBC $3.31×10^9$/L,中性粒细胞 $1.00×10^9$/L,淋巴细胞 $1.87×10^9$/L,Hb 10^9 g/L,PLT $187×10^9$/L。依此法善后调理,2 年后随访血常规 WBC 维持在 $4.0×10^9$/L 以上。

按语 此证属中医"虚损"范畴。房教授提出,干燥综合征起于内毒化燥,燥毒为患,既可耗伤阴液而出现孔窍干涩,又可内损气血而导致气血亏乏,此为毒邪致病的特点,故无论久病新病,均可罹患。其中白细胞减少者多气虚,卫外不固,故易感;贫血者则血虚,甚者两者兼见,故责之正气虚损,精血不足。既已虚急治疗则应以扶正为主,采取补气、养血、益阴、填精之法,盖气旺生血、精血同源、阴阳互用,免犯"虚虚"之戒。此患者辨证属于气血亏虚证,方中重用生黄芪大补元气;当归补血活血;阿胶珠血肉有情之品以补血填精;生地黄、菟丝子、枸杞子补益肝肾;女贞子、旱莲草养阴润燥;茯苓健脾以运药力;患者双手僵痛,配以鸡血藤活血舒筋;再结合现代药理配仙鹤草以升白细胞。服药14剂后,患者关节僵痛消失,口干减轻,食欲增加,故按上方减去鸡血藤、仙鹤草。由于患者仍有腹胀便软之症,与脾胃功能异常存在关联,加陈皮理气健脾、燥湿化痰,白术补脾益胃、燥湿和中,紫河车增温肾补精、益气养血之功。按上方调理,2年后随访血常规WBC维持在4.0×10^9/L以上。

病案7

包某,女,31岁,2010年9月27日初诊。主诉:口干3年余,下肢紫癜2年余,加重7个月。外院查ANA 1∶1000,抗SSA抗体阳性,抗SSB抗体弱阳性,血常规WBC 6.36×10^9/L,Hb 125 g/L,PLT 202×10^9/L,IgG 38 g/L。血清蛋白电泳:多克隆性高丙种球蛋白血症。曾先后口服强的松(4~6片,1次/d)、羟氯喹、来氟米特、白芍总苷等药物,病情时轻时重。刻诊:口干、眼干,双下肢密集紫癜,部分融合成片,色鲜红,压之不褪色,轻度瘙痒,月经期加重,双手、足雷诺现象,乏力,纳差,眠安,二便调;舌红、苔白,脉沉。诊断:①干燥综合征(燥毒内盛、络伤血溢);②高球蛋白血症性紫癜。治则:养阴润燥,清热解毒,活血通络。处方:金银花30 g、当归20 g、生甘草10 g、水牛角(先煎)30 g、生地黄30 g、赤芍15 g、牡丹皮10 g、北沙参30 g、制首乌10 g、紫草15 g、槐米10 g、白花蛇舌草30 g。14剂,日1剂,水煎,早晚温服。

二诊:患者双下肢紫癜明显减轻,色淡紫,无瘙痒,无新发紫癜,口干、眼干,仍乏力、纳差,手足雷诺现象;舌淡红、苔白,脉沉。处方:水牛角(先煎)30 g、生地黄30 g、赤芍15 g、牡丹皮10 g、生黄芪30 g、茯苓20 g、白术10 g、北沙参30 g、白蒺藜10 g、紫草15 g、仙鹤草20 g、三七粉(分冲)2 g。14剂,日1剂,水煎,早晚温服。随访下肢紫癜基本消退,后间断加减调理半年,随访至今紫癜未再复发,月经期亦稳定。

按语 房教授强调,干燥综合征患者紫癜当分虚实两端。其实证者,每因燥毒内盛,蕴而不散,随气血周流,浸淫血脉;或内燥日久,从阳化热,热入血分,伤及血络所致,紫癜多色鲜红或紫红,局部可有刺痛或触痛。其虚证者,则因脾肺不足、气虚失摄、血溢脉外所致,紫癜多色偏淡,不痛不痒,常伴神疲乏力、纳差懒言。此外,紫癜时隐时现者,有风邪为患;出血日久,必兼血虚及血瘀。而临床所见,以虚实夹杂为多,治宜补虚泻实、扶正祛邪,以平为期。此例患者双下肢密集紫癜,部分融合成片,色鲜红,压之不褪色,轻度瘙痒,辨证属虚实夹杂证。方药以犀角地黄汤加减,方中重用苦咸寒之水牛角凉血清心而解热毒;生地黄凉血滋阴生津;当归补血活血;赤芍、牡丹皮、紫草清热凉血、活血化瘀,可收化斑之功;槐米清热疏风,以散络脉燥毒;金银花、白花蛇舌草清热解毒;又配以北沙参养阴清肺、益胃生津,制首乌补肝肾、益精血。诸药合用,使热清血宁而无耗血动血之虑。

服药 14 剂后,患者双下肢紫癜明显减轻,色淡紫,无瘙痒,无新发紫癜,此时热毒减轻,而可进一步扶正,故按上方去金银花、白花蛇舌草清热解毒之品,增三七粉散瘀止血、白蒺藜养血理血祛风,即增补气活血之品,使止血不留瘀,活血不妄行。服药 14 剂后,随访下肢紫癜基本消退,后间断加减调理半年,随访至今紫癜未再复发,月经期亦稳定。

参考文献

[1]周彩云,唐今扬,马芳,等.房定亚成才之路[J].世界中医药,2010,5(2):144-146.

[2]林怡孜.应用数据挖掘分析房定亚教授治疗原发性干燥综合征的经验[D].北京:北京中医药大学,2015.

[3]张颖,陶礼荣.房定亚从"燥、毒、瘀"论治干燥综合征思路探析[J].中国中医药信息杂志,2016,23(7):113-116.

孟景春

孟景春(1922—2017),男,江苏省张家港市人。南京中医药大学教授,首批研究生导师,江苏省名中医,国务院政府特殊津贴专家,曾任江苏新医学院、南京中医学院中医系主任,基础部主任,江苏省及南京市中医学会副会长。

在教学方面,孟景春教授采用了创新的教学方法,如制作挂图来辅助教学,使中医学的教育更加直观和生动。他坚持临床实践,即使在退休后也增加了临床工作量,每周坚持看诊。他的治疗方法以精简用药和小处方为特点,不愿意给患者增加不必要的负担,特别关注经济困难的患者,经常为他们减免挂号费。孟教授还在中医药大学内主动捐资设立奖学金,支持贫困但学习上进的学生,体现了他"医为仁术,用以济世活人"的理念。

此外,孟景春教授还是一位多产的作家,他编写和主编了多部教材和专著,为传播和普及中医知识作出了巨大贡献。孟教授从医从教 50 余年,编写的教材、专著、译著(古译今)有 16 种。临床上擅长治疗疑难杂症,对脾胃病有较深研究,经验丰富,效果显著。

辨证论治

1. 燥盛则干,健脾滋阴

孟教授在治疗燥痹的过程中,重视健脾补气之法,认为脾虚是致燥痹的病因之一,脾主为胃行其津液。《素问·玄机原病式》云:"诸涩枯涸,干劲皴揭,皆属于燥。"脾的功能正常,则"水精四布,五经并行",水精失于输布所致的眼干、口干等临床表现,当责之于脾虚。总的治则以补气健脾为主,且用陈皮、山药、茯苓、黄芪、生地黄、太子参、麦冬等健脾益气、滋阴之药,体现了燥者濡之的辨治思维。

2. 阳中求阴

张景岳在《新方八略引》曰:"善补阳者,必于阴中求阳,则阳得阴助而生化无穷;善补阴者,必于阳中求阴,则阴得阳升而泉源不竭。"孟教授在治疗干燥综合征患者中善在补阴药中加补阳药,如附子、肉桂等大热之品,亦是取景岳所言"若选阴者,必于阳中求阴"之意,亦阳生阴长之意。

病案举隅

病案 1

赵某某,女,50 岁,2009 年 10 月 9 日初诊。主诉:眼、鼻、口等干燥 4 年余。刻下:除口、鼻、眼等干燥外,并有烘热阵阵,兼自汗、盗汗,汗出以头部前胸居多,汗后不恶风而恶热;夜寐不宁,寐则多梦,口渴喜冷饮。舌质红、苔少,脉细弦。处方:桑叶 12 g、炒白芍15 g、浮小麦 30 g、大麦冬 10 g、川黄连 2 g、夏枯草 10 g、柏子仁 10 g、青龙齿(先下)30 g、北五味(打)6 g、干地黄 12 g、炒酸枣仁(打)20 g、北沙参 12 g、朱茯神 12 g、淡竹叶 10 g、碧桃干 15 g、生甘草 4 g。7 剂。

二诊:1 周后,患者汗出减少,做梦次数减少,睡眠改善,眼、鼻、口干等症状稍有减轻,舌质仍红,脉象如前。处方:生地黄 10 g、熟地黄 10 g、山药 10 g、南沙参 10 g、北沙参10 g、大麦冬 10 g、粉葛根 12 g、炒白芍 10 g、金铃子 6 g、柏子仁 10 g、炒酸枣仁 10 g、炙甘草 5 g、熟附子 5 g、龟板胶 10 g(烊化冲服)、广木香 6 g、炒谷芽 20 g。7 剂。

三诊:1 周后,患者诸窍干渴症状基本趋于正常,肌肤较湿润,心情舒畅,舌红已淡,脉转平和,原方再服 14 剂。另以该方 20 剂之量,研细末,加蜜做成丸药,如梧桐子大。每服12 g,一天 3 次,汤剂服完后,继服丸剂。5 个月后电话追问,知丸剂服后,复查一次,已趋正常。

按语 患者为中年女性,以眼、鼻、口干燥为主症,根据以往病史,诊断为干燥综合征。所谓"燥胜则干",患者燥气偏胜而干燥少津,出现口鼻眼等干燥。患者病程已久,初诊时烘热阵阵,汗出较多,睡眠差,兼自汗、盗汗,汗后不恶风而恶热;夜寐不宁,寐则多梦,口渴喜冷饮,根据舌脉辨证属心肝火旺,《素问·阴阳别论》曰"阳加于阴谓之汗",患者烘热阵阵,逼津外泄而为汗,火扰心神致阳不入阴,则烦躁寐差而梦多,故以清热敛汗、养心安神为治法。因汗未止,方药用桑叶清肝润燥;川黄连、夏枯草、淡竹叶清热泻火;炒白芍、浮小麦、北五味、大麦冬、碧桃干敛阴止汗,益气生津;柏子仁、炒酸枣仁、青龙齿、朱茯神养心安神;干地黄、北沙参养阴清火,益胃生津;生甘草调和诸药。观察疗效。

二诊患者症状较前稍减轻,汗出减少,眼、鼻、口干等症状稍有减轻,睡眠改善,舌质仍红,脉象如前。故予以清热敛汗、养心安神为治法,给予生地黄、南沙参、北沙参、麦冬、山药养阴清火,益胃生津;生地黄、熟地黄合用清热滋阴,补肾益精;炒白芍、粉葛根敛阴止汗,生津止渴;柏子仁、炒酸枣仁生津敛汗,养心安神;龟板胶滋阴潜阳;金铃子、广木香疏肝泄热;炒谷芽、炙甘草消食和中。张景岳在《新方八略引》曰:"善补阴者,必于阳中求阴,则阴得阳升而泉源不竭。"在一派滋阴药中加熟附子起到阳中求阴的作用,才能使养阴发挥其长久的功效。

三诊患者诸窍干渴症状基本趋于正常,肌肤较湿润,心情舒畅,舌红已淡,脉转平和。患者临床症状进一步好转,治疗有效,效不更方,继续给予上述方药 14 剂。因丸剂药效持久,且便于携带和储存,嘱患者继续服用丸剂,随访后患者诸症减轻,效果显著。

本例初诊时,即见舌红苔少、口干等症明显。何以未用大剂滋阴?因其时汗出多,且夜寐不宁,汗为心之液,且汗亦津液之类也。故《黄帝内经》云:"汗出溱溱,是谓津。"更加夜寐不宁,心火旺亦能灼津。故先拟敛其汗,养其心,清其火,安其神,一旦汗止,火清、寐安,即可避免津液的损耗,虽未滋阴,却维护了阴津。故在汗止寐安后,即可专注养阴润燥,为治本之计,在大堆养阴药中之所以加大热之附子者,既本张景岳所说的"善补阴者必于阳中求阴,阴得阳升而泉源不竭"之旨,又据近代名中医蒲辅周所说的"服养阴药而阴不复者,必加附子方能有济"的经验。方中之所以加木香者,防滋阴呆胃,加之起理气和胃作用,此即叶天士所说"补药必佐宣通"之意。

病案2

洪某某,男,26岁。2009年2月1日初诊。主诉:眼干、鼻干、口干、唇干半年。自2008年10月起,自觉眼干、鼻干、口干、唇干,经某医院检查确诊为干燥综合征,但服药多次,无效后转中医治疗,多次服养阴生津剂,不仅无效,诸种干证反有加剧趋势。刻诊:除所述"干"证外,更有眼热、夜梦惊扰、口腻、纳谷不思、渴喜温饮,舌质淡、苔白腻,脉轻按濡、重按有弦。证脉合参,心肝之火内郁,湿浊之邪外阳致胃气失和,清津不能上升,先拟化湿清火、稍佐升清。处方:广藿香10 g、佩兰叶10 g、石菖蒲10 g、甘菊花10 g、桑叶10 g、淮小麦30 g、柏子仁10 g、橘络6 g、川黄连2 g、朱茯神12 g、南沙参12 g、芦根30 g。服7剂。嘱忌食甜及荤腥,饮食宜清淡、易消化食物。

二诊:2009年2月8日。眼干热和夜寐惊扰已有好转,苔腻渐化,但常觉疲乏、背部酸楚、胃纳不香、湿邪渐化,气阴不足,再以补气养阴,化湿升清。生黄芪20 g、陈皮6 g、南沙参12 g、太子参10 g、石菖蒲10 g、粉葛根15 g、甘菊花10 g、柏子仁10 g、朱茯神12 g、焦神曲12 g、炒谷芽20 g。服7剂。

三诊:2009年2月22日。眼、鼻、口干等已轻,偶有发热,两肋时有隐痛,双腿酸软乏力,纳谷渐增,大便亦调,此兼肝气失疏。再以原方加减。原方去陈皮,加青皮6 g、玫瑰花6 g、橘络6 g、怀牛膝10 g。另用甘菊花250 g,每次12 g泡汤代茶,上午、下午各1次。

四诊:2009年3月1日。诸症均趋好转,纳谷较前更增,腻苔无,湿邪已化,两目仍觉干热。原方7剂,以巩固疗效。另用枸杞子12 g、甘菊花12 g,泡汤代茶,上午、下午各1次。

五诊:2009年3月9日。胃纳大增,食后亦无胀感,夜寐较安,胃气复,滋阴之剂可进。生黄芪30 g、南沙参12 g、北沙参12 g、玉竹12 g、炒白芍10 g、甘菊花10 g、柏子仁10 g、怀山药12 g、生地黄10 g、熟地黄10 g、炒谷芽20 g、上肉桂(后下)5 g、枸杞子12 g、金铃子6 g、橘络6 g。服14剂。另用枸杞子12 g、菊花12 g,如前泡汤代茶。

上方服完后,又自配14剂,病情较稳定。

按语 本例在就诊时舌苔白腻,纳谷不思,兼有夜寐惊扰,一派湿蕴中焦、郁火内扰心神的局面。若进滋阴,势必助湿,湿甚则火郁又加,故先以宣化湿邪、清泄内火为主,待湿化胃和、夜寐得安后继进滋阴润燥之剂,从而诸症得以缓解。虽未彻底治愈,但症状取得很好的缓解效果,患者亦较为满意。在滋阴润燥中以滋养肾阴为主,盖宗张景岳所说的"肾为先天,五脏之阴,非此不能滋",犹言滋补了肾阴,其他四脏的阴液亦能得到相应的滋养。故在方中用了生、熟地黄。之所以加肉桂一味,亦是取景岳所言"若选阴者,必于阳中求阴"之意,亦阳生阴长之意。其常目干而热,乃肝阴不足,阴虚生内热,故令其常服枸杞子以补肝养目，菊花以清肝火可以久服而无弊。

一诊中患者主要症状是眼干、鼻干、口干、唇干，结合既往病史，诊断为干燥综合征，患者已服用多种养阴生津药，未有效果，结合患者症状和舌脉，此为肝火内郁，湿浊上扰。叶天士在《温热论》中所言："湿与温合，蒸郁而蒙蔽于上，清窍为之塞，浊邪害清也。"故用化湿清火、稍佐升清之治法。患者有口腻、纳谷不思，给予广藿香、佩兰叶、石菖蒲芳香化湿，开窍和中；南沙参、芦根养阴清热，润肺生津；甘菊花、川黄连清热泻火燥湿；患者夜梦惊扰，给予淮小麦、柏子仁、朱茯神养心安神。二诊患者眼干热和夜寐惊扰已有好转，苔腻渐化，应用化湿药物效果明显，但患者仍常觉疲乏，背部酸楚，胃纳不香，此为湿邪渐化、气阴不足，以补气养阴，化湿升清为治法。脾胃为气机运化之枢纽，脾主运化水湿，故给予生黄芪补气健脾；合用陈皮、石菖蒲燥湿理气、开窍醒神；南沙参、太子参、粉葛根养阴生津；甘菊花清热泻火；柏子仁、朱茯神养心安神；焦神曲、炒谷芽健脾和胃，以观察疗效。三诊患者口、眼、鼻等外分泌腺干燥症状减轻，纳食可，双腿酸软乏力，两肋有隐痛，《灵枢·五邪》曰"邪在肝，则两胁中痛"。故为肝气失于疏泄，故在二诊基础上将陈皮改为疏肝破气之青皮，用玫瑰花、橘络加强理气通络之功；患者双腿酸软乏力，加用怀牛膝补肝肾，强筋骨；另用甘菊花泡水加强平肝清热之功。四诊诸症均趋好转，湿邪已化，效不更方，继续服用巩固疗效，两目仍觉干热。用枸杞子、甘菊花泡汤代茶有清肝明目、疏散风热之功。五诊患者胃气恢复，可用滋阴之药，滋阴润燥中以滋养肾阴为主。生地黄、南沙参、北沙参、玉竹、麦冬、山药、炒白芍养阴生津；黄芪补气健脾；甘菊花、枸杞子清热平肝；柏子仁养心安神；炒谷芽健脾和胃，生津止渴；用金铃子、橘络加强疏肝通络之功；肉桂有"阳中求阴"之意。患者服药后疗效显著。

病案3

程某某，女，38岁，2004年8月2日初诊。主诉：口渴3月余。初患时已就医，先就西医服药2周，无效。后就中医诊治，医者给予养阴生津剂，2周未效，继而改用消火养阴药，仍未效。刻诊：口渴依旧，夜寐醒后口渴更甚，甚至舌不能搅动，一定要起身喝口温水，舌搅动几下，方觉舒适。平时食欲欠佳，无饥饿感；大便偏溏，日行1~2次。全身常感乏力。舌苔白腻，脉濡，重按近细。此湿困脾虚，虚则不运。治拟芳燥化湿，理脾升清。处方：制苍术6 g、焦白术10 g、广藿香10 g、法半夏10 g、广陈皮10 g、焦薏苡仁12 g、煨葛根10 g、干荷叶10 g、芦根15 g。服7剂。嘱其平时暂不吃水果及甜腻食物，同时牛乳、鸡蛋及其他荤菜亦暂停。多食清淡易消化类蔬菜。

二诊：8月9日。口渴稍轻，大便仍偏溏，仍无饥饿感。舌苔稍化。病重药轻，再以前方加重其剂。处方：制苍术10 g、焦白术10 g、鸡内金10 g、广藿香12 g、法半夏12 g、广陈皮10 g、熟附子4 g、焦薏苡仁15 g、云茯苓12 g、煨葛根10 g、干荷叶10 g、芦根15 g。服7剂。再告以如服药口干燥更甚时勿慌，继续服用，舌苔化净时，口渴可解。

三诊：8月16日。夜寐口干渴大有好转，昼日亦不甚渴，食欲好转，已有饥饿感。舌苔白腻已化，便亦转成形，疲乏感亦解。既见效机，守原方加减。处方：制苍术6 g、焦白术10 g、鸡内金6 g、法半夏6 g、广陈皮6 g、焦薏苡仁10 g、云茯苓12 g、煨葛根10 g、干荷叶10 g，炒谷芽、炒麦芽各15 g。服7剂。

四诊：8月23日。诸症悉解，饮食有增，大便亦趋正常。为善后计，再以丸剂继服。

处方:香砂六君子丸3瓶。每日早、中各服1次。每次12g,用温开水送下,饭前服。丸剂晚上饭前服1次,用量同香砂六君子丸。

按语 此症之口渴非阴虚体液不足者可比,观其舌苔厚腻,大便偏溏,乃湿困脾虚、脾虚不运所致。《素问·经脉别论》曰:"饮入于胃,游溢精气,上输于脾,脾气散精,上归于肺……水精四布,五经并行。"于此可知水和精气的输布,脾运是关键。此患者舌苔白腻,身体疲乏,大便溏,一派湿困脾虚之象。脾虚不运,精气不能上归于肺,故口渴也。由此可见湿重是本病的关键,滋阴反能助湿,故用之无功。化湿运脾乃是治本病之正法。古有"以燥治燥"法,即指此而言。第一处方服后疗效不显,是乃湿重药轻。第二处方中不仅加重化湿药的剂量,更加重附子以温阳,使成温燥之剂,且附子能鼓舞阳气,故用后疗效显著。第三处方中去附子,以见苔化,不可过用温燥,过则真有伤津之弊矣。《黄帝内经》曾告诫曰:"无使过之。"后人亦有"中病即止"之说,正是对用此等猛药而言也。

病案4

褚某某,56岁,2003年9月2日初诊。主诉:舌干唇燥半年余。通服中西医所配的药物,均无效果,经多次检查,亦无异常发现。中间停药半月,症势依然。其舌干,于夜睡后更著,甚至舌不能掉。起身喝口温热水润之稍解。刻诊:视其舌质紫暗苔薄黄,脉沉涩。此乃瘀血阻于心络,体液因而阻滞。治拟活血祛瘀,佐以通络。处方:桃仁(打)10g、杜红花6g、炒赤芍10g、炒酸枣仁10g、丹皮10g、制香附10g、丹参15g、参三七(包煎)6g。取7剂。并嘱其平时忌食酸冷食物,包括酸性水果。

二诊:9月9日。唇燥、舌干略有好转。夜寐醒来时,舌已能调动。舌上紫褐色仍未消。再以前方加减。处方:桃仁(打)10g、杜红花6g、炒赤芍10g、炒酸枣仁10g、丹皮10g、生山楂10g、制香附10g、丹参20g、参三七片(包)10g、川桂枝6g。取14剂。嘱其服药时间,中、晚各1次。早上勿服。

三诊:9月25日。唇燥、口舌干已基本消除。舌质紫气已消,再以和血之剂,以善其后。处方:丹参12g、杜红花6g、玫瑰花6g、陈皮6g、橘络6g、制香附10g、炒白芍10g、川桂枝5g。取10剂。

按语 关于瘀血唇燥口干燥症,早在张仲景《金匮要略》中就有记载。《惊悸吐下血胸满瘀血病脉证治第十六》曰:"病人……唇萎,舌青,口燥,但欲漱水不欲咽……为有瘀血。"又如《妇人杂病脉证并治第二十二》曰:"妇人年五十所……手掌烦热,唇口干燥,……瘀血在少腹不去。何以知之?其证唇口干燥故知之。"由此可知,瘀血内恋能令唇口干燥。本症之唇口干燥,其舌紫褐,其为瘀血所致,可以无疑。且其干燥于夜寐醒后更著者,由于夜属阴时(昼为阳,夜为阴)。《素问·调经论》:"血气喜温而恶寒,寒则凝泣而不流,温则消而去之。"瘀血至夜晚遇阴时,则血瘀更凝,故口干寐时更著。故用祛瘀血剂,更加桂枝、香附温阳理气,则瘀血渐化,津液自流矣。

病案5

马某,男,27岁,1987年7月21日初诊。1985年夏,某天患者因疾走赶路时,突然遇倾盆暴雨,全身淋湿。归家后淋浴换衣,当时自觉形寒畏风,汗出不彻,煎服姜糖茶入睡,次日照常上班无特殊情况。近2年来自觉皮肤干燥有灼热感,但无汗出。每逢暑令,口干不多饮,心烦心热,常以冷水淋浴为快。右侧头痛,口淡,纳谷无味,大便干结,舌淡红,苔厚垢腻,脉濡细滑。恙由暑湿内蕴,寒邪外束,肺气失宣,腠理调节失常所致。首拟疏表散寒、清暑化湿为法。方用:香薷9 g、麻黄(后下)9 g、藿香9 g、紫苏叶9 g、荆芥9 g、防风9 g、厚朴9 g、苍术9 g、陈皮4.5 g、砂仁4.5 g、蔻仁4.5 g、枳实5 g、白芷9 g、大腹皮10 g、生姜衣3 g。取7剂。

二诊:1987年7月28日。服药7剂后身获微汗不彻,皮肤灼热已减,头痛得止,口干口黏不欲饮,纳差,溲短,大便正常,近来稍有咳痰,舌苔垢腻,脉仍濡细而滑。乃寒邪初散,暑温犹重,肺胃不和之象。前方既合病机,仍守旧章化裁。处方:香薷9 g、麻黄9 g(后下)、藿香9 g、佩兰9 g、厚朴5 g、杏仁12 g、半夏9 g、桂枝4.5 g、前胡9 g、枳壳5 g、焦曲12 g、砂蔻仁(各)4.5 g、桔梗4.5 g、生姜衣2.4 g。

三诊:1987年8月4日。服药7剂后汗出较畅,咳痰亦少,纳谷渐增,大便自调,舌苔薄腻,脉形濡滑。症系暑湿渐化,寒邪已散,肺胃初和之候。再拟前方制小其剂:香薷5 g、麻黄5 g(后下)、佩兰9 g、厚朴4.5 g、杏薏苡仁(各)12 g、砂蔻仁(各)3 g、枳壳5 g、焦曲12 g、桂枝3 g、白芍12 g、生姜2片、红枣7枚。连服5剂,诊治3次,病告痊愈。

按语 该患者年轻力壮,早年因夏日冒暑疾走赶路,汗流彻背,适逢暴雨淋身,暑热内伏,导致腠理失调,从而皮肤干燥有灼热,无汗出达2年之久。每逢盛暑季节,常以冷浴解热,使阳气受郁不能外达肌表,汗腺关闭而得病。初诊时得知原因所在,并结合临床症状和舌脉,根据辨证论治原则拟方,本案患者得病于暑天身淋暴雨,病系暑热内蕴,风寒外加,纯属实证,重在肺脾,主治以宜肺散寒,佐以清暑化湿。故以香薷饮、藿香正气散、麻黄汤、平胃散、三仁汤等加减以疏表散寒、清暑化湿为治。麻黄剂量宜重,暑湿得化,阳气振发,腠理功能调节正常,获汗而愈。

病案6

陈某,男,60岁,1987年10月5日初诊。患者原有心脏房室传导阻滞病史,平时自觉胸闷气窒,心前区隐痛,引及肩背,左枕骨部痛,肢麻,唇绀,口干不多饮,血压186/114 mmHg。5个月来,汗孔闭塞,皮肤干燥,无汗出。据诉病由冷水淋浴后引起。今诊面觥少华,头晕,心悸,肢末不温,大便溏薄,舌淡、质瘀,苔白腻,脉沉细涩。恙由肺气虚弱、寒凝瘀滞、心血不足、脾肾阳虚所致。暂拟温阳散寒、活血化瘀,佐以理气通闭为治。处方:黑附块9 g、麻黄(后下)9 g、细辛4.5 g、焦白术15 g、川桂枝5 g、瓜蒌皮24 g、薤白9 g、半夏9 g、紫丹参15 g、大麦冬9 g、广郁金10 g、大川芎9 g、沉香(后下)2.4 g、连皮生姜2片、连须葱白3枚。另用50%酒精擦身。

二诊:1987年10月12日。服药7剂后身获小汗,胸闷得舒,心前区痛未作,左肩背仍感酸痛,舌苔白腻初化,脉仍沉细。再拟上方加减:黑附块9 g、麻黄9 g（后下）、细辛4.5 g、紫苏叶9 g、羌活9 g、制香附9 g、川芎9 g、瓜蒌皮2.4 g、薤白9 g、紫丹参15 g、制半夏9 g、川桂枝4.5 g、生姜2片、葱白3枚(打)。7剂。50%酒精擦身。

服第二方后,汗出较畅,肢末亦温,胸闷心悸改善,肩背酸痛减轻。唯觉心烦口干不多饮,口黏纳谷无味,大便正常,舌淡红、苔薄白,脉沉细滑。再拟温清合法,佐以理气和胃:黑附块4.5 g、麻黄4.5 g、细辛3 g、丹参15 g、麦冬9 g、黄连2.4 g、半夏5 g、羌活6 g、川芎5 g、枳壳5 g、焦六曲12 g、知母9 g、浮萍9 g。继服7剂而愈。

按语 患者原有心脏病史,本症乃由冷水沐浴而起,根据临床证候分析,证属心肾阳虚,寒湿内阻,气滞血瘀,营卫失于调和。治以温肾散寒,佐以理气。方用麻黄附子细辛汤温肾助阳,宣表散寒;瓜蒌薤白半夏汤理气宽胸,温中化湿;苏叶、羌活疏表散寒,通利血脉;丹参、桂枝、川芎活血祛瘀,助阳通痹;香附、厚朴、沉香温中化湿,行气止痛。再加生姜、葱白,发汗解表,祛寒通阳。外用酒精擦身,通畅血脉,并可加强发汗作用。诸药合用,即可发热散寒,又可温阳养心,助阳通闭,颇切病机。

病案 7

蒋某,男,28 岁,1977 年 7 月 12 日初诊。患者自幼就有汗闭症。暑天烦热难忍,伴有低热,精神疲乏,口干,肢麻甚则作痛,溲多而清。历年来服中西药未效。刻诊:肌肤干燥,脉弦细而数,满舌裂纹,苔剥,体温 37.4 ℃。辨证:证属肺气肺阴不足,不能宣散皮毛,汗源亦少。治法:益气养阴,清燥润肺之法。处方:生石膏(先煎)30 g、玄参 12 g、知母 9 g、鸡苏散 30 g、太子参 15 g、生地黄 12 g、葛根 9 g、山药 9 g、桑白皮 12 g、阿胶(烊冲)9 g。

二诊:7 月 22 日。服前方药 7 剂后,皮肤潮湿,有出汗感,其他诸症尽减。脉弦细不数,效不更方,治从原法,再服药 7 剂。

随访:服药 14 剂后,症状痊愈。暑天炎热之时,汗出漆漆,肌肤湿润,低热也退。

按语 本案患者脉证表现属肺气虚,不能宣散皮毛;肺阴亦不足,汗源亦少,故为汗闭。方中石膏、玄参、知母、太子参、生地黄、桑白皮,都属清燥热,补气阴之品,从清燥救肺汤化出,以治其本;佐葛根、薄荷(鸡苏散中有薄荷),以解肌疏表,是治其标。薛生白《湿热病篇》治暑邪闭于腠理无汗,用六一散一两(30 g),薄荷叶 0.3 g 泡汤调下即能汗解,此方即仿其法。因小便多,故方中用山药以固肾气;当时暑令,见有低热,肺之气阴两虚,汗源不足,故以清养肺之气阴为主,用六一散、薄荷叶疏解肌表,于此可知标本同治应分主次。鸡苏散与山药同用,通中有涩,不致有渗利过甚,小便更见增多之弊,用方照顾全局,故奏效颇速。

病案 8

孔某,男,50 岁,2003 年 7 月 1 日初诊。大便秘结已有年余,每 5 ~ 6 日一行,便时十分困难,需 1 h 左右,肛常因而出血。曾用果导、比沙可啶(便塞停)、生大黄、番泻叶、麻仁丸等药通便,虽能一时见效,但停药后便秘依然有时更剧,用开塞露亦不能下,常用手指挖出,十分痛苦。现症:咽干、鼻燥、口渴,每年至秋季更为严重,饮食尚佳,睡眠欠安。舌质偏红、苔少,脉细数。辨证属肺阳不足,不能下润大肠。治拟滋养肺阳,利气润下。处方:南北沙参各 12 g、麦冬 10 g、杏仁 10 g、郁李仁 10 g、炙紫菀 20 g、熟地黄 12 g、云茯苓 12 g、桔梗 10 g、厚朴花 6 g、芦根 20 g(7 剂)。梨膏 1 瓶,每次服 2 匙,早晚用开水冲服,空腹服下。并嘱忌食辛辣熏烤食物,戒烟酒。

二诊:7 月 6 日。药后大便 3 日 1 行,质亦转软,能顺利而下,口渴、咽干等亦轻。药已中肯,再以原方继进。半月后,患者喜形于色,告知便秘已愈,每日 1 行能顺利而下。嘱其煎剂可停,再服梨膏 1 个月,以资巩固。

按语 肺主一身之气,主治节,其气以清肃下降为顺。肺与大肠相表里,魄门为大肠之末端,肺气肃降,则大肠功能正常,魄门启闭正常。本案由于肺气阴不足,津液不能输布转输,无以下润大肠,肠燥津亏致大便秘结,故用通下无益也。且泻下有伤津之弊,若服通下之剂,结虽暂通,实则伤津,故停药后更为严重。因秋主燥,燥气易伤肺津,故每至秋季而加重。咽干、鼻燥、口渴均为肺阴亏虚之症。本案治疗以润肺生津为主,实为治病求本之计也。南北沙参、麦冬、熟地及芦根合用可滋肺胃肾之阴,先后天并养,金水相生,共奏养阴生津之功;桔梗、郁李仁、杏仁及厚朴以宣肺润肠通腑;紫菀入肺利气,肺气调则一身之气皆调,且"肺合大肠",调肺气则间接起到调整大肠之功;梨膏可养阳润肺,生津降火,故用此以资巩固。

病案9

张某,女,38岁,1985年3月16日初诊。大便干结,其形如栗,每5~6日一行,小便黄。同时右肩胛及颈部(位于缺盆之上、天突、天鼎、天窗等区域)昼夜俱痒甚,皮肤烘热尤以夜晚为甚,故至晚则手不停搔,直至皮肤出血,其痒势稍然,因而又影响睡眠,深以为苦。如是者已半年有余,经中西医诊治,用内服、外敷,效果均差。现症:皮肤痛痒,色红干燥,表皮呈角化状。口干,饮食尚可,常有嘈杂感,心烦易怒,寐则多梦。舌质红、少苔,脉象细弦带数。月经超前量少,色鲜红,月经期间,便坚与肩胛等瘙痒更甚。证属营血亏耗,心肝火旺,火窜于脉络则瘙痒,血虚不能下润则便秘。治拟养血滋阴凉血,润肠通腑,佐以清泄心肝之火。药用:油当归10 g、生地黄12 g、大麦冬10 g、玄参10 g、川楝子6 g、小黄连3 g、丹皮10 g、益元散(包煎)15 g、生大黄(后下)6 g、火麻仁10 g、郁李仁(打)10 g、生白芍12 g、生甘草6 g、鲜竹茹30枝。7剂。

二诊:3月23日。药后大便已不干结,每2日一行,肩胛区痛痒亦轻,夜寐已有好转。舌质光红稍淡,心肝之火有下泄之势。药用:原方去生大黄,加净连翘12 g、焦山栀10 g。服7剂。

三诊:3月30日。症状已基本控制,夜寐亦安,大便栗状无、质软,每日一行,便时爽利。舌质已转正常,脉亦柔和。为巩固病情,去川楝子,加柏子仁10 g。嘱服7~10剂。平时宜多食新鲜蔬菜、水果等,忌食辛辣、肥腻及海鲜等。

按语 此症先有皮肤瘙痒而后见大便干结如栗。《黄帝内经》云:"先病为本,后病为标。"继而两者互相影响,证脉合参,实由阴血不足、心肝火旺而致肠燥便秘,又因便秘致火热之邪无以下行宣泄,转而内郁循经上行,郁于肌腠发为瘙痒。其所痒之处,为手足阳明和手足少阳、手太阴循行之处,此系脏病移腑,腑为阳,火邪欲从表而出也。郁不能达,致皮肤烘热瘙痒。故以当归合增液汤以养血滋阴,为治肠燥之本;润肠通下,可导火热下行,配合生大黄、川黄连、川楝子、丹皮等清心、肝之火,为治瘙痒之本;益元散、竹芯导心火从小便而出,杭白芍、甘草、郁李仁等柔肝润肠。再诊时去生大黄,加连翘、山栀,取"火郁发之"之义。最后加柏子仁,以加强养心作用,使心阴足,心火平息,为制瘙痒之复起,且柏子仁能润肠开秘,以防大便再秘。

病案10

患者,男,23岁,5年前盖房时不慎从高处摔下,未发现明显外伤,事后即发现半身无汗,继而出现全身无汗,头部胀闷,心中烦热,口渴欲饮,声音嘶哑,纳差食少,疲乏无力,喜凉畏热,全身瘙痒,日渐消瘦,大便干燥,3~4 日一行,舌红、苔白腻少津,脉弦滑。每年农历四月以后上述症状加重,至 9 月则逐渐减轻,病重时痛苦异常,不能从事体力劳动。辨证为阴亏液少,毛窍闭阻。给以养阴生津,解肌开腠之剂。药用:天花粉 20 g、麦冬 15 g、玄参 20 g、石斛 15 g、知母 15 g、淡竹叶 10 g、焦槟榔 15 g、葛根 15 g、柴胡 10 g。服药 3 剂,双腋下稍有湿润感,心中烦热等症减轻。服药 10 剂,诸症基本消失。

按语 《素问·阴阳别论》云:"阳加于阴谓之汗。"即汗是阳气蒸化津液外出于肌腠毛孔而形成的。与肌腠的疏密、毛孔的开闭也有关系。在治疗上不仅应注意增津生液,还应配以解肌开腠。本患者一派津亏液少、阳热内盛之象,故治用天花粉、玄参、麦冬、石斛以养阴生津;知母、淡竹叶以清热泻火;焦槟榔以通降腑气;方中更用柴胡、葛根以解肌开腠,疏通汗液外泄之门户,从而使汗液得以外泄而获效。

参考文献

[1]平启年,谢伟.孟景春从五脏论治顽固性便秘治验 5 则[J].辽宁中医杂志,2010,37(3):531-533.

[2]孟景春.中医就有这么牛·中医大家孟景春治疗疑难杂症的故事[M].湖南:湖南科学技术出版社,2014.

[3]孟景春.孟景春医集[M].湖南:湖南科学技术出版社,2014.

[4]孟景春.孟景春解析古今奇症医案[M].湖南:湖南科学技术出版社,2010.

[5]孟景春.孟景春临床经验集[M].湖南:湖南科学技术出版社,2007.

赵文霞

赵文霞(1956—),女,教授,硕士、博士生导师,国家中医药管理局第一批优秀中医临床人才,第五批全国名老中医药专家学术经验继承工作指导老师,首届全国中医高校教学名师,享受国务院政府特殊津贴,河南省首届名中医。现任河南中医药大学第一附属医院内科医学部主任、脾胃肝胆病诊疗中心主任,是国家临床(中医)重点专科、国家中医药管理局肝胆病重点学科学术带头人。赵文霞教授在35年临床实践中讲究辨证论治,注重整体治疗,对干燥综合征、郁证、梅核气等疑难杂病颇有研究。

⋅ 辨证论治 ⋅

1. 治"燥"重在气阴双补

赵文霞教授认为脾胃气虚是本病发病的基础之一。《脾胃论》曰:"若胃气本弱,饮食自倍,则脾胃之气既伤,而元气亦不能充,而诸病之所由生也。"故在滋养胃阴的同时应调补脾胃之气,以达气阴双补之效。常用药物为太子参、黄芪,其中太子参益气生津且不助热,为益气养阴之佳品。《本草备要》中记载黄芪能"益元气,壮脾胃",为补养脾气之上品。两药合用,质轻清而不滋腻,补脾胃而不助燥。赵文霞教授认为阳明主津液,胃为五脏六腑之海,胃中津液一枯,则脏腑皆失润泽,故治疗采用益胃汤滋养胃阴。方中重用生地黄、麦冬,二者味甘性寒,功擅养阴清热、生津润燥、甘凉益胃;沙参、玉竹养阴生津,可加强沙参、麦冬养阴之功。全方一派甘寒润泽之品,饮入于胃,以复其阴,阴复则燥消。

2. 调津兼顾疏理肝气

气对津液有化生、推动、固摄作用。肝主疏泄,其性喜条达而恶抑郁,肝气条达,则气机调畅,全身脏腑经络之气运行有序,气行则津布。肝气的疏泄可促进津液的输布代谢,使气血调和,脉络通利,故赵文霞教授在治疗干燥综合征时强调兼顾疏理肝脏气机,常用药物为醋柴胡、醋郁金、炒白芍等,从气调治,以助全身津液之布散。

3. 酌情加用活血化瘀药

《医学入门》言:"盖燥则血涩而气液为之凝滞。"赵文霞教授认为本病病程较长,脾胃阴津亏耗日久,失于运化,则致痰饮水湿内聚,气滞湿阻,血流不畅则成血瘀,即所谓的"气分失治,则延于血"。此外,瘀血久留,化热生燥,伤津更甚,燥瘀互结,故而造成病势更加缠绵复杂。瘀久化热,更伤津液,日久则口干咽干加重;瘀血阻滞肌肉关节,则表现为筋骨肌肉关节疼痛、活动不利等,故活血化瘀应贯穿治疗全过程。赵文霞教授在临床治疗时常酌情加用活血化瘀药,如桃仁、丹参、川芎、赤芍等,活血通络,使瘀血得化,助津液通调。

4.巧用引经药与专药

干燥综合征发病之基虽在中焦,但病位在上,表现为口干、眼干、舌干等。《神农本草经》曰:"葛根,味甘,平。主消渴;身大热,呕吐;诸痹;起阴气,解诸毒。"赵文霞教授在治疗过程中善用葛根,一者升阳明清气以治口渴,二者取其通络之性,以改善肌肉关节疼痛之症。《本草衍义补遗》云:"牛膝能引诸药下行。"因本病发病之本在于肝肾不足,赵文霞教授在补肝肾同时常加用牛膝,一者补益肝肾,二者引诸味补肝肾药下行,三者活血以通利肢节筋脉。《神农本草经》曰:"石斛,味甘平。主伤中;除痹,下气;补五脏虚劳羸瘦,强阴。久服厚肠胃;轻身延年。"赵文霞教授在辨证基础上常加用石斛,凉而不寒,滋而不腻,为滋胃益肾之上品,与葛根合用,能有效缓解口干症状。

病案举隅

患者,女,47岁,2018年4月21日初诊。主诉:口眼干燥,2年余。现病史:患者2年前出现口眼干燥,于当地某医院诊断为"干燥综合征",近6个月口服甲泼尼龙片治疗,体重增加5 kg,且效果欠佳,为求中医诊治来诊。实验室检查:抗核抗体(ANA)(+)、抗SSA抗体(+)、抗SSB抗体(-)、红细胞沉降率(ESR)45 mm/h、类风湿因子98 IU/mL。泪流量测定:左眼3 mm/5 min,右眼4 mm/5 min。角膜荧光染色阳性。颌下腺造影:双侧颌下腺摄取及排泌功能降低。唇腺活检:淋巴细胞浸润,部分腺体重度萎缩。刻诊:口舌干燥,咽干,伴两目干涩无泪,乏力,头晕耳鸣,心烦潮热,腰膝酸软,皮肤干燥,食欲欠佳,饥不欲食,眠一般,二便调;舌质暗红,舌体瘦,舌面光滑无苔,舌下脉络增粗显露,脉细。诊断:干燥综合征(胃阴亏耗,肝肾阴虚证)。治则:滋养胃阴、补益肝肾。处方:予以生脉散、益胃汤、杞菊地黄汤合方加减。具体方药如下:生黄芪10 g、太子参15 g、白术10 g、生地黄15 g、沙参12 g、干石斛12 g、五味子15 g、玉竹15 g、枸杞子15 g、菊花15 g、山药12 g、泽泻15 g、葛根12 g、川牛膝10 g、丹参10 g、醋郁金10 g。15剂,日1剂,水煎,早晚温服。

二诊:患者自诉口舌干、目干等症状较前好转,一般症状减轻,近日眠差,多梦易醒;舌干少苔,脉细数。给予上方加炒酸枣仁15 g、首乌藤15 g、合欢皮10 g。15剂,日1剂,水煎,早晚温服。

三诊:患者自觉症状较前好转,口中自觉已有少量津液,又取药10剂,日1剂,水煎,早晚温服,并嘱其清淡饮食。服药治疗3个月后口眼干燥症状明显改善,一般症状消失。复查泪流量测定示:左眼6 mm/5 min,右眼7 mm/5 min。角膜荧光染色阳性。实验室检查:抗SSA抗体(-)、抗SSB抗体(-)、类风湿因子20 IU/mL、ESR 19 mm/h。随访6个月病情稳定。

按语 此案患者口舌干燥,咽干,伴两目干涩无泪,结合抗核抗体谱、泪流量测定、分泌腺造影等检查,明确诊断为干燥综合征,长期服用激素类西药虽可暂时缓解部分症状,但不良反应大,且效果不佳。患者服用中药后,症状改善明显,说明中医药在治疗干燥综合征方面具有优势。方中黄芪、太子参、白术补气健脾生津;生地黄、干石斛善补肾阴,肾阴足则胃阴足,使生化有源;沙参、玉竹养阴生津,专在肺胃;枸杞子、菊花、山药平补肝肾,枸杞子、菊花尤可养肝明目,缓解眼干,疗效确切;患者舌质暗红,舌下络脉增粗显露,病程长久,久病入络,加入葛根、丹参以活血通络;葛根、牛膝一升一降,并合用郁金,以疏理全身气机,可达气血同调之效;五味子五味具备,酸味居多,可涩精益气,与甘味药合用,酸干化阴;泽泻气寒而性沉降,为逐水行湿之要药,可恢复膀胱气化,与诸药合用,相反之中有相成之力。二诊时,患者服药后口舌干、目干症状明显好转,睡眠欠佳,加入炒酸枣仁、首乌藤、合欢皮以养心安神。三诊患者口中已有津液,提示阴液渐复。服药3个月后未再复发,也佐证了从脾胃着眼是治疗干燥综合征的有效经验。

参考文献

栗梦晓,赵文霞.赵文霞辨治干燥综合征经验总结[J].中国民间疗法,2019,27(15):8-10.

赵绍琴

赵绍琴（1918—2001），男，北京市人，赵师自幼熟读医学典籍，得家学传授，于1934年继承父业悬壶北京。1950年，参加原卫生部举办的中医进修学校。1956年，到北京中医学院任教。曾任北京中医药大学（原北京中医学院）终身教授，温病教研室主任，中国中医药学会内科学会顾问，中国医学基金会理事，第七、八届全国政协委员，享受国务院政府特殊津贴等。著有《温病纵横》《文魁脉学》《赵绍琴临证400法》《赵绍琴临床经验集》《赵绍琴内科学》等。由辛松峰、彭建中等人整理成书的有《赵绍琴温病精选》《赵绍琴内科精要》《赵绍琴验案精选》《中医养生学》。

辨证论治

1. 保存津液，调畅气机

温病的临床治疗首先要重视保存津液。赵老认为，在温热病邪侵入人体的过程中，津液留存可使人体正气充足而能卫外抗邪。同时，由于温病为阳邪，而燥邪同属阳邪，亦具有易伤津耗气的特点，临床上表现为极易损伤阴津。因此，即使在温病卫分证中，此时病程尚浅，却已出现了咽干、舌红、口微渴等伤津表现。若此时妄用汗法，必会加重伤阴，故温病常常会导致阴伤之后遗症，甚至造成阴竭阳脱之危象。

气机调畅是温病得以转愈的重要条件。赵老认为，温病的传变是由表入里的过程，保证气机通畅才能顺利祛除病邪。若因病理产物如血瘀、湿聚、痰阻等阻滞导致气机不畅，则更易将病邪羁留体内，使疾病缠绵难愈。

在温病的基本治疗中，无论是为了祛邪外出，还是为了顾护正气，都应当坚持"保存津液"，津液状态也成了判断疾病急缓进退、指导临床治疗用药的重要指标。"保存津液"当为贯穿温病治疗始终的基本原则。而温病的病机为郁热，郁热的根本在于气机郁滞。因此，温病的治疗大法当是调畅气机。通过展布气机，开其壅滞，透邪外达，不可专用寒凉，更不可病轻药重，采取截断疗法，必致冰伏气机，邪不得透达，反而内攻。

2. 善用甘寒，慎用苦寒

温病属热邪，故当用寒凉药进行治疗。又因谨守"保存津液"之法，故宜多用甘寒生津之品。若无有形实邪或给予适当配伍，则可不必担心甘寒滋腻之品碍胃助邪，或有碍气机。因此，治疗外感热病初起，当以开郁为主，气机条达，邪气外出即可热退病愈。苦则燥，寒则收，苦寒之品易致阴伤，更易阻滞气机，导致寒包火郁。所以，在使用苦寒之品时,当慎之又慎,不能简单地因发热而重用,应当明辨感邪深浅和病程阶段,酌情投用,至少应当抓住火热炎上炽盛或湿热证的病机才能使用。

3.适当辛温宣阳

由于温病在治疗过程使用阴药过多,易阻碍气机,或邪伏血分,痰闭心窍,易致昏迷,故应适当使用升阳药物,宣畅气机。赵老善在气分郁火时使用"升降散",或在湿邪"寒凝""冰伏"阶段使用桂枝尖、草果等药物。其常强调的"郁多则宣,湿遏用芳化,火郁当升降"便是此意。

病案举隅

病案1

赵某某,女,23岁,病发半年余,一身关节入夜作痛,晨起即愈。曾查得类风湿因子阳性。口腔溃疡经常发作,此起彼伏,经某医院检查,认为属干燥综合征。刻诊:心烦急躁,夜寐梦多;舌红且干,脉弦糙,按之沉数。肝胆郁热已久,先用清泄肝胆方法。处方:荆芥6 g、防风6 g、柴胡6 g、黄芩6 g、川楝子6 g、丹参10 g、茜草10 g、木瓜10 g、黄连2 g、桑枝10 g、丝瓜络10 g。7剂,日1剂,水煎,早晚温服。

二诊:药后疼痛略减,心烦稍平,夜梦亦稀,脉仍弦滑数,舌红且干,继用前法进退。处方:荆芥6 g、防风6 g、柴胡6 g、黄芩6 g、川楝子6 g、丹参10 g、茜草10 g、木瓜10 g、大豆卷10 g、秦艽10 g、丝瓜络10 g、桑枝10 g。7剂,日1剂,水煎,早晚温服。

三诊:药后疼痛续减。近日感冒新凉,午后低烧,体温37.2℃,一身乏力,周身酸困,胯膝关节疼痛加重。咽喉炸敛咳。诊脉浮滑且弦,舌红苔白。新感外邪,先以宣法退热为譬。处方:淡豆豉10 g、炒山栀6 g、大豆卷10 g、桑枝10 g、前胡6 g、杏仁10 g、苏叶梗各10 g、荆芥6 g、防风6 g、苦桔梗10 g,生甘草6 g、茅芦根各10 g。3剂,日1剂,水煎,早晚温服。

四诊:药后发热即退,身感轻舱。入夜关节仍痛,口腔溃疡又起。感冒之后,余热未清,仍以清化方法。处方:荆芥6 g、防风6 g、前胡6 g、淡豆豉10 g、炒山栀6 g、生地榆10 g、丹参10 g、茜草10 g、茅芦根各10 g、丝瓜络10 g、桑枝10 g。7剂,日1剂,水煎,早晚温服。

五诊:口腔溃疡已愈,再以疏风通络方法以止其痛。处方:荆芥6 g、防风6 g、白芷6 g、独活6 g、威灵仙10 g、秦艽10 g、丝瓜络10 g、桑枝10 g、海风藤10 g、络石藤10 g。7剂,日1剂,水煎,早晚温服。

六诊:疼痛渐减,再依前法进退。处方:荆芥6 g、防风6 g、独活6 g、威灵仙10 g、大豆卷10 g、秦艽10 g、丝瓜络10 g、桑枝10 g、海风藤10 g、络石藤10 g、炙乳没各2 g。7剂,日1剂,水煎,早晚温服。

药后疼痛基本消失,原方继进7剂,以善其后。

按语 本案患者以关节疼痛为主证,故辨为痹证,经言"风寒湿三气杂至合而为痹",其风气盛者为行痹,寒盛为痛痹,湿盛为着痹。虽有如此分辨,但总属外邪入侵,留而来去,痹阻经络,故令疼痛,昕谓不通卿藉是也。今治疗以祛风化湿、通络止痛为主。初诊时患者除关节疼痛症状外仍有心烦急躁、夜寐梦多,其舌红且干,脉弦糙,按之沉数,故肝郁日久,郁而化热。方药选用柴胡、川楝子等疏肝行气之属;防风、木瓜、丝瓜络、桑枝等祛风湿、通经络;再加黄芩、黄连清肝胆之邪热。诸药合用,共奏清肝泄热、祛风通经之效。二诊加秦艽增祛风湿、止痹痛之功,加大豆卷以缓筋挛关节痛之症。三诊时感冒新凉,此时应以宣散退热为主要治则,心烦稍平,以栀子豉汤治心中懊恼,选用荆芥、防风、苏叶梗祛风解表,杏仁、桔梗宣肺,热即损伤人体津液,故加芦根以生津。四诊口腔溃疡又起,选用生地榆、丹参、茜草凉血活血,感冒之后,余热未清,加前胡以降气化痰,散风清热。五诊口腔溃疡已愈,复以疏风通络以止其痛,加入大量藤类药物以通经络、止痹痛。六诊依前法,加乳香、没药以活血行气止痛。因患者年纪尚轻,病程未久,救不必责求肝肾之虚而投补药。治疗中因新感发热,即先疏卫以退其热,热退复治其痹。亦《金匮要略》所谓"痼疾加以卒病,当先治其卒病,而后治其痼疾"之法也。

病案2

董某,女,48岁,1981年3月18日初诊。患干燥综合征多年,口眼干燥,面色暗浊,胸腹痞满;两脉细滑且数,舌红,苔白糙老,小便黄赤。诊断:干燥综合征。治则:养阴清热,活血化瘀。处方:熟地黄30 g、山药10 g、枸杞子15 g、牡丹皮10 g、楮实子15 g、桑寄生20 g、茜草10 g。10剂,日1剂,水煎,早晚温服。

二诊:1981年4月8日。诸症同前,用凉血活络方法。赤芍10 g、紫草6 g、牡丹皮6 g、柴胡6 g、炒地榆6 g、丝瓜络10 g、桑枝20 g、片姜黄6 g。10剂,日1剂,水煎,早晚温服。

三诊:1981年5月20日。口眼干燥稍减,脉细数,舌红苔少,前方加减。葛根10 g、升麻10 g、柴胡6 g、熟地黄20 g、山药10 g、赤芍10 g、紫草10 g、片姜黄6 g、炒地榆10 g、楮实子10 g、茜草10 g。6剂,日1剂,水煎,早晚温服。

四诊:1984年10月8日。患口眼干燥综合征已久,两脉细小弦数,全属血虚阴伤,阴虚则阳亢,用泻南补北、活血通络方法。生地黄10 g、沙参10 g、麦冬10 g、赤芍10 g、丹参10 g、白头翁10 g、炒地龙10 g、焦三仙各10 g。10剂,日1剂,水煎,早晚温服。

五诊:1984年10月22日。口眼干燥,皮肤紫癜,脉细数,用滋阴凉血化斑方法。生地黄10 g、玄参20 g、牡丹皮10 g、赤芍10 g、麦冬10 g、生地榆10 g、炒槐米10 g、茜草10 g、知母10 g、炙甘草6 g。10剂,日1剂,水煎,早晚温服。

六诊:1984年12月17日。皮肤紫癜消退,口眼干燥,形体消瘦,舌红且干,苔白垢腻,两脉细数,胸脘堵闷,食少。拟养血育阴,调畅气机。墨旱莲10 g、女贞子10 g、生地黄10 g、麦冬10 g、北沙参10 g、玉竹10 g、赤芍10 g、五味子10 g、香附10 g、郁金6 g、焦三仙各10 g。6剂,日1剂,水煎,早晚温服。

七诊:1985年1月7日。胸脘堵闷及目干减轻,阴分不足,虚热上扰,津液衰少,仍口干舌燥,用甘寒育阴方法。生地黄10 g、沙参10 g、天冬10 g、麦冬10 g、天花粉10 g、知母10 g、茜草10 g、赤芍10 g、生牡蛎(先煎)30 g。6剂,日1剂,水煎,早晚温服。

八诊:1985年1月21日。近日感冒,咽痒咳嗽,脉象滑数,舌苔白而干燥。阴分不足,热郁于内,复感风邪,清化郁热,兼疏表邪。前胡6 g、杏仁10 g、桑叶10 g、菊花10 g、淡豆豉

10 g、炒根子 6 g、白茅根 10 g、芦根 10 g、焦三仙各 10 g。6 剂,日 1 剂,水煎,早晚温服。

按语 干燥综合征属于中医学"燥证"范畴,各种原因导致体内阴液不足或津液不布,都可发生本病,临床主要分阴液亏损、气阴两虚、阴阳两虚、气滞血瘀等证型进行治疗。本案干燥综合征患者初诊见口眼干燥,小便黄赤,面色暗浊,胸腹痞满,脉象细滑且数,舌红,苔白糙老,显然既非单纯阴液虚损和气滞血瘀之证,也非气阴两虚和阴阳两虚之候,而是既有阴液亏损,又兼血分瘀热。故赵老治之,既用熟地黄、山药、枸杞子、楮实子、桑寄生等,养血滋阴以润燥,又用牡丹皮、茜草等,透泄郁热,活血化瘀。诸药合用,使体内阴液充足,气血经络通畅,水津四布,润泽周身,则诸症易除。

参考文献

[1] 马梅青,田思胜,赵雨薇.赵绍琴"保存津液,调畅气机"治疗温病学术思想探析[J].山西中医药大学学报,2020,21(1):45-46,49.

[2] 彭建中,杨连柱.赵绍琴验案精选[M].北京:学苑出版社,2007.

胡荫奇

胡荫奇(1943—)，男，北京人，教授、主任医师。全国名老中医。

·辨证论治·

1. 肺、脾、肝、肾脏腑阴虚为主，燥热瘀血互结为标

胡荫奇教授认为本病以中年以上女性多见，其因乃先天禀赋不足，五脏柔弱，肝肾阴虚；或年老阴气渐衰，或热病后期，或大病久病，加之女子多经孕产乳之苦，阴血亏耗，津液耗伤，口眼清窍失润，脏腑组织失其濡养而生燥证。此外，情志失调，肝郁化火，火热伤津成燥，或由于思虑劳倦伤及脾脏，营阴受损，机体正常之津液不足，难以为继，则易发为燥证。脾为后天之本，主运化水液，水谷通过胃之受纳腐熟、脾的吸收转化输布全身，脾得水谷之精微而化生阴液，以旁溉四肢百骸、五脏六腑，发挥滋养濡润的作用。正如唐容川《脏腑病机论》指出："脾称湿土，土湿则滋生万物，脾润则长养脏腑。"然《素问·生气通天论》曰："阴之所生，本在五味，阴之五宫，伤在五味。"如若饮食不节或嗜食辛香炙煿、膏粱厚味之品，损伤脾胃。脾胃虚弱，脾阴亏损则津液乏源，不能上荣口、鼻、目，而见口、鼻、眼干燥；不能旁溉四肢经络、肌肉皮肤，则见皮肤干燥，肌体乏泽，肌肉关节疼痛；脾阴不能内养五脏六腑，可见脏腑功能失调。若素有阴虚之质，加之外感温热燥邪，郁久化热，煎灼津液；或金石药毒，积热酿毒，灼津炼液化燥亦可致本病。另外，津与血二者关系密切。燥邪伤阴，气阴两伤，津少而血运涩滞，气弱而运血无力，导致瘀血内停。瘀血内停，无以渗于脉外为津，久之加重了皮肤、肌肉等干燥症状。脉络瘀阻，而生肌肉关节之症状。

综上所述，本病的基本病机为素体阴血津液亏虚，外则皮肤、毛发、九窍，失于润泽；内则筋骨、关节、肌肉失于滋养，而现一派枯竭干燥、阴亏火热、血痹阻等异常表现。日久迁延不愈，累及多系统脏腑组织。故以阴虚为本，瘀、痹、燥象为标。本病的发病本质是气阴亏虚，与肺、脾、肝、肾的脏密切相关。病位在口、眼、鼻、咽等清窍，疾病发展亦可累及全身皮肤黏膜、肌肉关节，甚至脏腑。本病性质属本虚标实，以肺、脾、肝、肾等脏腑阴虚为主，以燥热瘀血互结为标。

2. 补肝肾之阴以治其本

胡荫奇指出，先天不足，肝肾精亏；久病失调，阴液暗耗；情志内伤，化火伤阴等皆可导致肝肾阴虚，燥邪从中而生，此谓"内燥"。"内燥"的发生以肝肾阴虚为本，进一步可导致肺阴虚、胃阴虚、心阴虚等，此时虽都以滋阴为大法，但具体治法有别，在此胡荫奇提倡"上燥治气、中燥增液、下燥治血"的原则。肝肾阴亏为主者，胡荫奇常药用熟地黄、黄精、女贞子、天冬等滋补肝肾,此谓"下燥治血"。若干咳少痰、痰中带血、鼻干、声音嘶哑等肺阴虚,药以百合、川贝母、紫菀、杏仁等润肺宣肺,此谓"上燥治气"。若患者以失眠多梦、五心烦热、骨蒸盗汗为主,药以莲子心、五味子、地骨皮等清心养阴;若患者以口干为主,有恶心、胃脘嘈杂、饥不欲食、胃阴虚等表现,药以石斛、玉竹、乌梅等益胃生津,此谓"中燥增液"。胡荫奇强调,干燥综合征虽以阴虚为本,但病情迁延日久,亦有以气虚、血虚、阳虚为主者,此时应根据实际情况分别采用益气、养血、温阳治法,不可只拘泥于滋阴。此外,干燥综合征病变日久,易阴损及阳,致阴阳两虚,故胡教授常在滋阴的同时加少许补阳药,如巴戟天、肉苁蓉等,既有阳中求阴之意,如《景岳全书》所言:"善补阴者,必阳中求阴,则阴得阳升而源泉不竭",又有阴阳并调,以防阳气损耗之用。胡荫奇常用药对如龟板胶、鹿角胶,前者滋阴潜阳、补肝肾、退虚热,后者补肝肾、益精血、升阳气,两者均为血肉有情之品,相互为用,共奏补阴阳、益肝肾之功。若长期使用,可用鹿角霜代替,因其温阳补益力弱,可长期服用而不滋腻。

3. 重视瘀血风痰以治其标

胡荫奇认为,干燥综合征病理因素与瘀、热、风、痰有关,其中干燥综合征病变日久,缠绵反复时,体内必有痰瘀作祟。在针对燥痹以滋阴润燥的同时,不忘活血、化痰、解毒等治疗原则,具体应以临床表现和舌脉特点来辨证治疗。胡荫奇强调,活血化瘀应当贯穿干燥综合征治疗始终。临床上治疗干燥综合征常用活血化瘀药有鸡血藤、丹参、赤芍、牡丹皮、川牛膝等。另外,急性发病期,特别有实验室指标如 C 反应蛋白、红细胞沉降率等升高时,首当考虑清热解毒,但在使用苦寒之清热解毒药时应注意:必须密切观察津液亏损情况,以斟酌加减滋阴药;中病即可,不可长期使用,以防阴液亏耗更甚。

4. 不可忽略调畅气机之用

胡荫奇指出,干燥综合征治疗过程中调畅气机必不可少,临床上多以宣肺、疏肝、健脾为主。肺为生气之主,肺气与津液输布排泄密切相关,而肺又为娇脏,燥邪最易伤肺,上燥治气,润肺同时应兼以宣肺。干燥综合征作为一个慢性难治性多发性疾病,多数患者有心理负担与阴影,易致肝气郁滞,疏泄失职,继而加重疾病,故临床上当重视疏肝理气,常药用郁金、香附、佛手、香橼等,其中佛手、香橼理气而不伤阴,更适合干燥综合征的治疗。胡荫奇认为脾胃之气亦非常重要,往往决定干燥综合征的发病及预后情况,其为后天之本、气机之枢,可使"水精四布,五经并行",脾胃气旺,则可四季不受邪。临床上,胡荫奇常重用葛根(30~40 g)以行脾胃之气而生津液。另外,唯恐大量寒凉滋润药凉遏血液、阻碍气血运行,加入性温理气醒脾之品如砂仁、陈皮、木香等可防过于滋腻,使药养而不滞,也更有助于滋阴药发挥作用。

病案举隅

病案 1

患者,女,28 岁。主诉:口干、乏力伴右腕关节疼痛 1 年。现病史:患者 1 年前自觉口干,进食需用水送,全身乏力、困重,右腕关节疼痛肿胀。无明显眼干,牙齿易片状脱落。

诊断为"干燥综合征"。予口服强的松 30 mg 口服每日 1 次起渐减量,硫酸羟氯喹 200 mg 口服每日 2 次,来氟米特 10 mg 口服每晚 1 次。患者病情好转,现强的松减量至 10 mg 口服每日 1 次。患者自觉乏力、口干加重,进食咽下困难,需用水送下,右腕关节活动时疼痛,无明显肿胀,自觉潮热汗出,夜间盗汗。无明显畏风寒,纳可,二便调,夜寐欠安,舌嫩红,舌体偏瘦,苔白稍腻,脉滑细。诊断:干燥综合征(肝肾阴虚夹湿证)。治则:滋补肝肾,祛湿润燥。处方:伸筋草 15 g、土茯苓 15 g、土贝母 15 g、北沙参 30 g、天花粉 10 g、莪术 10 g、山萸肉 30 g、菟丝子 10 g、穿山龙 15 g、玄参 30 g、炙鳖甲 30 g、连翘 10 g。14 剂,日 1 剂,水煎,早晚温服。

二诊:患者口干、右腕痛症状较前缓解,自觉小便频急。处方:伸筋草 15 g、土茯苓 15 g、土贝母 15 g、北沙参 30 g、天花粉 10 g、莪术 10 g、山萸肉 30 g、菟丝子 10 g、穿山龙 15 g、玄参 30 g、炙鳖甲 30 g、连翘 10 g、车前子 10 g、扁蓄 10 g、竹叶 10 g、瞿麦 10 g。14 剂,日 1 剂,水煎,早晚温服。

三诊:患者小便症状消失,自觉脘胀。处方:伸筋草 15 g、土茯苓 15 g、土贝母 15 g、北沙参 30 g、天花粉 10 g、莪术 10 g、山萸肉 30 g、菟丝子 10 g、穿山龙 15 g、玄参 30 g、炙鳖甲 30 g、连翘 10 g、砂仁 6 g。14 剂,日 1 剂,水煎,早晚温服。

四诊:患者出现干咳无痰,口燥咽干。处方:伸筋草 15 g、土茯苓 15 g、土贝母 15 g、北沙参 30 g、天花粉 10 g、莪术 10 g、山萸肉 30 g、菟丝子 10 g、穿山龙 15 g、玄参 30 g、炙鳖甲 30 g、连翘 10 g、百合 10 g、川贝 3 g。14 剂,日 1 剂,水煎,早晚温服。患者再服 1 月后口干症状明显缓解,无明显关节疼痛,无咳嗽咳痰,潮热盗汗较前有明显减轻,强的松片减量至 7.5 mg,化验血 WBC 稍低,CRP、ESR 未见异常。

按语 本案经辨证属于肝肾阴虚夹湿之证。药用炙鳖甲滋阴凉血,北沙参、玄参、天花粉养阴生津,山萸肉、菟丝子滋补肝肾阴,连翘、苦参、土茯苓、土贝母清热利湿。土茯苓、土贝母是常用清热利湿药对,胡荫奇认为利湿、通利关节,可以调节免疫,对降低风湿炎症活动指标有效。莪术通络除痹。二诊患者小便频急,考虑湿热淋证,加扁蓄、瞿麦、车前子、竹叶清热利湿通淋。三诊患者胃脘胀,予砂仁理气和胃化湿。四诊患者干咳,考虑肺阴虚,予百合、川贝养阴止咳。经治疗,患者诸证向好,可见中医药对干燥综合征治疗的优势。

病案 2

患者,女,79 岁,2019 年 8 月 9 日初诊。主诉:口干、眼干 2 年,加重半年。现病史:患者 2 年前自觉口干、眼干,未引起重视,近半年来口干、眼干逐渐加重,夜间口干明显,需起床饮水,食干性食物需饮水,眼睛干涩,有沙砾感,牙齿干枯、个别成片状脱落,并出现反复腮腺肿大,心烦失眠,大便秘结,2～3 日一行,舌暗红,苔薄黄而干,脉弦。曾就诊于某三甲院诊断为干燥综合征,予以白芍总苷、硫酸羟氯喹治疗 3 个月余,效果欠佳,已自行停药。实验室检查:抗环瓜氨酸肽抗体(-),类风湿因子<20 IU/mL,C 反应蛋白 1.20 mg/dL,抗 Ro52 抗体(++),抗核抗体(斑点型)1∶320,抗 SSA 抗体(+),抗 SSB 抗体(+),IgG 20.30 g/L,IgA 4.4 g/L,IgM 2.14 g/L,红细胞沉降率 50 mm/h。诊断:干燥综合征(热毒津亏,痰瘀互结证)。治则:清热解毒,化痰散结,滋阴润燥。处方:金银花 30 g、连翘 10 g、栀子 10 g、半枝莲 15 g、土贝母 15 g、莪术 10 g、天花粉 10 g、生地黄 15 g、玄参 15 g、

麦冬 10 g、牡丹皮 10 g、赤芍 10 g、白芍 30 g、白术 30 g、甘草 6 g。14 剂，日 1 剂，水煎，早晚温服。未服用其他西药治疗。

二诊：上方服 14 剂，大便通畅，自觉口干减轻，夜间饮水次数减少，腮腺肿痛好转，仍眼干、心烦，舌红、苔薄黄，脉细。处方：金银花 30 g、连翘 10 g、炒栀子 10 g、半枝莲 15 g、土贝母 15 g、莪术 10 g、天花粉 10 g、生地黄 15 g、玄参 15 g、麦冬 10 g、牡丹皮 10 g、赤芍 10 g、白芍 15 g、白术 15 g、甘草 6 g、桑叶 10 g、菊花 10 g。14 剂，日 1 剂，水煎，早晚温服。

三诊：二诊后口干、眼干显著缓解，大便通畅，心烦减轻，腮腺肿痛显著缓解，舌红、苔薄黄，脉弦。实验室检查：IgG 17.10 g/L，IgA 3.42 g/L，ESR 29 mm/h，CRP 0.34 mg/dL，肝功能、肾功能均正常。二诊方续服 14 剂，日 1 剂，水煎，早晚温服。

四诊：口干、眼干基本消失，大便通畅，无明显不适，舌红、苔薄黄，脉弦。实验室检查：IgG 14.40 g/L，IgA 3.07 g/L，ESR 23 mm/h，CRP 0.27 mg/dL，肝功能、肾功能正常。二诊方续服 14 剂，日 1 剂，水煎，早晚温服。

2019 年 12 月随访口干、眼干症状缓解明显，实验室检查 ESR、CRP、IgG 均恢复正常。予麦冬、菊花、金银花代茶饮，清热滋阴巩固疗效。

按语 患者老年女性，以口干、眼干、腮腺肿大为主要表现，大便秘结、舌红苔黄而干、脉弦，为热毒内胜、痰瘀互结于外分泌腺，致使津液分泌不足，津亏内燥，故以清热解毒、化痰散结、滋阴润燥结合治疗，以金银花、连翘、栀子、半枝莲清热解毒以治病之始，折其病势；以土贝母、莪术、天花粉、牡丹皮、赤芍凉血清热散结化瘀以去其形，恢复外分泌腺功能；以生地黄、玄参、麦冬清热滋阴治其标，缓解口干、眼干之症，同时也有清热散结之效；白芍、白术柔肝健脾、养血润燥。经近 3 个月纯中药治疗，诸症缓解，ESR、CRP、IgG 均恢复正常。干燥综合征发病机制较为复杂，胡荫奇根据多年临床经验总结提出"先天禀赋不足为之本，热毒为之始，痰瘀为之形，阴虚为之终"的病机理论，为临床治疗干燥综合征提供了新的思路和方法。胡荫奇将本病病程分为 3 个基本阶段：初期热毒侵袭，予以清热解毒为治；进展期痰瘀内生，予以活血化瘀、清热散结治之；终末期阴虚内燥，予以滋阴润燥为主。在临床实践中很难将病情明确划分为哪一阶段，当依据热毒、血瘀、痰结、阴虚等主次不同，分而治之，同时应结合辨证结果加减论治，才能够取得更好的疗效。

病案 3

张某，女性，50 岁，2017 年 10 月 10 日初诊。主诉：口眼干 1 年。现病史：1 年前无显诱因出现口眼干，至某医院查 ANA 1∶640，抗 SSA 抗体(+)，抗 SSB 抗体(+)，IgG 33 g/L，诊断为干燥综合征，给予羟氯喹、帕夫林，为求中医诊治遂来我院门诊就诊。刻诊：口干、眼干，眼有磨砂感、可流泪，服干物需用水送，疲乏，腰痛，无腮腺肿大，无关节疼痛，牙齿有片状脱落，食纳正常，寐安，大便偏干。停经 10 个月。舌质红、苔净，舌下脉络明显，脉细滑。诊断：干燥综合征(毒瘀阴分证)。治则：解毒散结。处方：金银花 30 g、石斛 15 g、升麻 10 g、鳖甲 10 g、当归 20 g、莪术 15 g、炒白术 15 g、赤白芍各 15 g、铁线草 15 g、山萸肉 30 g、续断 10 g、生甘草 10 g。14 剂，日 1 剂，水煎，早晚温服。

二诊：患者上方服完后，又至普通门诊抄方 14 剂，共服用 28 剂。药后口眼干症状明显好转，大便正常软便，每日一行，疲乏感明显缓解，偶有腰痛，自诉口中唾液较前增多，服用汤药后停服羟氯喹、帕夫林。舌质暗红、苔薄白，舌下脉络明显，脉细。处方：金银花

30 g、石斛 15 g、升麻 10 g、鳖甲 10 g、当归 20 g、莪术 15 g、赤芍 15 g、铁线草 15 g、生甘草 10 g、山药 15 g、枸杞子 20 g、黄精 20 g、鸡内金 30 g、巴戟天 10 g、水红花子 15 g。14 剂，日 1 剂，水煎，早晚温服。连服 2 个月汤药后复查 ANA 1∶320，抗 SSA 抗体(+)，抗 SSB 抗体(+)，IgG 17 g/L。

按语 围绝经期老年女性，处于慢性病程，诊断为干燥综合征伴高球蛋白血症，症见口眼干，疲乏腰痛，大便偏干，舌质红苔净，舌下脉络明显，脉细滑。四诊合参，考虑毒邪瘀血凝于阴分络脉，给予银升鳖甲汤直达阴分络脉以解毒散瘀，加莪术、赤芍、白术增强活血柔肝、健脾生津、免疫抑制作用；加铁线草增强散瘀活络、缓解眼干涩、抗炎免疫抑制作用；加续断、山萸肉以平补肾精、健齿生津。二诊患者服药 1 个月后诸症缓解，守法巩固疗效。处方以银升鳖甲汤加活血健脾补肾之品，优选药性平和药食同源的健脾补肾药，如山药、枸杞子、黄精、巴戟天，大剂量的鸡内金有活血健胃消食作用，水红花子活血通便。胡荫奇认为女性干燥综合征易发生在围绝经期，治疗时稳定期亦守法守方，顾护患者脾胃，患者病情稳定时可隔日用药 1 剂，一般连用汤药 1～3 个月，若病情未反复即可停用。

病案 4

袁某，女性，48 岁，2017 年 6 月 20 日初诊。主诉：周身关节肿痛反复发作 10 余年，口眼干 2 年。现病史：患者 10 年前因周身关节肿痛至医院就诊，诊断为类风湿关节炎，未规律用药。2 年前出现口眼干诊断为干燥综合征。刻诊：双肘关节僵直变形，左腕关节肿痛，口眼干，服干物需用水送服，无猖獗龋，动则汗出，睡眠不佳，易醒且醒后不易入寐，食纳一般，小便黄，大便偏干。1 年前行左膝关节置换术。规律服用甲氨蝶呤 10 mg 每周一次。面色㿠白，形体偏胖，无腮腺肿大，左腕关节肿胀、压痛(+)，双肘关节伸直受限。舌质暗红、体大、薄白苔，舌下脉络明显，脉细弱。CCP 64 RU/mL，CRP 23 mg/L，ANA 1∶640，抗 SSA 抗体(+)，抗 SSB 抗体(+)。肺 CT 示有纤维条索影，肺间质纤维化改变。诊断：干燥综合征(毒瘀阴分证)。治则：散瘀解毒，清热消肿。处方：金银花 30 g、玄参 15 g、当归 20 g、石斛 15 g、升麻 10 g、鳖甲 10 g、毛冬青 40 g、黄芩 12 g、青风藤 15 g、威灵仙 20 g、百合 20 g、生地黄 20 g、巴戟天 10 g、浮小麦 30 g、生甘草 10 g。14 剂，日 1 剂，水煎，早晚温服。

二诊：药后关节肿痛、口眼干症状大减，动则汗出，睡眠有改善，仍食纳不馨，小便黄，大便正常。处方：金银花 30 g、玄参 15 g、当归 20 g、石斛 15 g、升麻 10 g、鳖甲 10 g、青风藤 15 g、威灵仙 20 g、浮小麦 30 g、生甘草 10 g、瞿麦 15 g、山药 15 g、鸡内金 30 g、虎杖 15 g、糯稻根 30 g。14 剂，日 1 剂，水煎，早晚温服。连用汤药 1 个月患者诸症缓解。因天热煎煮汤剂不便，停用汤剂，给予四妙消痹颗粒连用 1 个月以巩固疗效。

按语 本例患者为中年女性，慢性病程，类风湿关节炎 8 年后出现干燥综合征，此例属于继发性干燥综合征。初诊时考虑患者类风湿关节炎活动期继发干燥综合征，属于中医痹病范畴。病程已达 10 余年，沉疴痼疾，热毒瘀胶结于关节、肌肉、脏腑，损伤气血津液，影响气机运行。痰瘀互结、不通则痛出现关节肿痛；毒邪耗伤阴液，出现口眼干、小便黄、大便干；心气受损、气不敛阴出现动则汗出；脾胃受损出现面色㿠白、食纳不馨、舌体胖大；阴虚阳实阳不入阴出现睡眠轻浅。四诊合参证属毒瘀阴分、正虚邪实，给予散瘀解毒、清热消肿的银升鳖甲汤合四妙勇安汤加味治疗,加毛冬青、黄芩以增强解毒消肿、免疫抑制作用;加青风藤、威灵仙增强通络祛风、免疫抑制作用;加百合、生地黄、巴戟天增强平衡肾阴肾阳、滋阴安神作用;加浮小麦增强补心气敛汗液作用。二诊患者关节肿痛、口眼干症状大减,故去毛冬青、黄芩、百合、生地黄、巴戟天,加用瞿麦增强利尿通便、免疫抑制作用,加山药、鸡内金增强健脾固本、活血消食作用,加虎杖增强活血通便作用,加糯稻根增强养阴健胃止汗作用。停用汤药后,又辅以具有解毒除痹、免疫抑制作用的成药四妙消痹颗粒以巩固疗效。从整个治疗过程来看,胡荫奇在治疗类风湿关节炎、干燥综合征这一类自身免疫系统疾病时谨守病机,注重疾病分期,活动期重在祛邪消肿,缓解期重在扶正祛邪并顾护脾胃,取得了较好的疗效。

病案5

王某,女,36 岁,2015 年 4 月 8 日初诊。主诉:口眼干燥伴牙齿脱落 2 年余。现病史:患者 2 年前因口眼干燥于某医院经 ANA 谱、下颌腺病理活检、唾液腺流率等检查确诊为原发性干燥综合征,但未系统服药物治疗。1 周前口眼干燥症状加重,为求进一步治疗遂来院就诊。刻诊:口唇开裂,口渴喜饮,双眼干涩,大哭无泪,牙齿脱落,皮肤干燥皲裂,心烦失眠,手足心热,脱发,大便干燥,近期体重未明显减轻,舌嫩红,苔少,脉弦细。诊断:干燥综合征(肝肾阴虚,虚火上炎证)。治则:养阴清热,活血润燥,佐以行气。处方:石斛 15 g、山萸肉 20 g、熟地黄 30 g、墨旱莲 10 g、炙鳖甲 30 g、玄参 30 g、土贝母 10 g、土茯苓 30 g、生地黄 30 g、知母 15 g、麦冬 10 g、砂仁 10 g、佛手 10 g、天花粉 15 g、丹参 10 g、莪术 10 g。14 剂,日 1 剂,水煎,早晚温服。

二诊:自诉口眼干燥症状减轻,但食药后胃部不适,余症状同前,舌嫩红,苔薄白,脉弦细。处方:石斛 30 g、山萸肉 20 g、熟地黄 30 g、墨旱莲 10 g、炙鳖甲 30 g、玄参 30 g、土贝母 10 g、生地黄 30 g、知母 15 g、麦冬 10 g、砂仁 10 g、佛手 10 g、天花粉 15 g、北沙参 10 g、白及 10 g。14 剂,日 1 剂,水煎,早晚温服。

三诊:患者自诉口渴喜饮次数减少,能进食干食,无胃部不适感,口腔、阴部溃疡,二便调,舌嫩红,苔白腻,脉细。处方:石斛 20 g、山萸肉 30 g、乌梅 10 g、麦冬 15 g、玄参 30 g、白鲜皮 15 g、黄柏 10 g、夏枯草 10 g、土茯苓 15 g、生甘草 10 g、荆芥 10 g、苏梗 10 g、乌蛇 10 g。14 剂,日 1 剂,水煎,早晚温服。

四诊:口腔、阴部溃疡明显好转。处方:石斛 20 g、山萸肉 30 g、乌梅 10 g、麦冬 15 g、玄参 30 g、白鲜皮 15 g、黄柏 10 g、土茯苓 15 g、生甘草 10 g、荆芥 10 g、苏梗 10 g、乌蛇 10 g、生地黄 30 g、沙参 15 g、葛根 30 g。14 剂,日 1 剂,水煎,早晚温服。

五诊:患者溃疡已完全愈合。处方:石斛 20 g、山萸肉 30 g、乌梅 10 g、麦冬 15 g、玄参 30 g、土茯苓 15 g、生甘草 10 g、荆芥 10 g、苏梗 10 g、乌蛇 10 g、生地黄 30 g、沙参 15 g、葛根 30 g。14 剂,日 1 剂,水煎,早晚温服。患者服药后口干、眼干症状明显改善,脱发、牙齿脱落症状也随之好转,二便调,溃疡未复发,继续随访续方。

按语 本例患者燥痹以阴虚为本,当补肝肾之阴,方以六味地黄丸合增液汤加减。方中大队滋补肝肾之品,如山萸肉、熟地黄等,加清热养阴之品,如生地黄、玄参、鳖甲等,共治阴亏之本,其中生地黄配玄参,前者补肾阴生津,后者养阴降火,两者相配补而不腻,尤其适用于干燥综合征阴血偏亢及激素撤退后引起的阴虚火旺,如心烦失眠、手足心热等。湿热内蕴生毒上发口腔溃疡、下发阴部溃疡,药以夏枯草、黄柏、白鲜皮清热解毒燥湿以治标。然燥痹日久,阻滞经络气血,药以丹参、乌蛇、莪术等活血通络。另外,药物过于苦寒、辛燥易伤及脾胃,故治疗时应顾护胃气。对于干燥综合征患者服药后胃部不适者,胡荫奇常适当减少苦寒、辛行走窜之品,并加白及(10~15 g)以保护胃黏膜。胡荫奇指出,干燥综合征病情复杂,临证时首应辨明标本虚实,统筹整体,紧扣病情实际与津液盈亏,斟酌加减中药,并可结合现代药理研究,选取对干燥综合征有针对性作用的药物以提高疗效。

病案6

崔某,女,50岁,2001年6月15日初诊。主诉:口干、眼干3年余。现病史:患者3年前无明显诱因出现口干,吃干粮时需饮水方能咽下,眼干涩、有砂粒感。曾到医院就诊,经查抗SSA抗体(+),抗SSB抗体(+),抗核抗体(+),类风湿因子(+),诊为"干燥综合征"。腮腺造影示"符合干燥综合征改变"。患者常出现口角干裂,口腔溃疡。刻诊:口眼干涩,双肘关节酸痛不适,屈伸欠利,食欲欠佳,眠差,多梦,大便干,2日一行,小便黄,舌质红,苔黄腻欠津,脉弦滑。诊断:干燥综合征(湿邪困脾、脾不升津)。治则:运脾升津。处方:苍术10 g、佩兰15 g、桔梗10 g、砂仁6 g(后下)、葛根15 g、柴胡10 g、升麻10 g、石斛15 g、麦冬10 g、蚕沙10 g、乌梅10 g、生甘草10 g。14剂,日1剂,水煎,早晚温服。

二诊:患者服药后自觉眼干、口干症状明显减轻,口角干裂亦较前好转,双肘关节略感酸痛,阴雨天时酸痛较重。舌质红,苔薄黄腻,脉弦滑。处方:佩兰15 g、桔梗10 g、砂仁6 g(后下)、葛根15 g、升麻10 g、石斛15 g、麦冬10 g、蚕沙10 g、乌梅10 g、生甘草10 g、白术5 g、木瓜15 g。14剂,日1剂,水煎,早晚温服。

三诊:患者自觉口干、眼干已不明显,唯吞咽干粮时略感困难,口角干裂、口腔溃疡未再发,肘关节偶有酸痛,饮食睡眠尚可,大小便正常。诊见舌质淡红,苔薄黄,脉弦细。处方:白术15 g、佩兰10 g、知母15 g、升麻10 g、葛根15 g、桔梗10 g、石斛15 g、麦冬15 g、玉竹15 g、当归15 g、生甘草10 g。14剂,日1剂,水煎,早晚温服。

四诊:患者诸症基本消失,自诉2001年8月4日在医院查泪液及唾液分泌均接近正常,予健脾生津丸药善后。

按语 干燥综合征属中医"燥痹"范畴,临床治疗多从养阴生津入手。而本病案中的患者来诊时却以湿盛脾困为主要表现。胡荫奇以运脾化湿升津为治疗大法,获效甚捷。中医强调辨证施治,在对一些较特殊病例施治时,舍常法而取变法恰恰是中医辨证施治原则的具体体现。同时也告诉我们辨证论治在疑难病、慢性病治疗中的重要作用,往往能给医者曲径通幽的感觉。

病案7

杨某,女,37岁,2001年11月19日初诊。主诉:右膝关节疼痛6年,加重伴周身关节疼痛1年。现病史:6年前无明显诱因出现右膝痛,畏寒,未经诊治。2年前出现眼干涩,伴有无泪、口干、晨僵。近1年上述症状加重,出现右侧近指间关节、掌指关节肿痛,时有乏力、盗汗、胸闷,二便正常,时有吞咽困难,不易入睡,性情急躁。诊查:舌质红、少苔,少津,脉象弦细。实验室检查:病理切片示小涎腺组织个别腺体萎缩,间质内小灶性淋巴样细胞集聚。ANA(-),抗 dsDNA 抗体(-),抗 Sm 抗体(-),抗 RNP(-),抗 SSA 抗体(-),抗 SSB 抗体(+),ENA 谱(-)。尿常规正常。IgG 16.99 g/L,IgA 1.99 g/L,IgM 1.02 g/L,RF(-),CRP 1.3 mg/L。诊断:干燥综合征(燥痹阴虚内燥证)。治则:滋阴清热生津,佐以活血通络。处方:青蒿 15 g、鳖甲 15 g、秦艽 10 g、知母 15 g、玄参 30 g、石斛 15 g、葛根 15 g、玉竹 10 g、山萸肉 15 g、地骨皮 10 g、鸡血藤 15 g、炮山甲(代)10 g、炒山栀 10 g。14 剂,日 1 剂,水煎,早晚温服。

二诊:药后双手近端指间关节、掌指关节肿痛明显减轻,晨僵缓解,持续半小时左右。口干、眼干略减轻,周身烦热仍明显。舌质暗红、苔薄黄,少津,脉细涩。效不更方,守方继服 14 剂。

三诊:药后右示、中指近端指间关常肿痛基本消退,晨僵不明显,口干、眼干明显减轻。时有周身烦热,右侧胁肋部时痛。舌质红、苔薄黄,脉细。处方:青蒿 15 g、鳖甲 15 g、秦艽 10 g、知母 15 g、玄参 30 g、石斛 15 g、葛根 15 g、玉竹 10 g、山萸肉 15 g、地骨皮 10 g、鸡血藤 15 g、炮山甲(代)10 g、炒山栀 10 g、柴胡 10 g、杭白芍 15 g。14 剂,日 1 剂,水煎,早晚温服。

四诊:药后口干不明显,眼稍干,周身烦热有所减轻,右侧胁肋部疼痛不适基本消失。舌质红、苔薄黄,脉细。上方继服 14 剂,以巩固治疗效果。

按语 患者素体禀赋不足,肝肾阴虚,虚火内生,灼津伤阴而致本证。病情由表及里,由浅入深,可到多脏器受损,其临床辨证,首当辨其虚实表里。本例中胡荫奇采用青蒿鳖甲汤加减进行治疗,方中以鳖甲、枸杞子、石斛、山萸肉滋补肝肾之阴,以助阴液之源;玉竹、麦冬、沙参滋养肺胃之阴以润燥;鸡血藤、穿山甲活血化瘀通络以止痛;青蒿、地骨皮等滋阴清热凉血。诸药同用,共奏滋阴清热生津,佐以活血通络之功。

参考文献

[1]王宏莉,赵敏,胡悦.胡荫奇论治干燥综合征经验[J].时珍国医国药,2020,31(11):2760-2761.

[2]夏淑洁,王义军.胡荫奇治疗干燥综合征经验浅析[J].中华中医药杂志,2017,32(7):3015-3017.

徐景藩

徐景藩(1927—2015)，男，江苏省吴江区人。江苏省中医院主任中医师，南京中医药大学教授，全国老中医药专家学术经验继承工作指导老师，江苏省名中医。全国白求恩奖章获得者，全国著名中医药学家、首届国医大师称号获得者。

辨证论治

1. 肺胃阴虚，兼及他脏

徐老是全国知名脾胃病专家，注重脾胃，立足脾胃，兼顾他脏，辨证论治干燥综合征是徐老治疗的一大特点。徐老认为干燥综合征的主要病机在于肺胃阴液不足。肺胃阴液亏虚，阴虚生内热，热则耗气，热郁化火，煎灼阴精，津液生化乏源，肺脾气虚，无法上升荣养头面诸窍。肾藏五脏精气，肝肾乙癸同源，肾不藏精，病久累及肝肾，肝主筋，肾主骨，筋骨失于津液荣养，络脉凝涩，痹自内生。

2. 滋阴不碍气，理气不伤阴

徐老在用药上注重肺胃同调，荣养肝肾，尤其对干燥综合征胃阴亏虚证的治疗具有独到的见解。治法上强调滋阴不碍气，理气不伤阴。用药上善用益胃汤、沙参麦冬汤随证加减。常用生地、知母、茅根、天冬、麦冬、山药、黄精、玉竹、白芍、生甘草、炙甘草等药，清肺育阴，滋胃养阴，兼顾理气，益气生津。

病案举隅

病案 1

杨某某，女，55岁，1986年5月27日诊。病起于5年前。初以关节痹痛为主，指腕肿痛，渐至骨节畸形改变。3年前西医确诊为"干燥综合征"，口干咽燥，无涕泪，屡治未效。近2个月来疼痛加重，生活不能自理。舌红而干，脉细小而数。仿桂枝芍药知母汤加减。药用：大生地黄20 g，知母10 g，天冬、麦冬、怀山药、制黄精、玉竹、寻骨风各15 g，茅根30 g，桂枝、生甘草、炙甘草各3 g，白芍、千年健、伸筋草各12 g。服10剂，疼痛显著减轻，生活渐可自理。继服20剂，口干明显改善，舌渐转润。以后每周服3剂，至秋季症状已不显著，腕指关节畸形虽无好转，但未疼痛，活动状况已有进步。至冬因感冒来诊，鼻流清涕，已有眼泪，证明干燥综合征已有好转。

按语 本例痹证，西医诊断为"干燥综合征"，乃阴虚液少所致。"风寒湿三气杂至，合而为痹""不通则痛，不荣则痛"，毒性结聚，阴虚生内热，热盛则肿，故见关节痹痛，指腕肿痛。病起阴液亏虚，虚热内扰，营血虚滞，卫外不固，营卫失和，气血运行不畅，病久瘀阻经络，故见舌红而干，脉细小而数。治用养阴蠲痹通络，选桂枝芍药知母汤，通阳行痹，祛风逐湿，活血和营，通络止痛。加生地黄、天冬、麦冬、玉竹等育阴之品，生地黄、白茅根和知母养阴清热活血，白芍合生甘草缓急止痛，复加伸筋草、寻骨风、千年健等蠲痹通络之类，桂枝温经通络，以通为用，通则不痛，山药、黄精、炙甘草健脾益气生津。全方无卒燥耗液之弊，养阴而不呆滞，通络而不伤阴，故获效显著。

病案2

余某某，女，54岁，1986年5月27日诊。患者10年前因郁证严重，丧失其教育工作能力，迭经治疗而恢复健康。近半年来因情志不畅，心前区隐痛及胁痛时时发作，口干咽燥，常欲饮水，无泪液。查心电图、B型超声示冠状动脉供血不足、慢性胆囊炎，经专科诊查为干燥综合征。舌红少苔，脉细小而数。药用：炙甘草5g，麦芽20g，大枣10枚，麦冬、玉竹各15g，太子参、制黄精各12g，金钱草30g，白芍、合欢花、郁金、丹皮、冬桑叶各10g。服后，心前区及胁下疼痛之发作渐少、渐轻。至15剂后痛除，口咽干燥亦改善，饮水减少。出入调治4个月，症状显著改善，复查有关指标亦改善，心电图正常，唯胆囊壁仍毛糙。随访至1988年8月，情况良好。

按语 本例由肝气郁滞经久，化火伤阴，上犯心神，致胁痛兼及胸痹。肝主疏泄，调畅情志。胁肋为足厥阴肝经循行路线，肝气不疏，气滞血瘀，故胁肋疼痛。"心主藏神，为五脏六腑之大主""六气皆可化火"，气郁日久，郁则化火，母病及子，两阳相劫，干灼肺金，耗伤阴液，津液上承乏源，故见口干咽燥，常欲饮水。舌红为热，苔少为脾虚，"细脉萦萦血气衰，诸虚劳损七情乖"，脉细即是肝郁典型脉证，小亦为虚，治当用补。治法若过于滋阴则碍气机，过于理气则恐伤阴，乃从养心神以润燥、解肝郁而清泄入手，方选甘麦大枣汤(因缺小麦，代以麦芽，功效相近)养心安神。《本草衍义》载麦冬主治心肺虚热，《名医别录》载其可治"虚劳客热，口干燥渴"，麦冬、玉竹育阴清热，生津止渴，配"桑叶清肝胆气分之热，丹皮泄肝胆血分之热"(《临证指南医案》)，合欢皮、郁金二味开郁行气而不香燥，白芍柔肝缓急止痛，太子参、黄精补脾益气、生津润肺，金钱草入肝胆经、清利肝胆。药虽和平，心肝脾同调，兼及于肺，实为图本之治。

参考文献

[1]吴章穆.百家名医临证经验[M].杭州:浙江中医杂志社,2006.

[2]杨柱星.中国名老中医祖传奇方[M].南宁:广西民族出版社,1992.

[3]徐景藩.徐景藩脾胃病治验辑要[M].南京:江苏科学技术出版社,1999.

黄 煌

黄煌(1954—),男,江苏市江阴人,南京中医药大学国际经方学院院长、教授、全国名中医。

经方起效的关键在于方证相应,何谓"方证"? 黄教授认为,"方"主要是指经方,即《伤寒论》《金匮要略》方,也有部分后世经典方,如温胆汤、温清饮、荆芥连翘汤等,具有指征明确、疗效确切、方子结构合理固定的特点。"证"即用方的指征和证据。主要见于仲景大论之中,仲景本人也说过:"病皆与方相应者,乃服之。"黄教授认为,方证相应是仲景的基本精神,是经方派的基本功,学习经方必须从此入手。对于方证、药证,黄煌教授创造性地提出了"方人""药人"的概念,可以说是对《伤寒论》中经典方证、药证的延伸,并对其进行了进一步的扩展细化,使内容更加形象、具体、实用,指出用药必须注意体质的差异性。

◆━━━━━━━━━━━━━━━ 病案举隅 ━━━━━━━━━━━━━━━◆

病案1

黄某,女,54岁,2019年5月21日初诊。主诉:口干、眼干1年余。现病史:1年前出现口干、眼干,经某三甲医院诊断为干燥综合征,经中西药物治疗未见明显改善。患者肤白体瘦,160 cm,45 kg,冬天手足裂口,手足易冷,冬天尤甚,指甲易起毛刺,平时皮肤干燥、无汗。刻诊:晨起口苦口干,欲热饮,饮亦不多,食欲可,大便2天一次,先干后溏,眼周色斑,眼睑稍有充血。腹无压痛。舌质微红、苔薄腻,脉沉细。月经时而提前3~5天,经量少。实验室检查:2019年5月6日查 CCP 72.9 U/mL,抗 SS-A/52kd 抗体(+),抗 SS-A/60kd 抗体(+)。既往史:2005年行胆囊切除术(胆结石)。诊断:干燥综合征。处方:温经汤加减。吴茱萸5 g、当归10 g、川芎10 g、白芍10 g、党参10 g、桂枝10 g、阿胶8 g、生姜6 g、牡丹皮10 g、甘草10 g、天花粉15 g、麦冬30 g。7剂,每日1剂,水煎取汁300 mL,早晚分服。

二诊:患者口干、眼干、睡眠均好转。上方改天花粉为20 g。7剂,每日1剂,水煎取汁300 mL,早晚分服。

三诊:患者口干、眼干明显改善,睡眠好,大便通畅,日1次,舌质淡红、苔白,脉沉。上方改天花粉为15 g、麦冬15 g。7剂,免煎颗粒,每次1袋,每天2次,开水冲服。以温经汤加减共服药近百剂,患者口干、眼干、皮肤干燥诸症均消失。

按语 患者肤白体瘦,冬天手足裂口,指甲易起毛刺,皮肤干燥,属于黄煌教授所说的桂枝体质。本案患者采用了温经汤加味,温经汤妇科常用,此案患者表现为气血虚寒证,口干燥及月经不调结合舌脉佐证了证型。当归、川芎、白芍治血虚贫血,党参、甘草补气之虚,吴茱萸、生姜、桂枝去寒而温养周身,丹皮祛瘀,诸药相伍,去寒冷,补气血。《圣济总录》云:女子所谓纯阴,以血为本,以气为用。气血不足则诸症缓解。二诊、三诊舌质的变化提示了具有清热功效的天花粉和麦冬的用量可减少。此例也再次证明了辨方证、辨体质的重要性,切不可仅仅见症治症。

病案 2

杨某,女,64 岁,2011 年 11 月 8 日因"口干、眼干 10 年余"就诊。自述早年口溃频发,2001 年起出现口干、眼干,2007 年因口干、眼干明显至当地医院就诊,查血常规示血细胞减少,自身抗体 1:1000(阳性),抗 SSA 抗体阳性,腮腺造影、角膜荧光+泪流量测定均提示异常,当地医院诊断为干燥综合征,服用西药羟氯喹 1 片一日 2 次,帕夫林 2 粒一日 3 次。现口干、眼干明显,易疲劳,怕冷,下肢易肿,大便多不成形,时有胃痛。容易过敏,过敏多表现为肢体及背部皮疹,伴瘙痒。查体可见皮肤划痕征阳性,双下肢轻度凹陷性水肿,舌暗淡、苔薄白、边有齿痕,脉弦细。血常规:红细胞 3.37×10^{12}/L,白细胞 3.08×10^{9}/L,血红蛋白 99 g/L。生化示:丙氨酸氨基转移酶(ALT)64 U/L,门冬氨酸氨基转移酶(AST)50 U/L,碱性磷酸酶 132.7 U/L,尿素氮 10.04 mmol/L,白球比 1.12。血沉 58 mm/h。处方:荆芥 20 g、防风 20 g、柴胡 20 g、黄芩 10 g、姜半夏 10 g、党参 10 g、生甘草 10 g、当归 10 g、川芎 15 g、白芍 30 g、白术 15 g、茯苓 15 g、泽泻 15 g、干姜 10 g、红枣 20 g。水煎,隔日 1 剂。

2011 年 12 月 6 日二诊:口干、眼干较前稍有改善,口腔溃疡较前缓解,胃痛明显缓解,大便成形,疲劳感明显减轻,余症状无明显改善。查体大致如前。守上方,隔日 1 剂。

2012 年 1 月 7 日三诊:仍感口干、眼干,怕冷较前明显缓解,查体双下肢无水肿,余大致如前。肝功能示:丙氨酸氨基转移酶、门冬氨酸氨基转移酶正常,钾 3.18 mmol/L,白球比 1.42。血沉 45 mm/h。原方加赤芍 10 g,续服,15 剂,隔日 1 剂。

2012 年 2 月 27 日四诊:口干、眼干、乏力、怕冷感大有缓解,但立春后胃部偶有隐痛、排气,余无明显不适,查体双下肢无水肿。肝功能:丙氨酸氨基转移酶、门冬氨酸氨基转移酶正常,碱性磷酸酶 225.10 U/L,钾 3.26 mmol/L。血常规:白细胞 3.8×10^{9}/L,红细胞 3.07×10^{12}/L,血红蛋白 101 g/L。血沉 33 mm/h。12 月 6 日方续服,15 剂,隔日 1 剂。

2012 年 3 月 31 日五诊:初诊各项症状均明显改善,稍有口干、眼干。查体如前。处方:荆芥 10 g、防风 15 g、柴胡 15 g、黄芩 5 g、党参 10 g、姜半夏 10 g、生甘草 5 g、当归 10 g、川芎 15 g、白芍 40 g、白术 15 g、泽泻 15 g、茯苓 15 g、干姜 5 g、红枣 30 g。15 剂,水煎,隔日 1 剂。

2012 年 4 月 28 日六诊:稍有口干、眼干,余无明显自觉症状。血常规:白细胞 3.25×10^{9}/L,红细胞 3.64×10^{12}/L,血红蛋白 97 g/L。生化:碱性磷酸酶 250.4 U/L,尿素氮 6.18 mmol/L(正常),白球比 1.36。血沉 30 mm/h。上方续服,15 剂,隔日 1 剂。

2012 年 8 月 7 日七诊:偶有口干,余未诉不适,查体双下肢无水肿。血常规:白细胞 3.8×10^{9}/L,红细胞 3.74×10^{12}/L,血红蛋白 107 g/L,血小板 91×10^{9}/L。生化:ALT、AST 正常,碱性磷酸酶 131.20 U/L,尿素氮正常。血沉 28 mm/h。上方续服,10 剂,隔日 1 剂。

按语 一诊时患者虽口干、眼干明显，但患者大便多不成形，易腹泻，查体见舌暗淡，边有齿痕，下肢轻度凹陷型水肿，此即机体津液分布失常，多集聚于下部，不能上承，故以治水调血之当归芍药散配合和解少阳，疏通内外之小柴胡汤，使体内津液代谢回复正常，则干燥诸症均能缓解。黄教授认为干燥综合征的患者大都对气候特别是天气温度的变化敏感，遇气候干燥则病情加重，可以看作是小柴胡汤主治的"往来寒热"的一种类型，黄教授将小柴胡汤视为天然的免疫调节剂，对于许多免疫系统症状受天气影响者，临床常以小柴胡汤加味。

病案3

蔡某，女，40岁，2012年6月19日因"肤干10年余，口干、便秘2年余"就诊。患者10年前即出现下肢皮肤干燥，当时尚不明显，后逐渐加重，脱屑增多，需涂抹大量乳液方能缓解。2年前出现口干，喝水后能缓解，但不欲多饮水；大便干结，多为块状，3天一次，严重时须借助通便药物方能解出。现晨起口干、口苦，皮肤干燥，可见明显纹路，皮屑多如雪花，时有皮肤疼痛感。便秘严重，依赖通便药物排便，月经周期准，经期3~7天，量少色暗，有痛经。查体见皮肤黄暗，四肢皮屑较多，皮肤划痕征阳性。舌暗淡，脉弦细。处方：荆芥10 g、防风15 g、柴胡15 g、黄芩5 g、姜半夏10 g、党参10 g、生甘草5 g、当归10 g、川芎15 g、白芍30 g、茯苓15 g、白术15 g、泽泻15 g、干姜10 g、红枣20 g。15剂，水煎，隔日1剂。

2012年8月4日二诊：血沉34 mm/h，血常规未见异常，ANA阴性，泪流量测定及角膜荧光未见明显异常，未行唇腺活检，不符合干燥综合征诊断标准。便秘情况较前改善，现2~3天1次，基本无需额外借助通便药物，仍觉口干、口苦，多饮水方可缓解，皮肤干燥，但无疼痛感。原方续服，15剂，隔日1剂。

2012年9月4日三诊：大便1~2天1次，口苦消失，口干明显缓解，皮肤脱屑较前明显改善，皮肤纹路变浅，肤色较前白皙。月经量较前明显增多，无痛经。原方续服，15剂，隔日1剂。2012年10月8日电话随访，因未预约到号，未来就诊。诉大便基本正常，1~2天1次，排便顺畅，口干基本消失，皮肤仍干，但较前大为缓解，余无明显不适。嘱其原方续服。

按语 此患者口干、肤干明显，符合中医干燥症表现。口干、肤干明显，但不欲多饮水，舌暗淡而不瘦小红绛，肤色虽暗黄但整体不很消瘦，均提示患者也是津液代谢输布失常，且患者有不欲饮水及痛经，证明体内有瘀血，瘀血阻滞经脉，气血运行不利，肌肤失于濡养则有干燥脱屑，瘀阻胞宫，经行不畅，可见痛经，故用当归芍药散合小柴胡汤。当归芍药散出自《金匮要略》，本方肝脾两调、血水同治；小柴胡汤以和解少阳为主，兼补胃气，使邪气得解，枢机得利，胃气调和，则诸症自除。三诊后诸多症状均已明显缓解。

病案4

徐某，女，46岁，2010年8月9日初诊。体貌：体瘦面黄，头发干黄。主诉：口干3月余。患者于入夏以来常觉口干舌燥、唇干，饮水亦不能缓解。近半年来体重减轻，曾查血糖在正常范围。患者平素易出现饥饿感、背部不适，饮糖水后缓解；经前乳房胀痛，畏寒；纳可，大便略干；舌嫩红、苔净，脉略弱。查体：腹部软，无压痛。既往有多形红斑史，幼时常发生低血糖现象,1997年因胆结石行胆囊切除术。处方:肉桂5 g、芍药15 g、炙甘草5 g、当归10 g、干姜5 g、大枣30 g、麦冬15 g、枸杞子15 g、山药20 g、党参10 g、五味子5 g。每日1剂,水煎,早晚分服。

二诊(2010年9月20日):口干、唇干减轻,饥饿感已消失;经前乳房胀痛缓解;大便时溏,体重稳定;舌嫩红、苔薄,脉略弱。守上方,隔日1剂,水煎服。

三诊(2010年10月25日):口干、唇干进一步减轻,面色红润,畏寒减轻,夜寐安;近因便秘,饮百合水后大便通畅;舌嫩红、苔薄,脉略弱。体重已增加3 kg。仍守原方,隔日1剂,水煎服。并建议检查自身免疫相关指标。

四诊(2010年12月6日):仍口干,精神尚佳,自觉寒热时作,大便通畅。实验室检查:血沉44 mm/h,抗SSA抗体弱阳性,抗SSB抗体阳性。西医确诊为干燥综合征,未服用西药。处方:柴胡15 g、甘草5 g、当归10 g、川芎15 g、白芍药30 g、白术15 g、茯苓15 g、泽泻15 g。隔日1剂,水煎服。

五诊(2011年7月18日):患者坚持服用中药。时口干、唇干,寒热阵作减轻;舌红、苔薄。处方:柴胡12 g、黄芩5 g、姜半夏10 g、党参10 g、生甘草5 g、当归10 g、川芎15 g、白芍药30 g、白术15 g、茯苓15 g、泽泻15 g、干姜5 g、大枣15 g。隔日1剂,水煎服。

六诊(2011年10月17日):口干、唇干明显好转,体重稳定;寒热阵作已无,大便稍干结,双下肢皮肤干燥、瘙痒。处方:荆芥15 g、防风15 g、柴胡15 g、姜半夏10 g、党参10 g、黄芩5 g、生甘草5 g、当归10 g、川芎15 g、白芍药30 g、白术10 g、茯苓15 g、泽泻15 g、干姜5 g、大枣20 g。隔日1剂,水煎服。嘱患者间断服用本方以巩固疗效。

按语 此案患者体瘦,面黄,肤色偏白,易出现饥饿感,且舌嫩红、苔净,再结合幼时时常发生低血糖现象,综合判断基础体质为小建中汤体质。此外,患者经前有乳房胀痛,胆结石手术史,考虑成年后兼加柴胡体质。因此,初诊至三诊中黄教授采用当归建中汤合生脉饮,山药调理体质,使体质得以改善。而在四诊时明确疾病诊断,用小柴胡汤合当归芍药散,针对自身免疫性疾病进行治疗,疗效满意。

病案5

蔡某,女,38岁,2011年3月7日初诊。体貌:体格壮实,面色红润、有油光,唇红。主诉:口干、头晕、乏力4年,症状加重伴鼻出血2个月。患者4年前因口咽干燥异常、乏力等就医,确诊为干燥综合征、肾病综合征。平素口、咽、唇干燥感明显,时声哑,常头晕乏力,怕热。近2个月口干及头晕乏力加重,每日鼻出血5~10 mL;入睡困难,多梦早醒;月经量多、色暗,经期延长;舌淡红、苔薄白,脉滑有力。查体:腹部紧实,双下肢无异常。实验室检查:血小板$61×10^9$/L,球蛋白39 g/L,尿蛋白(+)。处方:制大黄10 g、黄连5 g、黄芩10 g、生地黄30 g、白芍药20 g、阿胶珠10 g。每日1剂,水煎,早晚分服。

二诊(2011年3月28日):口咽干燥、头晕乏力减轻,鼻衄减少;大便通畅,每日2次;本次月经经量减少;夜寐仍差;舌淡红。守原方,隔日1剂,水煎服。

三诊(2011年5月28日):鼻衄明显减少,口咽干燥、头晕乏力、夜寐好转;本次月经持续7天,量减少、色鲜红;舌淡红、苔薄白。复查血小板$71×10^9$/L、球蛋白35 g/L、尿蛋白0.53 g/24 h均较前下降。处方:黄连5 g、黄芩10 g、白芍药30 g、制大黄10 g、生地黄30 g。隔日1剂,水煎服。

四诊(2011年10月17日):患者断续服药,鼻衄未作,口干、乏力、头晕等症亦明显减轻;月经基本正常,睡眠可;舌淡胖、苔薄白。曾停药1个月,又有少量鼻血。处方:制大黄10 g、黄连3 g、黄芩10 g、生地黄30 g、白芍药20 g、阿胶珠15 g。隔日1剂,水煎服。因病情较稳定,嘱患者每周服中药2~3剂以巩固疗效。

按语 蔡某之病,病程长达4年,主要表现为口咽干燥、头晕乏力,近2个月症状加重,伴鼻出血。结合其体格壮实,面色红润、有油光,唇红,脉滑有力等体征,以及实验室检查异常,诊断为干燥综合征、肾病综合征,属于中医"燥证""虚劳"范畴。患者平素口、咽、唇干燥感明显,声哑,头晕乏力,怕热,经血量多、色暗,经期延长,皆由阴津亏损,火热内盛所致。火热灼伤血络,故见鼻出血。舌淡红、苔薄白,脉滑有力,为火热内蕴,阴液未竭之象。初诊时,以清热泻火、养阴润燥为治则。方用制大黄、黄连、黄芩清热泻火,生地黄、白芍药养阴润燥,阿胶珠补血止血。药后口咽干燥、头晕乏力减轻,鼻衄减少,大便通畅,经量减少,说明药证相符,治法得当。二诊、三诊时,病情持续好转,鼻衄明显减少,口咽干燥、头晕乏力、夜寐均有改善,实验室检查指标亦较前下降。此时应继续守方治疗,巩固疗效。四诊时,患者断续服药,病情稳定,鼻衄未作,口干、乏力、头晕等症亦明显减轻。然曾停药1个月,又有少量鼻血,说明病根未除,仍需继续治疗。处方中加大白芍药用量,增强养血柔肝之力;阿胶珠用量亦适当增加,以加强补血止血之功。总体而言,蔡某之病虽缠绵难愈,但经过连续治疗,症状逐渐减轻,实验室检查指标亦有所改善。

病案6

丘某,女,74岁。患者形体中等偏瘦,头发白,较精神,肤白唇红。初诊时患者口渴喜饮,夜间起来喝水3次,舌体疼痛,鼻中时有血丝,下肢痉挛,大便正常,食欲、睡眠尚可,舌红无苔。黄教授处以小柴胡汤加味方:柴胡6 g、黄芩12 g、制半夏6 g、党参10 g、北沙参10 g、生甘草6 g、生白芍30 g、石斛20 g、连翘15 g、枸杞子12 g、干姜5 g、红枣20 g。服药1周后患者腿痉挛明显好转,坚持服药半月后患者体重增加。口干仍有,舌体疼痛缓解。患者坚持服用本方加减,口干有所改善,夜间起来喝水1次,鼻中无血丝,下肢痉挛偶有。后停药去四川旅游,其间疲劳、辣食、喝水少后病情反复,嘱咐患者继续服药。

按语 此患者形体偏瘦、肤白唇红、口渴喜饮、舌红少苔、大便干结、腿痉挛等,属典型的阴虚体质,故以小柴胡汤调整免疫的同时加入生白芍、枸杞子、石斛、北沙参等养阴药。因患者鼻中常有血丝,故加大黄芩的剂量,并入连翘以清热泻火。

病案7

王某,女,58岁。形体瘦小,脸色黯黄,缺少红光,略显贫血貌。2007年6月23日初诊。患者口干没有唾液3月余,入院诊断为干燥综合征。服用养阴药多剂后,口渴依然,更增腹泻,鼻中干,有堵塞感。患者曾有肠炎病史,容易腹泻。吃饭时舌体疼痛,吞咽面食困难,唇黯淡,舌黯胖。处方:柴胡6 g、制半夏6 g、黄芩10 g、党参10 g、生甘草3 g、白术12 g、茯苓12 g、猪苓12 g、肉桂(后下)6 g、泽泻12 g、白芍12 g、当归6 g、川芎6 g、干姜6 g、红枣20 g。服药后1周患者感觉症状改善,吃饭、睡觉口干的感觉明显好转,大便正常。

　　按语　此案患者人瘦、口干、舌痛等,易诊为阴虚,从滋阴之法治而乏效。黄教授据其脸色暗、缺少红光、唇暗舌胖、大便偏稀等认为此乃脾虚型干燥综合征,当以小柴胡汤合五苓散治疗,合当归芍药散养血利水,以改善患者面容。用方贴切,故用药后患者诸症好转。

参考文献

苏巧珍,雒晓乐,梅莉芳.黄煌名医经方工作室·经方半月谈[M].郑州:河南科学技术出版社,2019.

阎小萍

阎小萍(1945—),女,主任医师,中日友好医院中医风湿病科主任,第四批全国老中医药专家学术经验继承工作指导老师,中国中医科学院中医师承博士生导师,全国名老中医焦树德教授学术经验继承人。

● 辨证论治 ●

阎教授认为燥痹的病位在肺、脾、胃、肝、肾,尤以肝、肾为关键。基本病机是阴虚燥热,阴虚为本,燥热为标,此病机贯穿疾病发展的始终。干燥综合征属于中医燥痹的论治范畴,从燥痹论治。阴津亏损燥热则生,阴愈虚而燥热愈盛,燥热愈盛则阴愈虚,阴虚与燥热互为因果,相辅相成,在内则表现为脏腑失去濡养,生理功能失调;在外则表现为口干、眼干、咽及皮肤等的干燥。肾主水生精,肾阴亏损,则机体真阴不足,形体官窍濡养乏源,在上则表现为皮肤、孔窍的干燥;津液不足,不能上承,则唾液分泌减少,口干咽燥;在下则表现为月经亏少或闭经、外阴干燥瘙痒等。肝肾同源,肝主藏血,开窍于目。精血亏虚,肝失潘养,目失濡润,则双目干涩,视物模糊,泪液分泌减少。肺、脾、胃、肾功能失调导致津液代谢敷布失常,形体失去濡养。脾胃为气血生化之源,脾主运化水谷精微,一方面直接将津液向四周布散全身,滋养形体;另一方面将津液上输于肺。肺为华盖,为水之上源,主行水,通调水道,通过宣发肃降将津液输布至人体体表,滋润濡养形体官窍。脾主散精、肺主通调水道,皆依赖于肾的蒸腾气化,肾中阳气的蒸腾气化推动津液的敷布使机体得以潘养滋润。肺、脾、肾三脏功能失调,则津液代谢敷布失常,内不能潘润脏腑,外不能滋养形体。阴精本已亏损,再加上肺、脾、肾三脏布散津液失常,使干燥的表现更甚。

1. 五液辨证

阎教授在《黄帝内经》理论基础上提出"脏体窍液"理论,即五脏-五体-五窍-五液理论,即"五脏生五液,五液润五体通五窍",结合燥痹的典型的临床证候特点,即窍干津亏液少,提出了"五液辨证"。

(1)辨唾肾:齿干,齿黑,龋齿,猖獗齿,便秘尿赤,或肛裂,女性可见阴道干涩,腰酸膝痛,记忆力减退,反应迟钝等。脏:肾——腰酸膝痛,记忆力减退,反应迟钝等肾脏病变症状。体:齿——齿干,齿黑,龋齿,猖獗齿。窍:二阴——便秘,尿赤,或肛裂,阴道干涩。液:唾—唾少,齿干无泽。

(2)辨泪肝:症见双目干涩,畏光、眼红或眼痛,眼部摩擦、砂粒感,视力下降,严重时失明。口苦纳差、烦躁易怒、胁痛腹胀,甚则视物模糊、腹水、黄疸、关节疼痛,前阴干燥瘙痒。脏:肝——口苦纳差、烦躁易怒、胁痛腹胀,甚则视物模糊、腹水、黄疸等肝脏病变症状。体:筋——关节疼痛。窍:目——双目干涩、畏光、眼红或眼痛,眼部摩擦、沙砾感,视力下降,失明。液:泪——少泪或干深无泪。

(3)辨涎脾:症见口干、咽干、唇干、吞咽困难,吞咽食物时需饮水送下,纳少,胃脘嘈杂,腹胀,肢体肌肉肿胀疼痛,肌肉枯涩,困倦乏力等。脏:脾——纳少、困倦乏力、胃脘嘈杂、腹胀、肢痛、唇干等脾脏病变症状。体:肌肉——肢体肌肉肿胀疼痛、肌肉枯涩。窍:口——口干、咽干、吞咽困难、腹满、腹胀、腹痛、便秘等。液:涎——涎少口干,吞咽时需饮水送下。

(4)辨涕肺:症见鼻腔干燥或鼻衄,嗅觉异常,咽干、声哑、干咳,痰少黏稠、气短气促,甚则喘憋,皮肤干燥、瘙痒、紫癜、丘疹、苔样变。脏:肺——咽干、声哑、干咳,痰少黏稠、气短气促,甚则喘憋等肺系病变症状。体:皮肤——皮肤干燥、瘙痒、紫癜、丘疹、苔藓样变。窍:鼻——鼻腔干燥或鼻衄,嗅觉异常。液:涕——鼻腔干燥,少涕或无涕。

(5)辨汗心:症见舌干,舌燥裂,舌体溃疡,少汗,或汗液异常,心悸失眠,心烦,惊惕不安,甚至会出现神志异常。脏:心——心烦、心悸、失眠、惊惕不安、神志异常等心脏病变的症状。体:脉——脉弱细涩,或见雷诺征。窍:舌——舌干、舌燥裂、舌体溃疡。液:汗——汗少、汗液异常。

2. 补肝肾为本,清热生津润燥,兼顾五脏

阎教授根据"五液辨证"理论进行系统辨治燥痹,临证表现为口干、眼睛干涩、皮肤干燥等症状者,以六味地黄汤加减滋补肝肾之阴,佐以续断、桑寄生、杜仲、补骨脂等温补肾阳之药。并酌情重用地黄、山萸肉、芍药等,还可酌情加用女贞子、墨旱莲、桑寄生、牛膝等。用咸寒清内热,甘寒养阴润燥。在清热育阴之法中禁用苦寒之品,因苦寒之品易化燥伤阴,同时易伤脾胃之阳,阻碍脾主运化水液,影响津液的布散。常配伍玄参、麦冬、天花粉、生地黄等清热育阴,生津润燥。

辨治燥痹之时,素体阴虚者,常由脾肺失去濡养,致使津液敷布失常,最常用山药、黄精,两者性味均为甘平,入脾肺之经,前者更入肾经,沙参、玉竹、天冬、麦冬、百合、芦根等均为甘味之品,虽性微寒,但配伍性偏温之陈皮、砂仁、木香、千年健等理气和胃之品,既除微寒之弊,又防理气和胃药物温热化燥之嫌。如此甘平育阴,则补而不燥,滋而不腻。

燥痹常见皮肤干燥,甚则皮肤作痒,且心阴不足,心神失养,又可见心烦少寐、心悸不安等。临证常用百合配玉竹、炒酸枣仁、远志、夜交藤等,滋心阴、养心神、益心液。值得注意的是,常用对药有芦根配百合,且两药用量均在 20～30 g,因其均具甘平之性味,润燥而无滋腻之嫌,既能益肺阴、润肺燥,又能滋心阴、调汗液、润肌肤、安心神,实为最佳组合。

燥痹常见咽痒干咳、痰少黏稠不易咳出、鼻干少涕、皮肤干燥瘙痒等症状,临证常用桑叶、麦冬、天冬、芦根、石斛等,甘而微寒,入肺达养阴、润燥、清热之效。

3. 活血通络贯穿始终,不忘祛邪利节

燥痹起病缓慢,病程较长,久病必瘀,络脉阻塞,津液运行不畅。因瘀导致口渴或加重,常配伍牡丹皮、泽兰、玄参、丹参等。然则久病脉络痹阻,气血运行不畅,所以阎教授临证常配伍藤类药如青风藤、络石藤等,舒经通络,助气血调达。症见肌肤失荣,唇舌紫

暗,易见瘀斑,肢节疼痛、夜间为重,脉沉、弦、细涩等。故于临证中必于方中酌情加入泽兰、延胡索、赤芍、牛膝、丹参、豨莶草、鸡血藤等活血通络之品。需要注意的是,燥邪耗津,亦可生痰凝结,痰瘀互结,症见耳后、颌下、颈部及体内痰核、瘰疬(腮腺肿大、淋巴结等),故于辨治之时酌情加入化痰散结之品,如连翘、土贝母、夏枯草、玄参、牡蛎、化橘红、半夏、橘络等。

燥痹患者多伴见关节炎或关节痛表现,其中部分患者为首发症状及主要表现,尤其是老年燥痹患者的临床表现中最主要的腺外症状就是关节炎。表现为肢体关节、肌肉筋腱疼痛、肿胀,甚则肌肤枯涩。其关节表现为热象时加用青风藤、秦艽、忍冬藤、络石藤、豨莶草等清热利节之品,且伍用驱风、祛湿、甘平育阴除燥之品,如防风、羌活、薏苡仁、茯苓、夜交藤等;若为寒象时则可加用鸡血藤、海桐皮、海风藤、千年健等温通利节之品,但需考虑其有阴津亏虚、邪欲从热化的可能,故又常伍用青风藤、秦艽、豨莶草、徐长卿等。总之应"有是证,用是药",视其寒热之度而酌情选用。

病案举隅

病案1

患者,女,53 岁,2018 年 10 月 20 日初诊。主诉:多关节疼痛 10 年余,口干、眼干 3 年。现病史:患者 10 余年无明显诱因出现低热及双手指多关节疼痛,就诊当地医院,予针灸、中药外敷等理疗及中成药(具体不详)口服后,症状稍缓解,遂停药。后出现肩、肘、双手指、膝关节间断疼痛,近 3 年出现口干、眼干症状,周身无皮疹,无口腔溃疡。就诊某医院查:血沉(ESR)50 mm/h(0 ~ 20 mm/h),C 反应蛋白(CRP)2.3 mg/dL(<0.8 mg/dL),类风湿因子(RF)416 IU/mL,抗 SSA 抗体(+),抗 SSB 抗体(+);Schirmer 试验示左 1 mm/5 min,右 2 mm/5 min;唇腺活检示淋巴细胞灶性聚集(多灶浸润细胞数>50 个/灶),确诊为干燥综合征,为求进一步诊治,遂请阎教授会诊。刻下症:双手指关节疼痛,无明显肿胀及关节变形,皮温不高,左肩、双肘、双膝等关节疼痛,晨僵约半小时,口干,进食固体食物时必须伴水或流食送下,需随身携带水瓶频繁饮水,入夜加重,可因口干而致醒。眼部干涩,有摩擦、砂砾等异物感,皮肤干燥、瘙痒,眠差,大便干,2 ~ 3 日一行。诊断:干燥综合征(肝肾亏虚,筋脉痹阻证)。治法:补益肝肾,滋阴清热,荣筋通络。处方:山茱萸 20 g、生地黄 15 g、山药 15 g、茯苓 15 g、牡丹皮 10 g、泽泻 15 g、麦冬 15 g、天冬 12 g、芦根 25 g、玉竹 12 g、百合 25 g、陈皮 15 g、青风藤 25 g、防风 15 g、夜交藤 25 g、天花粉 15 g、片姜黄 12 g、威灵仙 15 g、砂仁 10 g、千年健 15 g。28 剂,每日 1 剂,水煎,早晚 2 次分服。

二诊:患者服药后,诉眼干、口干症状减轻,周身关节疼痛、眠差等症均减轻,现时有项背僵痛不舒,大便略溏,小便可,舌光红少津,有裂纹,脉沉略细弦小涩。患者项背部僵痛不适,上方加伸筋草 25 g、桑枝 30 g、葛根 25 g,加强清热祛风、通络利节之功;去千年健、百合、威灵仙。患者仍觉口干,改生地黄 18 g 增强滋阴益肾之效,改泽泻 12 g、青风藤 30 g 加强通达四肢、祛风止痛之功。28 剂,煎服法同上。

三诊:患者服药后,口干、眼干、周身关节疼痛等症明显减轻,进食固体食物时而无须伴水或流食送下,不需随身携带水瓶频繁饮水,夜间未觉明显口干。眼无摩擦、沙砾等异物感,无须使用滴眼液,纳可,眠差,二便调。舌黯红,较前津液增多,少苔色白,脉沉略细小涩。复查 ESR 20 mm/h,CRP 0.135 mg/dL;Schirmer 试验示左 10 mm/5 min,右 12 mm;泪液流率较前明显好转。患者眠差,二诊方加酸枣仁 30 g,百合 25 g 以养心安神,且百合兼可滋阴润燥;去夜交藤,改生地黄 20 g,天冬 15 g,芦根 30 g 以增强滋阴生津之功,伸筋草 30 g 以祛风舒筋活络。28 剂,煎服法同上。

此后该患者每 3 个月复查 1 次,各症状均好转,基本治疗同上,酌情予补肾清热育阴汤加减间断服用。

按语 《素问·上古天真论》云:"七七任脉虚,太冲脉衰少,天癸竭,地道不通",该患者正值天癸竭、肝肾虚衰之年,中医认为肾为水脏,受五脏之精而藏之,为五脏六腑之本,肾主藏精,主水液,燥则耗伤肾阴,导致肾精枯竭,五官九窍、关节、经络失于濡养,故患者出现周身多关节疼痛、晨僵、口干、眼干明显,皮肤干燥、瘙痒等症。阴虚生内热,入夜血气收敛于内,卫阳入营阴,阴虚阳亢,故口干夜间加重。阎教授认为该患者为肾主五液功能失调,治疗上重视益肾润燥通痹为其大法,予补肾清热育阴汤化裁,旨在滋补肝肾之阴,治病求本。方用生地清热育阴;山茱萸补益肝肾,祛风除湿通痹;山药健脾益气生津,补肾养精;茯苓泽泻健脾渗湿;牡丹皮归心肝肾经,《本草纲目》载其"和血,生血,凉血。治血中伏火,除烦热";天冬、麦冬、百合、玉竹育阴清热,滋养胃阴以生津;合夜交藤养心阴以安神;芦根、天花粉清热生津止渴;陈皮、砂仁理气健脾化湿,又防润药过多滋腻碍胃,滑肠腹泻;防风、青风藤、夜交藤、千年健祛风除湿通络,壮筋骨;片姜黄破血行气,通痹止痛;威灵仙其性善行,能通行十二经络,祛风除湿,通络止痛。二诊患者项背部僵痛不适,加用葛根、桑枝、伸筋草,清热解肌,舒筋活络。千年健、威灵仙有小毒,不宜久用,睡眠已见改善,去百合。舌光红少津有裂纹,一派虚热阴伤之象,仍见口干明显,病重药轻,加重生地用量,养阴清热,减泽泻用量,以防淡渗伤阴。三诊舌黯红,较前津液增多,少苔色白,虚热已减,胃气得复,睡眠差,随证加减,酸枣仁、百合养心阴,安心神。增加生地黄、天冬、芦根用量以增强滋阴生津之功,补益肝肾着手,养护心胃阴精,对症用药,获效良多。

病案 2

患者,女,63 岁,2014 年 2 月 6 日初诊。主诉:口干、眼干,伴间断双手、腕、肩及双膝关节痛 10 年,加重半年。患者 10 年前出现口干、眼干,时出现双手、腕关节疼痛,无明显肿胀,后常出现双肩关节及双膝关节疼痛,活动无明显受限,间断使用"扶他林"及中成药等对症治疗。3 年前自觉症状无明显好转,且牙齿片状脱落,口干加重,进食干性食物尚需水送,故于某院风湿免疫科就诊,血沉、C 反应蛋白、类风湿因子均高于正常,且抗 SSA 抗体、抗 SSB 抗体均阳性,抗核抗体高于正常,并行唇腺黏膜活检等检查后,确诊为干燥综合征,予以"强的松""羟氯喹"等治疗 2 个月左右,患者自觉症状无明显改善,自行停药并间断服用中药、中成药等治疗。近半年来,自觉症状加重,遂来门诊诊治。现症见眼干、口干,进食干性食物需水送,双手近端、远端指间关节疼痛肿胀,皮温略高,肩关节、膝关节疼痛,屈伸尤著,畏寒恶风,牙齿片状脱落、不齐,色渐暗黑,纳谷欠馨,时心烦、心悸,大便偏干,小便清长,夜寐欠安,舌胖、边有齿痕、瘀斑、色淡红暗、白苔,脉沉略弦细、尺弱。1周前查血沉30 mm/h,C反应蛋白2.1 mg/L,类风湿因子126 IU/mL,抗核抗体1∶80,抗SSA抗体(+),抗SSB抗体(+),余抗可提取性核抗原抗体(ENA抗体)均在正常范围,血常规、尿常规、肝肾功能均正常。诊断:干燥综合征(肝肾不足,血脉痹阻证)。治法:补益肝肾、清热育阴、祛邪利节、活瘀通痹。处方:补肾清热育阴汤加减,生地黄15 g、山萸肉25 g、山药20 g、茯苓15 g、牡丹皮10 g、泽兰20 g、泽泻15 g、麦冬12 g、天冬10 g、天花粉12 g、百合20 g、青风藤20 g、豨莶草15 g、续断20 g、桑寄生25 g、骨碎补20 g、桂枝10 g、赤芍10 g、炙鳖甲30 g。水煎服,每日1剂,早、晚饭后0.5 h~1 h温服。并予白芍总苷胶囊(宁波立华制药有限公司),每次0.6 g,每日3次,用生甘草30 g煎水500 mL为1周用量送服。

二诊:上药服用2月余,患者自觉口干、眼干等症状减轻,尤以口干减轻为著,心烦、心悸基本缓解,仍关节疼痛,皮温正常,仍觉畏寒恶风,纳可,便稀溏,每日行2~3次,小便可,舌脉同前。于原方中去天冬及百合,加鸡血藤25 g、秦艽20 g;加续断用量至25 g,以增活络、利节、温阳之力。因家庭原因,患者提出煎药困难,故嘱尽量服中药,亦可酌情服用中成药,但嘱仍仿中药方剂按照君、臣、佐、使相伍应用。六味地黄丸,每次20粒,每日3次,为君;白芍总苷胶囊,每次0.6 g,每日3次,为臣;尪痹片,每次3片,每日3次,为佐;瘀血痹胶囊,每次3粒,每日3次,为使。上述药物仍用生甘草煎水送服。

此后该患者半年复查1次,各项症状均好转,基本治疗同上,酌情予补肾清热育阴汤加减或上述中成药间断服用。其间如困倦乏力显著,则加重山萸肉用量;如关节疼痛虽减轻但畏寒怕冷渐明显,则加用白芷15~20 g、淫羊藿10 g、络石藤10~15 g;如服用中成药后关节痛减、便稀,则酌减白芍总苷胶囊,每次0.6 g,每日2次,或每次0.3 g,每日3次。

三诊:患者各项症状均明显减轻,已无须随身携带水瓶,流泪功能也恢复正常。于当地检查血沉21 mm/h,C反应蛋白0.6 mg/L,类风湿因子38 IU/mL,抗核抗体1∶40,抗SSA抗体(+),抗SSB抗体(+)。患者提出仅服用中成药,根据病情嘱其按上法服用中成药,如病情加重再服中药。

2017年3月电话随访:患者已停服中药,无明显不适症状,偶尔酌情服用几天中成药。

按语 本病例为典型的干燥综合征患者,系五脏之阴液不足造成,治之应以"辨五液、调五脏"为论治之本,故补益肝肾为首要;阴液不足,内生燥热,故又宜清热育阴;阴虚血少,加之邪侵稽留,则气血运行涩滞不畅而见肢节疼痛肿胀之痹病,故又宜祛邪利节、活血通痹。处方中生地黄、山萸肉、山药、茯苓、牡丹皮、泽泻,三补三泻益肝肾之阴,为君;续断、桑寄生、骨碎补温补肝肾以助动力,为臣;麦冬、天冬、天花粉、百合、炙鳖甲滋阴、益液、清热、润燥,以及青风藤、豨莶草、泽兰清热利节、活络通痹,为佐;桂枝、赤芍调和营卫、御邪驱邪,为使。共达补益肝肾、清热育阴、祛邪利节、活瘀通痹之效。

通过本病例诊疗过程可见,论治本病要育阴清热,不要用苦寒之品燥湿清热。在滋阴、育阴之际,切不可忘记温补、缓补、平补肾中之阳。当病情变化时药也要随之改变,正是"有是证,用是药"。如复诊时燥热之象减缓,而关节疼痛仍明显,畏寒之象却较前增加,此时应及时去掉性寒之品的天冬、百合,而加性偏温热之鸡血藤,祛寒利节且有活血通络之功,并用味苦辛、性平之秦艽,以防药性偏热,复燃阴虚燥热之弊。要做到随症加减,医者则须熟悉药性,如山萸肉虽属收涩药中,但是补益肝肾之作用仍是重中之重,正如《医学衷中参西录》中所言:"山萸肉味酸性温,大能收敛元气,振作精神……因得木气最厚,收涩之中兼有条畅之性,故又通利九窍,流通血脉。"《神农本草经》亦云其"主心下邪气,寒热温中逐寒湿痹,去浊",故于复诊之时困倦乏力明显时加重了方中山萸肉之用量。又如患者复诊时关节痛减,然畏寒怕冷之象更显著时,于方中加入辛温善走窜之白芷以增辛散温通之效,伍用淫羊藿更增温肾脾之阳,祛寒通痹之功,并佐以味苦、性微寒之络石藤,以防辛温伤阴化燥之弊。此外,运用中成药亦应严遵"君、臣、佐、使"之旨,酌情相伍为用,更收佳效。

病案3

患者林某,女,45 岁,2015 年 6 月 16 日初诊。主诉:口干、眼干 4 年余。现病史:患者 4 年前出现口干、咽干、鼻燥不适,眼睛干涩无泪、沙砾感,伴视物模糊,进干食时必须用水送下,牙齿小片状脱落,有的呈猖獗齿。1 年前出现双手指关节疼痛,晨僵,活动半小时可缓解,皮肤干涩,有脱屑,双手遇冷变苍白、发紫和潮红,大便干结,2~3 日一行,小便可。现为求进一步诊治来诊。现症:口干咽干,外出需携带水瓶,频频饮水,鼻腔干燥,眼干、异物感,需每日使用人工泪液,双手指关节僵痛不舒,双手雷诺现象。舌红少津,苔薄,脉弦细略沉。辅助检查:ESR 36 mm/h(0~20 mm/h);CRP 8.13 mg/L(0~10.00 mg/L);RF 26.92 IU/mL(0~20.00 IU/mL);IgG 120.6 g/L(7~16 g/L);ANA 1:320(<1:100);抗 SSA 抗体(+);抗 SSB 抗体(+);双眼角膜荧光染色(+);唇腺活检组织学检查(+)。诊断:干燥综合征(燥伤肺阴,肝肾亏虚证)。治法:滋阴清热,补益肝肾。处方:生地黄 15 g、山茱萸 20 g、生山药 30 g、茯苓 30 g、牡丹皮 10 g、泽泻 10 g、霜桑叶 10 g、麦冬 12 g、白芍 10 g、百合 10 g、续断 20 g、桑寄生 20 g、骨碎补 20 g、补骨脂 15 g、知母 20 g、青风藤 20 g、元参 10 g、鸡血藤 30 g、炙穿山甲 10 g、石斛 10 g、玉竹 12 g。14 剂,水煎服,日 1 剂,早晚 2 次分服。

二诊:患者诉口干、鼻干症状较前缓解,双手指关节僵硬、疼痛、晨僵,活动 10 余分钟可缓解,双手遇冷皮色改变,乏力,大便干燥,2 日一行,略有腹胀,舌脉同前。上方改生地黄 25 g、元参 15 g,加强养阴生津之功;患者仍觉乏力,略有腹胀,加白术 15 g 以健脾益气;患者上肢病变较著,加伸筋草 30 g、桑枝 30 g 以舒筋活络。诊治同前,守方加减。处方:生地黄 25 g、山茱萸 20 g、生山药 30 g、茯苓 30 g、牡丹皮 10 g、泽泻 10 g、霜桑叶 10 g、麦冬 12 g、白芍 10 g、百合 10 g、续断 20 g、桑寄生 20 g、骨碎补 20 g、补骨脂 15 g、知母 20 g、青风藤 20 g、元参 15 g、鸡血藤 30 g、炙穿山甲 10 g、石斛 10 g、玉竹 12 g、白术 15 g、伸筋草 30 g、桑枝 30 g。14 剂,水煎服,日 1 剂,早晚 2 次分服。

三诊:患者现口干较前稍缓解,夜间无干醒,进食干物需伴水送服;眼干稍缓解;手指关节疼痛减轻,受寒后症状加重,晨僵,活动 10 min 可缓解;手指雷诺现象减轻;腹胀消失,大便日行 1 次;舌淡红略暗,苔白,脉沉略弦细。上方改生地黄 30 g、元参 20 g,增强滋阴益液之功,去白术、青风藤,加海风藤 20 g、千年健 20 g 以加强温经散寒、强健筋骨之效。处方:生地黄 30 g、山茱萸 20 g、生山药 30 g、茯苓 30 g、牡丹皮 10 g、泽泻 10 g、霜桑叶 10 g、麦冬 12 g、白芍 10 g、百合 10 g、续断 20 g、桑寄生 20 g、骨碎补 20 g、补骨脂 15 g、知母 20 g、海风藤 20 g、元参 20 g、鸡血藤 30 g、炙穿山甲 10 g、石斛 10 g、玉竹 12 g、千年健 20 g、伸筋草 30 g、桑枝 30 g。30 剂,水煎服,日 1 剂,早晚 2 次分服。

四诊:患者诉口眼干燥已明显好转,进食干性食物已无须汤水送下,近 1 周未再滴人工泪液,雷诺现象与关节畏寒不适症状消失,大便 1 日一行,舌淡红,苔白,脉沉细。关节疼痛缓解,上方去千年健、海风藤。处方:生地黄 30 g、山茱萸 20 g、生山药 30 g、茯苓 30 g、牡丹皮 10 g、泽泻 10 g、霜桑叶 10 g、麦冬 12 g、白芍 10 g、百合 10 g、续断 20 g、桑寄生 20 g、骨碎补 20 g、补骨脂 15 g、知母 20 g、桑枝 30 g、元参 20 g、鸡血藤 30 g、炙穿山甲 10 g、石斛 10 g、玉竹 12 g、伸筋草 30 g。30 剂,水煎服,日 1 剂,早晚 2 次分服。

五诊:患者坚持服药 4 个月后,口干、咽干较前明显缓解,无鼻腔干燥,无明显眼干,皮肤干燥脱屑好转,双手关节已无明显疼痛,无明显畏寒怕冷,纳眠可,二便调。复查:血常规、尿常规、肝功能、肾功能正常;RF 18 IU/mL(0~20.00 IU/mL);CRP 8 mg/L(0~10.00 mg/L);ESR 15 mm/h(0~20 mm/h);ANA <1∶100(<1∶100);抗 SSA 抗体(+);抗 SSB(-);IgG 11.99 g/L(7~16 g/L)。嘱患者中药 2 日 1 剂,继服上方巩固疗效。

按语 患者为中年女性,原发性干燥综合征诊断明确,予中药口服治疗 4 月余,症状基本消失,炎性指标(ESR、CRP)恢复正常,IgG 降至正常,疗效显著。中医辨证为燥伤肺阴、肝肾不足,使得津枯液少,又肝主筋开窍于目,肾开窍于耳,精不上承则又见双目干涩,甚而视力模糊;肾藏精,精生骨髓,骨髓充实,骨骼强壮,肾精衰退,骨节疼痛。"肺在液为涕,在体合皮,其华在毛",肺津不足故常见咽痒干咳、痰少黏稠不易咯出、鼻干少涕、皮肤干燥瘙痒等。方中以六味地黄丸滋补肝肾,共为君药。续断、桑寄生、骨碎补、补骨脂温补脾肾之阳,行血,祛骨风,共为臣药。配麦冬以润肺清热、金水相生;配元参以滋肾降火;配白芍以酸甘化阴,使久亏之阴得以自复;配合百合、玉竹、霜桑叶养阴润燥清热;以石斛补胃、肾之阴为佐药。且燥邪非独伤阴,亦伤营血,故青风藤强筋骨,行血脉,使补而不滞;炙穿山甲因性善走窜,内达脏腑,外通经络,活血祛瘀力强,能通利经络、透达关节,而为使药。以推动生成之阴液濡润五脏,滋养五窍。全方药专力宏,取药直指病所,在有效缓解症状之余,也改善了炎性指标,高球蛋白血症等西医检查指标也下降。用现代医学解释本方具有免疫调节作用,实则是中医辨证准确、论治精妙的体现。阎教授提出"辨五液,调五脏"治疗干燥综合征,临证重视脏腑辨证。本例患者咽干咽痛,鼻腔干涩,皮肤干燥脱屑,故阎教授认为肾阴亏虚以致肺阴不足,阴液亏乏,不能化涕润鼻腔气道,亦不能输津于皮毛;且"肺为娇脏,喜润恶燥",而燥邪易伤肺,耗伤肺阴,久则上源之水乏,必殃及下焦肾水,故治疗时加入桑叶、麦冬、芦根、百合、石斛等,甘而微寒,入肺达养阴、润燥、清热之效。阎教授诊治该例患者的经验充分体现了审症求因、辨证施治的学术思想,值得我等后辈医家学习借鉴。

病案 4

患者,女,50 岁,2010 年 7 月 26 日初诊。诉 5 年前无明显诱因出现口干、眼干,无关节疼痛,无皮疹,于医院就诊查 RF、抗 SSA 抗体、抗 SSB 抗体均阳性,ESR 46 mm/h,诊断为干燥综合征,予羟氯喹 0.1 g,每日 2 次。口服半年后停药。近半年病情反复又继续服用羟氯喹 0.1 g,每日 2 次。此外,患者连续服用帕夫林 0.6 g,每日 3 次,共服用 5 年。发病以来患者逐渐出现龋齿,多处牙齿片状脱落,口干症状逐渐加重。4 个月前于医院查:

ANA 1∶1280,抗 SSA 抗体(+),ESR 23 mm/h,现为求进一步诊治就诊于阎小萍教授门诊。就诊时症见:口干、眼干,多发龋齿,脱发,无皮疹及光过敏,无口腔溃疡,无发热,无关节肿痛,皮肤干燥不明显,无畏寒怕冷,饮食可,睡眠欠佳,二便调。舌淡红苔白,脉弦细。诊断:干燥综合征(肝肾阴虚、燥邪痹阻证)。治法:滋养肝肾、清热润燥。处方:生地黄 15 g、山萸肉 15 g、生山药 12 g、茯苓 12 g、牡丹皮 10 g、泽泻 20 g、麦冬 10 g、天冬 10 g、元参 10 g、砂仁 10 g、连翘 15 g、百合 20 g、芦根 25 g、桑寄生 25 g、续断 25 g、天花粉 15 g、桂枝 6 g、赤芍 10 g、白芍 10 g、知母 12 g、玉竹 12 g。28 剂,日 1 剂,水煎服,早晚分服。

二诊:患者现口干眼干好转,无关节肿痛,其余无明显不适,纳眠可,二便调。舌淡红略暗苔白,脉弦细。上方加减:山萸肉、连翘加至 20 g,百合加至 25 g,芦根、桑寄生、续断加至 30 g,泽泻减至 15 g。21 剂,日 1 剂,水煎服,早晚分服。

三诊:患者诉服药后仍感口干,眼干不明显,无其余特殊不适,纳眠可,二便调。舌淡红略暗苔白,脉沉略弦细。上方加减:山药、茯苓、知母加至 15 g,麦冬加至 12 g,百合加至 30 g,去泽泻、元参,加补骨脂 20 g。28 剂,日 1 剂,水煎服,早晚分服。

四诊:患者诉服上方后口干稍减,其他无明显不适,无眼干及关节痛,无畏寒乏力,纳眠可,二便调。舌淡红略暗苔薄白,脉沉略弦细。上方山萸肉加至 25 g,麦冬、玉竹加至 15 g,天冬、赤芍加至 12 g,桂枝加至 8 g,知母加至 18 g,白芍减至 6 g。28 剂,日 1 剂,水煎服,早晚分服。

五诊:患者诉长时间说话后有口干,余无其他不适,无怕冷,无眼干,纳眠可,二便调。舌淡红略暗苔薄白,脉沉细。上方加减:山萸肉加至 30 g,赤芍加至 15 g,知母加至 20 g,天冬减至 10 g,桂枝减至 6 g,去白芍。28 剂,日 1 剂,水煎服,早晚分服。

后患者 1~2 个月规律复诊 1 次,口干眼干症状偶反复,但不明显,无明显关节疼痛,无胸闷咳嗽,饮食、睡眠可,二便调,仍坚持服药,调整中药方以滋养肺肾。

按语 本患者以唾、涎、泪三液减少为主,故知乃肾、脾、肝三脏虚损为甚。"肾主骨,齿为肾之余",肾气日益亏虚,则龋齿日益严重,肾主水液,主蛰,藏五脏六腑之精气,而肾阴乃一身之元阴,肾阴虚衰,虚热内生,阴津上承乏源,则口干益甚,欲补五脏之阴,首当补肾。肝乙癸同源,精血互生,肾阴精不足,肝血生化不及则血虚肝气不敛,故见脉形弦细。此外五液乃水谷精微所化生,故与后天脾胃关系亦十分密切。因此治疗也需注重调补后天脾胃。方中以六味地黄丸滋阴补肾,玄参滋肾水,且清热凉血。芦根、天花粉、玉竹同入肺、胃二经,养阴生津;百合益心肺之阴;桑寄生、续断补益肝肾之阳,以阳中求阴之意;桂枝、赤白芍、知母调和营卫,佐连翘清热、砂仁顾护脾胃。全方补肾益阴为主,而兼顾五脏之阴,注重养护中焦脾胃,使气血生化有源。二诊后患者眼干症状缓解,仍有口干,增加山药、茯苓用量,以加大补益脾肾之力;增加百合、麦冬用量,以清心火养心阴,济肾水等。至五诊,随症加减,患者症状逐渐减轻。

病案 5

患者,女,81 岁,2019 年 3 月 3 日初诊。主诉:口干、眼干 10 年余,咳嗽 3 年。患者 10 年余前无明显诱因出现口干、眼干,逐渐加重,进食干性食物需用水送服,未系统诊治。3 年前出现咳嗽,偶有咳痰,色白或黄,于当地医院就诊,行唇腺活检等检查诊断为"干燥综合征",肺部 CT 示肺间质性改变。予药物(具体不详)对症治疗后,症状稍好转。后口干、眼干、咳嗽反复发作。刻症：口干、眼干，进食干性食物需用水送服；咳嗽，偶有少量白色黏痰；双膝关节疼痛，腘窝处尤甚；纳差，寐浅；大便成形，每日 1 次，小便易失禁。舌淡红干伴白薄苔，脉沉略弦滑。西医诊断：干燥综合征，肺间质病变（肺肾阴虚、燥热内蕴证）。治法：补肾润肺滋阴，活血通络，祛邪利节。处方：玄参 20 g、桂枝 10 g、赤芍 15 g、牡丹皮 10 g、青风藤 25 g、茯苓 20 g、芦根 30 g、桑枝 25 g、骨碎补 20 g、醋延胡索 30 g、泽兰 25 g、麦冬 15 g、熟地黄 25 g、豨莶草 15 g、土鳖虫 5 g、秦艽 30 g、防风 15 g、桑寄生 30 g、杜仲 30 g、羌活 15 g、吴茱萸 3 g、黄连 10 g、忍冬藤 25 g、乌药 15 g、土茯苓 30 g、泽泻 12 g、独活 15 g、化橘红 15 g。30 剂，每日 1 剂，水煎，早晚分服。

二诊：口干、眼干较前明显缓解，咳嗽减轻，偶有白痰，双膝关节疼痛较前减轻。纳可，眠差，不易入睡，睡后易醒，大便成形，每日 1 次，小便易失禁。舌淡红伴白薄苔，脉沉略弦滑。上方加减：去吴茱萸、黄连、乌药、化橘红，加知母 15 g、陈皮 15 g、炒黄芩 6 g，茯苓加至 25 g，熟地黄、忍冬藤加至 30 g，芦根减至 25 g。30 剂，煎服同前。

三诊：口干、眼干、咳嗽症状较前明显改善，双膝关节疼痛减轻，双下肢轻微水肿，纳可，眠差，大便日 1 行，便干，小便易失禁。舌淡红伴白苔少津，脉沉略弦滑。上方加减：去土鳖虫、秦艽、黄芩，加伸筋草 25 g，泽兰加至 30 g，知母加至 18 g，玄参减至 15 g，茯苓减至 20 g，熟地黄减至 25 g。30 剂，煎服同前。后患者定期规律复诊，复查肺部 CT 示间质性肺炎较前改善。

按语 本例患者正值"任脉虚，太冲脉衰少，天癸竭，地道不通"肝肾衰竭之时，阴液亏，五脏俱受损，其中肾精亏虚为著，阴液不能濡养全身，阴津不能上承，故见口干眼干；肺阴亏虚，阴虚火旺，灼津生痰，气机失调，故见咳嗽、咳痰；痰瘀阻络，邪气痹阻经络，不通则痛，气阴亏虚，不荣则痛，故见关节疼痛。治当肺肾同调，养阴润燥。初诊方中以熟地黄、玄参滋补肾阴，骨碎补、桑寄生、杜仲补肾阳，以阳中求阴之意；麦冬、芦根滋阴润肺，化橘红理气宽中，化痰止咳；茯苓健脾渗湿，防风祛风胜湿，黄连清热燥湿，泽泻利水渗湿；赤芍、牡丹皮、醋延胡索、泽兰、土鳖虫活血祛瘀止痛；桂枝、青风藤、桑枝、豨莶草、秦艽、防风、羌活、独活、忍冬藤、土茯苓祛邪通利关节止痛；吴茱萸、乌药行气散寒止痛，同时以防寒凉太过而凝滞气机。诸药合用共奏补肾润肺滋阴、活血通络、祛邪利节之功。二、三诊时患者症状均较前次就诊时有所改善，故治疗由补虚祛邪并重渐至以补虚为主兼顾祛邪，方药在初诊方基础上随症加减化裁，现患者症状好转，病情稳定，定期随诊。

病案 6

患者，女，57 岁，2007 年 5 月 22 日初诊。2 年前出现口干、眼干，平素须频频饮水方能缓解，水杯不离，哭泣时无眼泪，夜间因口干咽燥而无法入睡，双手多关节疼痛。曾就诊于某医院，查抗 SSA 抗体（+），抗 SSB 抗体（+），抗核抗体（+），涎腺造影及唇腺活检均符合干燥综合征改变，诊为"干燥综合征"，给予雷公藤多甙治疗，关节疼痛有所缓解，但口干、眼干缓解不显。现证：口干、眼干明显，平素须频频饮水，每日使用滴眼液 10 余次，双手关节疼痛，纳谷不馨，夜间因口燥咽干难以入睡，大便干，1～2 日 1 行，舌淡红少津，苔薄而干燥，脉沉略细弦小涩。诊断：干燥综合征（脾肾亏虚、寒湿痹阻证）。治法：补肾健脾、滋胃生津、通络止痛。处方：生地黄 20 g，天冬、麦冬各 10 g，沙参 10 g，玉竹 12 g，骨碎补 20 g，补骨脂 10 g，续断 25 g，桑寄生 25 g，鸡血藤 15 g，豨莶草 12 g，徐长卿 15 g，川牛膝、怀牛膝各 6 g，知母 20 g，炒黄柏 12 g，千年健 15 g，砂仁 10 g，百合 30 g，玄参 12 g，炙穿山甲 10 g。每日 1 剂，水煎服。

二诊：1 个月后，患者口干、眼干好转，夜间仍口干咽燥难以入睡，双手关节疼痛。上方改生地黄 25 g、络石藤 25 g、鸡血藤 25 g、续断 30 g、桑寄生 30 g，去徐长卿、沙参、炙穿山甲、川牛膝、怀牛膝，加青风藤 15 g、海风藤各 15 g、芦根 20 g、生薏苡仁 30 g、炒薏苡仁 30 g。

三诊：1 个月后患者口干、咽干缓解，夜间能安静入睡，关节肿痛基本消失。上方改生地黄 40 g、玄参 15 g、芦根 30 g、玉竹 15 g，加天花粉 18 g、葛根 20 g、桑枝 20 g、山茱萸 15 g，去炒黄柏、海风藤。

随症加减治疗半年后，患者口干、眼干明显好转，无须频频饮水，不再使用人工泪液，关节仅偶有轻微疼痛，遂停药。

按语 本案患者年过五旬，天癸已竭，脾肾精气亏虚，病程日久，风、寒、湿、热诸邪阻络，发为本病。病在脾肾，脾在液为涎，为后天生化之本，脾气虚衰运化不及，则胃纳不香，津液生化无源；肾在液为唾，为一身元阴元阳之本，肾气虚衰，肾精不藏，无以生化气血津液。营卫出自脾胃，脾胃运化赖肾中相火以助生化，营卫生化不及，则卫外不固，筋脉失于濡养，风寒湿邪乘虚而入，日久合而为痹，销蚀筋骨。治疗当补肾健脾、滋胃生津、通络止痛。方以生地黄、麦冬、天冬滋补肾阴为君。以沙参、玉竹滋养胃阴，骨碎补、补骨脂、续断、桑寄生温肾阳，鸡血藤、豨莶草、徐长卿、川牛膝、怀牛膝祛风湿、活血通络止痛，共为臣。佐以知母、黄柏清热通络，并制温热药之性；千年健、砂仁理气和胃；百合、玉竹、麦冬润肺，防病传肺；玄参、炙穿山甲软坚，以防形成痰核瘰疬，为佐药。且炙穿山甲善走窜，性专行散，能通络而达病所；川牛膝、怀牛膝引药下行，且皆具活血通络之功，共为使。后逐渐加量滋阴润燥、通络止痛之品。半年后，患者口干、眼干明显好转。

病案 7

患者，女，51 岁，2005 年 9 月 26 日初诊。患者于 10 年前无明显诱因出现口干、眼干伴双手、肩等关节疼痛，就诊于当地医院诊为"干燥综合征"（具体检查不详），未系统治疗。刻症：口唇干燥，双目干涩，鼻干，周身关节疼痛，双手指晨僵，喜食流食，畏寒喜暖，倦怠乏力，心烦易怒，时有胸闷、气短，汗出多，二便调，舌淡略黯少津，苔少，脉沉略细小涩。查：ESR 42 mm/h，ANA 1：640（+）、抗 SSA 抗体（+）、抗 SSB 抗体（+）、抗 RNP 抗体（+）、AKA（−）、APF（−），RF 359 IU/mL，CRP 0.1 g/L。胸部 X 射线片：肺间质性改变，双手 X 线片未见异常。下唇腺活检病理示：淋巴细胞灶 2 个。Schirmer 试验：左 2 mm/5 min，右 1 mm/5 min。泪膜破裂时间为 0，无完整泪膜。唾液流率 0.1 mL/min。西医诊断：干燥综合征，肺间质病变（肝肾亏虚、肺胃阴伤、邪痹脉络证）。治法：滋补肝肾、润肺养阴、驱邪通络。处方：生地黄 30 g、当归 12 g、赤芍 10 g、白芍 10 g、桂枝 6 g、知母 15 g、淫羊藿 12 g、续断 20 g、桑寄生 20 g、鸡血藤 20 g、络石藤 20 g、秦艽 15 g、青风藤 15 g、威灵仙 15 g、防风 12 g、姜黄 12 g、羌活 12 g、独活 10 g、百合 30 g、天花粉 15 g、生姜 6 g、大枣 8 枚。7 剂，水煎服，每日 1 剂，早晚分服。

二诊：患者服药后，眼干、口干症状减轻，周身关节疼痛、心烦易怒、胸闷等症均减轻，纳可，眠安，大便略溏，小便可，舌黯红、有小裂纹，少苔，脉沉略细小涩。上方去威灵仙、桑寄生,改生地黄20 g、当归12 g、赤芍6 g、白芍6 g、防风15 g、续断30 g,加芦根30 g、生炒薏苡仁各30 g。7剂。

三诊:患者服药后,口干、眼干、汗出、周身关节疼痛等症明显减轻,纳可,眠安,二便调,舌黯红,较前津液增多,少苔色白,脉沉略细小涩。复查Schirmer试验:左3 mm/5 min,右5 mm/5 min。泪液流率较前明显好转。二诊方去生姜、大枣,加黄精12 g、莲子肉12 g、豨莶草10 g,续服14剂善后。

按语 患者年过五旬,天癸已竭,肝肾不足。肝主泪,肾主唾,肝阴充以养泪,肾精充以化唾,肾阴肾阳为五脏之阴阳根本;肾阴不足,不能濡养五脏,肾阳不足不能温养五脏,累及肺、脾、胃等脏腑。脏腑阴液亏虚,日久阴损及阳,故见畏寒怕冷阳虚证候;津液亏少,津不载气,致使气机运行不畅,不通则痛,而见关节疼痛;阴精亏虚,虚热内生,热扰心神,故见心烦易怒;虚热耗气,营卫失和,故见胸闷气短,汗多;卫外不固,风、寒、湿等邪气则乘虚而入,与燥邪相合痹阻脉络而发病。治法上主以甘寒清润养阴,重用生地清热养阴,以壮肾水;天花粉养胃生津止渴;百合养心阴以安神;兼用温润补肾壮阳之品,淫羊藿、续断、桑寄生温补肾阳,阴阳双补。本案燥痹更兼风寒湿邪,选用祛风散寒除湿的藤类药物鸡血藤、青风藤、络石藤祛风除湿,通络止痛;羌活、独活、防风、桂枝祛风散寒、温经通络;久病入血,瘀久多化热,多用活血化瘀之品,当归、白芍、赤芍、鸡血藤、姜黄、秦艽活血通络,清解血分郁热,血行则气行,气行津自生。脾胃为后天之本,生姜、大枣调和营卫,健脾益气化湿以收功,扶正固本。

病案8

葛某,男,59岁。患者7年前出现口干口渴、双目干涩,后渐出现双膝、双腕、双踝、双手等关节痛,曾口服痹冲剂及蒙药,效果欠佳。入院时双肩、双膝关节酸痛,恶寒喜暖,口干口渴,吞咽困难,口腔溃疡,双目干涩,舌淡红、苔白厚、欠津,脉沉弦细。查类风湿因子139 IU/mL,血沉115 mm/h,Schirmer试验右眼6 mm/5 min、左眼5 mm/5 min,泪膜破裂时间右眼3 s、左眼2 s。唇腺活检病理示:腺泡轻度萎缩,腺泡间及导管周围伴中等淋巴细胞、浆细胞浸润。诊断:干燥综合征(肾虚湿热证)。治法:补肾壮骨、祛风除湿、兼滋阴清虚热。处方:骨碎补18 g、补骨脂12 g、续断20 g、桑寄生20 g、生地黄20 g、炒黄柏10 g、桂枝12 g、白芍12 g、知母12 g、秦艽15 g、羌活10 g、独活10 g、伸筋草20 g、青风藤、海风藤各15 g、络石藤20 g、淫羊藿15 g、土茯苓30 g、薏苡仁30 g、怀牛膝12 g、千年健15 g。每日1剂,早晚2次服,服药30天后,双肩、双膝关节酸痛明显减轻,口干、口渴消失,无吞咽困难,双目无干涩,苔薄有津液。后复查血沉降至85 mm/h。

按语 肝肾亏虚,寒湿之邪乘虚深侵,痹阻脉道,骨质受损,而出现关节酸痛;湿邪郁久化热、热灼津伤,加之湿热内阻、津液不能上承于口、目,故口目干燥;热郁化火伤阴,肾阴不足,虚火上炎,而出现口腔溃疡;湿邪阻滞中焦,而见舌苔白厚。弦脉主肝胆,细主湿郁阴伤,肝肾不足,湿郁化火明证,治宜补肝肾壮骨、除湿滋阴清热。方中骨碎补、补骨脂、续断补肾坚骨壮骨为君药;桑寄生、淫羊藿、千年健补肾、壮筋骨;羌活、独活、秦艽、络石藤、青风藤、海风藤、土茯苓祛风除湿清热;薏苡仁与伸筋草配伍,可起缓和拘挛、通利关节之效共为臣药;桂枝温经通络;生地黄、炒黄柏、知母、白芍滋阴清标热为佐药;怀牛膝活血化瘀益肾,引药入肾为使药。

病案9

患者,女,65岁,2014年6月5日初诊。口干、眼干13年,伴左膝关节痛2年。近年来症状呈进行性加重,进食干性食物需要水送,牙齿斑块状脱落,鼻腔干燥不明显,偶见双手指关节疼痛。就诊于某医院查抗SSA抗体阳性、抗SSB抗体阳性、抗核抗体(ANA)阳性,并经唇腺活组织检查等诊断为原发性干燥综合征,曾口服甲氨蝶呤、强的松、硫酸轻氯峰、来氟米特等西药症状未见明显改善,为求进一步诊治,就诊于风湿免疫科门诊。现症见:口干、口渴,进食干性食物需水送下,眼睛干涩,无眼泪,鼻腔干燥,猖獗性龋齿后现为假牙,无明显皮肤干痒,左膝关节疼痛,不红、不肿、不热,活动后疼痛加重,休息后缓解,无明显畏寒或怕热,头部颤动明显,饮食睡眠尚可,大小便正常,舌淡红略暗、苔薄白少津,脉沉细略涩。诊断:干燥综合征(肝肾不足证)。治法:补益肝肾,育阴清热。处方:生地黄15 g、山药15 g、山萸肉20 g、茯苓15 g、牡丹皮12 g、泽泻20 g、砂仁10 g、泽兰15 g、玄参12 g、玉竹15 g、沙参10 g、麦冬12 g、天冬10 g、天花粉15 g、青风藤25 g、续断25 g、桑寄生25 g、杜仲20 g、徐长卿15 g、桑枝25 g。28剂,每日1剂。

二诊:患者口干、眼干症状轻度缓解,左膝关节仍有疼痛,左手麻木,轻微不自主颤动,无发热,无明显畏寒怕冷,纳眠可,二便调,舌淡红略暗、苔薄白少津,脉沉细略涩。上方加减如下:生地黄20 g、砂仁10 g、山药15 g、山萸肉20 g、茯苓15 g、牡丹皮12 g、泽泻20 g、玄参12 g、玉竹15 g、沙参10 g、麦冬12 g、天冬10 g、天花粉15 g、青风藤30 g、续断25 g、桑寄生30 g、杜仲20 g、徐长卿15 g、桑枝30 g、威灵仙15 g、醋延胡索20 g。30剂,每日1剂。

三诊:口干较前好转,但吃干性食物仍需水送服,眼睛干涩,使用人工泪液,视物模糊,膝关节发困,无明显乏力,无畏寒怕冷,纳眠可,二便调,舌淡红略暗、苔薄白,脉沉弦细。继服中药处方如下:生地黄20 g、砂仁10 g、山药15 g、茯苓15 g、牡丹皮12 g、泽泻15 g、玄参15 g、玉竹15 g、沙参10 g、麦冬12 g天冬10 g、天花粉15 g、青风藤30 g、续断25 g、桑寄生30 g、生杜仲20 g、徐长卿15 g、桑枝30 g、醋延胡索20 g、补骨脂30 g、连翘20 g、地骨皮10 g、蜜桑白皮10 g。30剂,每日1剂。

四诊:患者诉口干较前好转,口中有唾液,仍有眼干、鼻干,但较前好转,膝关节疼痛明显减轻,继续门诊治疗。

按语 患者年过六旬,天癸已竭,阴气已衰,脏腑功能衰退。肝在液为泪,肾在液为唾,肺开窍于鼻,在液为涕,肝肾亏损,精血不足,形体官窍失养,故见口干、口渴,眼目干涩无泪、鼻腔干燥;病愈久则阴愈亏,日久阴津明显亏损,正气亏虚,卫外不固,复感外邪引动则生燥热,发为本病。治疗当以补益肝肾、育阴清热为主,佐以活血通络之法。方中以六味地黄汤滋补肝肾之阴为君,玄参、天花粉、连翘清热育阴为臣。玉竹、沙参、麦冬、天冬、砂仁、延胡索、泽兰等双调脾肺,活血通络;续断、桑寄生、杜仲滋补肝肾,以补肾阳为主,助肾阴生化有源;青风藤、威灵仙、桑枝、徐长卿舒经通络,祛邪利节。全方共奏补益肝肾、清热育阴、活血通络之效。后期在此方基础上随证加减化裁,3个月后患者口干、眼干症状明显好转。

病案10

患者,女,49岁。2015年6月23日初诊。干燥综合征4年,主要表现为口干、咽干、鼻燥难忍,眼睛干涩无泪,进干食时必须用水送下。牙齿变黑,有的小片脱落,有的为"猖獗龋"。2014 年双手指关节疼痛伴有雷诺现象,常有腰膝酸软,关节疼痛,大便干结,有慢性浅表胃炎史。舌淡红暗、苔白,脉沉细。查:ESR 36 mm/h(0 ~ 20 mm/h),CRP 8.13 mg/L(0 ~ 10.00 mg/L),RF 26.92 IU/mL(0 ~ 20.00 IU/mL),抗 CCP 抗体 53 RU/mL(0 ~ 30 RU/mL),IgG 120.6 g/L(7 ~ 16 g/L),ANA 1∶320(<1∶100),抗 SSA 抗体(+),抗 SSB 抗体(+),双眼角膜荧光染色(+),唇腺活检组织学检查(+)。诊断:原发性干燥综合征(燥伤肺阴、肝肾不足证)。治法:清燥救肺,补益肝肾,养阴通络。处方:生地黄 15 g、山茱萸 20 g、生山药 30 g、茯苓 30 g、牡丹皮 10 g、泽泻 10 g、霜桑叶 10 g、麦冬 12 g、白芍 10 g、百合 10 g、续断 20 g、桑寄生 20 g、骨碎补 20 g、补骨脂 15 g、知母 20 g、青风藤 20 g、玄参 10 g、鸡血藤 30 g、炙穿山甲 10 g、石斛 10 g、玉竹 12 g。14 剂,水煎服 400 mL,每日 1 剂,早晚各服 200 mL。

二诊:口干、鼻干症状缓解,大便干燥,2 日 1 行,略有腹胀,舌脉同前。上方改生地黄 25 g、玄参 15 g,加白术 15 g、伸筋草 30 g、桑枝 30 g。20 剂,水煎服 400 mL,早晚各服 200 mL。

三诊:关节疼痛减轻,雷诺现象不再明显,腹胀消失,略怕凉怕冷,大便日行 1 次,舌淡红略暗、苔白,脉沉略弦细。上方改生地黄 30 g、玄参 20 g,加海风藤 20 g、千年健 20 g。30 剂,日 1 剂,水煎服,早晚分服。

四诊:述不自觉之间口眼干燥已明显好转,干性食物已无需汤水送下,自觉有眼泪,雷诺现象与怕冷怕凉、腰膝酸软症状消失,大便 1 日 1 行,舌淡红,苔白,脉沉细。去千年健、海风藤。35 剂,日 1 剂,水煎服,早晚分服。

五诊:雷诺现象与口鼻眼干症状未再出现,大便 1 日 1 行。复查:血常规、尿常规、肝功能、肾功能正常,RF 18 IU/mL(0 ~ 20.00 IU/mL),CRP 8 mg/L(0 ~ 10.00 mg/L),ESR 15 mm/h(0 ~ 20 mm/h),抗 CCP 抗体 27.32 RU/mL(0 ~ 30 RU/mL),ANA <1∶100(<1∶100),抗 SSA 抗体(+),抗 SSB 抗体(-),IgG 11.99 g/L(7 ~ 16 g/L)。嘱患者中药 2 日 1 剂,继服。半年后随诊,已停药,并正常工作。

按语 本例为原发性干燥综合征,纯中药治疗 5 个月,症状基本消失,炎性指标恢复正常,原高丙球血症控制,疗效满意。中医辨证为燥伤肺阴、肝肾不足,使得津枯液少,从而口舌干燥,知其水津无以上承,又肝主筋开窍于目,肾开窍于耳,精不上承则又见双目干涩,甚而视力模糊;腰为肾之府,膝为筋之府,故腰膝酸软。阎教授考虑燥痹具有缠绵难愈易反复的特点。诸脏腑阴阳气血俱虚,并非单纯的阴虚证,故在治疗上阴阳同步、补肝肾为主、祛瘀生新、照顾脾胃。方中生地黄滋补肾阴为君药,配麦冬以润肺清热、金水相生,配玄参以滋肾降火,配白芍以酸甘化阴,使久亏之阴得以自复,配合百合、玉竹、霜桑叶养阴润燥清热。以石斛补胃、肾之阴为臣药,佐以骨碎补、补骨脂温补脾肾之阳,行血、祛骨风。且燥邪非独伤阴,亦伤营血,故以桑寄生祛风湿、补肝肾、养血,续断、鸡血藤、青风藤补益肝肾,强筋骨,行血脉,使补而不滞。炙穿山甲因性善走窜,内达脏腑外通经络,活血祛瘀力强,能通利经络透达关节,而为使药,以推动生成之阴液濡润五脏,滋养五窍,使燥去津存,燥痹得缓。全方药专力宏,取药直指病所,在有效缓解症状之余,也改善了炎性指标,高丙球蛋白血症等西医检查指标也下降。用现代医学解释本方具有免疫调节作用,实则是中医辨证准确、论治精妙的体现。

病案11

张某,女,53岁,2013年10月31日初诊。患者30余年前无明显诱因出现低热及双手指多关节疼痛,于当地医院检查诊断为"类风湿关节炎?"予非甾体抗炎药及中成药口服后,症状缓解,遂停服药物。4年前出现双肘、双肩疼痛,无肿胀及发热。近3年出现口干、眼干症状,周身无皮疹,无口腔溃疡,未系统检查及治疗。现为进一步诊治入风湿科。现症见:双手指疼痛,无明显肿胀及关节变形,左肘、左肩、双膝等关节疼痛,晨僵约1h,口干,进食固体食物时必须伴水或流食送下,需随身携带水瓶频繁饮水,入夜加重,可因口干而致醒。眼干涩,有摩擦、沙砾等异物感,皮肤干燥、瘙痒,眠差,大便干,l~2日1行,舌光红无津,有裂纹,脉沉略细弦小涩。辅助检查:红细胞沉降率(ESR)55 mm/h,C反应蛋白(CRP)1.38 mg/dL,类风湿因子(RF)386 IU/mL,抗SSA抗体(+)、抗SSB抗体(+);Schirmer试验示左1 mm/5 min、右1 mm/5 min;唇腺活检示唇腺组织腺泡未见明显萎缩,间质内较多淋巴细胞,浆细胞散在浸润及灶性聚集(多灶浸润细胞数>50个/灶);免疫组化结果显示CD138(+),CD20(散在+),CD3(散在+),IgG(-)。诊断:干燥综合征(肝肾亏虚、筋脉痹阻证)。治法:补益肝肾,滋阴清热,荣筋通络。处方:山茱萸20 g、生地15 g、山药15 g、茯苓15 g、牡丹皮10 g、泽泻15 g、麦冬15 g、陈皮15 g、玉竹12 g、芦根25 g、天冬12 g、夜交藤25 g、天花粉15 g、青风藤25 g、防风15 g、片姜黄12 g、威灵仙15 g、百合25 g、淫羊藿10 g、千年健15 g。每日1剂,水煎服,早晚两次分服。

二诊:2013年12月11日,患者服药后,眼干、口干症状减轻,周身关节疼痛、眠差等症均减轻,现时有项背僵痛不舒,大便略溏,小便可,舌光红少津,有裂纹,脉沉略细弦小涩。上方去千年健、百合、威灵仙,改生地18 g、泽泻12 g、青风藤30 g,加伸筋草25 g、桑枝30 g、葛根25 g。

三诊:2014年1月9日,患者服药后,口干、眼干、周身关节疼痛等症明显减轻,可进食固体食物时而无须伴水或流食送下,不需随身携带水瓶频繁饮水,夜间未觉明显口干。眼无摩擦、砂砾等异物感,无须使用滴眼液,纳可,眠一般,二便调,舌黯红,较前津液增多,少苔色白,脉沉略细小涩。复查ESR 20 mm/h,CRP 0.135 mg/dL,Schirmer试验示左10 mm/5 min、右12 mm/5 min,泪液流率较前明显好转。二诊方去夜交藤,改生地20 g、山茱萸25 g、天冬15 g、芦根30 g、伸筋草30 g,加酸枣仁30 g、百合25 g。

按语 阎小萍教授善用经方并结合疾病病势治疗干燥综合征,常用六味地黄汤化裁,旨在滋补肝肾之阴,治病求本。方中以生地黄、麦冬、天冬滋补肾阴为君;臣药选用山茱萸肉补肝养肾而涩精。山药补益脾阴,亦能固肾,佐以泽泻利水渗湿,泄肾浊,丹皮清泄虚热,凉肝而泻阴中伏火,并制山萸肉之温涩,茯苓渗湿脾湿,既助山药补脾,又与泽泻共泻肾浊,助真阴得复其位,并配麦冬以润肺清热,金水相生,元参以滋肾降火,天花粉清热泻火,生津止渴。以砂仁为使,防滋腻碍脾,并引药入肾。诸药合用,滋而不寒,温而不燥,滋补而不留邪,降泄而不伤正,共奏滋阴清热之效,使燥去津存,燥痹得缓。

病案12

刘某,男性,49岁。2010年9月16日初诊。主诉:周身多关节肿痛2年。患者2年前无明显诱因出现双手小关节对称性肿胀疼痛,后渐及双腕关节肿痛,双肩、双膝、足跟痛,曾在当地医院检查类风湿因子 117 IU/mL,未明确诊断。曾自服雷公藤多苷片、舒筋丸等药物,但治疗效果欠佳,多关节肿痛反复发作。后又在当地省医院检查类风湿因子 797 IU/mL,C 反应蛋白(CRP)升高,血沉(ESR)50 mm/h,抗核抗体(ANA)及抗可提取性核抗原抗体(ENA)7 项均阴性,双手 X 射线片未见明确骨破坏,诊为类风湿关节炎。曾进行蜂毒等治疗,仍感多关节肿痛反复出现。遂来医院就诊,查类风湿因子 344 IU/mL,ESR 47 mm/h,抗角蛋白抗体(AKA)(+),抗核周因子抗体(APF)(+),抗环瓜氨酸肽(CCP)抗体 2400 U/mL;腰椎、股骨、前臂骨密度示骨密度减低;眼科检查诊为干眼症;唇腺活检示>50 个淋巴细胞聚集/灶。症见:双腕、掌指关节、近端指间关节肿胀疼痛,双手握拳困难,晨僵约每日 1 h,关节畏寒喜暖,乏力,口干,无眼干,无发热,纳食可,夜眠安,二便自调。查体见双腕关节、右肘关节、双踝关节肿,触之皮温不高。舌淡红暗,白苔,脉沉细,尺弱。诊断:类风湿关节炎,继发干燥综合征(尪痹,肾虚寒盛证)。治法:补肾壮骨,散寒除湿,滋阴通络。组方为骨碎补 20 g、补骨脂 15 g、续断 20 g、桑寄生 25 g、桂枝 10 g、赤芍、白芍各 6 g、知母 15 g、制延胡索 15 g、防风 15 g、片姜黄 12 g、青风藤 25 g、秦艽 15 g、络石藤 20 g、生地黄 15 g、天冬 12 g、麦冬 12 g、炙山甲 15 g、天花粉 15 g、徐长卿 15 g、豨莶草 15 g、桑枝 25 g。14 剂,水煎服。

二诊:患者服药后双腕、双手关节肿痛较前明显减轻,晨僵时间减至每日 30 min,双手握拳时痛,足底及双膝痛,畏寒,口干,眼干,夜眠差,纳食可,二便自调。舌淡红暗,黄白苔,脉沉细。鉴于关节肿痛等症状已减,上方去赤白芍、炙山甲、秦艽、天冬,又将部分药味增量如续断 25 g、桑寄生 30 g、补骨脂 20 g、知母 18 g、麦冬 15 g 等,并加海桐皮 15 g、玉竹 12 g、玄参 10 g。继予 14 剂。

三诊:患者双膝痛减轻,起立动作较前灵活,晨僵时间减至每日 20 min,口干及眼干较前减轻,纳食可,夜眠转安,大便每日 1 次略稀,小便自调。舌略暗红,黄白相间苔,脉沉弦细。症状明显改善,守方继进,稍事加减,知母增至 20 g、玄参 12 g,去玉竹、豨莶草,加千年健 15 g、芦根 20 g。继予 14 剂。

四诊:患者双膝痛、晨僵基本消失,口干及眼干亦明显减轻,仍时感足底痛、右肘痛、双手小关节僵硬不适,畏寒乏力,夜眠欠安,二便自调。近感情绪低落,易生闷气,胁肋胀痛。舌暗红、苔白、少津,脉沉略滑、左略弦。上方已获良效,改片姜黄 15 g、生地黄 18 g、芦根 30 g,去天花粉、徐长卿,加鸡血藤 20 g、夜交藤 20 g、合欢花 12 g、香附 12 g,以疏肝解郁。14 剂,守方继进,巩固疗效。随访 3 个月诸症平稳,无明显关节肿痛,口干及眼干已消失,复查 ESR 及 CRP 均已在正常范围。

按语 本例患者是尪痹(类风湿关节炎)合并燥痹(继发干燥综合征),初诊时以桂枝芍药知母汤合滋燥饮加减化裁。阎教授常用桂枝芍药知母汤祛风胜湿、行痹清热,治疗痹病日久,邪郁化热所致关节肿痛等症。滋燥饮(天麦冬、生地黄、天花粉、白芍、秦艽)乃《杂病源流犀烛》中治肺热燥咳之方,合滋燥饮可达润肺燥、清肺热之作用,以生津润燥,津液充足可上承于口。方中还酌加骨碎补、补骨脂、川续断等以增补肾壮骨之功,全方共达补肾壮骨、润燥通络之效。尤其是方中炙山甲的运用,阎教授认为本药性善走窜,内达脏腑,外通经络,活血祛瘀力强,能通利经络,透达关节,引药直达病所,尤其是痹证活动期,关节肿痛较重,ESR、CRP 增高,夜间痛较重者应用最佳。另外,方中天冬与麦冬相须为用,二者均能滋肺阴、润肺燥、生津止渴,但二者又有区别,天冬能入肾经滋阴,适用于肾阴不足、虚火亢盛,而麦冬入心经,能清心除烦、宁心安神,故当患者口干口渴减轻但又出现了情绪低落、易生闷气等心神不宁、肝气郁结等症之时,去天冬,独留麦冬与合欢花、香附配伍,以增解郁安神之功效。

病案 13

患者,女,53 岁,2008 年 1 月 28 日初诊。首诊见口眼干燥 4 年余,伴多关节肿痛 1 年余。2004 年开始无明显诱因出现口干,不断加重直至吞咽食物困难,干性食物需用汤水送下,双目干燥无泪。2007 年又伴左踝关节肿痛,渐加重波及双手指、腕、膝、趾等,晨僵 4 h,大便干燥,4～5 日 1 行,腹胀。实验室检查:类风湿因子(RF)1170 IU/mL,C 反应蛋白(CRP)<0.1 mg/dL,红细胞沉降率(ESR)37 mm/h,抗核抗体(ANA)1∶640(核颗粒型),ENA(−),抗角蛋白抗体(AKA)(+),抗核周因子抗体(APF)(+),抗环瓜氨酸肽(CCP)抗体 288 U/mL,血常规、肝肾功能正常。按类风湿关节炎(RA)的 DAS28 评分计算为 5.08。眼科检查:可见干眼症。舌淡红略黯,苔白,舌边有齿痕,脉沉略弦细。曾服来氟米特、美洛昔康等 1 个月,后因出现胃肠道副反应而停药。诊断:类风湿关节炎合并干燥综合征(肝肾不足证)。治法:滋补肝肾,祛风除湿。处方:骨碎补 20 g,补骨脂 15 g,知母 20 g,络石藤 30 g,防风 15 g,片姜黄 15 g,制元胡 20 g,豨莶草 15 g,元参 10 g,郁金 15 g,青风藤 30 g,续断 30 g,天冬 12 g,麦冬 12 g,连翘 20 g,炙山甲 15 g,海桐皮 12 g,羌活 12 g,独活 10 g,桑寄生 30 g,炒枳实、枳壳各 12 g,生地黄 20 g,土、浙贝母各 10 g,青皮、陈皮各 10 g。

二诊:2008 年 2 月 25 日,仍口舌干燥,双手足趾指关节、腕、踝关节疼痛,肿胀已消失,晨僵 1 h,大便干燥,3～4 日 1 行,腹胀同前,舌脉同前。上方改生地黄 25 g、元参 15 g、土贝母 20 g。去掉炒枳实、浙贝母、青皮、陈皮,加鸡血藤 30 g、土茯苓 30 g。

三诊:2008 年 3 月 10 日,上述各关节疼痛减轻,晨僵 1 h,双下肢僵紧不适,双目干涩不适,视物不清,皮肤干痒,大便 2 日 1 行仍干,腹胀好转,舌淡红略黯,苔白兼黄,脉沉略弦细。上方加海风藤 15 g、白菊花 10 g,改生地黄 30 g、元参 20 g。

四诊:2008 年 4 月 2 日,关节疼痛继续减轻,身痒好转,只下肢仍痒,口眼干燥略减轻,腹胀稍加重,大便如前,舌脉如前。上方去郁金、鸡血藤,加炒枳实 10 g,海桐皮 12 g,泽兰、泽泻各 20 g。

五诊:2008 年 5 月 5 日,各关节症状无明显变化,双下肢自觉沉重,晨僵已不超过半小时,口眼干燥无变化,唯腹胀又作,大便不爽,2～3 日 1 行,舌脉无变化。实验室检查:RF 24.5 IU/mL,ESR 16 mm/h,CRP 0.2 mg/mL,ANA 1∶320。上方去海桐皮,减补骨脂为 10 g,加焦榔片 10 g、秦艽 15 g。

六诊:2008 年 6 月 2 日,关节症状已趋于平稳,下肢沉重感消失,晨僵数分钟,口眼干燥自觉减轻,食干性食物已较前自如,但仍需汤水送下,时有身痒,程度不重,大便仍然不爽,舌脉同前。上方去掉补骨脂、土茯苓,改炒枳实 12 g,焦榔片 12 g,泽兰、泽泻各 25 g,元参 30 g,生地黄 35 g,加当归 15 g。

七诊:2008 年 6 月 30 日,自述阴雨天时关节感觉不适,下肢时有麻木,腹胀消失,大便2日1行,舌脉无变化。上方改泽兰、泽泻各30 g,秦艽30 g,肉苁蓉30 g,去当归,加白菊花10 g。

八诊:2008年8月13日,述口眼干燥已明显好转,进食干性食物已无须汤水送下,自觉眼泪较前增多,关节症状基本消失,无腹胀,大便1~2日1行,舌淡红苔白,脉沉细。复查:血常规、肝肾功能正常,RF< 20 IU/mL,CRP 0.148 mg/dL,ESR 17 mm/h,ANA 1∶320(核颗粒型),ENA(-),AKA(+),APF(+),抗CCP抗体183.8 U/mL。按RA的DAS28评分计算为2.01。嘱患者中药2日1剂,继服。半年后随诊,已停药,病情平稳。

按语　本例为类风湿关节炎合并干燥综合征,西药免疫抑制剂不能耐受,仅用中药治疗,治疗约7个月关节症状基本消失,口眼干燥明显好转,免疫炎性指标恢复正常,按RA的DAS28评分计算达到了ACR50的标准,效果显著。分析本例中医辨证存在两条主线:一为诸邪内舍肝肾、骨质受损之尪痹;一为燥邪内生,损伤津液之肠燥津枯,津液无以滋养头面诸窍则口眼干燥。从疾病进程看,两者也存在密切关联,关节症状加重则口眼干燥加重,腹胀便秘亦重,反之亦然。治疗上也存在这种关联,只有肝肾得补,风湿得除,才有利于清肠润燥;反之祛除肠燥,使气机得畅,有利于津液的转输,才能使补肝肾、祛风湿相得益彰,故治当以滋补肝肾、祛风除湿并行气润肠通便。本例的另外一个特点是生地黄和元参的使用,两药均为苦寒清热养阴生津之品,合麦冬甘寒,滋肺生津,濡肠增液润燥,而成增液汤。但在临床应用中经常见到便溏的现象,本例病机恰恰相反,所以以两药逐渐加量,直至病情缓解,同时配合行气理气之品,调畅气机。

病案14

患者,女,59岁,2008年11月3日初诊。主诉:口眼干燥8年余。2000年开始无明显诱因出现口干、眼干,双目干燥无泪,渐进性加重。曾经出现2次腮腺肿大,未予明确诊断治疗,时伴低热(热峰为37.4℃)。乏力,腰膝酸软,口舌易糜烂,小便短赤,大便溏稀,每日1~2次。舌边尖红,苔薄白黄相间,脉沉细略弦。需使用玻璃酸钠滴眼液1日4次。实验室检查:RF <20 IU/mL,CRP 1.51 mg/dL,ESR 28 mm/h,ANA 1∶160(核颗粒/核膜型),ENA(+),抗SSA抗体(+),抗SSB抗体(-),IgG 20 mg/dL,IgA、IgM正常,血常规、肝肾功能正常。眼科检查:泪膜破裂时间左眼3 s、右2 s,可见干眼症。唇腺活检:可见灶性淋巴细胞浸润(>50个细胞)。舌淡红,苔白,脉沉细略弦。诊断:干燥综合征(肝肾阴虚证)。治法:滋补肝肾,清泄浊热,滋阴润燥。处方:生地黄10 g、山萸肉12 g、生山药15 g、茯苓20 g、牡丹皮10 g、泽兰15 g、泽泻15 g、知母15 g、黄柏10 g、连翘20 g、生甘草梢10 g、淡竹叶10 g、生石膏(先煎)25 g、元参10 g、天花粉15 g、青风藤20 g、砂仁10 g、续断20 g、桑寄生20 g、天冬12 g、麦冬12 g。

二诊:2008年12月3日。再诊服上方后腰膝酸软减轻,低热时段减少,小便大致正常,大便如前,已无口舌糜烂,口眼干燥无明显变化,舌红转为淡红,苔、脉同前。上方改生地黄15 g,知母18 g,加骨碎补20 g,补骨脂12 g。

三诊:2008年12月23日。腰膝酸软、低热已消失,口眼干燥、乏力减轻,自觉眼泪、唾液增多,玻璃酸钠滴眼液1日2次使用。小便正常,大便仍每日1~2次,质软,舌淡红,苔白,脉沉细。前方去石膏、生甘草梢。改补骨脂18 g,泽兰、泽泻各20 g,加玉竹15 g。

四诊:2009年1月25日。患者自觉口眼干燥、乏力已明显减轻,眼泪、唾液较治疗前增多，无其他不适，二便如常。舌淡红苔白，脉沉细。已自行停药2周余，并已停用玻璃酸钠滴眼液，未感不适。检查：RF <20 IU/mL，CRP 0.1 mg/dL，ESR 11 mm/h，ANA 1：80（核颗粒/核膜型），ENA（+），抗SSA抗体（+），抗SSB抗体（-），IgG 1460 mg/dL，IgA、IgM正常，血常规、肝肾功能正常。眼科检查：泪膜破裂时间左眼3 s，右眼4 s，较前已有好转。

按语 本例为原发性干燥综合征，纯中药治疗2个月，症状基本消失，眼科检查干眼症好转，炎性指标恢复正常，原高丙球血症控制，疗效满意。中医辨证为肝肾阴虚，津枯液少，从口舌干燥知其水津无以上承，又肝主筋开窍于目，肾开窍于耳，精不上承则又见双目干涩，甚而视力模糊，头晕耳鸣；腰为肾之府，膝为筋之府，故腰膝酸软；而低热、口舌易糜烂、小便短赤则为水不治火，相火妄动，阴虚有内热之象。阎老师选方知柏地黄丸合增液汤加减，意在滋补肝肾、清泄浊热、滋阴润燥，后期又以续断、桑寄生、骨碎补、补骨脂等加强补肝肾之力，并壮骨强筋、补气行血。全方药专力宏，取药直指病所，在有效缓解症状之余，也改善了炎性指标、高丙球蛋白血症等检查指标，用现代医学解释可能本方具有免疫调节作用，实则是中医辨证准确、论治精妙的体现。

参考文献

[1]白雯，阎小萍.阎小萍治疗干燥综合征经验[J].中医杂志，2015,56（10）：825-827,830.

[2]任志雄，王琬茹，陈璐，等.阎小萍诊治燥痹的五液辨证学术理论探讨[J].中华中医药杂志，2019,34（9）：4090-4092.

[3]李孟霞，孔维萍.阎小萍从肺脾肾论治干燥综合征合并间质性肺病经验[J].中华中医药杂志，2022,37（9）：5206-5209.

[4]王琬茹，任志雄，陈璐，等.阎小萍从肾论治干燥综合征经验[J].中华中医药杂志，2021,36（4）：2108-2111.

[5]王琬茹，陈璐，刘赛，等.阎小萍教授诊治燥痹的学术思想——肾主五液[J].风湿病与关节炎，2019,8（12）：34-36.

[6]朱峰，孔维萍，朱笑夏，等.阎小萍"辨五液，调五脏"论治干燥综合征经验[J].中华中医药杂志，2018,33（10）：4490-4493.

[7]阎小萍."辨五液，调五脏"论治干燥综合征[J].中医杂志，2017,58（22）：1906-1910.

[8]徐愿，阎小萍.阎小萍治疗干燥综合征经验撷菁[J].中国中医药信息杂志，2010,17（4）：88-89.

[9]孔维萍，阎小萍.阎小萍治疗干燥综合征经验[J].中国中医药信息杂志，2008（8）：87-89.

[10]王昊，王建明，张楠，等.阎小萍治疗风湿性疾病经验[J].中医杂志，2007（11）：981-982.

[11]任志雄.阎小萍临证百案[M].北京：中国医药科学技术出版社，2020.

[12]李春，贾蕊菡.阎小萍运用六味地黄汤加减治疗干燥综合征经验[J].中华中医药杂志，2018,33（12）：5469-5471.

[13] 王琬茹,阎小萍.阎小萍教授诊治干燥综合征经验[J].世界中西医结合杂志,2015,10(4):473-475,592.

[14] 王昊.阎小萍教授调理肺机法治疗痹病经验[J].中国中医急症,2011,20(7):1085-1086.

[15] 陶庆文,徐愿,阎小萍.治燥痹三途[J].中华中医药杂志,2011,26(12):2903-2906.

梁 申

梁申(1907—1992),广西玉林市人,曾任广西中医学院教授。梁氏自幼酷爱医药,17岁时即随名老中医学药习医。自1945年10月行医以来,历任长荣乡医务所所长、广西中医学院中药教研组组长等职。梁老从事医学临床、教研工作数十年,精通内、外、妇、儿、伤科,尤其是对奇难杂症有很深的造诣。先后编著、讲授过《妇科学》《方剂学》《药物学》《方剂中药学》《疮疡学》等教材和课程,发表论文《复方香鱼合剂治疗外感发热660例体会》。梁老无私、好学,有良好的医风医德,他经常外出遍访草医,博采众方,注重实效。几十年来,凡有病者,有求必应,他还经常自采、自购、自制药物用于患者,分文不取。

·辨证论治·

1. 不拘一格,屡起沉病

梁申教授师古而不泥古,学验俱丰,临床诊疗常独辟蹊径,学验俱佳,知常达变,屡获奇效。对干燥综合征,在养阴的基础上,强调从瘀、从风论治,分别采用养阴润燥、活血祛瘀和养血祛风、滋阴润肤的治疗方法,自拟"干燥综合征方"加减化裁,均收到很好的治疗效果,紧紧抓住气阴不足这一病机,治以益气滋阴为主。梁申教授认为不仅须从滋阴润燥论治,以生地黄、盘龙参、四叶参等为基本药物,还应根据临床表现的不同,从瘀、从风论治。如皮肤干燥而见皮下瘀斑者,证属阴虚血瘀,宜配伍铁包金、三七、当归、桂枝、牛膝等活血化瘀药;如肤干燥而见肌肤甲错者,乃血虚风燥所致,当加当归、丹参、防风等养血祛风之品;如皮肤干燥肥厚而瘙痒者,是为浸淫肌肤,宜与消风散合用。对系统性红斑狼疮、银屑病等皮肤科疑难杂症,采用清热解毒、凉血化瘀之解毒地黄汤加减,药到病除,诸症消失。

2. 熟读经典,兼通百家

梁申教授矢志笃学,博览群书,学识广博,医术精湛。在学术上他推崇张仲景的《伤寒论》,兼通百家,对经方、时方的运用均灵活自如。同时,诊疗疾病主张辨证与辨病二者相结合,既强调中医学科范围内的辨证与病相结合,也非常重视衷中参西,兼收并蓄,与现代医学的辨病治疗相结合。在临床实践中,对于干燥综合征及其并发症的诊断与治疗,临证宜辨证与辨病二者相结合,在临床上出现"同病异证"和"异病同证"时,则采用相应的"同病异治"和"异病同治"的治则。临床上有不少隐匿性疾病,患者无任何自觉症状,施治亦难,而通过理化检查可发现异常,通过辨病亦可治疗;这种结合可以解决无证可辨的问题,弥补了单纯辨证施治的不足,有利于取长补短,提高诊疗效果。

3.喜用汗法、泻法,药到病除

《素问·调经论》记载:"夫邪之生也,或生于阴,或生于阳,其生于阳者,得之风雨寒暑,其生于阴者,得之饮食居处,阴阳喜怒。"文中明确指出了人体之所以患病,无外乎外感和内生。邪气分外感和内伤两种因素,而这些致病因素均不是人体内所应有的,一经致病,均应设法祛之外出,使"邪"有出路,不使其停留于体内。梁申教授认为中医的"汗法"和"泄法"都是祛除外感和内生之邪,可为治疗干燥综合征的常用治法。所谓"汗法",又称解表法,是通过开泄腠理,调和气血,宣发肺气,以促进发汗,使邪气随汗而解的治法。《素问·阴阳应象大论》云:"善治者,治皮毛。"临床上正确选用汗法,可以使疾病早治疗、早痊愈,避免病情转变、迁延难愈。泄法的含义包括"清泄法""降泄法""通泄法"。"清泄法"是指通过清热、泻火、凉血等方法,祛除里热的治法,适用于里热之邪内结之证。"降泄法"是指通过药性沉降的药物降泄肺气、胃气,适用于肺气上逆和胃气上逆之证。

病案举隅

病案1

赵某,女,40岁,1990年4月24日初诊。患者诉于2年前出现口干咽燥,眼干涩少泪,多处皮肤出现不规则瘀斑,形体渐渐消瘦,毛发开始干枯,伴有四肢关节疼痛,屈伸不利,曾到多处求治。西医诊断为干燥综合征,经治疗症状无明显改善。亦曾予中医治疗,疗效欠佳,慕名来诊。症见:皮肤干燥,可见散在性皮下瘀斑,形体消瘦,毛发干枯,四肢关节屈伸不利,纳呆,寐欠安,大便秘结,3~5日1次,舌质红,光剥苔,脉沉细,寸脉涩。诊断:干燥综合征之阴虚血瘀。治当养阴润燥活血祛瘀为主,方选养阴汤加味。药用:生地15 g、玄参15 g、四叶参30 g、盘龙参100 g、铁包金100 g、田七10 g、当归12 g、赤芍15 g、北芪30 g、桂枝10 g、牛膝15 g、马樱丹15 g、三丫苦15 g、倒地钻15 g、炙草6 g。10剂,每日1剂,水煎2次混合,分4次服。

二诊:患者诉口干咽燥稍好转,余无明显改善,守方加朱伏神30 g、火麻仁20 g、肉苁蓉20 g。10剂,服法同前。

三诊:患者诉口干咽燥较前好转,仍纳呆,大便已通,日1次,时口苦,出现地图舌。守方去马樱丹、三丫苦,改铁包金30 g,加炒山楂15 g、焦神曲15 g、炒麦芽15 g、苍术12 g、厚朴10 g、石斛10 g。20剂,服法同前。

四诊:上症明显好转,守方加减治疗半年,上症治愈,体重较前重7.5 kg。随访1年未复发。

按语　梁老认为此患者以口干、咽燥及皮下瘀斑为主要症状,在西医诊断为"干燥综合征",但在中医文献中尚无此病名,根据症状及体征当属祖国传统医学之"燥证""燥毒""皮肤瘀斑"范畴。《素问·阴阳应象大论篇》云:"味归形,形化气……精化为气。"气是人体免疫功能的物质基础,是不断运动着的具有较强活性的极细微物质,当人体脏腑功能正常,气化有序,各项生理活动可有序进行;反之,则百病丛生。其病缘由患者阴伤干光,复又不得恢复调养,使病久治不愈,日渐加重。久病心情郁滞,气机不畅,郁久化热成火,热灼津更伤,则阴不上承无以滋养口舌,故口干、咽燥、眼涩;热灼血伤,脉府不安,溢于脉外,故皮下瘀斑;阴血同源,阴虚无以生血,血不养体,故人体消瘦。肝肾同源,肾阴不足,则毛发干枯无华。正如《血证记》载:"有瘀血,则气为血阻,不得上升,水津因不得随气上升而口干咽燥。"说明阴伤与血瘀往往互为因果。燥痹起病隐匿,缠绵难愈。清代叶天士《临证指南医案》认为,凡沉痼疾,积弊已久,津血可化为"燥"致"瘀",痹阻经络,即所谓"久病入络"。络脉细小纤微,纵横交错,在眼者则为目络,目之络脉纤细深远,血行缓慢而瘀滞,日久则可自觉眼睛干涩、少泪。瘀血不仅是重要的病理产物,也是关键的致病因素,故治疗当以滋阴润燥,养血化瘀为法。该方以广西特产盘龙参、四叶参为补血养阴的主药,并配以铁包金,以活血而不留瘀而又能祛风湿为主药,配以增液汤、当归补血汤,辅主药增加药效。二诊复加火麻仁、肉苁蓉以润肠补阳而通便,使水有源而化生不断而不干枯。三诊时患者诉时口苦且出现地图舌,因养阴药性重必生滞腻,易伤胃气,故酌加炒山楂、焦神曲、炒麦芽。苍术、厚朴以健脾理闭,石斛养护胃阴,诸药合用则药到病除,诸症消失。

病案2

梁某,女,26岁,1990年11月12日初诊。患者因年幼时即皮肤干燥,触之棘手,形似鱼鳞、蟾皮,伴有痒,秋冬加重,春夏稍好。曾住院治疗,诊断干燥综合征,疗效欠佳。近日上症加重,寻求中医治疗,遂来诊。症见:皮肤粗糙,状如蛇皮,鳞屑与皮肤粘连,呈灰白色片状,四周向上翘起,时有痒,抓时起鳞状脱落。四肢关节无畸形,口干咽燥,大便干结,夜尿多。月经不调,先后不定期,或经期延长,色黑。舌质淡少津,苔薄白,脉弦细。诊断:干燥综合征之肌肤甲错。辨证属血虚风燥,治当养血祛风、滋阴润肤为法,方选滋阴养血合消风散加味。药用:生地15 g、熟地15 g、天冬12 g、麦冬12 g、水牛角30 g、四叶参50 g、盘龙参30 g、蛰虫3 g、当归10 g、丹参12 g、铁包金20 g、太子参30 g、防风10 g、石斛10 g、盐制大黄30 g。10剂,水煎2次混合分4次服。

二诊:咽干好转,大便仍结,夜尿仍多,服上药后纳食较前更差,并出现失眠多梦。守方加焦山楂20 g、焦神曲20 g、炒麦芽20 g、酸枣仁20 g、柏子仁15 g、火麻仁20 g、金樱子30 g、女贞子40 g、莱菔子20 g,煎服法同前。

三诊:症状好转,仍失眠多梦。守方去盐大黄,加生龙骨30 g、生牡蛎30 g、百合10 g、淡竹叶15 g。30剂。

四诊:症状好转,仍守方制散剂,服用半年,上症消失。随访半年未复发。

按语 梁老认为,该患者以全身肌肤甲错、四肢及全身皮肤干燥为主要症状,当属祖国医学之"肌肤甲错",辨证当属血虚风燥,正如《灵枢·决气》载:"上焦开发,宣五谷味,熏肤,充身,泽毛,若雾露之溉,是谓气。"血液循行于脉中,内至脏腑,外达皮肉筋骨,循行于全身,也为全身各个组织器官的功能活动提供营养支持。《难经校注》云:"气主煦之,血主濡之。"气和血的营养作用可从多方面体现出来,其中就包括皮肤状态。气血充盈调和,则皮肤表现为红润、细腻、有光泽;而气血亏虚失和不能濡养肌肤,则皮肤粗糙干燥、暗淡无光、枯槁甲错等。而血虚风燥之肌肤甲错,大多幼年即发。该患者幼年时已出现,但症状不严重,但至青年复又月经不调,则加重阴受损,则阴虚更甚,后天失养致使肌肤不得滋养而成肌肤甲错。它的特征性皮损为皮肤如鱼鳞或蛇,且干燥粗糙,大多以四肢开始,继而向躯干部发展,正如《金匮要略·血痹虚劳病脉证并治》曰:"五劳虚极,赢瘦腹满,不能饮食……内有干血,肌肤甲错,两目黯黑,缓中补虚,大黄䗪虫丸主之。"故治当养血润燥、滋阴生津为法,方选二冬二地汤合大黄䗪虫丸加味,配以四叶参、太子参,当归补血汤合用,共奏祛瘀血、清瘀热、滋阴血、润燥结之效。本方特点是以通为补,祛瘀生新,缓中补虚。首诊,药已对症,症状好转,但仍伤胃气,故复加焦三仙以健脾(治疗该病,梁老言明首诊不能入健脾燥湿之品,以防胃阴更伤)。三诊阴得复,但心气仍无所归,心肾上下不相互通,而出现心烦、失眠、多梦,故加重镇安神之品生龙骨、牡蛎及清心除烦之竹叶,使上述症状好转,但该病久病至虚,虽一时症状好转,但多脏器功能仍虚,故守方加减,使用丸剂治疗之6个月余,使经年沉疴经治而愈。

病案3

韦某,男,30岁,1990年3月10日初诊。患者近2年来出现皮肤瘙痒,抓起条状血痕,伴口眼干涩,皮肤较前稍硬肥厚。近日上症复发,心烦易怒,使用地塞米松后症状好转,过后即复发,经人介绍来诊。症见皮肤干燥,皮肤划痕试验阳性,多处皮肤有条状血丝渗出,皮肤肥厚呈苔藓化,纳可,寐欠安,大便溏,小便黄,舌质尖红,苔薄黄,脉弦数。诊断:皮肤瘙痒症。辨证属风盛皮肤瘙痒,治当消风清热、养阴润燥,方选消风散加味。药用:荆芥10 g、防风10 g、紫草15 g、白鲜皮20 g、水牛角20 g、冰糖草12 g、淫羊藿15 g、赤芍15 g、玄参15 g、丹皮10 g、金银花15 g、连翘15 g、地丁15 g、牛膝15 g、地肤子15 g、苦参15 g、千里光15 g。10剂,水煎2次混合,分4次服。

二诊:皮肤稍好转,但抓时仍有条状血丝渗出,皮肤苔藓样无改善,仍便溏,舌质红,苔薄黄,脉弦滑。守方加葛根30 g、丹参12 g、桃仁10 g、红花6 g、山甲粉(冲服)5 g、铁包金30 g。10剂,服法同前。

三诊:皮肤痒大为好转,大便正常,皮肤苔藓样较前开始变薄,颜色变淡。守方加芽山楂20 g、焦神曲20 g、炒麦芽20 g。10剂,服法同前。

四诊:皮肤已不痒,皮肤仍呈苔藓皮样改变,但较前大为好转,守方加减治疗2月余,上症治愈。随访半年未复发。

按语 梁老认为,该患者过食辛辣煎炒之品,致使肌肤腠理不密,复受风邪侵入,郁久化热,热灼津伤,侵入皮肤而作痒。《素问·至真要大论篇》记载:"诸痛痒疮,皆属于心。"《诸病源候论·风瘙痒候》中记载风痒者,是体虚受风。风入腠理,与气血相搏,而俱往来在皮肤之间。邪气微,不能冲击为痛,故但瘙痒也。《外科大成·诸痒》提出病因是火、虚。风性善行,故痒无定处,搔抓不止,皮肤受损,气血瘀阻凝结,故皮肤呈苔藓样改变或如牛领之皮。正如《诸病源候论·风痒候》曰:"邪气客于肌,则令肌肉虚,真气散去,又被寒搏皮肤,皮外发,腠理闭,毫毛淫,邪与卫气相搏,故肉痒也,凡痒之类,逢热则痒,逢寒则痛。"《外科证治全书》载"痒风,遍身瘙痒,并无疮,搔之不止",并提出了病机及治疗禁忌为"肝家血虚,燥热生风,不可忘投风药"。故治当用凉血汤以养血清热,配以消风散祛风止痒,与养血汤合用寓血行风自灭之意,方中荆芥、防风以祛风解表;紫草、白鲜皮、金银花、连翘、水牛角、冰糖草、千里光、地丁等清热解毒;赤芍、丹皮活血化瘀;玄参滋阴降火;苦参清热、杀虫、止。二诊身痒缓解,重点在改善皮肤症状,其根本在于气血凝滞不通,故用桃红四物汤等软坚散结活血祛瘀之品以活血祛瘀,使瘀阻之气血得以软化运行。三诊加焦三仙以健护脾胃。梁老认为该患者之症,亦属干燥综合征之早期症状,若久治不愈则进一步会出现皮肤干燥、口干咽燥之症,不得不防。

病案4

患者,男,38岁,1990年6月3日初诊。患者于年前因甲亢住院治疗后,出现皮肤变薄、皮肤松弛,而即皱纹消失,表面干燥,呈老人貌,全身多发老年性雀斑,并伴有肝内多发血管瘤。西医诊断干燥综合征,经治疗效欠佳,因经济原因出院,寻求中医治疗,慕名来诊。症见:面色㿠白,毛发干枯,全身皮肤变薄,皱纹消失,尤以面部为甚,呈老人貌,皮肤表面伴有脱屑,且有老年斑,大便干结,舌质干燥,苔面少津,脉沉细。诊断:干燥综合征之皮肤萎缩。辨证属肝肾阴虚,气滞血瘀。治当滋补肝肾,活血祛瘀为法。药用:太子参30 g、四叶参30 g、生地15 g、淮山药15 g、山萸肉15 g、茯苓15 g、丹皮10 g、三棱10 g、莪术10 g、火麻仁20 g、肉苁蓉20 g、杏仁10 g、水牛角(先煎)20 g、铁包金20 g。10剂,水煎2次混合,分4次服。

二诊:上症无明显改善,守方加重药量30剂,每服5天,停药2天。

三诊:症状较前改善,守首诊药量,加炒内金15 g、威灵仙15 g、王不留行15 g、当归10 g、北芪30 g、石斛15 g。30剂,每服5天,停2天。上症好转,上药制成丸剂,服用1年半,经B超示肝血管瘤消失,皮肤恢复正常,无不适。随访1年未复发。

按语 梁老认为,该患者先因甲亢亦即中医之瘿病而住院,经治表证虽然好转,但阴虚之本未愈而加重,故出现肝肾损极之皮肤萎缩症。辨证当属肝肾阴虚,因肾藏精,肝藏血,肝肾乙癸同源,精血相互化生,该患者甲亢手术后大伤元气,以致肝肾亏虚,精血不足,肌肤失于营养而致萎缩。肝肾阴亏虚,气滞而血瘀,故出现肝血管瘤。该病证的主要辨证要点在于未老先衰之老人貌。正如《类经·痿证》载:"肺痿者,皮毛痿也。盖热乘肺金,在内则为叶焦,在外则皮毛虚弱而为急薄,若热气留着不去,而及于筋脉骨肉,则病生痿躄。"也说明热极阴伤则百病尤生,该患者滋补肝肾为基本的治根之法,方中重用太子参、四叶参以健脾补肺,益气生津;熟地滋阴补肾,生血生精;山萸温肝逐风,涩精秘气;牡丹皮泻君相之不知蒸;山药清虚热于肺脾,补脾固肾能涩精;茯苓渗脾中湿热,而通肾交心;六经备治,而功专肾肝;三棱、莪术破血行气,消积止痛;再加火麻仁、肉苁蓉、杏仁润燥滑肠;水牛角清热凉血,清心安神;铁包金活血化瘀,祛风除湿。全方寒燥不偏,而补兼气血。以熟地大补精血故也,不知精血足则真阳自生,况山药、茱萸皆能涩精固气。气者,火也,水中之火,乃为真阳。此剂水火兼补,不寒不燥,至平淡。首诊10剂症状无改善,但梁老只稍加重药量而未改方,而后治疗也大多守方而治,这就是遵循了效不更方、不效守方的原则。该患者前后治疗16个月余,基本方大多未变,这也是梁老治病的一种自信。

参考文献

林才志,梁永秀,邓远玉,等.梁申治疗干燥综合征验案举隅[J].辽宁中医杂志,2009,36(9):1588-1589.

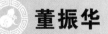

董振华

董振华(1962—),女,河南省南阳人。师从著名中医专家祝谌予。董振华曾自谦:"我从医几十年,积累了一些临床经验和体会,但都是通过学习中医经典理论和古今医家的经验获得的。"在北京中医学院学习期间,董振华精读《黄帝内经》《伤寒论》《金匮要略》《温病条辨》等经典著作,为日后中医临床实践打下了坚实的理论基础。经名师指导及勤恳学习,董振华既有扎实的中医功底,又涉猎广泛的西医知识。她常教导学生,学习中医没有捷径,"拜名师、读经典、多临床、勤实践"是最好的途径。临床工作几十年来,董振华一直强调理论联系实际。学术上,董振华非常崇尚经典,提倡继承与发扬并重。她认为,学术经验的增长,不但要经过长期大量的医疗实践,也需要不断从古今医学著述中获得启发。董振华在临床上坚持"先中后西""中西并用""增效减毒"等治疗原则,力求发挥中医优势。其用药之精准、疗效之卓著,不仅提高了临床疗效,改善了患者的生活质量,还增加了患者的依从性,备受爱戴。

病案举隅

病案 1

张某,女,52 岁,2013 年 6 月 29 日初诊。主诉:反复皮肤紫癜伴血小板减少 9 年。现病史:患者 9 年前因皮肤紫癜、血小板减少住当地医院,查血小板 $38×10^9$/L,白细胞、血红蛋白正常。予丙种球蛋白、泼尼松、环孢素 A 等治疗后血小板正常。3 年前检查血小板再次降低,最低达 $2×10^9$/L。抗核抗体 1:160,抗 SSA 抗体、抗 SSB 抗体均阳性,免疫球蛋白正常;口腔科、眼科检查支持口干症、干眼症,结合病程中有腮腺反复肿大病史,诊断为干燥综合征、继发血小板减少。给予丙种球蛋白,泼尼松 20 mg/d,氨甲蝶呤 7.5 mg、每周 1 次,羟氯喹 0.2 g、每天 2 次,帕夫林 0.6 g、每天 2 次治疗后,血小板正常。后逐渐调整为泼尼松 5 mg,每天 1 次;羟氯喹 0.2 g,每天 2 次治疗,病情曾一度平稳。3 个月前检查发现,血小板再度下降($20 \sim 30)×10^9$/L,西医将泼尼松加至 15 mg,每天 1 次,羟氯喹同前,遂来中医科就诊。刻诊:皮肤散在紫癜,色鲜红,口干,纳眠可,二便正常;舌红暗,苔黄干,脉沉细。既往有甲状腺功能减退症史 5 年,长期服左甲状腺素片治疗;绝经 2 年。诊断:干燥综合征(阴虚火旺、血热妄行)。治则:滋阴清热、凉血止血。处方:知柏地黄汤+犀角地黄汤加减。生地黄 10 g、熟地黄 20 g、山萸肉 10 g、山药 20 g、丹皮 10 g、土茯苓 30 g、泽泻 10 g、知母 10 g、黄柏 10 g、水牛角粉 10 g、赤芍 15 g、肿节风 30 g、卷柏 10 g、柴胡 10 g、陈皮 10 g、红景天 15 g、女贞子 10 g、旱莲草 10 g、三七粉 3 g、生甘草 6 g。日 1 剂,水煎服。

二诊：患者服用上方 40 剂，其间监测血常规：血小板 99×10^9/L（7 月 9 日），血小板 92×10^9/L（8 月 1 日），血小板 128×10^9/L（8 月 9 日）。泼尼松已减为 10 mg、每天 1 次，羟氯喹同前。现症见：口干，手胀，大便溏薄，每日 3 次；舌红少苔，脉沉细。方药：守方去知母、黄柏、柴胡，加炮姜炭 10 g、穿山龙 30 g。日 1 剂，水煎服。嘱泼尼松减为 7.5 mg、每天 1 次，羟氯喹 0.1 g、每天 2 次治疗。

三诊：患者服用上方 3 个月，2013 年 11 月 15 日随诊，血常规：白细胞 7.1×10^9/L，血红蛋白 163 g/L，血小板 107×10^9/L。已无口干，手关节时痛，腰膝酸软，大便不成形，每天 3~4 次；舌淡红，苔薄白，脉沉细。处方：熟地黄 20 g、山萸肉 20 g、山药 20 g、丹皮 10 g、茯苓 15 g、泽泻 10 g、水牛角粉 10 g、赤芍 15 g、肿节风 30 g、卷柏 10 g、柴胡 10 g、炮姜炭 10 g、炒白术 10 g、红景天 15 g、女贞子 10 g、旱莲草 10 g、三七粉 3 g、生甘草 6 g。日 1 剂，水煎服。守方加减治疗 2 个月余，血小板基本稳定在正常值低限，嘱泼尼松减为 5 mg、每天 1 次，停用羟氯喹。随诊至今，未再反复。

按语　本案为燥痹并发血小板减少患者，表现为皮肤散在紫癜，色鲜红，口干，结合舌脉，中医病机可归属于阴虚火旺、血热妄行。《景岳全书·血证》云："血本阴精，不宜动也，而动则为病……盖动者多由于火，火盛则逼血妄行。"董振华教授认为本病急性期多责之于火邪为患。火热之中，又有实火与虚火之分。实火多因"五气化火""五志化火"，正如《丹溪心法》曰："气有余便是火"。干燥综合征主要病机特点是以阴虚为本、燥热为标，患者素体肝肾阴虚，肾主骨生髓，《素问·生气通天论》云"骨髓坚固，气血皆从"，骨髓不充，气血生化乏源则血细胞减少；正气亏损，无力抗邪则反复易感燥热毒邪。阴虚火旺，加之患者经大剂量激素治疗亦常出现阴虚火旺的证候，虚火灼伤脉络，扰血妄行。故治以滋阴降火、清热凉血为法。一诊方以知柏地黄汤加味。该方具有滋肾阴、清相火的作用，同时配以犀角、赤芍清热凉血止血；女贞子、墨旱莲滋阴清热；三七粉活血化瘀止血，使活血不留瘀；急躁易怒加柴胡。二诊大便溏薄、手胀，中药过于寒凉，故去知母、黄柏、柴胡，加炮姜炭、穿山龙。三诊仍大便溏薄、手胀、腰膝酸软，继续以滋阴清热为治法。

董振华教授认为，对干燥综合征合并血小板减少急性期患者，西医多投以中至大剂量激素治疗，中医认为外源性激素为助阳、生热之品，长期大量使用可耗伤阴津，导致阴虚肾亏，阴不制阳，虚火上炎，因而来诊患者除上述出血诸症外，呈现燥热面红、颜面痤疮、口干咽燥、头晕目眩、耳鸣、腰膝酸软、烦躁易怒、失眠盗汗、舌红少津或无苔、脉细数等阴虚火旺之象。凡血小板减少者董振华教授必加肿节风、卷柏、鸡血藤。此三药经药理研究发现能够清热凉血、养血活血，具有免疫调节作用，可抑制过亢的免疫对血小板的破坏，常作为辨病之用。

病案 2

李某，女，42 岁，2014 年 7 月 18 日初诊。主诉：发现血小板减少 2 个月。现病史：患者 2 个月前当地体检发现血小板 64×10^9/L，后多次复查为（42~82）$\times10^9$/L。住当地医院 2 周，血小板 80×10^9/L，抗核抗体、抗 SSA 抗体阳性，免疫球蛋白正常，红细胞沉降率 6 mm/h。骨髓穿刺：粒系、红系增生活跃，血小板少见。诊为干燥综合征，拟用激素及免疫抑制剂治疗，患者拒绝。2 周前查白细胞 5.41×10^9/L，血红蛋白 128 g/L，血小板 74×10^9/L；抗核抗体、抗 SSA 抗体阳性；红细胞沉降率 5 mm/h；眼科初诊：干眼症。口腔科初诊：支持干燥综合征。遂求治于中医。刻诊：口眼干燥，皮肤干燥，周身乏力，关节疼痛，下肢沉重，皮肤磕碰易瘀青，月经量少，纳差便溏，失眠；舌胖红少津，苔薄白，脉细滑。诊断：干燥综合征（气血不足、心脾两虚、血热妄行证）。治法：补气养血，凉血止血。处方：圣愈汤合犀角地黄汤加减，生黄芪 30 g、党参 10 g、当归 10 g、熟地黄 10 g、白芍 10 g、川芎 6 g、生地黄 10 g、水牛角粉 6 g（包煎）、丹皮 10 g、肿节风 30 g、卷柏 10 g、炒白术 10 g、菖蒲 10 g、远志 10 g、女贞子 10 g、旱莲草 10 g、炙甘草 6 g。28 剂，日 1 剂，水煎服。

二诊：药后复查血小板 115×10⁹/L。关节疼痛减轻，大便有改善。仍口眼干燥，鼻干，睡眠差；舌红，苔薄白，脉沉细。处方：生黄芪 30 g、党参 10 g、当归 10 g、熟地黄 15 g、白芍 10 g、川芎 5 g、白术 10 g、茯苓 15 g、丹皮 10 g、大青叶 10 g、水牛角粉 10 g（包煎）、肿节风 30 g、卷柏 10 g、菟丝子 15 g、鸡血藤 30 g、石斛 20 g、炙甘草 6 g。30 剂，日 1 剂，水煎服。

三诊：又服 1 个月，2014 年 9 月 17 日复诊，口眼干燥减轻，乏力好转，复查血小板 131×10⁹/L。后以上方加减随诊治疗至今，多次查血小板为（114～152）×10⁹/L，且诸症逐渐缓解。

按语 本案为燥痹并发血小板减少患者，表现为口眼干燥、周身乏力、月经量少、纳差便溏、失眠，结合舌脉，中医病机可归属于气血不足、心脾两虚、血热妄行证。干燥综合征并发紫癜反复发作，经久不愈，久病必虚。《灵枢决气篇》曰："中焦受气取汁，变化而赤是谓血。"脾胃为气血生化之源，脾气亏虚，生化乏源，故而血小板减少；脾气不足，气不摄血，统摄无力，血溢脉外故而出血，生血之源枯竭而致气虚血亏之证。故慢性期多以气血两虚证为主，如病程迁延，后天无以养先天，还可致脾肾阳虚之证。此外，"凡离经之血，即为瘀"，故瘀血贯穿于血证的始终。治以补气养血，凉血止血。一诊方用圣愈汤合犀角地黄汤加减，炒白术补中健脾益气，菖蒲、远志养心安神。二诊仍口眼干燥，鼻干，睡眠差，去菖蒲、远志、女贞子、旱莲草，加菟丝子、鸡血藤补益肝肾，石斛滋阴清热，大青叶清热解毒凉血消斑，茯苓健脾安神。

董振华教授认为若未经西医激素和免疫抑制剂治疗或反复发作的慢性期患者，主要表现为出血症状反复发作或经久不愈，且每于活动或劳累后加重，伴神疲乏力、气短懒言、头晕心悸、纳差腹胀、面色淡白或萎黄、失眠多梦、舌淡胖边有齿痕、苔白、脉沉细弱无力等。治以补气养血摄血为法，常用圣愈汤或十全大补汤加味，补气养血，统摄固脉，血循常道，不致外溢。根据出血部位，董师灵活配以荆芥炭、升麻炭升阳止血，棕榈炭、白及收敛固涩止血。如合并热象，酌情加用犀角地黄汤清热解毒凉血；如合并虚寒之象，加以炮姜炭、艾叶炭等温经止血。仙鹤草既能止血，又可补虚，也是董振华教授临床常用之品。

病案 3

患者，女，54 岁，2016 年 11 月 22 日初诊。主诉：确诊干燥综合征 3 年，双手麻木疼痛半年。现病史：患者自 2013 年 5 月因口干在当地医院查 ANA 1∶320，抗 SSA 抗体（+），IgG 17.8 g/L，腮腺造影符合干燥综合征特点，未治疗。半年后感双手麻木，当地医院肌电图示：感觉神经损害。诊为干燥综合征合并周围神经病变。口服泼尼松 10 mg，1 次/d；他克莫司 1 mg，2 次/d；洛索洛芬钠 60 mg，2 次/d。治疗后症状未改善。刻诊：双手麻木、疼痛，受凉后加重，乏力，无明显口眼干燥；舌淡暗有齿痕，苔薄白，脉沉细。诊断：干燥综合征(气血两虚,络脉痹阻证)。治法:益气养血、活血通络。处方:黄芪桂枝五物汤合四藤一仙汤加减。药物如下:生黄芪30 g、当归10 g、桂枝10 g、白芍15 g、细辛3 g、鸡血藤30 g、络石藤15 g、海风藤15 g、钩藤15 g、威灵仙15 g、路路通10 g、土鳖虫5 g、全蝎5 g、炙甘草5 g。30剂,水煎服,每日1剂。此后在当地继续服药2个月。

2017年2月18日二诊:双手麻木、发凉有改善,遇冷仍疼痛,乏力明显。舌淡暗,苔白腻,脉沉细。激素递减,停他克莫司,加雷公藤多苷20 mg,2次/d。中药守方,去全蝎、路路通,加法半夏10 g、茯苓15 g、陈皮10 g、枳实10 g、白芥子5 g、桃仁10 g。60剂,水煎服,每日1剂。

2017年4月6日三诊:双手麻木明显缓解,疼痛消除,但手部僵硬不灵活。泼尼松减为5 mg,隔日1次。守方加桑枝30 g、刘寄奴10 g、大蜈蚣1条。60剂,水煎服,每日1剂。

2017年6月2日四诊:双手僵硬减轻,偶有麻木、疼痛,乏力纳差,大便溏薄,舌淡红,苔白腻,脉沉细。复查血常规、肝肾功能、红细胞沉降率、血糖、免疫球蛋白均正常。停泼尼松,加羟氯喹0.2 g,2次/d。证属气血不足,阳虚气弱,痰瘀互结,治法如前。方药组成:生黄芪30 g、当归10 g、桂枝10 g、白芍10 g、川芎10 g、细辛3 g、桑枝30 g、法半夏10 g、陈皮10 g、茯苓30 g、竹茹10 g、枳实10 g、菖蒲10 g、远志10 g、鸡血藤30 g、络石藤15 g、钩藤15 g、海风藤15 g、威灵仙15 g、炙甘草5 g。60剂,水煎服,每日1剂(每周服药5天)。

2017年9月26日五诊:双手麻木、疼痛、怕冷基本控制,仅夜间麻木、疼痛。乏力减轻,大便溏薄。舌红、苔白腻,脉沉细。西药停羟氯喹,仅服雷公藤多苷20 mg,2次/d。中药守方加工配制丸药长期服用1年。2018年8月22日随诊病情稳定,免疫指标均正常。

按语 本案为燥痹合并周围神经病变的患者。中医以气血亏虚、风寒湿痹为病机,虚证为主,治宜益气和营、通阳行痹,用黄芪桂枝五物汤合"四藤一仙汤"收效。黄芪桂枝五物汤出自《金匮要略·血痹虚劳病脉证并治》,功效益气补血、固表温阳、调和营卫、散寒通脉;四藤一仙汤是全国名中医祝谌予教授经验方。董振华教授两方合用,通补兼顾、扶正祛邪,加蜈蚣通络止痛。

董振华教授经验认为燥痹伴发周围神经病变者常见肢体麻木不仁或四肢疼痛,伴畏寒肢冷、汗出恶风,其擅用黄芪桂枝五物汤合四藤一仙汤;面神经炎或三叉神经痛属风邪入络者,颜面及唇周麻木不仁或面痛者合牵正散;伴头痛加川芎、白芷、天麻、钩藤;肢端麻木重加丹参、鬼箭羽;肢体疼痛甚加土鳖虫、蜈蚣等;瘀血重者用补阳还五汤;阳明经热盛,感受风毒,面部疼痛灼热,口舌溃疡者,其选用犀角升麻汤合芎芷石膏汤。

病案4

患者,女,53岁,2017年2月27日初诊。主诉:患者口眼干燥5年,手足麻木伴针刺痛半年。现病史:患者5年前逐渐口眼干燥,进食干品费力。经风湿科检查及唇腺活检病理检查诊断为干燥综合征;肺部CT示双肺多发肺大疱。服甲泼尼龙16 mg/d;环磷酰胺(CTX)0.2 g/周;白芍总苷胶囊0.6 g,3次/d;羟氯喹0.2 g,2次/d。近半年手足麻木伴肢体末端针刺样疼痛,症状渐重。肌电图示"周围神经病变"。至我院门诊查血常规、

C 反应蛋白、红细胞沉降率均正常,IgG 8.56 g/L,ANA(+),抗 SSA 抗体(+),抗 Ro52 抗体(+)。刻诊:口眼干燥,口黏腻;手足麻木伴针刺样疼痛,受凉加重,睡眠不实;舌暗,苔黄腻稍厚,舌下脉络青紫迂曲,脉沉细。诊断:干燥综合征(痰瘀互结,痹阻络脉证)。治法:祛痰活血,化瘀通络。处方:方用双合汤加减。药物如下:桃仁 10 g、红花 10 g、当归 10 g、白芍 15 g、川芎 10 g、熟地黄 15 g、陈皮 10 g、法半夏 10 g、茯苓 30 g、炙甘草 6 g、白芥子 10 g、竹茹 10 g、鸡血藤 30 g、络石藤 15 g、海风藤 15 g、钩藤 15 g、威灵仙 15 g、土鳖虫 5 g、王不留行 10 g。7 剂,水煎服,每日 1 剂。

2017 年 3 月 3 日二诊:服上方后手足麻木疼痛无加重,胃胀痛伴灼热反酸,便溏。2017 年 2 月 28 日查胃内窥镜示"反流性食管炎"。血常规和肝肾功能正常。血脂:总胆固醇(TC)6.9 mmol/L,低密度脂蛋白胆固醇(LDL-C)4.47 mmol/L。上方去桃红四物汤,改加减平胃散合四藤一仙汤。方药组成:苍术 10 g、厚朴 10 g、陈皮 10 g、炙甘草 6 g、柴胡 10 g、黄芩 10 g、黄连 6 g、法半夏 10 g、广藿香 10 g、干姜 10 g、预知子 15 g、吴茱萸 3 g、枳实 10 g、白芍 10 g、络石藤 15 g、钩藤 15 g、穿山龙 30 g。50 剂,水煎服,每日 1 剂。

2017 年 4 月 25 日三诊:甲泼尼龙片减至 8 mg,1 次/d;白芍总苷胶囊 0.6 g,2 次/d;羟氯喹 0.2 g,1 次/d;CTX 0.2 g/周。患者口干改善,胃胀痛明显减轻;眼干,手足麻木,大便溏稀;舌红暗,苔黄腻,脉沉细。诊断:干燥综合征(痰瘀互结,肝肾阴虚证)。处方加强通络止痛,兼顾温中健脾,一诊方减王不留行,加干姜 6 g、刘寄奴 10 g、穿山龙 30 g。30 剂,水煎服,每日 1 剂。

2017 年 5 月 26 日四诊:患者病情平稳,辨治如前。

2017 年 6 月 1 日五诊:患者停 CTX,因大便稀停白芍总苷胶囊。足部麻木减轻,小便拘急疼痛,三诊方中加葛根 30 g 升阳止泻,加萆薢 15 g、乌药 10 g 清利下焦湿热。

2017 年 11 月 30 日六诊:大便不成形,口眼干明显好转,双手麻木较前明显减轻,遗留足麻但疼痛减轻。将五诊方葛根加至 60 g,去土鳖虫、刘寄奴,加地龙 10 g、桂枝 10 g、蜈蚣 2 条。30 剂,水煎服,每日 1 剂。

2018 年 1 月 4 日七诊:复查红细胞沉降率 21 mm/h,IgG 10.9 g/L,血常规和 CRP 正常。口干明显好转,遗留足麻。葛根减至 30 g,去桂枝、蜈蚣,加土鳖虫 5 g、天花粉 30 g,白芍改为土白芍 30 g。90 剂,水煎服,每日 1 剂。

按语 本案为燥痹合并周围神经病变的患者。以痰浊瘀血内生致病为主,病情复杂,营卫失调、脏腑功能紊乱并感受外邪,产生痰浊瘀血。痰瘀既是病理产物,又为病因参与病变进展。患者脾虚不运,寒湿困阻,湿聚为痰;日久伤肾,气不化津,水液停聚;继而痰阻气机,气滞不畅,瘀血痹阻则不通则痛。痰浊瘀血交织互结,经络痹阻。此外,痰浊阻遏中焦,导致胸脘痞满、纳差腹胀。针对肢体疼痛,董振华教授治以活血化瘀、化痰通络为主,选双合汤为基础方,兼顾燥湿健脾。双合汤出自明代龚廷贤《万病回春·卷四》,主治气虚受风湿,遍身麻痹不仁,方以桃红四物汤合二陈汤为主,配白芥子、竹沥、姜汁涤痰通络。桃红四物汤以祛瘀为主,辅助行气、养血;二陈汤燥湿化痰,理气和中;配白芥子豁痰散结。针对瘀阻疼痛,常用活络效灵丹、土鳖虫、蜈蚣或全蝎、鸡血藤、豨莶草等,加强化瘀通络定痛,收效良好。

患者体虚基础上伴四肢酸沉,头重如裹,痰多黏腻,肌肤甲错,唇舌紫暗,甚有瘀点瘀斑、舌胖苔白腻之痰瘀之象。临床常见干燥综合征伴视神经脊髓炎,典型表现为视力下降、眼球胀痛、视野缺损,以及脊髓横贯性损害引起的双侧截瘫、感觉减退症状。董振华教授认为急性期多为瘀血阻络或痰瘀互结,瘀血重者选血府逐瘀汤合左归丸或二至丸,后者用《万病回春》之双合汤配桃红四物汤;缓解期为肝肾阴虚、气血不足证,配合杞菊地黄丸。

病案 5

患者,女,49 岁,2010 年 1 月 27 日初诊。主诉:反复皮肤紫癜 20 余年,口干 10 年,活动后胸闷、气短 2 年。1994 年确诊为干燥综合征,先后应用泼尼松、雷公藤多苷、环磷酰胺(CTX)等治疗,病情稳定。2008 年活动后气短、心慌,双手雷诺现象,口眼干燥加重。肺部 CT:双肺间质纤维化伴双下肺间质性肺炎,双肺多发肺大疱,双侧胸膜局限性肥厚、粘连。肺功能检查:限制性通气功能障碍,小气道功能障碍;弥散量降低。西医予口服泼尼松 5 mg/d、CTX 50 mg/d,近 1 个月症状加重,就诊于中医。刻诊:口眼干燥,活动后胸闷气短、心慌,乏力,不能登上 3 层楼,大便偏干,关节酸痛,晨起咳白黏痰量多;舌红少津,脉沉细。检查:血清 IgG 24.3 g/L,血沉(ESR)45 mm/h。诊断:干燥综合征(肺肾阴虚,痰瘀痹阻证)。治则:益气升陷、养阴润燥、化痰消瘀。处方:方用升陷汤合六味地黄汤、二陈汤加减。药物如下:生黄芪 30 g、知母 10 g、柴胡 10 g、升麻 10 g、桔梗 10 g、生地 30 g、山萸肉 15 g、生山药 10 g、红景天 15 g、茯苓 15 g、半夏 10 g、陈皮 10 g、冬瓜子 30 g、海浮石 30 g、丹参 30 g、赤芍 15 g、鸡血藤 30 g、桑枝 30 g。每日 1 剂,水煎服。

二诊:加减服用 2 月余,气短减轻,乏力较前改善,白黏痰减少。复查 IgG 22.5 g/L,ESR 24 mm/h。守方去生地、山萸肉、生山药、赤芍、鸡血藤,加全瓜蒌 30 g,杏仁、枳实、黄芩各 10 g。

三诊:加减服药 8 个月,2010 年 12 月 1 日随诊,无明显胸闷、气短,痰减,能登 3 层楼。复查 IgG 18.3 g/L,ESR 16 mm/h。病情稳定。

按语 本案为燥痹合并间质性肺病的患者。心慌、乏力、舌红少津、脉沉细皆为阴虚之象,日久阴损及阳,虚实夹杂,痰瘀互结,故治以养阴润燥、化痰消瘀,方用升陷汤合六味地黄汤、二陈汤。患者痰黏成块,加冬瓜子、海浮石;丹参、赤芍活血化瘀;桑枝、鸡血藤益气活血,通络止痛。二诊肺虚及关节症状明显减轻,故去生地、山萸肉、生山药、赤芍、鸡血藤,加全瓜蒌、杏仁、枳实宽胸理气,加黄芩以清热化痰。

本病中医上属于中医"肺痹""肺痿"等范畴。董振华教授认为其病位在肺,与脾肾密切相关,病性以正虚为基础,病机为本虚标实,虚实夹杂。早期多为阴虚肺燥、肺络受损或肺胃阴虚、外感燥邪。若日久阴虚累及于气,最多见气阴两虚的证候,晚期常合并肾气虚、肾阴虚、脾气虚或心气虚。若外感燥毒,痰瘀互结,肺络壅闭不通,互为因果,则因虚致实,或因实致虚,缠绵难愈。治疗常用升陷汤合生脉散加减。

病案 6

患者,女,57 岁,2009 年 7 月 29 日初诊。主诉:乏力、纳差、厌油伴肝功能异常半年。2008 年 7 月行脑膜瘤手术,半年后肝功能检查示:ALT 101～166 U/L,保肝治疗后恢复正常。2009 年 2 月出现乏力、纳差、厌油,再次化验 ALT 321 U/L,AST 490 U/L,GGT

117 U/L,ALP 154 U/L,TBil 27.1 μmol/L。住院行肝穿刺病理:重度小叶型肝炎。予口服泼尼松龙,5 mg/d;熊去氧胆酸250 mg,3 次/d;复方甘草酸苷(美能)2 片,3 次/d 治疗。同年7 月诊断为干燥综合征伴肝损害。刻诊:口眼干燥,乏力纳差,胃脘灼热,皮肤触碰后瘀斑,手足发麻,烘热汗出,手足心热,小腹拘急不舒;舌红干燥少苔,脉细滑。血常规:WBC 2.74×10⁹/L,PLT 84×10⁹/L。肝功能:ALT 142 U/L,AST 129 U/L,TBil 47.7 μmol/L。IgG 35.9 g/L,ESR 41 mm/h。腹部B超提示肝硬化,脾厚4.8 cm,肋下1.0 cm,腹水,盆腔积液;胆囊结石,胆囊炎。西医予泼尼松龙,50 mg/d;法莫替丁片20 mg,3 次/d。诊断:干燥综合征(气阴两虚,湿热蕴结,瘀血阻络证)。治则:益气养阴,清热利湿,活血通络。处方:方用当归补血汤合一贯煎加减。药物如下:生黄芪30 g、当归10 g、北沙参15 g、麦冬10 g、生地15 g、石斛20 g、赤芍15 g、郁金10 g、红花10 g、茜草10 g、茵陈30 g、金钱草30 g、茯苓15 g、陈皮10 g、炙甘草5 g。

二诊:服药2 月余,乏力减轻,纳食增加,不再厌油。泼尼松龙减为22.5 mg/d。复查血常规 WBC 4.79×10⁹/L,PLT 101×10⁹/L。肝功能:ALT 15 U/L,AST 62 U/L,TBil 15.3 μmol/L。守方去金钱草、茵陈,加红景天15 g。

三诊:加减服用至2010 年1 月28 日。精神体力均好,口干减轻,偶有乏力。复查肝功能:ALT 15 U/L,AST 62 U/L,TBil 15.3 μmol/L。

四诊:2010 年8 月后激素逐渐减量为5 mg/d 维持,复查血常规、肝功能均正常,腹胀、乏力明显减轻。宜以健脾益气、疏肝活血、养血滋阴为主。处方:生黄芪30 g、当归10 g、女贞子10 g、枸杞子10 g、赤芍15 g、茵陈15 g、马鞭草15 g、丹参30 g、王不留行10 g、陈皮10 g、北沙参15 g、红花10 g、阿胶(烊化)10 g、莪术10 g、炙甘草6 g。每日1 剂,水煎服。2011 年4 月30 日复查肝功能正常,无不适。守方配制丸药,服用至今,病情稳定。

按语 本案为燥痹合并肝脏受累患者。胃脘灼热,皮肤触碰后瘀斑,烘热汗出,手足心热,小腹拘急不舒;舌红干燥少苔,脉细滑,皆为气阴两虚,湿热蕴结之象。以益气养阴为基本治法,兼清热利湿、活血通络,方用当归补血汤合一贯煎,加茵陈、金钱草清热利湿;茯苓、陈皮健脾祛湿;赤芍、郁金、红花活血化瘀。二诊纳食改善,湿热内蕴症状好转,故去金钱草、茵陈,加红景天益气活血。四诊病情好转,此时为疾病恢复期,"急则治其标,缓则治其本",故治以健脾益气、疏肝活血、养血滋阴。

燥痹合并肝脏受累中医多从胁痛、腹胀、黄疸、癥瘕、臌胀论治。董振华教授认为干燥综合征以阴虚津亏为本,如合并自身免疫性肝炎后多兼有肝郁脾虚、湿热血瘀的证候。治疗以养阴生津、清利湿热、理气活血为主。合并原发性胆汁性胆管炎者病机关键以脾胃病变为中心,除气阴两虚证之外,常伴脾虚肝郁见证,晚期又可出现湿热瘀血搏结的表现,临床常分为肝郁脾虚、脾胃气虚、湿热瘀血和肝肾阴虚进行辨治。治以益气养阴、疏肝解郁、健脾益肾、利水祛湿、活血化瘀为主,常用方有逍遥散、补中益气汤、七味白术散、一贯煎、滋水清肝饮等。董师在应用甘寒生津或苦寒清热的药物时甚为慎重,以免滋腻碍胃、遏伤脾阳、阻滞气机、加重病情。

病案7

患者,女,29 岁,2011 年4 月27 日初诊。主诉:发作性无力伴口干多饮、尿频量多1

年半。患者 2009 年 12 月突发无力,近似软瘫,当地化验血钾 2.5 mmol/L,补钾治疗后恢复。继之口干思饮,尿频量多,间断发生乏力。2010 年 4 月住当地医院确诊为干燥综合征并发肾小管酸中毒,补钾治疗至今。因对服用激素治疗有顾虑,求治于中医。刻诊:口干多饮,乏力腰酸,尿频量多,每日尿量 3000 mL 左右;舌红无苔干燥,脉沉细。检查:ESR 74 mm/h,IgG 23.4 g/L,ALT 131 U/L,AST 61 U/L,GGT 56.4 U/L,血钾 3.6 mmol/L。诊断:干燥综合征(肾气不固,气阴两虚证)。治则:补肾固精,益气养阴。处方:方用五子衍宗丸加味。药物如下:菟丝子 15 g、枸杞子 10 g、五味子 10 g、覆盆子 10 g、车前子 10 g(包煎)、生黄芪 30 g、石斛 20 g、忍冬藤 30 g、牛膝 15 g、天花粉 30 g、红景天 15 g、白芍 10 g、生甘草 6 g、苦参 10 g、生地黄 15 g。每日 1 剂,水煎服。

二诊:服药 2 个月,口干乏力减轻,尿量从 3000 mL/d 减至 1600 mL/d 左右。复查 ESR 74 mm/h,IgG 23.4 g/L,ALT、AST 正常,GGT 56.4 U/L,血钾 4.4 mmol/L。原方加凤尾草 15 g,再服 2 个月,诸证告愈,无不适感,化验肝肾功能、血钾均正常。以原方加减服用至 2012 年 1 月 5 日,复查 ESR 15 mm/h,IgG 12.3 g/L,血钾 3.6 mmol/L,肝肾功能正常。乃将原方调整配制丸药巩固,诸药共研细末,炼蜜为丸,每丸重约 9 g,每次 1 丸,每日 3 次。随访至今,未再反复。

按语 本案为燥痹合并肾脏受累患者。乏力腰酸、尿频量多、脉沉细,均为肾气不固表现;口干多饮、舌红无苔干燥,均为气阴两虚之象。本病病机为肾气不固,封藏失职。《素问·六节藏象论》云:"肾者主蛰,封藏之本,精之处也。"肾藏精即指肾气对肾精具有固秘闭藏作用,先天禀赋不足或燥毒伤肾,则肾气不足,固摄无权,封藏失职,故而钾盐等精微物质从尿中漏出,往往伴有腰膝酸软、下肢无力、足跟疼痛、尿频量多等肾虚之证。脾主肌肉,患者突发四肢肌肉无力,亦有脾虚四肢肌肉失养之理,脾肾亏虚,津液不能上承,故见口眼干等症。脾肾先后天相互滋养,治疗用五子衍宗丸合四神煎加减补肾固涩,益气生津。

病案 8

患者,女,42 岁,2011 年 12 月 2 日初诊。主诉:双下肢无力、四肢麻木伴痛性痉挛反复发作近 2 年,突发右眼视力下降 2 个月。2009 年 1 月感冒后双下肢无力,右下肢痛性痉挛,呕吐,大便失禁,当地医院诊为多发性硬化(MS),予甲强龙冲击治疗好转,改口服泼尼松,逐渐减量至停用。2011 年 2 月病情复发,再次激素冲击和丙种球蛋白治疗后好转。2 年内反复发作 4 次。2011 年 10 月突发右眼视力明显下降,严重时无光感,就诊于本院风湿免疫科,经检查诊断为干燥综合征合并视神经脊髓炎,予口服泼尼松 70 mg/d,规律减量;复方 CTX 2 片;维生素 B_1,维生素 B_{12},卡马西平等治疗。刻诊:视力下降,视物模糊,右眼飞蚊症。双下肢无力,不耐久行。四肢麻木,午后左上肢和右下肢痉挛性疼痛。汗出多,夜尿频数;舌红干裂,苔剥脱,脉沉细。诊断:干燥综合征(肝肾阴虚,瘀血阻络证)。治则:滋补肝肾,活血化瘀,通络止痛。处方:方用血府逐瘀汤加减。药物如下:当归 10 g、川芎 10 g、赤芍 15 g、生地 30 g、红花 10 g、桃仁 10 g、柴胡 10 g、炒枳壳 10 g、牛膝 15 g、茺蔚子 10 g、肿节风 30 g、知母 10 g、麦冬 15 g、天花粉 30 g、生甘草 6 g。

二诊:服用 2 月余,下肢有力,肢体痛性痉挛减轻,仍口眼干燥,视物模糊,发作性眼痛;舌红少苔干裂,脉沉细。治则:滋补肝肾,养血荣筋,通络止痛。处方:用杞菊地黄丸加味。药物如下：生地 30 g、山萸肉 10 g、山药 15 g、丹皮 10 g、麦冬 10 g、茯苓 15 g、菊花 10 g、枸杞子 10 g、丹参 30 g、茺蔚子 10 g、肿节风 30 g、络石藤 15 g、白花蛇舌草 30 g、鬼箭羽 15 g、生甘草 6 g。泼尼松减为 20 mg/d，复方 CTX 改为 MTX，10 mg/周治疗。

三诊：2012 年 2 月 28 日随诊，未再发作性眼痛，视力好转，口干缓解，肢体麻木减轻，但左侧肢体仍麻木、紧束感，后背怕冷，便溏；舌紫黯，苔白腻，脉沉细。方用金匮肾气丸加桃红四物汤加菊花、茺蔚子等。治疗至 2013 年 4 月，视力基本恢复，肢体有力，无口眼干燥和感觉障碍。泼尼松减为 5 mg/d，MTX 10 mg/周维持，病情稳定。

按语 本案为燥痹合并视神经脊髓炎患者。合并视神经脊髓炎患者，可按中医的"暴盲""视瞻昏渺""痿证"等辨治。本病以肝肾阴虚为本：由于肝血肾精亏损，精血不能上荣，目失濡养则视物不清、视力下降甚或失明；气血不足，筋脉失养则肢体麻木、弛缓无力甚至发生瘫痪。痰瘀互结为标：肝郁气滞，瘀血阻滞，或脾胃运化不及，痰湿内蕴，阻滞经络亦可造成视力受损和肢体痿弱、感觉或运动障碍。一诊急性期为瘀血阻络或痰瘀互结，用血府逐瘀汤合左归丸、二至丸加减。二诊缓解期多为肝肾阴虚、气血不足，用杞菊地黄丸加减治疗。三诊阳虚表现明显，故用金匮肾气丸补肾助阳，合桃红四物汤活血祛瘀，加菊花、茺蔚子清热明目。

病案 9

患者，女，57 岁，2012 年 5 月 21 日初诊。主诉：口干思饮、多尿 3 年，间断发作性恶心、呕吐伴反酸 1 年。发病期间有过 2 次发作性无力，当地化验血钾 2.8～3.1 mmol/L，确诊为干燥综合征并发肾小管性酸中毒，给予口服激素和羟氯喹治疗效果不明显。近 1 年反复出现恶心、呕吐、反酸，补钾治疗后好转。因胃不适而停用激素和羟氯喹，仅口服枸橼酸钾颗粒 8 g/d。刻诊：颜面、手足皮肤干燥脱屑，两颧红润，口干思饮，饮不解渴，每日饮水量 5000 mL。乏力腰酸，下肢沉重。胃脘不适，时时反酸。尿频量多，大便干燥，手足心热。舌红无苔干燥，脉沉细。诊断：干燥综合征（气阴两虚，肺胃燥热证）。治则：益气养阴，清热泻火，生津润燥。处方：用玉女煎、增液汤合玉泉丸加减。药物如下：生石膏（先煎）、生地黄、玄参、天花粉各 30 g，熟地黄、石斛、牛膝、葛根、生黄芪各 15 g，天冬、当归、枸杞子、五味子各 10 g，生甘草 6 g。每日 1 剂，水煎服。

二诊：服药 14 剂，大便通畅，下肢有力，颜面和手足皮肤干燥明显好转，饮水量减少，但反酸仍多，间断呕吐，每天需服奥美拉唑肠溶胶囊控制。守方去葛根、知母、五味子，加法半夏、陈皮各 10 g，生薏苡仁 15 g，加减治疗 3 个月。口干思饮缓解，尿频量多消失，饮水量由 5000 mL/d 降至 3000 mL/d。偶有胃部反酸，仍在治疗中。

按语 该患者以皮肤干燥，颧红口干，反酸烧心，大便干结，手足心热，舌红无苔干燥，脉沉细等一派阴虚肺胃燥热之象为主症。虑其肾水不足，真阴亏损水不济火，上灼肺胃则烦渴引饮。"龈为胃之络"，胃阴不足，齿龈萎缩，肺热津液失布则皮肤干燥，热邪伤津，津亏肠燥则大便秘结，故用增液汤以生津润肠，滋养肺胃。肺胃真阴不足，不能濡养于胃，胃汁干枯，则一派火热燎原之势，故方用玉女煎、增液汤合玉泉丸清胃火，滋肾阴，止渴除烦，益气和中。

病案 10

患者，女，62 岁，2009 年 6 月 6 日初诊。主诉：口眼干燥，伴双手掌皮肤疱疹、溃烂

1年。现病史:患者1年前无明显诱因出现口眼干燥,双手掌皮肤疱疹、溃烂,于当地医院诊断为干燥综合征。用小剂量甲强泼尼松龙和白芍总苷治疗至今。刻症:口眼干燥,咽喉有白色黏液不利,双手掌皮肤较密集水疱疹,破溃瘙痒,胃脘痞闷、大便不爽,下肢无力。舌红苔白腻少津,脉沉细。今复查血常规、肝功能均正常。诊断:干燥综合征(肺胃阴虚,湿热浸淫证)。治则:润肺养胃,化湿清热。嘱停服西药。处方:用甘露饮加味。药物如下:生熟地、黄芩、枳壳各10 g,天麦冬、茵陈、石斛、柴胡、赤芍、威灵仙各15 g,花粉30 g,炙甘草6 g,水煎服。

二诊:服药3周,胃脘舒适,较前有力,手掌皮肤溃烂略减,但仍口眼干燥。继以原方加重化湿、燥湿之力。处方:生熟地、天麦冬、黄芩、丹皮、升麻、苍术、黄柏、苦参各10 g,鬼箭羽、赤小豆各15 g,石斛20 g,白花蛇舌草、蒲公英、土茯苓各30 g,生甘草6 g。继服15剂,手掌皮肤溃烂痊愈,口眼干燥缓解。原方加减调治3个月,随诊至今,病情稳定。

按语 本案病机为阴虚夹湿,以阴虚为本,燥象为标,素体阴虚、津亏不能濡润脏腑致燥;脏腑功能紊乱,气化失常,痰饮水湿、瘀血等病理产物内阻,津液失于敷布亦可加重燥症。湿邪郁于肌肤则瘙痒发疹,湿阻中焦则胃脘痞闷、大便不爽,故用甘露饮加味治疗。二诊病情较前好转,继续治以原法。

董振华教授认为干燥综合征阴虚夹湿证的形成,常见于阴虚之体,因嗜食肥甘厚味,或寒凉生冷之物,日久酿湿生热,损伤脏腑之阴精而成;亦有湿热之质,医者见关节肌肉疼痛,在治疗中长期应用大量温燥之药,助热伤阴导致。此外,阴虚夹湿证较多见于干燥综合征伴有内脏受累或多系统损害者:如肺部受累则气短不足以息,合并感染时则咳嗽、咯痰黏稠不畅;如肝脏受累可见口苦尿黄、皮肤黄染、纳差恶心、腹胀腹水、肝功能异常;如消化系统受累可见萎缩性胃炎、脘痞疼痛、纳差少食,或顽固性腹泻;如肾脏受累可见肾小管酸中毒,发作性无力、尿频、下肢水肿等。从病机而论,津液不足于内,湿热困阻于外,以致津液失于敷布,阻于上焦则灼津为痰而咽干、咳喘、痰黏、口疮颐肿;阻于中焦则湿热蕴结而脘痞腹胀、困倦乏力、大便溏薄;阻于下焦则水湿内停而腰酸膝软、二便不调;流注经络则四肢关节酸重疼痛;郁于肌肤则瘙痒发疹。

病案11

患者,女,49岁,2009年3月2日初诊。主诉:确诊干燥综合征继发肝硬化2年。先后用过熊去氧胆酸、复方鳖甲软肝片及保肝药治疗。血常规:白细胞 1.55×10^9/L,血红蛋白99 g/L。肝功能:血清白蛋白33 g/L,血清γ谷酰胺转肽酶231 U/L,总胆红素27.1 μmol/L。B超:肝硬化,脾大,少量腹水。西医建议切除脾脏治疗,因顾虑手术求诊于中医。刻诊:口眼干燥,消瘦乏力,腹胀纳差,时恶心,手足心热,溲黄,失眠,大便2~3日一行;舌红无苔而干,脉沉细。诊断:干燥综合征(气阴两伤,水饮内停,瘀血阻络证)。治则:方用猪苓汤加味。药物如下:猪茯苓、莪术、麦冬、茵陈各15 g,泽泻20 g,阿胶(烊化)、女贞子、丹参、红花、茜草、白蒺藜、合欢皮、干姜各10 g,滑石(包)、生黄芪各30 g。水煎服。服药7剂,口干、腹胀均减轻。原方加减调理2个月,乏力明显缓解,纳食增进,腹水消失,病情稳定。

按语 本案病机为以阴虚为本,燥象为标,津亏不能濡润脏腑致脏腑功能紊乱,气化失常,痰饮水湿、瘀血等病理产物内阻。阴津亏虚故见口眼干燥;水湿内停见腹胀纳差,时恶心;湿邪日久郁热见手足心热,溲黄。证属阴虚水热互结。阴液不能速补,而饮热又难速化,滋阴则碍水,利水又伤阴,法当滋阴清热与利水消肿并举,方用猪苓汤加味。

干燥综合征阴虚夹湿证病情虚实相杂,标本互见,治疗较为棘手。欲养阴治本,恐滋腻助湿;欲燥湿治标,恐燥而伤阴。正如《张氏医通》所云:"素禀湿热而挟阴虚者,治与寻常湿热迥殊。若用风药胜湿,虚火易于僭上;淡渗利水,阴液易于脱亡;专于燥湿,必致真阴耗竭;纯用滋阴,反助痰湿上壅。务使润燥合宜,刚柔协济,始克有赖。"治疗时宜根据阴虚湿盛偏重不同,权衡主次,或以养阴为主,或以化湿为重,或以养阴化湿并举,采用不同治法。董振华教授治疗中、上焦的阴虚夹湿证时常用《太平惠民和剂局方》甘露饮加减,治疗下焦的阴虚夹湿证常用猪苓汤加减。陈修园释甘露饮曰:"胃为燥土,喜润而恶燥,喜降而恶升。"故用二地、二冬、石斛、甘草润以补之,枇杷、枳壳降以顺之。若用连、柏之苦,则增其燥;若用芪、术之补,则虑其升。即有湿热,用一味黄芩以折之,一味茵陈以渗之足矣。盖以阳明之治,重在养津液,方中地、冬等药,即猪苓汤用阿胶以育阴意也;茵陈、芩、枳,即猪苓汤用滑泽以除垢意也。

参考文献

[1]宣磊,王景,董振华.董振华治疗干燥综合征合并神经系统损害经验[J].北京中医药,2019,38(9):884-886,892.

[2]王景,宣磊.董振华治疗干燥综合征合并血小板减少症的经验[J].中国临床医生杂志,2019,47(6):637-639.

[3]宣磊,王景,董振华.董振华治疗干燥综合征多系统受累的经验[J].中国临床医生杂志,2015,43(8):20-23.

[4]李琛琛,董振华.董振华教授治疗干燥综合征合并肾小管酸中毒的经验[J].世界中西医结合杂志,2013,8(8):772-774.

[5]邓颖萍,董振华.董振华治疗干燥综合征阴虚夹湿证的经验[J].北京中医药,2010,29(5):339-341.

路志正

路志正(1920—2023),男,河北藁城人,中共党员,中医学家、中医临床专家、中医教育家,中国中医科学院学部委员,中国中医科学院广安门医院主任医师、博士生导师。

路老熟稔经典,融会百家,崇尚中医温病与脾胃学说,发展湿病理论,发明燥痹。强调心身同调,药食并用,针药兼施,杂合以治。提出"持中央,运四旁,怡情志,调升降,顾润燥,纳化常"的调理脾胃系统学术思想。从脾胃论治胸痹心痛。20 世纪 80 年代初,参与创办广安门医院内科研究室,开展中医急症与疑难病研究。自 1980 年,路志正组织全国中医药学会痹病学组(中华中医药学会风湿病分会前身),制定痹病诊断、疗效评定标准。主编出版《路志正医林集腋》《实用中医风湿病学》《中医湿病证治学》《中医内科急症》《痹病论治学》等专著 20 余部。

辨证论治

1. 阴血亏虚,津枯液涸

干燥综合征为现代病名,路老根据其临床表现将其命名为"燥痹",并于 1990 年《路志正医林集腋》一书首提"燥痹"之名。他提出:"燥痹之发,缘由先天禀赋不足,阴液匮乏;或木形、火形之躯,阴虚火旺;天行燥邪或温热病毒,损伤津液;或寒湿内盛,郁久化热,化燥,灼伤阴津等,使机体阴液损伤,组织失充、失养,筋脉闭阻不通而成。"认为本病之燥与六淫之中燥邪所致之"燥病"截然不同,本病起病隐匿,病程冗长,且缠绵难愈。大热风燥之外邪横逆肆行,或素体肝脾肾阴亏虚,津液不足,或失治误治,过投辛热之剂,均可导致津亏液伤,清窍失于濡润,四肢百骸无以濡养,病久瘀阻血络,深至脏腑而成本病。

2. 益气养阴为本

治燥当遵循《黄帝内经》"燥者濡之"的基本原则,用药当以辛寒为主,佐以甘苦。叶天士治燥颇有心得,指出"上燥治气,下燥治血,慎勿用苦燥之品,以免劫烁胃津",更加完善了燥痹的治则治法。路老结合多年临证所得认为阴液亏损为燥痹之根本,且燥邪本易耗气伤阴,又因治痹通络之药多味重易损伤气阴,因此治疗时当未损先护,加强补益之力以防正气更伤,以益气养阴为治燥大法。

3. 重视脾阳胃气

《脾胃论》云"土为万物之母""内伤脾胃,百病由生"。路老主张"调饮食,适寒暑",使脾胃功能健全,强调四时皆以养胃气为本。路老总结李东垣用药有三要:一是药味少、药量轻;二是以温补脾胃为主,尤其是以补脾为主,用消食的药物较少;三是加入少量风药,以助温补药升提阳气。路老深谙其要并发展脾胃学说,在临床上用补脾的药物必辅以和胃的药物,用升提的药物必佐以降气的药物。

4. 重视脾阴胃阴

叶天士认为,"胃为阳土,宜凉宜润",这既是对胃生理特性的概括,也是对胃阴虚证提出的治疗原则。且甘入脾胃,因此叶天士的养胃阴法主要是以味甘性凉为主的生津药物组成。由于形成胃阴虚证的病因很多,且胃阴虚常伴许多兼夹证,故其善用养胃阴法且用药十分灵活。引起胃阴不足的原因主要有燥热、病伤不复、药动胃津等。甘凉可以解燥热,濡润可以养胃阴,从而达到清养胃阴的目的,津液来复,则胃的通降功能得以复常。路老在临床上,用滋阴的药物同时常佐以化湿的药物,用清热的药物常适当佐以温散的药物。

5. 兼运四旁为法

在治疗燥痹时,注重肺、脾、肝、肾四脏,兼顾到各脏腑系统;治疗本病要注重先天与后天的互补关系;顾全气血、阴阳之间的关系,治疗时采用益气养阴、宣肺布津的方法。在选药上考虑到滋阴药易滋腻碍气且有润下通便的作用,加用理气药补而不腻,用益气药既可阴阳互补又可健脾止泻,如白术等,甚至加用少量收涩药,如乌梅炭等。益气药多选用温和不燥之品,如太子参等。活血药大多用性温不燥且有养血通经的药物,如当归、乌梢蛇等。考虑到燥者炼液成痰,选用清半夏等少量化痰药;痰湿郁而化热者选金银花等清热解毒;阴虚内热,加用知母、龟甲;阳气虚甚,加桑寄生、莲子肉等。总之,治疗时一定要谨守病机,切不可固守成方,要因证论治,方因证变,药随方遣,方能药到病除。

6. 兼顾燥毒之治

燥痹之病,既有阴伤液亏,又有痹阻不通之病机,而本病到了后期,燥瘀搏结,脉络痹阻,久而化毒,治疗需兼顾内生邪气。朱丹溪提出气、血、痰、湿、热、食六郁学说,很值得借鉴。尤其现代疾病往往是湿、浊、痰、郁、瘀互现,寒热并存,食滞与脾虚共存,内伤与外感并见,上下同病,治疗颇为棘手,此时要机圆法活,运用自如。路老常将诸法熔为一炉,在养阴润燥的同时兼顾内生燥毒,佐以解毒通络之品,如金银花、连翘、白花蛇舌草、忍冬藤等。

病案举隅

病案1

患者,女,66岁,2019年5月10日初诊。主诉:口干、眼干、鼻干,对称性手指关节痛20余年。现病史:20年前无明显诱因出现口干、眼干、鼻干,对称性手指关节痛,未进行系统治疗。近6年干燥症状加重。5月余前无明显诱因出现双下肢紫癜、牙龈出血,诊断为"原发性干燥综合征",服用强的松、免疫抑制剂(具体用药不详)等治疗,症状缓解,后因担心西药副作用未进行规范治疗。刻诊:形体中等,面色萎黄,口干、鼻干、眼干,偶有对称性手指关节疼痛,可自行缓解。神疲乏力,情绪急躁,眠可,耳鸣如蝉,纳可,二便调;舌淡暗,唇干暗,苔薄白有裂纹、干燥,脉沉弦缓,关粗大寸尺弱。诊断:干燥综合征(气阴两虚、瘀血阻络证)。治则:益气养阴,运脾生津,佐以柔肝和血。处方:太子参 15 g、功劳叶 15 g、天冬 10 g、麦冬 10 g、荆芥穗 12 g、莲子 10 g、炒酸枣仁 15 g、麸炒白术 12 g、炒山药 20 g、石斛 12 g、谷芽 20 g、麦芽 20 g、佛手 8 g、玫瑰花 12 g、炙甘草 6 g、生姜 1 片。28 剂,日 1 剂,水煎,早晚温服。

二诊:患者初诊服药后症状减轻,后自行抄方继服 40 剂,口干、眼干减轻,偶有双腕、双膝、双踝关节游走性疼痛,尿急、尿频、尿痛间断发作。纳可,眠安;舌暗红,苔少,裂纹,脉沉细涩小,左关盛。处方:西洋参 8 g(单煎)、玉竹 12 g、莲子 15 g、地骨皮 12 g、枇杷叶 15 g、山药 15 g、玄参 12 g、麦冬 12 g、炒三仙各 12 g、石膏 30 g(先煎)、阿胶珠 8 g(烊化)、墨旱莲 12 g、女贞子 15 g、川牛膝 15 g、牛膝 15 g、夜交藤 20 g。28 剂,日 1 剂,水煎,早晚温服。

三诊:患者诉病情稳定,间断服二诊方 50 剂,偶因天气变化出现口干欲饮、尿急、尿频、尿痛偶发,纳可,眠安,大便调;舌暗滞,苔少,裂纹,脉弦细滑,左关盛,尺弱。处方:太子参 12 g、南沙参 15 g、玉竹 12 g、炒扁豆 12 g、丹参 12 g、炒白蒺藜 12 g、决明子 10 g、土茯苓 20 g、小蓟 12 g、赤小豆 15 g、益智仁 9 g(后下)、川楝子 30 g、枸杞子 12 g、阿胶珠 6 g(烊化)、八月札 12 g。28 剂,日 1 剂,水煎,早晚温服。

半年后电话随诊,患者诉已停服醋酸泼尼松龙片,间断口服三诊中药处方治疗,口干、眼干症状减轻,干燥症状基本不影响生活,尿频、尿痛偶发。嘱其不适随诊,定期复查。

按语 本例患者为中年女性,燥证日久,望之面色微黄泛红,实为中土不足、阴火上燔之象;神疲乏力责之于气血亏虚,充养乏源;情绪烦躁,气机郁滞,气郁化火更致阴液耗伤,诸窍失于濡养,故口鼻眼皆干;燥火内扰,耳鸣如蝉提示累及元阴,肾失封蛰;舌暗示瘀血内阻,脉象言本病虚实夹杂,气血不足,脾肾虚损。故辨为气阴两虚、瘀血阻络证,以益气养阴、运脾生津为法,佐以柔肝和血。予以太子参、莲子、炒白术、炒山药、谷芽、麦芽、炙甘草缓补中土,以资化源;功劳叶、天冬、麦冬、石斛养阴益肾,清散阴火;酸枣仁养血生津;佛手、玫瑰花疏肝行气以散瘀;荆芥穗升散清阳;生姜鼓动胃气。诸药合用,健脾充肾。二诊时患者眼鼻口干燥缓解,但尿急、尿频、尿痛间断发作,脉沉细涩小,左关盛,为阴虚血燥蕴毒之象,故以运脾生津、培补肾阴、清热解毒为法。以西洋参易太子参,增加石膏、玄参增强清热养阴之力,以女贞子、墨旱莲、阿胶滋肾养阴,川牛膝、牛膝、夜交藤合用活血化瘀,并伍以炒三仙健脾助运,诸药合用,清热解毒散阴火,化瘀通络益气血,在前方补中扶正的基础上,予以清解、化瘀之品,使邪去而正不伤。三诊时患者症状平稳,唯天气变化时出现症状反复,酌增益智仁、枸杞子、阿胶珠养阴固精,以资元阴;土茯苓、赤小豆、丹参解毒活血,《本草备要》中记载“土茯苓,甘淡而平,阳明主药,健脾胃,祛风湿,脾胃健则营卫从,风湿除则筋骨利……治筋骨拘挛”,一药两用,顾护中土;炒蒺藜、决明子、川楝子清肝行气;小蓟、八月札凉血利尿,以疗兼症。综上,该患者首诊以补中土、益肾阴、和血生津为主,二诊以散阴火、解热毒、活血化瘀为主,三诊以益肾健脾、养血消瘀并用,经三次调方治疗后患者病情明显改善,后期随访诉间断服药,无特殊不适。

病案 2

患者,女,50 岁,2019 年 6 月 26 日初诊。主诉:口干、眼干 2 年。现病史:2 年前诊断为"干燥综合征",其间间断口服中药汤剂治疗,症状未见明显改善,遂来就诊。刻诊:眼睛干涩,有异物感,进食干性食物需用水送服,牙齿脱落,不能长时间说话,口渴、喜饮水,每日饮水量在 3000 mL 以上,夜间明显,皮肤干燥、有脱屑,外阴干燥、缺少分泌物;肩关节疼痛、酸胀;全身乏力,怕风,偶有脘腹胀满;已绝经,偶有烘热汗出,情绪低落;纳寐差,大便干,3 ~ 4 日行 1 次,小便可;舌干有裂纹、舌体胖大,苔薄白而少,脉细弱。诊断:干燥综合征(气阴两虚、脾胃失和、肝肾不足证)。治则:益气养阴、调理脾胃、滋补肝肾。处方:太子参 15 g、石斛 30 g、麦冬 15 g、当归 10 g、黄精、生山药、炒白术、炒白芍各 15 g、桃仁 10 g、陈皮 9 g、夏枯草 30 g、山慈菇 12 g、密蒙花 15 g、佛手 9 g、葛根 30 g、炒酸枣仁 20 g、浮小麦 30 g、炙甘草 6 g。14 剂,每日 1 剂。为减轻症状,增强疗效,辅以茶饮方:北沙参 12 g、天冬 10 g、百合 15 g、绿萼梅 10 g、玫瑰花 9 g、五味子 5 g。7 剂,2 日 1 剂,水煎,早晚温服。

二诊:患者口干、眼干较前减轻,肩关节疼痛较前稍缓解,口渴喜饮较前减轻,烘热汗出较前好转,偶有两胁窜痛、脘腹胀满、情绪低落;寐可,纳欠佳,大便通畅,日行 1 次,小便可;舌黯红略润有裂纹,苔薄白而少,脉细弱。处方:太子参 15 g、石斛 30 g、麦冬 15 g、当归 10 g、黄精、生山药、炒白术、炒白芍各 15 g、桃仁 10 g、陈皮 9 g、夏枯草 30 g、山慈菇 12 g、密蒙花 15 g、佛手 9 g、葛根 30 g、浮小麦 30 g、炙甘草 6 g。14 剂,每日 1 剂。为减轻症状,增强疗效,辅以茶饮方:北沙参 12 g、天冬 10 g、百合 15 g、绿萼梅 10 g、玫瑰花 9 g、五味子 5 g、羌活 10 g、柴胡 15 g、香附 15 g。21 剂,日 1 剂,水煎,早晚温服。

三诊:上述症状明显好转,继服 14 剂,日 1 剂,以巩固疗效。

按语 患者以口干、眼干为主症,故可辨病为燥痹。中老年女性,素体气阴两虚,脾气不足,加之年事已高,肝肾已虚。《素问·经脉别论》曰:"饮入于胃,游溢精气,上输于脾……水精四布,五经并行。"脾为水谷之海,运化水谷精微而开窍于口,脾和则涎润。脾能散津,脾失和降则津不上乘,涎少,故口干、进干食需借水下咽;阴血不足,皮肤失于濡养,故全身皮干;肝肾亏虚,筋骨失养,故见关节疼痛,阴道干涩,双目干涩、有异物感,舌体胖大,舌质干有裂纹、苔薄白而少,脉细弱,均为气阴两虚、脾胃失调、肝肾亏虚之象。治以路氏润燥汤加减。选太子参、沙参、麦冬、石斛等益气养阴润燥,佐以白术、山药、当归、白芍、陈皮调和脾胃、益气养血,密蒙花以清肝明目,佛手疏肝理气,浮小麦以敛阴止汗,桃仁以宣肺润燥,亦可通便。肾主五液,患者年事已高,肝肾已亏,故加黄精以滋养肾液,加用山慈菇、夏枯草以清热解毒散结,葛根以生津止渴、通经活络。二诊患者仍有两胁窜痛、脘腹胀满、情绪低落、肩关节疼痛,故加用羌活以通络止痛,柴胡、香附以疏肝理气,使脾胃调和,以助血津液运行,改善口干、眼干等不适症状。

病案 3

马某,女,55 岁,2004 年 4 月 18 日初诊。主诉:口眼干燥 5 年,伴全身关节疼痛 3 年。现病史:5 年前无明显诱因发病,初起仅唾液减少、眼睛干涩,后逐渐加重,以致不能进干食,需饮水方能吞咽。3 年前进行性出现全身关节疼痛,以手指关节为主,伴双膝、双踝、双肩及腕关节等疼痛,手指关节肿胀变形,其他关节时有肿胀,行走时酸痛无力。曾按"类风湿关节炎"治疗,病情始终未能控制。1年前到北京某医院就诊,查类风湿因子阳性、ANA阳性、血沉34 mm/h,腮腺ECT检查提示腮腺无功能,诊断为"干燥综合征"。予强的松等治疗,口干稍有减轻,但全身关节疼痛仍无缓解。刻诊:症如上述,兼见畏寒肢冷、四末不温,每遇寒冷或阴雨天加重,但干燥症状稍有好转;遇热或晴朗天气疼痛稍缓,但干燥症状加重。渐致手指屈伸受限,日常生活难以自理,伴头晕目眩、胸闷不舒、口渴不多饮、纳食欠佳。大便溏薄,一日3~4次,双下肢微肿,形体瘦弱。舌红有裂纹,无苔而干,脉沉细。诊断:干燥综合征(风湿痹阻、气阴两虚证)。治则:温经祛风除湿、益气滋阴清热。处方:桂枝10 g、赤芍12 g、白芍12 g、炒白术15 g、炮附子10 g(先煎)、防风10 g、干姜10 g、麻黄6 g、生石膏20 g、知母10 g、生地15 g、黄芪20 g、五爪龙20 g、乌梢蛇10 g、羌活10 g、制乳香6 g、制没药6 g、炙甘草10 g。7剂,日1剂,水煎,早晚温服。

三诊:药后诸症无明显变化。舌红有裂纹,苔少而干,脉弦细,较前有力。上方再进15剂。

四诊:诸关节疼痛明显减轻,口、鼻、眼干燥症状稍减,大便仍不成形,一日2~3次,余症皆有好转。原方去羌活,加南沙参15 g,继进30剂。

五诊:关节疼痛基本消失,畏寒肢冷大减,口、鼻、眼干燥诸症明显好转,但大便仍不成形,一日2~3次。遵上法调理2个月。

六诊:口、眼干燥明显减轻;关节疼痛缓解,活动自如;舌偏红、苔薄少津,脉弦细。按上方配制蜜丸口服,20 g/次,2次/d,以善其后。半年后随访,病情稳定,已能做家务劳动。

按语 《素问·痹论》曰:"风寒湿三气杂至,合而为痹",又说"燥胜则干"。《素问玄机病原式》云:"诸涩枯涸,干劲皲揭,皆属于燥。"本案初有阴津亏虚之干燥诸症,久病不愈,阴损及阳,风寒湿邪乘虚流注于筋脉骨节,阻滞筋脉,气血运行不畅,而致诸肢节疼痛。风寒湿痹阻郁久化热伤阴,使干燥诸症逐渐加重。故以桂枝芍药知母汤加减以祛风除湿、温经散寒、滋阴清热,加生石膏、生地黄助芍药、知母滋阴清热,黄芪、五爪龙益气健脾祛湿,乌梢蛇、羌活、制乳香、制没药以祛风通络、活血止痛。诸药合力,使顽症得以缓解。

病案4

赵某,女,41岁,2001年11月8日初诊。主诉:口眼干涩伴关节疼痛1年余,加重2个月。现病史:1年前急性扁桃体炎后出现双目干涩,口腔、皮肤、阴道黏膜干燥,鼻干唾无,食难下咽,每餐仅能进牛奶、稀饭类流质食物,伴指、趾、肩、膝关节疼痛,阴雨寒冷天气疼痛加重。经多家医院口腔、眼科检查确诊为干燥综合征,曾在多家医院诊治均罔效。近2个月来症状加重。实验室检查:抗核抗体(+),类风湿因子(+),血清抗可溶性酸性核蛋白抗体(+),免疫球蛋白G(IgG)、免疫球蛋白M(IgM)增高。口腔检查:舌系带周围唾液缺如,按摩唾液腺无分泌,腮腺肿大。血常规:红细胞$3.1×10^{12}$/L,白细胞$3.6×10^9$/L,血红蛋白102 g/L。抗链球菌溶血素O试验(抗"O"试验)1∶800,血沉90 mm/h,双眼Schirmer试验(+),角膜染色显示溃疡存在。刻诊:口干不欲饮,伴指、趾、肩、膝关节疼痛,阴冷天加重,腰痛腿软,气短乏力,出汗多,胃脘时胀满、嗳气,恶心纳差,大便溏薄,小便清长,夜尿多,面色苍白;舌暗淡,苔薄有裂纹,舌边有齿痕,脉沉细。诊断:干燥综合征(肾阳虚衰,阳气亏虚证)。治则:补肾健脾,布津通络祛瘀。处方:熟地黄12 g、附子10 g、炒白术12 g、茯苓15 g、杜仲10 g、菟丝子10 g、鸡血藤15 g、秦艽12 g、当归10 g、黄精10 g、石斛10 g、玉竹10 g、炙甘草6 g、姜半夏9 g、生黄芪15 g、浮小麦15 g、川芎10 g、生姜2片为引。14剂,日1剂,水煎,早晚温服。另予马鞭草30 g、络石藤20 g、青风藤20 g、鹿衔草30 g、伸筋草20 g、首乌藤30 g、紫苏子30 g,临睡前煎水稍温时浸泡熏蒸足底,每次20~30 min,每晚1次。

二诊:口干、眼干、鼻干好转,唾液增加,食欲增加,汗出减少,关节疼痛减轻,仍觉时有胃胀、嗳气;舌淡暗,苔薄白,舌边仍有齿痕,脉沉细。内服继用原方减浮小麦、川芎,加枳壳10 g,再进10剂。外用浸泡熏蒸足底方法不变。

三诊:自诉口干、眼干、气短乏力症状消失,食欲正常,1周前开始行经,现已干净,阴道黏膜干涩感消失,关节有时微痛。口腔科检查:口内有较多唾液腺分泌物,腮腺肿大消失。抗"O"试验1:300,血沉29 mm/h。血常规:红细胞3.56×12^{12}/L,白细胞5.6×10^9/L,血红蛋白115 g/L。嘱患者继服上方,减生姜、枳壳,10剂,停用外治法。

四诊:病情稳定,饮食正常,夜尿消失,关节无疼痛,舌质淡红、苔薄,脉缓有力。将三诊方附子改为8 g,川芎改为6 g,加牡丹皮、泽泻各10 g,减姜半夏。取上药6倍剂量为一料,烘干后共研细末做成水蜜丸,每日2次,每次9 g,连服3个月,巩固疗效。

1年后来院复查,IgG、IgM恢复正常,抗"O"试验(−),血沉13 mm/h,抗核抗体(−),类风湿因子(−),血清抗可溶性酸性核蛋白抗体(−),双眼Schirmer试验(−)。

按语 此为中年女性,"六七,三阳脉衰于上,面皆焦,发始白",气血亏虚,津液生化乏源,难以上承口目二窍,故出现口干、眼干等症。邪郁日久,燥热更甚,耗气伤津严重,故乏力气短。煎灼日久而生痰凝、瘀血,阻滞脉络通畅,而见周身关节疼痛。胃胀纳差提示脾胃气机失调,气津不能正常循行,气阻湿停,日久五官九窍而见燥象丛生。而腰痛腿软,小便清长,夜尿多,均为肾阳虚之症。结合舌脉,辨证为肾阳虚衰、阳气亏虚证,治以补肾健脾,布津通络祛瘀。《素问·逆调论》中"肾者水脏,主津液",肾中精气的气化功能,对于体内津液的输布和排泄,维持体内津液代谢的平衡,起着极为重要的作用。《石室秘录》载:"燥病既除……唯大补肾水。"肾阳为人体阳气之根本,其温煦推动之功能是推动津液输布的基础。故主方以金匮肾气丸打底以温阳化气,加杜仲、菟丝子、黄精更填补益肝肾之功,鸡血藤、秦艽、当归、川芎通络活血除痹,石斛、玉竹甘润滋阴,姜半夏健脾化痰,生黄芪、炙甘草、浮小麦益气除热,诸药合用,共奏良效。

病案5

邓某,女,70岁,2009年5月16日初诊。主诉:眼、口、鼻、咽喉干燥3年。现病史:3年前无明显诱因渐出现眼、口、鼻、咽喉干燥现象,曾于医院就诊,考虑干燥综合征,并给予西药治疗,后因西药副作用被迫停药,其间曾服中药治疗,症状未见明显改善。刻诊:皮肤干燥,眼睛干涩,鼻腔干燥,唇干裂,咽喉干,甚至食物难以下咽,说话稍多即加重;平素手足发凉,纳差,睡眠一般,二便尚调;舌暗,苔薄白干,脉沉细。诊断:干燥综合征(肺阴不足,肾失气化,津不上承)。治则:润肺生津,温肾通阳。处方:黄芪30 g、竹节参15 g、桂枝9 g、通草9 g、细辛3 g、沙参15 g、生谷芽30 g、生麦芽30 g、麦冬10 g、五味子

9 g、炒苦杏仁 9 g、枇杷叶 10 g、当归 15 g、炒白术 15 g、半夏 9 g、黄精 15 g、炒山药 15 g。7 剂,日 1 剂,水煎,早晚温服。

二诊:药后干燥现象明显好转,咽下已不困难,但偶有胃脘胀满、疼痛;舌质仍紫暗,苔薄白腻,脉沉细滑。继以原方加佛手 10 g、枳壳 10 g。再进 7 剂。

三诊:药后胃脘痛止,口、鼻、眼干燥现象好转,咽下不觉困难;舌苔已转薄白偏干,脉沉细。既见效机,以原方再进 14 剂。

四诊:病情稍有反复,纳差,口干,大便略不成形;舌质暗,苔白腻,脉沉细滑。原方去炒山药、炒白术、五味子,加炒苍术 10 g、蕾梗 12 g(后下)、荷梗 12 g、莲子 12 g。7 剂,日 1 剂,水煎,早晚温服。

五诊:药后口干好转,余症亦减轻,遂以原方去苍术、蕾梗、荷梗,加五爪龙 15 g,续服 14 剂。随访至今,病情稳定。

按语 本例患者干燥综合征已 3 年,前医多以滋阴生津药治疗,效果不明显。因其表现手足发凉,其舌脉一派肾阳虚衰之象。《素问·脏气法时论》有云"肾苦燥,急食辛以润之",对本病来讲,干燥虽属津液不足,清窍失养,但其根本在肾阳不足,气化不利,津不上承而干燥,遂以温肾阳、养肾阴、调脾胃为治疗大法,方用通脉四逆汤加减治疗而收效。四诊时,遇阴雨天病情加重,患者同时表现脾虚湿盛之象,故增加祛湿之品,取得较好疗效。因此亦可以证实该病虽为干燥,但湿邪阻络亦是其基本病机之二。路志正教授将干燥综合征称为"燥痹",且往往滋阴与祛湿同用,正所谓"润燥相济"。

病案 6

柴某,男,22 岁,2004 年 5 月 6 日初诊。主诉:两目干涩、肿痛 1 年余。现病史:1 年余前无明显诱因出现两目干涩、肿痛,在北京、天津等医院确诊为"干燥综合征",经激素治疗症状可缓解,停药后病复如初。刻诊:两目干涩、红肿、疼痛,伴口燥咽干,周身关节游走性疼痛,微恶风寒,乏力明显,大便尚调,小便短赤,因服激素导致患者面部多个痤疮;舌暗红、有裂纹,苔薄黄少津,脉弦细数。诊断:干燥综合征(气阴两虚、燥热内蕴,兼挟风湿痹证)。治则:气阴双补,清热滋燥,兼以祛风除湿。处方:当归 10 g、生地 15 g、沙参 15 g、麦门冬 12 g、白芍 12 g、太子参 15 g、桑叶 12 g、夏枯草 15 g、决明子 15 g、白蒺藜 15 g、土茯苓 20 g、生薏苡仁 30 g、灵仙 15 g、防风 10 g、炙甘草 8 g。10 剂,日 1 剂,水煎,早晚温服。

二诊:服上方 10 剂,两目干涩、红肿、疼痛等症稍减,关节痛亦有所缓解;舌脉同前。上方加黄芪 15 g、赤芍 12 g。再进 14 剂。

三诊:两目红肿、疼痛已除,仍觉两目干涩,口咽干燥,大便偏稀,每日 2 次,小便正常;舌微红暗,裂纹已少,苔薄白少津,脉弦细略数。处方:当归 10 g、生地 15 g、沙参 15 g、麦门冬 12 g、白芍 12 g、太子参 15 g、桑叶 12 g、夏枯草 15 g、生薏苡仁 30 g、灵仙 15 g、防风 10 g、炙甘草 8 g、黄芪 15 g、赤芍 12 g、五爪龙 15 g、白术 12 g、女贞子 12 g、旱莲草 12 g。日 1 剂,水煎,早晚温服。服药 50 余剂,诸症基本消失。继以归脾丸合杞菊地黄丸交替服用,以善其后,随访半年,病情稳定。

按语 该例患者以气阴两虚、燥热内蕴为主,故用一贯煎加减以益气滋阴养血,阴血旺则筋脉肌肉得以滋养。因初诊燥热之象显著,故加夏枯草、桑叶、决明子清热泻火;加土茯苓、薏苡仁清热利湿,导湿热从小便而出;佐灵仙、防风为风药中之润剂,祛风除痹而不燥烈;方中用太子参、黄芪、白术、五爪龙健脾益气,五爪龙兼有化湿通络之功,路教授治疗痹证习用五爪龙。"脾统四脏",脾气旺则心血生而血脉有所濡养;脾旺则肝肾之阴化源不竭而筋骨得以滋润;脾气旺则肺有所充而津液得以敷布。脾胃健运,阴血津液得以化生,五官七窍经脉筋骨得以濡润,升降有序,气机条畅则湿邪易除。

参考文献

[1]姜泉,张华东,陈祎,等.路志正治疗干燥综合征经验[J].中医杂志,2016,57(6):463-465.

[2]路志正.路志正医林集腋[M].北京:人民卫生出版社,1990.

[3]路志正.路志正医案医话[M].北京:人民卫生出版社,2019.